耳鼻咽喉科手术麻醉

Anesthesia for Otolaryngologic Surgery

［美］巴塞姆·阿卜杜拉马勒克
［美］D. 约翰·道尔　　　　　　　著

李天佐　李文献　　　　　　　　主译

世界图书出版公司

上海·西安·北京·广州

图书在版编目（ＣＩＰ）数据

耳鼻咽喉科手术麻醉／（美）阿卜杜拉马勒克，（美）道尔著；
李天佐，李文献译. —上海：上海世界图书出版公司，2014.1
ISBN 978-7-5100-6966-6

Ⅰ.①耳… Ⅱ.①阿… ②道… ③李…④李… Ⅲ.①耳鼻咽
喉病—外科手术—麻醉 Ⅳ.① R762.05

中国版本图书馆CIP数据核字（2013）第238348号

责任编辑：胡　青

耳鼻咽喉科手术麻醉

［美］巴塞姆·阿卜杜拉马勒克　　［美］D.约翰·道尔　著

李天佐　李文献　主译

上海世界图书出版公司出版发行

上海市广中路88号

邮政编码　200083

上海新艺印刷有限公司印刷

如发现印刷质量问题，请与印刷厂联系

（质检科电话：021-56683130）

各地新华书店经销

开本：787×1092　1/16　印张：23　字数：500 000

2014年1月第1版　2014年1月第1次印刷

印数：1—2000

ISBN 978-7-5100-6966-6 / R·305

图字：09-2013-473号

定价：200.00元

http://www.wpcsh.com.cn
http://www.wpcsh.com

译者名单

主　译

李天佐　医学博士

首都医科大学麻醉学系副主任，麻醉学教授

首都医科大学附属北京同仁医院麻醉科主任

医师、主任

首都医科大学附属北京同仁医院副院长

李文献　医学博士

复旦大学附属眼耳鼻喉科医院麻醉科主任医

师、主任

主译助理

李　梅　首都医科大学附属北京同仁医院

乔　晖　复旦大学附属眼耳鼻喉科医院

译　者（按首字拼音为序）

蔡一榕	复旦大学附属眼耳鼻喉科医院	
柴　芳	首都医科大学附属北京同仁医院	
陈　静	复旦大学附属眼耳鼻喉科医院	
崔　旭	首都医科大学附属北京同仁医院	
范雪梅	首都医科大学附属北京同仁医院	
付海滨	复旦大学附属眼耳鼻喉科医院	
胡　潇	复旦大学附属眼耳鼻喉科医院	
黄焱哲	复旦大学附属眼耳鼻喉科医院	
黄有义	复旦大学附属眼耳鼻喉科医院	
贾继娥	复旦大学附属眼耳鼻喉科医院	
李　杰	复旦大学附属眼耳鼻喉科医院	
李　梅	首都医科大学附属北京同仁医院	
李天佐	首都医科大学附属北京同仁医院	
李卫星	复旦大学附属眼耳鼻喉科医院	
李文献	复旦大学附属眼耳鼻喉科医院	
李晓葵	首都医科大学附属北京同仁医院	

林　娜　首都医科大学附属北京同仁医院

陆维莎　复旦大学附属眼耳鼻喉科医院

乔　晖　复旦大学附属眼耳鼻喉科医院

沈　霞　复旦大学附属眼耳鼻喉科医院

石　嵩　首都医科大学附属北京同仁医院

孙艳霞　首都医科大学附属北京同仁医院

谭　放　复旦大学附属眼耳鼻喉科医院

汪鼎鼎　复旦大学附属眼耳鼻喉科医院

王丽珺　复旦大学附属眼耳鼻喉科医院

奚春花　首都医科大学附属北京同仁医院

熊　军　首都医科大学附属北京同仁医院

徐　静　复旦大学附属眼耳鼻喉科医院

徐倩芸　复旦大学附属眼耳鼻喉科医院

岳建英　首都医科大学附属北京同仁医院

张　成　复旦大学附属眼耳鼻喉科医院

张　旭　复旦大学附属眼耳鼻喉科医院

赵晓燕　首都医科大学附属北京同仁医院

作 者 按

首先要特别感谢来自家庭的大力支持,因为在著书过程中我们不得不放弃与家人团聚的时间。同时也必须向剑桥大学出版社的编辑团队致谢,他们的专业服务让所有人吃惊。最后,非常感谢克利夫兰临床中心,正是这样极佳的临床环境激发了我们去完成这部著作。

对于妻子莉萨、儿子戴维和杰里米以及我过世的父母,我一直心存感激,感谢他们所做的一切以及对我的鼓励支持。同时要感谢所有一直在学术上给我教诲的导师,以及我的好友约翰·道尔;可以说,没有约翰·道尔的帮助,也就没有这本书。

巴塞姆·阿卜杜拉马勒克

特别感谢陪伴在我身边三十余载的妻子乔-安·威廉姆斯医生,感谢我的儿子乔纳森、岳父母以及我过世的父母。同时要感谢那些使我的心态一直保持年轻谦逊的住院医师们。最后我要感谢巴塞姆,是他教导我"够好了"其实意味着还可以更好。

D. 约翰·道尔

目　录

第1篇　引言

第2篇　鼻、鼻窦以及垂体手术麻醉

第3篇　头颈外科麻醉

第4篇　喉气管手术麻醉

第5篇　支气管镜手术麻醉

第6篇　小儿耳鼻喉科手术麻醉

前　言1

医学历史学家一直在孜孜不倦地争论乙醚麻醉的引入应该归功于克劳福德·龙医生还是威廉·T. G. 默顿医生。龙医生于1842年在美国佐治亚州使用了乙醚,然而他的工作并没有得到广泛的关注。1846年,默顿医生在美国波士顿公开演示了乙醚麻醉并很快发表了相关的文章,由此得到各界的广泛关注,并且对医学界而言更是一场重大的变革。值得注意的是,这两次革命性事件所演示的均是头颈外科手术,作为现代麻醉学的起源,在耳鼻喉科学以及麻醉学之间形成了一种密不可分的联系,在本书中读者可以看到这种联系的延续。

没有一个外科专科领域比五官科手术更能体现外科医师与麻醉医师之间通力协作的重要性。患者的气道由外科医师与麻醉医师共享,而且通常是存在各种棘手问题的气道,因此在处理患者的同时,应该对对方的需求以及能力有深刻的理解和认识。五官科手术患者中新生儿或百岁老人的比例要大于其他外科,因此对麻醉医师的基础知识相应也提出了更高的要求。五官科手术技术不断革新,包括高级的激光治疗、影像导航系统以及内窥镜技术等。参与这些手术操作的麻醉医师也需要不断地学习更新自己的临床思路。

本书的编者聚集了一批一直服务于世界顶尖水平五官科手术的麻醉医师进行写作。这些作者的医疗机构可以进行所有类型的五官科手术,并不断在实践中发展和革新。因此包括我在内的所有读者都有机会在他们的临床经验中受益。

亚历山大·A. 汉能贝格,医学博士

波士顿,2012 年 1 月

美国麻醉医师协会前任主席

塔夫斯大学医学院麻醉学临床教授

牛顿韦尔兹利医院麻醉科副主席

前　言2

任何手术操作的麻醉处理都至关重要，而且常常面临困难和风险。对于五官科手术患者而言尤为如此。更复杂的是，患者的病理情况，如肿瘤、感染、创伤等会使手术变得更加急迫。

在五官科手术过程中，通常需要手术医师和麻醉医师之间对于临床信息不断进行实时的交流。很少有学科像五官科这样，整个医疗团队聚拢在一起，针对某个特定个体的术前准备和处理方案进行讨论，并且这种讨论会显得如此之重要。每一个麻醉医师、手术医师以及护士在团队中的角色作用必须明确，并且强调每一个确保患者安全最大化的特定措施。所有设备必须随手可得且处于备用状态。整个团队也必须为不可预计的突发事件做好实施后备计划的准备。

虽然这本书并非一本关于临床气道管理的教科书，然而气道问题的重要性在五官科手术中不言而喻。特别是上呼吸道手术，外科医师与麻醉医生之间的团队协作非常重要。在整个手术过程，直至手术结束都需要一起制定保证患者气道安全的计划。手术过程中经常会遇到手术医师与麻醉医师共享患者的气道，双方轮流交换对气道的控制权。气道交换的过程不仅需要有扎实的相关知识与及时的沟通，还需要有足够的警惕并能确保达到无缝衔接。

这本书很好地阐释了五官科手术麻醉的复杂性，能使读者明确手术操作中的关键步骤以及手术麻醉相关的器械设备。除了气道管理，书中还详细描述了其他方面的内容，并以术前准备、术中管理以及术后处理和并发症的形式系统展示。尤为重要的是，书中也同样强调了临床团队之间沟通的重要性，并以详细的"全景展示"形式提供了不同层次或不同个体间如何达成充分沟通的行动方式。只有做好万全准备并利用经验进行团队合作，手术才有可能在一种所谓安全和有效的模式中顺利完成。

米歇尔·S.贝宁格，医学博士

克里夫兰医学中心头颈外科主任

美国喉科协会主席，国际嗓音协会主席

作者介绍

巴塞姆·阿卜杜拉马勒克，医学博士
普通麻醉及预后研究科麻醉学副教授
美国俄亥俄州克利夫兰医学中心麻醉研究所
及镇静中心主任
支气管镜手术麻醉主任

琳达·S.阿利奥，医学博士，科学学士
美国马萨诸塞州波士顿哈佛医学院麻醉学副
教授
布莱根妇女医院围术期及疼痛医学，耳鼻喉
科及神经外科麻醉主任

丹尼尔·阿拉姆，医学博士
美国俄亥俄州克利夫兰医学中心头颈外科研
究所，耳鼻喉科，头部整形及重建外科

**马吉德·阿高利奥斯，医学博士，工商管理
硕士**
麻醉学副教授
美国俄亥俄州克利夫兰医学中心麻醉后恢复
室及日间手术医疗主任

卡洛斯·A.阿蒂姆，医学博士
美国德克萨斯州休斯敦德州大学医学院麻醉
科麻醉学副教授

拉胡尔·G.巴加尔，医学博士
美国德克萨斯州休斯敦贝勒医学院德克萨斯
州儿童医院小儿及麻醉科

戴维·毕比，医学博士
美国明尼苏达州明尼阿波利斯明尼苏达大学
医学院麻醉科麻醉学教授

米歇尔·S.贝宁格，医学博士
美国俄亥俄州克利夫兰凯斯西储大学勒纳医
学院克利夫兰医学中心外科学教授
克利夫兰医学中心头颈外科研究所主席

卡罗尔·R.布拉德福特，医学博士
美国密歇根州安娜堡密歇根大学耳鼻喉科教
授、主席

保尔·C.布莱森
美国俄亥俄州克利夫兰医学中心耳鼻喉科医师

布莱恩·伯基，医学博士
美国俄亥俄州克利夫兰医学中心头颈外科研
究所外科医师
范德堡大学医学中心耳鼻喉科兼职教授

**理查德·M.库珀，学士，硕士，医学博
士，加拿大皇家内科医师学会会员**
加拿大多伦多大学，多伦多总医院麻醉及疼
痛科医学系教授

亚采克·B.西文斯基
美国俄亥俄州克利夫兰医学中心勒纳医学院
普通麻醉科麻醉学助理教授

奥努尔·代米尔吉，医学博士
美国俄亥俄州克利夫兰医学中心普通麻醉科

D.约翰·道尔，医学博士，理学博士
美国俄亥俄州克利夫兰医学中心普通麻醉科
麻醉医师、麻醉学教授

托马斯·埃德里奇，医学博士，理学博士
美国马萨诸塞州波士顿布莱根妇女医院围术
期及疼痛医学，麻醉科

路易斯·埃拉德，内外全科医学士
加拿大多伦多大学大学健康网络，麻醉科临
床专科培训医师

马修·R.恩格，医学博士
美国加利福尼亚州洛杉矶西达斯西奈医学中
心麻醉科

妮可·M.福勒，医学博士
美国俄亥俄州克利夫兰医学中心头颈外科研
究所

厄休拉·高威，医学博士
美国俄亥俄州克利夫兰医学中心普通麻醉科
麻醉医师
克利夫兰医学中心勒纳医学院麻醉学副教授

约翰·乔治 III，医学博士
美国俄亥俄州克利夫兰医学中心普通麻醉科

卡琳·A.哈格伯格，医学博士
美国德克萨斯州休斯敦德州大学医学院麻醉
学教授、主席

**戴维·W.希利，医学博士，英国皇家医师
学院会员，英国皇家麻醉医师学院会员**

美国密歇根州安娜堡密歇根大学麻醉科头颈
外科麻醉副教授、主任

马歇尔·B.卡普兰，医学博士
美国加利福尼亚州洛杉矶加利福尼亚大学洛
杉矶分校戴维格芬医学院麻醉科临床副教授
西达斯西奈医学中心麻醉主治医师

保尔·肯彭，医学博士
美国俄亥俄州克利夫兰医学中心普通麻醉科

阿希什·康纳，医学博士
美国俄亥俄州克利夫兰医学中心麻醉研究所
麻醉住院医师

阿兰·柯明斯基，医学博士
美国俄亥俄州克利夫兰医学中心头颈外科研
究所耳鼻喉科医师

塔蒂安娜·科皮耶伐，医学博士
美国俄亥俄州克利夫兰医学中心麻醉研究所
普通麻醉科麻醉医师

雷彪，医学博士，理学博士
美国俄亥俄州克利夫兰医学中心麻醉研究所
麻醉住院医师

伊迈·B.摩萨德，医学博士
美国德克萨斯州休斯敦贝勒医学院德克萨斯
州儿童医院小儿及麻醉科麻醉学教授

弗拉基米尔·内克汉兹，医学博士
美国加利福尼亚州斯坦福大学医学院困难气
道处理项目主任
耳鼻喉科麻醉分部主任
麻醉学及耳鼻喉科学临床副主任

爱德华·诺格拉，医学博士
美国俄亥俄州克利夫兰路易斯斯托克斯退伍
军人事务所医学中心外科重症监护室主任
凯斯西储大学医学院副讲师、重症监护主治
医师

梅根·诺兰，医学博士
美国明尼苏达州明尼阿波利斯明尼苏达大学
医学院麻醉科麻醉学助理教授

莫里西欧·佩里拉，医学博士
美国俄亥俄州克利夫兰医学中心麻醉研究所
普通麻醉科，格里克曼泌尿外科与肾脏研究
所麻醉医师、麻醉科部门主任

马克·波波维奇，医学博士
美国俄亥俄州克利夫兰医学中心麻醉研究所
普通麻醉科，外科重症监护室主任

加赞法尔·拉赫马图拉，医学博士
美国俄亥俄州克利夫兰医学中心神经学研究
所，神经外科，布尔克哈特脑肿瘤及神经肿
瘤中心神经外科项目临床学者

盖尔·I. 兰德尔，医学博士
美国伊利诺伊州芝加哥芬伯格医学院西北纪
念医院临床副教授

威廉·H.罗森布拉特，医学博士
美国康涅狄格州纽黑文耶鲁大学医学院麻醉
学及外科学教授

**吐温·拉塞尔，内外全科医学士，澳大利亚
皇家全科医师学院会员，澳大利亚和新西兰
麻醉医师学院会员**
西澳大利亚内德兰兹查尔斯盖尔德纳爵士医
院麻醉科

莫娜·萨尔基斯，医学博士
美国德克萨斯州休斯敦德州大学医学博士安
德森肿瘤中心，肺科，麻醉及围术期医学科
麻醉学副教授

约瑟夫·沙尔普夫，医学博士
美国俄亥俄州克利夫兰医学中心头颈外科研
究所外科医师

特蕾西·斯特雷克，医学博士，公共卫生硕士
美国纽约州纽约阿尔贝特爱因斯坦医学院蒙
特费奥雷医学中心临床副教授

戴维·E. 特劳尔，医学博士，理学博士
美国俄亥俄州克利夫兰医学中心麻醉研究所
普通麻醉科麻醉医师

罗伯特·韦尔，医学博士
美国俄亥俄州克利夫兰医学中心神经学研究
所，神经外科，布尔克哈特脑肿瘤及神经肿
瘤中心外科医师

西温·韦克斯勒，医学博士
美国俄亥俄州克利夫兰医学中心麻醉研究所
普通麻醉科麻醉医师

戴维·T. 黄，医学博士
加拿大多伦多大学大学健康网络，麻醉科副
教授

本杰明·伍德，医学博士
美国俄亥俄州克利夫兰医学中心头颈外科研
究所外科医师

周杰，医学博士，科学学士，工商管理硕士
美国马萨诸塞州波士顿布莱根妇女医院围术
期及疼痛医学，麻醉科麻醉医师

序

写作这本书的动机来自于我们对现状的认识：目前详细介绍五官科手术麻醉的教科书非常稀缺。（举例说明，凯瑟琳E.麦戈德里克等人编著的《眼科以及五官科手术麻醉》一书已经出版了20余年了。）在大多数麻醉专业书籍中，五官科手术麻醉通常与眼科麻醉是在一章里的，限于篇幅，这样的章节很难有空间提供诸如如何才能安全有效地针对某些专业性极强的手术操作进行麻醉等详细信息。此外，关于气道处理的麻醉教科书通常也仅仅关注困难气道、气道相关器械等内容，而对于更为宽泛的五官科手术麻醉处理也通常较少提及。因此，我们需要去填补这一信息空缺。

本书旨在提供目前五官科麻醉领域中较为详尽的临床证据。如果缺乏确凿的科学依据（遗憾的是，这种情况在很多医学以及手术领域中十分常见），书中会提供有关处理这些复杂手术操作的专家意见。本书相关章节中也会介绍五官科手术领域中的一些新技术，比如喉成形术、下颌及面部重建术以及面部移植术等。与此同时，书中也略去了一些极其罕见的手术操作，比如喉气管移植术。另外，可以由五官科医师、肺科医师或胸科医师来完成的支气管镜手术，其范畴正在不断扩大，有关这些前沿内容的讨论通常只能在像本书这样专业性很强的专科书籍中才能查阅到。

为了使本书更贴近临床，在许多章节最后都有临床病例分析，将一些概念理论应用到真实的临床场景中。而且对于一些特别重要的内容，除了在先前的一些概论章节中简单介绍外，在后面的具体章节中也会详细讨论。这种先总后分的叙述方式曾经在教学工作中得到成功验证，我们相信也会使本书得到良好反馈。

我们特意选择了不同医学机构、不同专业背景以及不同区域的作者参与本书的编著，以便能够展现多种多样的临床实践及处理。比如，平稳的苏醒在绝大多数五官科手术操作中都是麻醉管理需要尽力追求的目标之一，在本书不同章节中可以找到多种不同的临床处理方法以达到这一目标。实际上，很多章节中作者所呈现的麻醉管理计划并非本书主编的第一选择，不过这也正体现了临床管理内涵的丰富和多样性。同样需要强调的是，本书的目的并不是要提供标准化的临床处理方案，而是旨在拓宽临床医师的应对思路，提供多种（有些可能是特殊的）方式和技巧来处理在五官科手术中遇到的困难。

最后,本书的许多章节特意邀请麻醉医师与手术医师共同完成,以确保能提供从不同角度看待同一问题时双方的准确观点。

我们衷心希望本书会对执业临床医师和受训者都能提供有益的帮助,最后达到提高患者安全性及舒适性的终极目标。

巴塞姆·阿卜杜拉马勒克

D. 约翰·道尔

克里夫兰,2012 年 2 月

麻醉与头颈解剖学

第1章

引言

熟悉解剖学对安全实施头颈部手术的麻醉至关重要。与其他患者不同,头颈外科患者的病理改变可能混淆正常的解剖结构,影响甚至阻碍麻醉医生成功地插入气管导管。此外,公认的解剖变异也可能使患者的管理复杂化。整个手术团队间的合作是手术成功的关键。术前外科医生和麻醉医生必须讨论特定患者的解剖学和特殊的术前准备。必须考虑可能使用的气道管理方案,例如常规经口气管内插管、经鼻气管内插管、清醒纤维内镜下气管内插管,甚至是清醒气管切开术。包括摄影和摄像在内的当代科技技术有助于气道管理方案的讨论。例如,现代手术室中应用计算机成像系统可以与耳鼻咽喉科病房内的服务器同步,以回顾患者气道的照片和录像,观察疾病进展过程中气道改变的程度。影像技术的发展对于制定合理的气道管理方案具有非常重要的辅助价值,但是必须牢记的是,在承认这些多维视图给方案讨论所带来的重要价值的同时,需要警惕患者目前的情况有可能比图像摄像时严重了许多。

患者安全问题越来越被视为现代卫生保健的一个至关重要的组成部分。在作者的医院,进行任何手术操作前整个手术团队都需要聚在一起,在患者清醒的时候完成手术核对。这段时间正是评估插管方案以及是否需要使用长效肌松药的一个良好时机,也保证了麻醉医生和外科医生都在场,并准备好处理任何潜在的术前并发症。头颈外科医生是建立呼吸道的专家,也是麻醉医生的合作伙伴。

面部解剖学

面部底层的基本结构是由颅骨、面骨和下颌骨构成(图 1-1)。颅骨由八块骨头组成:成对顶骨和颞骨,单片的额骨、枕骨、蝶骨和筛骨[1]。面骨组成了颅骨前面的部分,包括眼眶、鼻、上颌和下颌。脸部是由 12 块独特形状的骨头组成:成对的泪骨、鼻骨、上颌骨、颧骨和腭骨和单片的犁骨和下颌骨。上颌骨和下颌骨构成牙床(图 1-1)。成人牙齿上层从右到左,下层再从左到右依次命名为 1~32,儿童乳牙按相同顺序命名为 A~T。正常的咬合,即Ⅰ类咬合,定义为上颌第一磨牙近中颊尖咬合在下颌第一磨牙近中颊侧发育沟上[2];Ⅱ类咬合,通常称为缩颌,表现为上颌第一磨牙近中颊尖咬合在下颌第一磨牙近中颊侧发育沟的内侧(覆咬合);Ⅲ类咬合,通常称为凸颌,表现为上颌第一磨牙近中颊尖咬合在下颌第一磨牙近中颊侧发育沟的外侧(反颌)。

创伤引起的面部骨折可能合并困难气道。下颌骨骨折通常是成对的,同时发生在两侧的下颌骨。

上颌骨骨折一般按 Le Fort 分类法分类[3]。

1

（A）

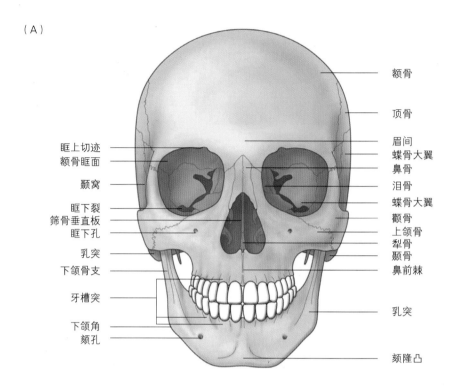

眶上切迹
额骨眶面
颞窝
眶下裂
筛骨垂直板
眶下孔
乳突
下颌骨支
牙槽突
下颌角
颏孔

额骨
顶骨
眉间
蝶骨大翼
鼻骨
泪骨
蝶骨大翼
颧骨
上颌骨
犁骨
颧骨
鼻前棘
乳突
颏隆凸

图1-1（A）　前颅及面部地形图（Emily Evans作）

Le Fort Ⅰ型骨折：水平骨折线从上颌骨经牙槽突延伸至蝶骨翼突。Le Fort Ⅱ型骨折：上颌窦的斜行骨折和泪骨及筛骨的水平骨折相连，横跨鼻骨，导致面中部变形，硬腭与颅骨分离。Le Fort Ⅲ型骨折：水平骨折线穿过眶上裂、筛骨和鼻骨，横过蝶骨大翼和额颧缝，可能和颧弓骨折相连，导致面中部移位，使上颌骨和颧骨与颅骨分离。如果患者发生严重的面部创伤，可能导致颅骨和脑损伤，需优先于面部损伤进行治疗。根据创伤的严重程度，筛查气道的完整性，如经口气管内插管困难，及时行紧急环甲膜切开术或气管切开术。当准备给下颌骨骨折患者行气管插管时，需仔细评估牙齿。由于牙根位于下颌骨的薄弱点，

可能受到骨折的影响。眶骨折通常是眶下缘骨折可能压迫眼外肌，尤其是下直肌引起眼心反射[4]。这种三叉神经和迷走神经之间的反射会导致心动过缓、交界性节律、心搏骤停甚至死亡。治疗包括手术松解肌肉、阿托品或格隆溴铵。

脸部外形由骨骼、肌肉和皮下组织构成（图1-2）。面部表情肌位于皮下组织内，由面神经支配，通常附着在骨或筋膜表面，通过牵拉皮肤产生面部表情。当在面神经及其分支周围实施手术操作时，包括耳科手术、腮腺切除术、下颌下腺切除术和颈部淋巴结清扫术，手术区域面神经支配的同侧全部或部分面肌需要进行监测，应避免使用肌松药。

（B）

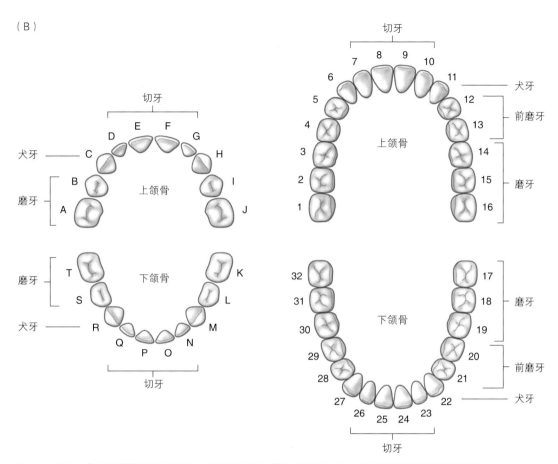

图 1-1 (B) 成人牙齿按上颌从右到左，下颌从左到右依次命名为1～32，儿童乳牙按相同顺序命名为A～T

耳解剖

耳分为三个部分：外耳、中耳和内耳。外耳 (图 1-3) 包括外耳道和鼓膜，2~3cm 长，外侧 1/3 是软骨，内侧 2/3 由皮肤直接附着在颞骨的鼓部组成。中耳是一个充气腔，包含 3 块听小骨——锤骨、砧骨和镫骨。中耳压力受咽鼓管调节，与鼻咽相通。内耳位于颞骨岩部内，包含耳蜗、前庭和半规管。耳蜗毛细胞激活耳蜗神经，引起听力反射。前庭是一个小的椭圆形的腔室，包含球囊、椭圆囊和半规管一起控制平衡。面神经的迷路段和鼓部紧靠这些结构，由于耳科手术中相关操作可能引起骨管被裂开，因此需禁用肌松药并密切监测面肌运动。

鼻解剖

鼻突出面部的部分主要由大量软骨组成。软骨自鼻骨向上、向下外延伸而来。由骨和软骨组成的鼻中隔位于下方，保障鼻的稳定性。后半部的骨性中隔是由筛骨和犁骨的垂直板构成，鼻中隔的主要部分是前部的软骨。鼻翼由 U 形软骨翼形成，可以自由活动，每个鼻孔可以张开和收缩。在准备经

3

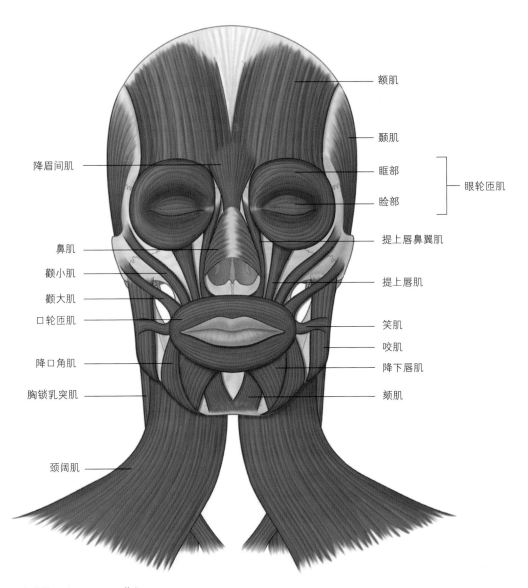

额肌

颞肌

降眉间肌

眶部

睑部

} 眼轮匝肌

提上唇鼻翼肌

鼻肌

颧小肌

颧大肌

口轮匝肌

提上唇肌

笑肌

咬肌

降口角肌

降下唇肌

胸锁乳突肌

颏肌

颈阔肌

图 1-2 面部表情肌（Emily Evans作）

鼻气管内插管或经鼻纤支镜辅助下气管内插管时,需检查患者是否有鼻中隔偏曲,偏曲的程度和位置有助于决定哪个鼻孔用于插管。由于鼻的血供丰富,导管插入鼻腔时必须小心。鼻中隔前部称为 Kisselbach 丛,是由蝶腭动脉、筛前动脉、筛后动脉、腭大动脉和上唇动脉吻合形成的毛细血管丛。经鼻插管时应贴着鼻的底部,底部比顶部更宽敞。在行鼻部操作前应该先用血管收缩剂和局麻药物处理鼻黏膜。血管收缩剂,如去氧肾上腺素或羟甲唑啉（Oxymetazoline）,作用于鼻黏膜的突起部分,减轻鼻黏膜充血使鼻腔更通畅。如果出血明显,应压迫止血,可以使用羟甲唑啉、去氧肾上腺素或肾上腺素棉片填塞鼻腔。经鼻气管内插管成功后应谨慎放置导管,避免压迫鼻翼皮肤,因为

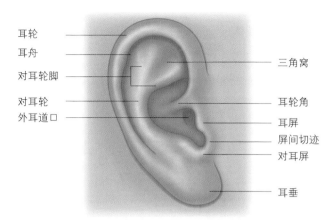

图 1-3　外耳结构图（Emily Evans作）

耳轮
耳舟
对耳轮脚
对耳轮
外耳道口
三角窝
耳轮角
耳屏
屏间切迹
对耳屏
耳垂

即使轻微的压力也可能导致鼻翼皮肤坏死。每个鼻孔内有三个鼻甲：下鼻甲、中鼻甲和上鼻甲，其作用是增加鼻黏膜的表面积，湿化和温暖吸入的空气。鼻旁窦是充气空腔，延伸至额骨、筛骨、蝶骨和上颌骨。由于内窥镜技术的发展，大部分鼻科手术都可以在内窥镜下完成。

口腔解剖学

口被细分为口腔及口咽。口腔起始于皮肤和唇的交界处，向后延伸到位于上方的硬腭和软腭交界以及位于下方的轮廓乳头线。因此口腔包括唇、颊黏膜、上颌骨和下颌骨的附着物（牙槽嵴、牙齿和牙龈）、口的底面、硬腭、磨牙后三角区和舌的前部（图 1-4）。硬腭由上颌骨的腭突和腭骨的水平板组成，形成了口腔的顶面，分隔了口腔和鼻前庭。图 1-5 显示了一例扁桃体癌的患者，肿瘤侵犯到软腭，非常脆，易出血，对于这类患者必须非常小心，应避免对硬腭和软腭的任何操作。磨牙后三角区是位于下颌骨升支前方的三角形区域，三角形的内侧面是扁桃体弓的前缘，基底与最后一颗磨牙后的下颌骨交叉，顶点

在喙突。这个区域黏膜紧密附着于下颌骨的升支，来源于此的肿瘤易于侵犯下颌骨骨膜和翼内肌造成严重的牙关紧闭。由于受三叉神经的下颌支、腭小神经和舌咽神经支配，耳牵涉痛也是常见的症状。轮廓乳头和界沟将舌分为前 2/3 区域和后 1/3 区域。前 2/3 的舌体大部分可被患者和医生在直视下看到，主要病变为未愈合的小溃疡或溃疡样病变。舌由三块外部肌肉组成：颏舌骨肌、舌骨舌肌和茎突舌骨肌（图 1-6；表 1-1a）。这些肌肉与内在舌体肌肉组织一起完成语言和吞咽动作。舌体肌肉组织由舌下神经（CN XII）支配。舌前端的味觉由舌神经（CN V3）传导，同时接受来自鼓索纤维的传入。由于这些神经纤维与耳廓、外耳道、鼓膜的传入纤维相交通，舌癌时牵涉性耳痛成为常见症状。外侧舌癌向同侧 IB 级或 II 级淋巴结引流，中部舌癌可能直接引流向 III 级淋巴结，舌尖部癌症则引流向 IA 级淋巴结。口的底面是位于下颌骨槽和舌体之间的黏膜，这个区域被舌系带两侧的下颌下腺导管（Warton 导管）穿过，舌系带的长度和它在舌腹侧面的附着位置会影响舌的伸出。伸舌受限称为舌系带短

5

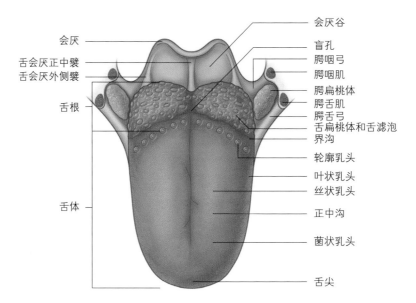

图 1-4 舌背解剖（Emily Evans作）

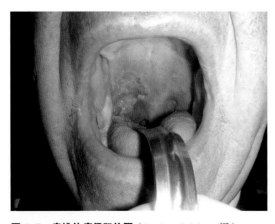

图 1-5 扁桃体癌侵犯软腭（Dr. Joseph Scharpf摄）

缩，如果影响发音清晰度或需像婴儿般喂养，可以行外科切除校正。如果牙齿感染播散至颏下和下颌下间隙，可危及生命。Ludwig 咽峡炎是涉及口腔底部的严重感染，随着感染和肿胀的加剧，舌体被推向后上方导致呼吸道梗阻。患者可能表现为明显的吞咽痛、牙关紧闭，吞咽困难可严重到不能咽下自己的口腔分泌物。这个区域的感染属于紧急气道，

可能需要清醒状态下行气管切开。完全的气道梗阻是这个疾病最常见的死因[2]。口咽的上界是硬腭水平，下界至舌骨，包括软腭、扁桃体、舌的基部和咽后壁。这个区域对于患者和医生来说难以窥见。咽壁是由黏膜层、黏膜下层、咽颅底筋膜、上层和中上层的缩肌以及颊咽筋膜组成（图 1-7、表 1-1b 和表 1-2）。颊咽筋膜的后方是咽后间隙，这个潜在的间隙存在于颊咽筋膜和椎前筋膜的翼层之间（图 1-7），从颅底延伸至上纵隔。根据患者的病史和咽后间隙脓肿与大血管（颈动脉和颈内静脉）的相对位置，相对于传统的经颈部排脓，该部位脓肿可能更易于经口排出。扁桃体位于由 2 块肌肉形成的扁桃体窝内：扁桃体前弓由腭舌肌形成，扁桃体后弓由腭咽肌形成。一个小的原发于扁桃体或舌底的肿瘤可能无其他症状而仅表现为颈部淋巴结转移。建议仔细检查扁桃体肿瘤患者的口腔，因为如果肿瘤侵犯外侧翼状肌可能

表1-1a　软腭肌肉（引自Olson TR, Pawlina W. *ADAM Student Atlas of Anatomy*. Cambridge University Press, 2008）

肌肉	附着起点	附着终点	神经支配	主 要 功 能
腭帆提肌	咽鼓管软骨和颞骨岩部	腭腱膜	迷走神经(CN X)咽支：咽丛	吞咽和打哈欠时提软腭
腭帆张肌	翼内板的舟状窝，蝶骨棘突和咽鼓管软骨		翼内肌神经（下颌神经的分支）：耳神经节(CN V3)	吞咽和打哈欠时拉紧软腭和张开咽鼓管
腭舌肌	腭腱膜	舌外侧	迷走神经(CN X)咽支：咽丛	提高舌根，下拉软腭
腭咽肌	硬腭和腭腱膜	咽侧壁		拉紧软腭，吞咽时向上、前、正中提拉咽壁
腭垂肌	颚骨鼻后棘和腭腱膜	悬雍垂黏膜层		收缩悬雍垂，提升悬雍垂

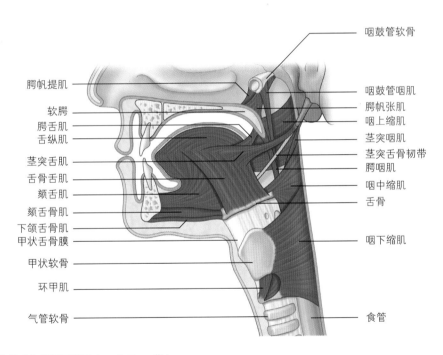

腭帆提肌
软腭
腭舌肌
舌纵肌
茎突舌肌
舌骨舌肌
颏肌
颏舌骨肌
下颌舌骨肌
甲状舌骨膜
甲状软骨
环甲肌
气管软骨

咽鼓管软骨
咽鼓管咽肌
腭帆张肌
咽上缩肌
茎突咽肌
茎突舌骨韧带
腭咽肌
咽中缩肌
舌骨
咽下缩肌
食管

图 1-6　**咽部肌肉矢状面示意图**（Emily Evans作）

导致牙关紧闭,且不能被肌松剂缓解。软腭由腭帆提肌、腭帆张肌、腭垂肌和扁桃体弓组成。舌根从轮廓乳头延伸至舌会厌襞。舌扁桃体位于舌根外侧缘的浅表,表面不规则。

换言之,舌肿瘤的基底可能长到非常大但症状很不明显。基底非常广泛的舌肿瘤患者仍然可能维持气道通畅,但气管插管需非常谨慎,选择清醒状态下气管切开还是清醒状态

表1-1b 舌外肌（引自Olson TR, Pawlina W. *ADAM Student Atlas of Anatomy*. Cambridge University Press, 2008）

肌肉	固定附着点	活动附着点	神经支配	功 能
颏舌肌	下颌骨的上颏棘和舌骨大角	舌背和舌骨体	舌下神经 CN XII	伸出、缩回和下拉舌体，肌肉后部伸舌
舌骨舌肌	舌骨体和舌骨大角	舌的侧面		下拉和缩回舌体
茎突舌肌	茎突和茎突舌骨韧带	舌的侧面和深部		缩舌，参与吞咽
腭舌肌	软腭的腭腱膜	舌的侧面	迷走神经 CN X咽支和咽丛	提高舌根

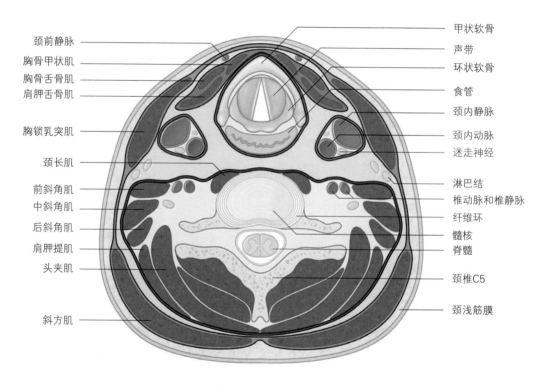

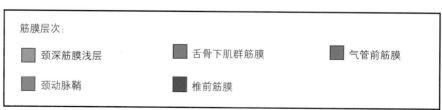

筋膜层次：

■ 颈深筋膜浅层　　■ 舌骨下肌群筋膜　　■ 气管前筋膜

■ 颈动脉鞘　　■ 椎前筋膜

8

图 1-7　颈筋膜（Emily Evans作）

表1-2　咽肌（引自 Olson TR, Pawlina W. *ADAM Student Atlas of Anatomy.* Cambridge University Press, 2008）

肌肉	外侧附着点	内侧附着点	神经支配	主要功能
环形咽肌				
咽上缩肌	翼钩、翼突下颌缝、下颌舌骨肌线后端和舌侧面	咽缝和咽结节	迷走神经[CN X]的咽支和喉上支（通过咽丛）	吞咽时收缩咽壁
咽中缩肌	茎突舌骨韧带、舌骨大角和小角			
咽下缩肌	甲状软骨斜线和环状软骨的侧面	咽缝		
纵行咽肌				
腭咽肌	硬腭和腭腱膜	甲状软骨后缘，咽和食管侧面	舌咽神经[CN IX]	吞咽和说话时提升咽和喉[a]
咽鼓管咽肌	咽鼓管软骨	与腭咽肌融合		
茎突咽肌	颞骨茎突	甲状软骨后上缘		

[a] 咽鼓管咽肌功能也包括打开咽鼓管

下纤维支气管镜辅助插管，应根据麻醉医生的经验和患者的舒适度进行综合考虑。

喉咽包括喉和下咽。喉可进一步细分为三个部分：声门上区、声门区和声门下区。喉由 9 块软骨及其附着韧带和筋膜构成：3 块单一软骨，即甲状软骨、环状软骨和会厌软骨；3 对成对软骨，即杓状软骨、小角软骨和楔状软骨（图 1-8）。甲状软骨为喉部最大的软骨，因为外形像盾一样而且主要功能是保护声带，因此根据希腊语"thyreo"即"盾"而命名。甲状软骨由 2 个大的板状薄片组成，在中线处融合成突起的 V 形，在男性称为"喉结"（Adam's apple）。环状软骨位于甲状软骨下方，外形就像戒指，是气道上唯一完整的软骨环。女性的环状软骨是最重要的体表标志。环甲膜桥架于甲状软骨和环状软骨之间，环甲间隙在甲状软骨下方（男性）或环状软骨上方（女性）极易被触及，是外部可辨识的喉最表浅的部位，紧急气道管理时可以此特定标志行环甲膜切开术。2 块软骨经由环甲关节相连接，甲状软骨通过此关节旋转引起声带长度和张力的变化，以此来改变声调。环状软骨后方与杓状软骨关联，形成环杓关节，允许杓状软骨内外移动和前后倾斜。声韧带两端附着在甲状软骨和杓状软骨上，游离边缘形成声带。声门上区指从会厌顶部至喉室间，包括会厌（舌面和喉面）、杓状软骨、杓状会厌襞（AE 皱褶）和假声带。会厌是一个心形的弹性软骨，附着于甲状软骨而向上伸展。会厌可能呈 Ω 形、卷曲或向后反曲，这时可阻碍在插管时直接观察声带（取决于插管设备和技术）。声门上区的感觉由

9

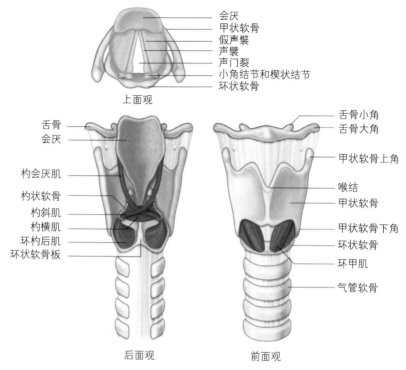

上面观

会厌
甲状软骨
假声襞
声襞
声门裂
小角结节和楔状结节
环状软骨

舌骨
会厌

杓会厌肌
杓状软骨
杓斜肌
杓横肌
环杓后肌
环状软骨板

舌骨小角
舌骨大角
甲状软骨上角
喉结
甲状软骨
甲状软骨下角
环状软骨
环甲肌
气管软骨

后面观

前面观

图 1-8　喉的骨骼和肌肉示意图（Emily Evans作）

喉上神经内支支配。图 1-9A 是一张喉体的示意图，一声门上肿物位于会厌的中部。清醒纤维支气管镜辅助下插管被认为是这类患者较为安全的插管技术。图 1-9B 是一幅广泛声门上肿瘤患者行全喉切除术时被切除的喉体标本照片。声门区包括两侧真声带、前连合和杓状软骨后内侧区域。真声带是发声器官，更重要的作用是防止误吸和保持呼吸道通畅。真声带由声韧带和声带肌肉组成（图1-8）。图 1-10A 是一例巨大声门区肿瘤，图1-10B 是一例外生型的声门区肿瘤。除环甲肌受喉上神经外支支配以外，其余喉内肌均受迷走神经（CN X）发出的喉返神经支配。环杓后肌是声带唯一主要的外展肌，其他喉内肌（环甲肌、环杓侧肌、甲杓肌、杓状肌）起

到内收、紧张和放松声带的作用。声门下区是从声带向下 5mm（前方）到 10mm（后方）的区域。图 1-11 是一例声门下肿瘤。

气道狭窄、尤其是声门下狭窄的可能原因包括创伤、全身性疾病（如血管性炎合并肉芽肿病，曾称为 Wegener 肉芽肿病）或者病因不明（特发性气道狭窄）。声门下区容易发生狭窄的原因被认为与以下因素相关：环状软骨呈完整的环形，缺乏直接的血供（这里是 2 个血管床的分界区），湍流气流形成的复杂机械力。另外，此处呼吸道上皮更易暴露于胃内容物等[5]。由于通常疾病进程缓慢，患者能根据其呼吸功能调节呼吸活动。如果气道狭窄严重，患者可能需要面罩通气或喷射通气直至狭窄情况缓解或气道足够扩张至可

（A）
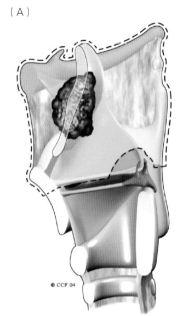

（B）
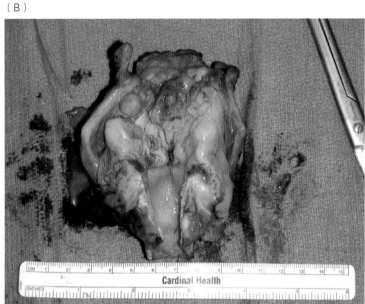

图1-9（**A**）**声门上肿瘤示意图**（Emily Evans作）　（**B**）**巨大声门上肿瘤图片**（Dr. Joseph Scharpf 摄）

以置入气管内插管。图1-12 A、B分别为声门下狭窄术前和术后的照片。

下咽上起舌骨水平下至环状软骨。下咽包括三部分：咽后壁、环后区和梨状隐窝。外侧的梨状隐窝呈三角形，底边位于咽会厌皱襞上方，三角形的顶点位于真声带水平，中间是喉，外侧是甲状软骨。下咽向上直接与口咽相通，向下直接与颈部食管相通。图1-13示一例巨大下咽癌。咽下缩肌下方是环咽肌，起到食管上端括约肌的作用，正常静息张力能预防或减少胃内容物反流至下咽部。协调的环咽肌松弛对正常吞咽非常重要。食管内层是复层鳞状上皮，颈部食管由有自主运动的横纹肌组成，下端食管主要由无自主运动的平滑肌组成。

口腔、鼻咽、口咽、喉和下咽每个区域的解剖结构都具有不同程度的缺陷。生长于口腔内的较大肿块容易看见，因此插管前可进行充分考虑和准备；比较困难的情况是发生在磨牙后三角区、扁桃体或者咽后壁的肿瘤，如果合并牙关紧闭，常常不能完全看见肿瘤累及的范围，也限制了插管方法的选择。此外，肿瘤组织的表面可能溃烂或松脆，即使轻微的操作也可能导致严重的出血。舌底肿瘤在发现前可能已长得非常巨大，而且除体积效应外还会因为使后方的会厌移位、覆盖声带，从而严重影响插管。会厌肿瘤可能导致直接的肿块效应，遮挡声带，阻碍插管。声门肿瘤或跨声门肿瘤可

11

（A）

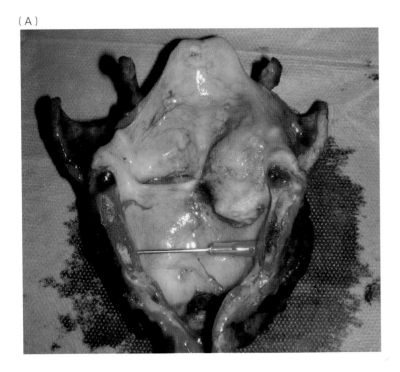

（B）

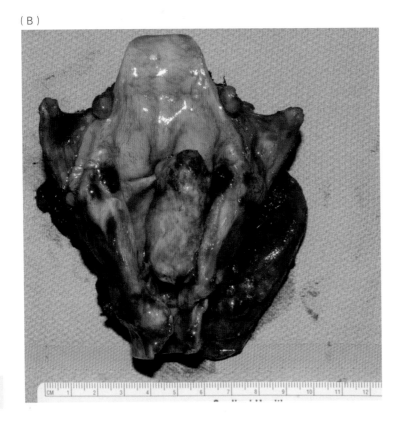

图 1-10　A和B：两例声门区肿瘤
（Dr. joseph Scharpf 摄）

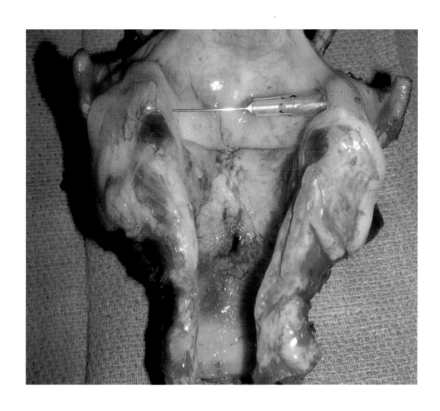

图 1-11 声门下肿瘤

（Dr. Joseph Scharpf 摄）

（A）

（B）

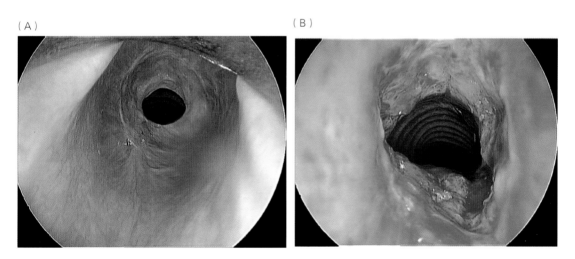

图 1-12 声门下狭窄术前和扩张术后（Dr. Joseph Scharpf 摄）

能因挤占声门入口或限制声带运动而妨碍插管。声门下区存在狭窄时，需要考虑选择合适的气管导管尺寸。关于口咽、喉和下咽肿瘤的大小、侵犯范围和呼吸道通畅程度，麻醉医生必须信任他们的耳鼻喉科医生，因为制定插管计划时无法直视肿块，除

13

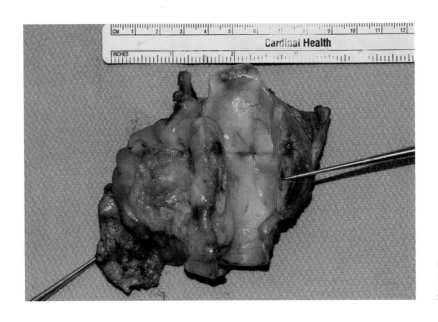

图 1-13 位于梨状隐窝的巨大下咽癌（Dr. Joseph Scharpf 摄）

非术前病房内评估的影像学检查资料可以与手术室电脑系统同步播放。

颈部解剖学

颈部连接着头部和躯干,包含了维持生命的重要结构:脊髓和伴行的神经、血管及腺体。颈椎由 C1~C7 组成,向上至下颌骨下缘,向下至锁骨。颈阔肌位于皮肤和皮下组织深面,作为具保护作用的体表标志,在多种颈部手术中提供了转移浅层或深层皮瓣的安全方案。另一重要的颈部体表标志是胸锁乳突肌(SCM),将颈部分为颈前三角区和颈后三角区。胸锁乳突肌有胸骨头和锁骨头,分别附着于胸骨和锁骨。

颈部解剖层次

颈部可被进一步分区(图 1-14,图 15-2)。ⅠA 区和ⅠB 区位于舌骨上方。ⅠA 区是由正中线、两侧的二腹肌前腹和下方的舌骨围成的三角形区域,通常需要进行双侧 ⅠA 区的解剖分离,因此包含了两侧二腹肌前腹之间从下颌骨到舌骨所有的纤维和脂肪组织。这个区域也称为颏下三角。外侧的 ⅠB 区由下颌下三角组成,位于二腹肌的前、后腹之间。Ⅱ区上起颅底下至舌骨,从胸骨舌骨肌前内侧缘至胸锁乳突肌后外侧缘,被副神经(CN Ⅺ)分为 ⅡA 区和 ⅡB 区;ⅡA 区在神经的前内侧,ⅡB 区在神经的后外侧。Ⅲ区上起舌骨下至环状软骨,从胸骨舌骨肌前内侧缘至胸锁乳突肌的后外侧缘。Ⅳ区上起环状软骨下至锁骨,从胸骨舌骨肌前内侧缘至胸锁乳突肌的后外侧缘。Ⅱ区、Ⅲ区和Ⅳ区组成颈前三角形。Ⅴ区起自颅底,下至锁骨,前内侧是胸锁乳突肌,后外侧是斜方肌,也称颈后三角区。Ⅵ区上起舌骨下至胸骨颈静脉切迹或无名动脉,从一侧颈动脉至另一侧颈动脉,也称中央腔隙。标准的颈清术是要清除各个区域内包含的所有纤维脂肪组织,以清除所有有可能转移的淋巴结。

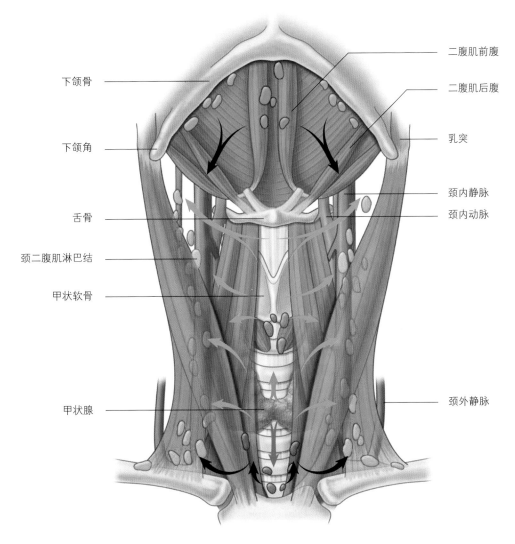

下颌骨

下颌角

舌骨

颈二腹肌淋巴结

甲状软骨

甲状腺

二腹肌前腹

二腹肌后腹

乳突

颈内静脉

颈内动脉

颈外静脉

图 1-14　颈部淋巴结（Emily Evans作）

甲状腺和甲状旁腺

　　甲状腺位于 C5 ~ T1 水平的胸骨舌骨肌和胸骨甲状肌下方,包括左、右两叶及位于第二和第三气管环前方的中央峡部。甲状腺血液供应非常丰富,来自甲状腺上动脉和甲状腺下动脉,分别从甲状腺外侧的上缘和下缘

穿入腺体。辨别肿大的甲状腺或甲状腺肿十分重要,因为其可能压迫气管或致气管偏移。更重要的是,甲状腺肿瘤可能侵犯气管或喉返神经,引起声带麻痹。甲状腺疾病不仅使气管插管困难,而且巨大甲状腺肿或甲状腺癌患者建立外科气道也会极其困难。甲状旁腺位于甲状腺后方,共有 4 个成对腺体组成

15

（上方 2 个和下方 2 个），通过甲状旁腺激素调节钙的水平。

颈淋巴清扫术后的颈部解剖

肿瘤或肿瘤的治疗（包括手术、放疗和放化疗）均会明显改变颈部的解剖。肿瘤可侵袭或压迫重要的结构如颈内静脉或颈动脉。颈淋巴结清扫术由 Crile 博士在 1906 年于克利夫兰诊所首创，包括切除三个结构：胸锁乳突肌、副神经（CN XI）和颈内静脉。由于手术导致的颈部畸形，使人们很容易辨认出接受过该手术的患者。现在的耳鼻喉科医生常规实施选择性颈淋巴清扫或改良的颈部淋巴结根治性清扫术，后者允许保留部分重要结构而选择性切除转移风险最高的颈淋巴结。插管前仔细观察颈部疤痕以确定先前的颈部手术方式非常重要。

喉切除术后的解剖改变

全喉切除术是导致术后颈部解剖改变的常见病例。全喉切除术后将遗留永久的气管造瘘口，手术将鼻孔、口腔、鼻咽和口咽与肺部和呼吸系统永久分离。因此全喉切除术患者只能通过造瘘口插管，任何试图经鼻和口腔的插管操作只能进入食管和胃。全喉切除术后的声音重建可以经由食管前壁在气管后壁穿孔放入人工发声体而获得。这个发音体内安置一个单向阀，允许空气从肺部传导到食管再呼出口腔，改良食管发音。当准备为全喉切除术患者行气管内插管时，气管导管可以直接插入造瘘口，注意不要移动他们的人工发声体（如果存在），特别要认识到由于右主支气管开口距离气管较短，导管很容易滑入右主支气管。气管导管置入长度不应超出导管上的第一标志线，这样套囊正好位于

吻合口远端。

总结

总之，了解头颈外科的解剖学和相关的病理学知识及预期的手术后改变，可协助麻醉医生更好地与外科医生沟通，并设计一个安全的全身麻醉和气道管理方案。

临床要点

- 了解头颈外科解剖学和相关病理学的知识及预期的手术后改变可协助麻醉医生更好地与外科医生沟通并设计一个安全的全身麻醉和气道管理方案。

- 整个手术团队的合作是手术成功的关键。外科医生和麻醉医生术前必须讨论特殊患者的解剖学、病理学和特定的操作需求。

- 严重面部创伤的患者，可能合并颅脑损伤，需先于面部创伤治疗。

- 眶骨折通常是眶下缘骨折，可能压迫眼外肌尤其是下直肌引起眼心反射。这一涉及三叉神经和迷走神经的反射会导致心动过缓、交界性节律、心搏骤停甚至死亡。治疗包括手术松解肌肉和给予阿托品或格隆溴铵。

- 由于鼻的血供丰富，导管插入鼻腔时必须小心。鼻中隔前部的 Kiesselbach 丛是由蝶腭动脉、筛前动脉、筛后动脉、腭大动脉和上唇动脉吻合形成的毛细血管丛。经鼻插管时应紧贴鼻的底部，底部比顶部更宽敞。

- Ludwig 咽峡炎是涉及口腔底部的严重感染，随着感染和肿胀的加剧，舌头被推向后上方导致呼吸道梗阻，患者可能表现为牙关紧闭，这个区域的感染属于紧急气道。

- 由于环状软骨呈完整的环形、缺乏直接的血供（是两个血管床的分界区）、湍

流气流形成的复杂机械力和呼吸道上皮易接触胃内容物等原因，声门下区易发生狭窄。

- 磨牙后三角区（下颌磨牙后方的黏膜层，覆盖着下颌骨升支）、扁桃体，或者咽后壁的肿瘤，常常合并牙关紧闭，导致不能完全看见肿瘤累及的范围，限制了插管方法的选择。

- 甲状腺疾病不仅使气管插管困难，而且巨大甲状腺肿或甲状腺癌患者建立外科气道也会极其困难。

（徐　静 译　乔　晖　李文献 校）

参考文献

1. Moore K, Dailey A. *Clinically Oriented Anatomy*, 4th edn. Philadelphia: Lippincott Williams & Wilkins; 1999.
2. Bailey B, Johnson J, Newlands S. *Head & Neck Surgery - Otolaryngology*, 4th edn.Philadelphia: Lippincott Williams & Wilkins; 2006.
3. Allsop D, Kennett K. Skull and facial bone trauma. In Nahum AM, Melvin J, eds. *Accidental Injury*: *Biomechanics and Prevention*. Berlin: Springer; 2002.
4. Paton J, Boscan P, Pickering AE, Nalivaiko E. The yin and yang of cardiac autonomic control: vago-sympathetic interactions revisited. *Brain Res Rev* 2005; 49(3):555-565.
5. Gluth MB, Shinners PA, Kasperbauer JL. Subglottic stenosis associated with Wegener's granulomatosis. *Laryngoscope* 2003;113(8): 1304-1307.

麻醉医生相关的耳鼻咽喉科设备

第2章

引言

麻醉医生和耳鼻喉科医生共用气道。外科医生需要的是对病变部位的充分暴露以完成手术，而麻醉医生更关注充足的氧供和通气。在强调麻醉医生和耳鼻喉科医生之间需充分沟通的同时，细心的麻醉医生还格外重视熟悉耳鼻喉科医生所用的外科设备，尤其当操作涉及到上气道和上消化道时。本章将介绍和讨论一些涉及喉、气管、颈段食管、咽部以及鼻窦等手术的常见设备。

喉和气管手术

喉、咽和气管手术能够开展的前提是已有适当的设备能在保障气道安全的同时确保足够通气。通常情况下，会选择较小型号的气管导管或安全型激光手术导管来完成气管插管（图 2-1）。在有些情况下，患者的病变可能不允许使用气管导管，这时就需要使用喷射通气。实施喷射通气的经典方法是通过位于声门下的胡萨克导管，利用位于声门上的附件经喉镜行喷射通气。此外，也可直接采用喷射通气喉镜。以上两种技术都已被证明可安全有效地应用于喉显微手术此[1-3]。对于某些气管的病变，可能有必要使用硬质支气管镜（图 2-3）。这种情况下，麻醉医生可以将呼吸回路连接在硬质支气管镜的侧端口上进行喷射通气。对于气道

阻塞性病变，外科医生也可能采用膨胀气囊和电动仪器如吸割器（micro-debrider）来增加气道直径（图 2-4）。

喉显微手术时，外科医生通常会使用一个管状喉镜来直视目标病变。一旦病变暴露清楚，外科医生必须固定喉镜位置，以便获得一个稳定、静止的手术视野。手术喉镜种类很多，最常见有帝达喉镜（Dedo laryngoscope）（Teleflex-Pilling，Research Triangle Park，NC，USA）和 UMG 喉镜（Universal Modular Glottiscope）（Endocraft，LLC，Providence，Rhode Island，USA）[4]。为了保持手术视野的稳定和静止，大多数耳鼻喉科医生会使用两种悬吊装置：一种依托于胸部，可以通过支点扭转；另外一种悬挂于手术床、可以升降（图 2-5）[5]。一旦悬吊装置安装好以后，外科医生通过移动显微镜使视角进入暴露区域，并使用不同的喉显微器械来处理目标病变（图 2-6）。

咽和颈段食管外科手术

咽和颈段食管内镜手术的气道管理与喉及气管手术相似，通常也选用较小号的气管导管或抗激光气管导管。需要耳鼻喉科医生治疗的典型疾病包括癌症、ZENKER 憩室、环咽肌肥厚、贲门失弛缓症和咽食管狭窄等。给这些区域的病变实施手术需要一些特殊的内镜，包括 Weerda 扩张憩室内

（A）

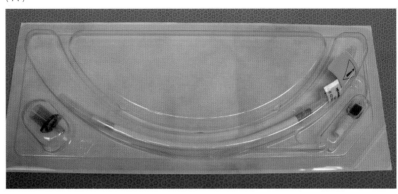

（B）

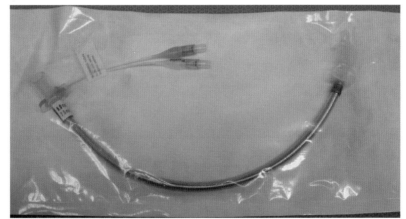

图 2-1　两种类型的抗激光气管导管　通常在两个套囊内注入生理盐水。注意应在拔管前抽出先前注入的液体。

（A）

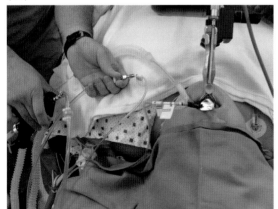

（B）

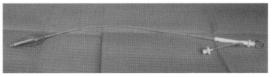

图 2-2　喷射通气系统：（A）声门上系统；（B）声门下胡萨克导管　声门上的通气系统通常可以与喉镜相连接。

镜、FK 喉咽镜（Feyh-Kastenbauer laryngo-pharynggoscope）、Dohlman/ Kashima 憩室内镜（Dohlman/ Kashima diverticuloscope）以及硬质食管镜（图 2-7）。所有这些设备能充分暴露病变，并满足操作所需的空间。FK 张口器的使用已越来越普遍，同时经口机器人手术也得到更加广泛的应用。对于狭窄病变的扩张装置包括 Maloney 型和 Savory 型扩张系统（图 2-8）。

鼻和鼻窦手术

鼻和鼻窦外科手术向麻醉团队提出了独

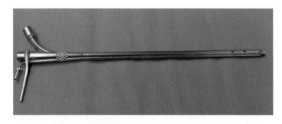

图 2-3　硬质支气管镜

特的挑战，主要是手术操作过程会影响到麻醉医生的气道管理。由于鼻在口腔上方向下方开口，鼻外科医生通常只能位于患者头部下方的一侧以便于进入鼻腔进行操作，正是这一点阻碍了麻醉医生持续观察患者气道，并在空间上将气管导管与麻醉医生分隔开来。鼻中隔成形术和鼻成形术多数是在伴有不同镇静程度的局部麻醉下进行的。这时麻醉医生需要考虑两个问题：①患者需要补充氧气吗？如果需要，可以通过放入口中的鼻导管来实现。②外科医生是否会使用激光或电凝器？此时必须注意避免氧浓度过高，否则有可能引发火灾。

内镜鼻窦手术（ESS）需要一套特别复杂的设备。如果在局部麻醉下进行手术，那么所涉及的呼吸道问题与鼻中隔成形术和鼻成形术所需要考虑的问题类似。大多数内镜鼻窦手术和许多功能性手术及美容手术是

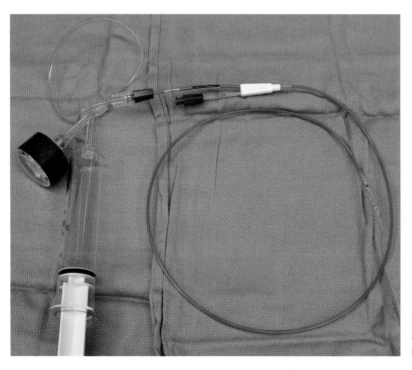

图 2-4　径向扩张球囊　这些球囊有各种尺寸。当气囊充气时，需要一段时间呼吸暂停。

（A）

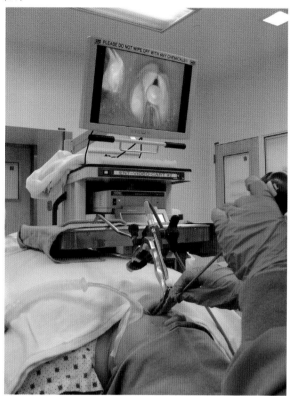

（B）

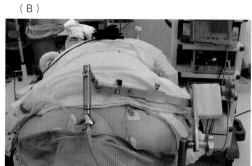

图 2-5　喉悬吊装置（A.胸部支撑；B.高架支撑体）　设备选择在很大程度上取决于外科医生。

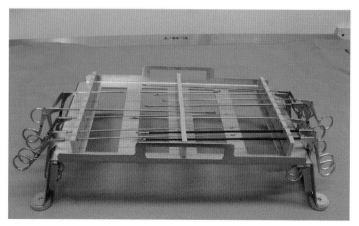

图 2-6　喉显微器械

在全身麻醉下进行的，患者通常处于头高位或反向 Trendelenburg 体位(即头高脚低位)。由于大多数外科医生是右利手，他们将需要站(或坐)在患者的身体右侧，那么在鼻中隔矫正术、鼻成形术或鼻再造手术中可能还需要有一个助手处于患者左侧。

21

（A）

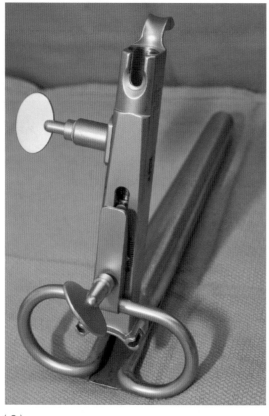

（B）

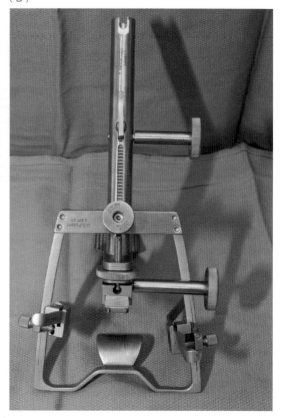

（C）

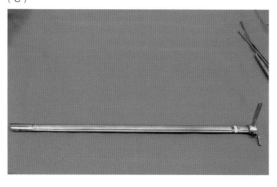

图 2-7 （A）Weerda憩室内镜；（B）FK张口器，（C）硬质食管镜　Weerda憩室内镜是近端和远端加长的扩展型喉镜，尺寸较大，可用于在内窥镜下治疗ZENKER憩室。由于内镜尺寸的缘故，应该使用较小的气管导管以便于内镜的置入。FK张口器是一种用于经口机器人手术以及睡眠手术的特殊的内镜。它尺寸更大并可以更换不同长度的叶片和脸颊牵开器。在使用FK张口器时也需要选择较小型号的气管导管。

　　内镜鼻窦手术时，通常只有一个外科医生进行操作，因此操作者会一直处于患者的一侧。在这种情况下，气管导管应从对侧口角引出，同时麻醉团队和麻醉机也应位于外科医生的对侧。在许多情况下需要采用图像导航系统来帮助确定鼻腔和颅底的重要标志。有些图像导航系统使用了头盔，另外一些系统则使用了离患者距离较近的光学系统，这时应保证其连接不被阻挡。如果患者同时要使用脑电双频指数（BIS）监测系统（Covedien Inc., Dublin, Ireland），BIS传感器应该放置在额头更上方的位置，连

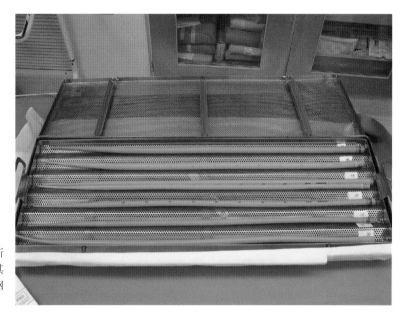

图 2-8　食管扩张系统　图中所示的是含汞的软性扩张系统。其他的扩张系统还包括通过导引钢丝的扩张器以及球囊扩张系统。

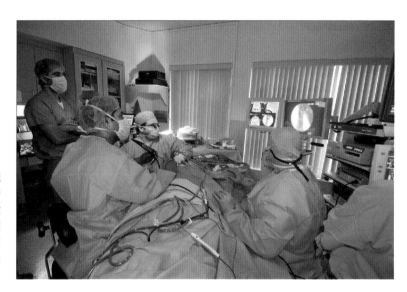

图 2-9　鼻窦内窥镜手术中典型的人员配置　外科医生定位在身体的右侧，并且能够查看导航设备和显示器。外科护士、助手在患者的对侧。气管导管和呼吸回路在患者身体的左侧，麻醉医生在左侧助手的后面。

接导线需在手术床底下经过。值得注意的是，BIS 监测也可能会干扰一些成像系统，那也就只能避免同时使用。所有情况下，手术医生可能都是通过望远镜和视频监控来进行操作，麻醉团队在设备布局时应该避免妨碍他们的视线。为方便手术器械传递，洗手护士需要位于外科医生的对侧。综合以上考虑，麻醉机就只能远离患者，放于手术助手的后面，因此需要使用较长的呼吸回路（图 2-9）。

最后一个与鼻腔和鼻窦手术相关的重要问题是：越来越多的颅底手术选择了经鼻入

23

路。相关技术可用于修复脑脊液漏,亦可用于可能会导致脑脊液漏的颅底或脑组织病变切除手术。这些手术均需要保持麻醉苏醒过程的平稳,力求避免呛咳以防止颅内压增高,破坏颅底修复的效果。

经口咽入路的机器人手术

经口咽入路的机器人手术是一项新兴技术,其在三级医疗中心变得越来越普遍。受过专门训练的头颈外科医生都可以采用这种技术切除来自口咽、喉和下咽的肿瘤和肿块。为这些患者实施麻醉时,有几个因素必须牢记。气道管理可能涉及标准的经口气管插管,必须注意规避病变或损伤的部位,同时也可能需要纤维支气管镜辅助引导插管。在术前和手术医生进行相关内容的讨论是必要的。此外,外科医生会经常使用激光和电灼。因此在整个过程中有必要考虑使用合适的抗激光导管、对患者和工作人员采取激光保护措施且团队间需保持沟通畅通。最后,手术室必须足够大以便有足够的空间来容纳大尺寸的手术机器人(图2-10)、手术团队和麻醉团队。随着这项技术越来越普遍和越来越完善,设备的数量和尺寸都有望越来越小。

总结

处理不同的上呼吸道和消化道病变需要各种特殊的手术器械。鉴于术者及麻醉医生的需求,将围术期(包括术前、术中和术后)通畅的交流沟通作为标准的手术流程来实施,对于优化患者的治疗至关重要。通过认识和了解本章中所描述的耳鼻喉科手术常规器械,有望增进手术团队和麻醉团队之间的相互理解。

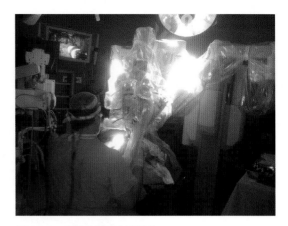

图2-10 大尺寸的手术机器人

临床要点

- 鉴于术者及麻醉医生的需求,将围术期(术前、术中和术后)通畅的交流沟通作为标准的手术流程来实施,对于优化患者的治疗至关重要。对耳鼻喉科手术器械的基本认识和了解,可以增进手术团队和麻醉团队之间的相互理解。

- 对于某些气管病变有必要使用硬质支气管镜。麻醉医生可以将呼吸回路连接在硬质支气管镜的侧端口上进行通气,也可利用特殊接头通过此侧端口进行喷射通气。

- 为了获得一个稳定、静止的手术视野,大多数耳鼻喉科医生会使用两种悬吊装置:固定在胸部、可以通过支点扭转的支撑装置和悬挂于床旁、可升降的支撑装置。

- 有些图像导航系统使用了头盔,另外一些系统则使用了离患者距离较近的光学系统,应保证其导线连接没有被阻挡。如果同时使用脑电双频指数(BIS)监测系统,BIS传感器应该放置在额头更上方的位置,而且其连接导线也需在手术床底下经过。需要记住的是,BIS监测可能会干扰一些成像系统,这时应避免同时使用。

(李卫星 译 乔 晖 李文献 校)

参考文献

1.　Davies JM, Hillel AD, Maronian NC, Posner KL. The Hunsaker Mon-Jet tube with jet ventilation is effective for microlaryngeal surgery. *Can J Anaesthes* 2009;56(4):284-290.

2.　Orloff LA, Parhizkar N, Ortiz E. The Hunsaker Mon-Jet ventilation tube for microlaryngeal surgery: optimal laryngeal exposure. *Ear Nose Throat J* 2002;81(6):390-394.

3.　Rezaie-Majd A, Bigenzahn W, Denk DM, *et al*. Superimposed high-frequency jet ventilation (SHFJV) for endoscopic laryngotracheal surgery in more than 1500 patients. *Br J Anaesth* 2006;**96**(5):650-659.

4.　Zeitels SM. Universal modular glottiscope system: the evolution of a century of design and technique for direct laryngoscopy. *Ann Otol Rhinol Laryngol Suppl* 1999;**179**:2-24.

5.　Zeitels SM, Burns JA, Dailey SH. Suspension laryngoscopy revisited. *Ann Otol Rhinol Laryngol* 2004;**113**(1):16-22.

25

耳鼻喉科手术的术前评估

第3章

1846年10月16日,乙醚麻醉首次在ENT手术中公开演示。在威廉·莫顿麻醉医生帮助下,约翰·沃伦外科医生为患者爱德华吉尔伯特雅培切除了颈部肿瘤[1]。从此五官科麻醉和耳鼻喉科手术得到飞速发展。如今,五官科麻醉和耳鼻喉科手术之间的联系较以往更加密不可分,这也可能是其他任何专科麻醉和专科手术所无法比拟的。耳鼻喉科手术中麻醉医生与外科医生共享气道,一位优秀的耳鼻喉科麻醉医生不仅要了解患者的术前条件,而且还必须能预见手术对患者的影响。

通常,耳鼻喉科手术过程相对短小,比如扁桃体摘除手术、鼓膜穿孔手术及气管切开术。然而,就是在这类手术过程中发生了一些可怕的麻醉悲剧。Bishop报道:美国在1920~1930年间,扁桃体和腺样体手术过程中与麻醉相关的患者死亡占所有死亡患者的12%~17%[2]。麻醉医生和外科医生都不能因为手术过程短小而掉以轻心。为确保患者安全,麻醉和手术都需要不断进行完善。

实施准则之一是进行合适的术前评估。通过术前评估所获得的信息直接决定了麻醉和手术的实施方案。当然,评估过程本身也是有风险的;而且,通过术前评估结果在某种程度上能预见到患者的术后恢复过程。

通过全面的术前评估,麻醉医生和外科医生所获得的有价值的信息可能改变患者的治疗方案。麻醉术前评估主要包括以下四个方面:病史,体格检查,实验室检查以及麻醉实施方案。

病史

对于临床医生来说,有足够的时间与患者或委托人及其家属进行沟通交流是极其重要的。通过病史可了解到的一些基本信息包括:患者的家庭构成,身高和体重,目前存在的系统疾病,既往住院及手术史,既往麻醉史,相关疾病的家族史,过敏史,用药史,社交史,违禁类药物服用史或吸烟史,以及患者的禁食状态。

某些信息对于实施耳鼻喉科手术的麻醉至关重要。比如,对于扁桃体切除术患儿,必须了解其术前睡眠呼吸暂停的相关症状和体征。有关术前评估的详细内容将在后面各相关章节里进行深入讨论。

体格检查

体格检查是麻醉医生了解患者及其疾病状态的一个重要步骤,一般是从最基本的生命体征开始。系统回顾是常用的检查方法,其内容包括:心脏、肺脏、肾脏、肝脏、神经系统、消化系统、内分泌系统、代谢系统及肌肉骨骼系统、精神系统、妇科和产科等。评估儿科患者时应关注其是否合并先天性遗传性疾病,比如,肌营养不良可能导致严重不良事件。绝大部分患儿既往没有麻醉暴露史。

心脏异常

合并先天畸形的成人患者应该如实告知麻醉医生;同样,麻醉医生也应该关注那些合并先天畸形的患儿。这些先天性疾病往往合并循环、呼吸及其他系统的异常。比如,皮埃尔·罗宾综合征的患者中有一大部分合并心脏异常,包括室间隔缺损、动脉导管未闭及房间隔缺损等原发性心脏畸形[3]。

呼吸系统

麻醉医生应该对择期行耳鼻喉科手术的患者进行呼吸系统评估,伴有呼吸系统疾病的患者可能从中受益。比如访视过程中如果发现患者存在一些急性改变(从临床表现或实验室检查结果中得知),可能需要考虑延期手术。慢性气道梗阻的患者可能发展为肺动脉高压或导致右心衰竭(肺源性心脏病)。

神经系统

耳鼻喉科手术能直接影响中枢和外周神经系统。如有必要,术前评估时应明确已有的神经系统缺陷,系统回顾应包括癫痫发作史和其他神经系统症状。

心理评估和准备

心理评估对于耳鼻喉科手术患者、尤其是其中的小儿患者非常重要。患者对即将进行的手术往往表现为恐惧和焦虑,其原因之一是缺乏足够的信息和交流。Hatava 等人利用治疗过程中的相关信息对患儿的术前焦虑和满意度进行评价,显示无论家长和患儿,术前肌肉注射都是他们最不能接受的治疗方式[4]。成人患者喉切除术后会丧失语言功能,

生活方式将随之发生重大改变。充分的术前准备和心理辅导不仅能缓解不同年龄段患者的紧张心情,而且也能减轻患儿父母的焦虑情绪[5,6]。

麻醉相关因素

在过去三十年里,与麻醉相关的死亡率已降低了 10 倍[7]。因此,在医疗行业,麻醉是公认的唯一达到 "6 sigma" 这一通用质量管理标准的专业[7]。然而,最近的回顾性研究显示:麻醉过程中牙齿受损、尤其是上门齿损伤的发生率在发达国家仍达到 0.05% ～ 0.36%[8~9]。耳鼻喉科手术中,由于麻醉和外科人员经常需要共享气道,术前对患者牙齿的全面检查变得尤为重要。作者主张小儿及成人均应用以右上颌臼齿为起点的标准化牙编号系统(图 3-1)。在波士顿布里格姆妇女医院,作者通过科室教育会议提高医务人员对牙齿受损的认识。记录牙齿受损的内容应该包括牙釉质损伤情况、松散或缺失的牙齿,以及其他先前存在的问题。

气道评估包括音质测定、呼吸频率测定、听诊呼吸音判定有无喘鸣、能否排出分泌物以及是否合并吞咽困难。既往有头颈部放疗史意味着气道可能受损。评估可见的解剖学标志,如 Mallampati 分级,对困难插管有一定的预测价值。当然,尽管 Mallampati 分级可能较好,但舌扁桃体增生仍然会影响面罩通气和普通喉镜插管[10]。伴有阻塞性睡眠呼吸暂停综合征的患儿,上呼吸道原本就很狭窄,肥大的扁桃体腺样体进一步加剧了呼吸道的梗阻情况[11]。根据腭扁桃体的大小可以预测潜在的气道梗阻,尤其在超重患者中影响更大[12]。患者如果有打鼾史,医务人

27

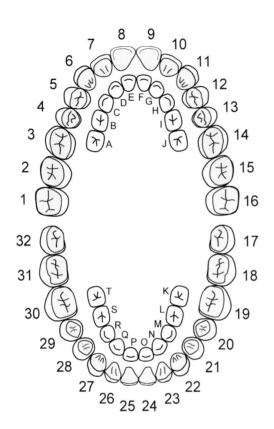

图3-1 乳牙和恒牙的标准编号

员就应该警惕其可能发生睡眠呼吸暂停。患有先天性综合征的儿童常伴有困难气道，如唐氏综合征（21-三体）患者通常舌体较大，同时肌张力相对减退，弯形的 Macintosh 喉镜片可能会对这类患者提供较好的插管条件。如果考虑到唐氏综合征患者可能存在的寰枢关节不稳定，则需要借助影像学进一步评估。麻醉医生应该考虑个体差异，个性化地制定麻醉方案。

实验室评估

　　术前实验室检查分为常规或筛选性检查以及有指征的或诊断性检查两种。美国麻醉医师协会（ASA）术前评估专门小组将常规实验室检查定义为缺乏特殊临床指征或目的的检查。诊断性检查是为某一特定临床表现或目的而实施的检查[13]。常规筛查之所以如此普遍，部分原因是大家误以为其有利于因医疗纠纷产生的法律诉讼[14]。ASA 术前评估实践和咨询小组认为：无论是筛查还是针对临床指征的诊断性检查，迄今尚无强有力的文献资料可以明白无误地指出它们的利弊[13]。

　　该做哪些特殊的术前检查或什么时候做检查，临床医生在具体做决策的时候不能一概依赖于现有的文献资料。进行指征性或诊断性检查需因人而异。比如，美国儿科协会推荐多导睡眠监测作为诊断儿童睡眠呼吸异常并评定其严重程度的金标准[15]。

　　在过去的 20 年里，随着麻醉医生开始实施并不断完善术前评估，临床工作已经有了实质性的改变[16]。为特定临床征象进行术前检查已达成普遍共识。对于该进行哪些术前检查以及如何解释实验室检查结果，作者提出应该考虑的五个要素：相关性、正常值范围、敏感性及特异性、费用和风险 / 收益比[14]。

　　最近对美国 793 名执业耳鼻喉科医生进行的一项调查显示，大多数医生（69.9%）在扁桃体切除术前没有实施常规实验室检查；需要注意的是，私人机构里的执业耳鼻喉科医生开具的检查明显多于那些在教学机构里执业的医生[17]。不过调查同时也发现，儿科医生和教学医院的医生更倾向于手术以后将患者收住入院[17]。1999 年，美国耳鼻咽喉-头颈外科协会的发表的一份题为"临床指征纲要"的共识指出，只有在怀疑有凝血异常或无法得知其相关遗传资料的情况下，才有必要进行出凝血功能检查[18]。

麻醉评估和方案

1963 年，美国麻醉医师协会（ASA）采纳了一项有关患者身体状况的 5 级分级法。后来，又在其中增加了脑死亡患者，并定义为第 6 级（表 3-1）。如果是急诊患者，则在其身体状况分级后添加字母 "E"。

ASA 分级已被用以制定治疗计划。ASA 分级 1~2 级的患者被认为医疗风险低，耳鼻喉科小手术可被安排在日间门诊完成。日间手术安排这一方式使患者、尤其是小儿患者非常受益，不仅对患儿行为改变影响小，而且还能促进术后恢复[19~21]。然而，日间手术时患者的禁食状态常具有某些不确定性，整个团队也会因为涉及术前评估、手术时间以及术后出院等时间限制而受到一定压力。

选择合适的患者实施日间手术是平衡临床效益和患者安全的一个重要因素。尽管一些研究数据显示，就术后并发症而言，ASA3 级和 ASA1~2 级患者之间并无统计学差异，多数日间门诊手术指南仍建议选择 ASA1~2 级的患者。关于小儿患者日间门诊的年龄限制存在争议，早产儿因发育不成熟、存在肺发育不良、低体温和贫血等一系列问题而可能面临诸多潜在困难。有报道指出，由于中枢发育不完善，25% 小儿患者术后 12h

内发生了呼吸暂停[22]。麻醉医生需要努力通过患者的既往史、体格检查和实验室检查来发掘有价值的信息。

基于科学研究和专家意见，ASA 最近更新了有关术前禁食和用药以减少误吸导致吸入性肺炎风险的相关指南[23]。所推荐的对于清饮料、母乳、婴儿配方奶粉、牛奶、清淡和高脂肪食物的最短禁食时间分别为 2h、4h、6h、6h、6h 和 8h。上述的禁食原则适用于所有年龄段患者，但并不确保胃能完全排空。可接受的清饮料包括水、无果肉的果汁、碳酸饮料、清茶和清咖啡。如果进食油煎或高脂或肉类食物，可能需要 8h 或更长的禁食时间。指南虽然已认识到使用 H_2 受体拮抗剂和胃肠动力药物能有效减少胃容积和降低胃液酸度，但并未推荐常规使用任何胃肠动力药、抗胃酸分泌药、抗酸药、止吐药、抗胆碱能药或者联合应用上述药物。2011 年 ASA 禁食指南对以下患者并不适用，或者需要作出修改[23]：①合并可导致胃排空障碍的情况或疾病（如怀孕，肥胖，糖尿病，食管裂孔疝，胃食管反流性疾病，肠梗阻，急诊，鼻饲管喂养）；②怀疑有困难气道。

推迟和取消手术

随着术前评估的实施，门诊手术的取

表3-1　ASA身体健康状况分级（获得美国麻醉医师协会引用许可）

1级	身体健康
2级	有轻微系统性疾病
3级	患有严重的系统性疾病
4级	患有严重的系统性疾病，且威胁生命安全
5级	病情危重，无论是否手术都无法存活
6级	已宣布脑死亡患者，其器官将为捐献目的而摘除

消率大大降低。因麻醉原因导致耳鼻喉科手术取消多数是新发上呼吸道感染或不遵从术前禁食指南。因上呼吸道感染而取消手术仍存在争议,是否取消应该由患者、麻醉医生和外科医生共同讨论后做出个体化的决定。

知情同意

现代医学伦理遵循自主、友善,仁慈和公正的原则。作为标志性事件,1957 年 Salgo 和以 Leland Stanford 为代表的斯坦福大学理事会之间的诉讼判例[24],体现了与患者讨论手术过程、潜在的风险和并发症、预期效果,以及替代治疗方案的重要性。

当然,实现良好沟通不仅依赖于诚实、有知识和有责任心的沟通双方,同时也需要运用一定技巧。签署知情同意的过程应包括以下七个要素:①确立患者能够且具备自主决策能力;②确立自主和自愿的决策原则,包括不受凌驾一切的法律或国家利益之约束;③确保已充分展示了有关信息的实据;④确保已提供了推荐的临床治疗方案;⑤确保患者已理解了所述内容;⑥患者作出了支持所推荐方案的决定;并且⑦授权实施这一治疗方案[24]。

最近一项关于签署围术期风险知情同意书的调查显示,接受过书面总结资料的耳鼻喉科患者,其对相关风险讨论的记忆较深[25,26]。使患者更容易记起的是一些严重并发症,如面神经麻痹(88%)和听力损失(85%),而相对较低的是麻醉相关的反应(4%)和声音嘶哑(2%)[25]。

为保证患者有足够的时间去考虑,在手术前至少 24h 签署知情同意书已成为常规,但已普遍接受的情况是,实施日间手术的耳鼻喉科患者是在手术当天签署知情同意。然而,在英国许多的医学案件中,原告声称他们没有足够的时间来考虑手术风险。Berry 等人完成了一项前瞻性研究,观察将耳鼻喉科手术患者签署知情同意的时间提前在手术日前所带来的改变。结果显示,这一改变不仅保护了医院,同样也为患者提供了舒适的手术体验[27]。

未成年人签署知情同意也并非一个简单的议题。例如,对于父母已离婚的患儿就会遇到这方面的困难,只有法定监护人而其非生活陪伴人才有知情同意权。涉及到未成年人签署知情同意这一问题,大多数国家允许患儿在达到特定的年龄如 12 岁、14 岁或 17 岁时可以签署知情同意。寻求律师来了解所在国有关未成年人知情同意的相关法律为稳妥之举。而当遇到急救情况时,这一问题会变得更加棘手。一般来讲,应该通知相关机构的法律顾问和风险管控人员,至少已实施了法律寓意上的"知情同意"。值得注意的是,即使在一些紧急情况下,医疗从业人员仍要将治疗行为通知未成年人的父母或监护人。

拒绝治疗

如同针对治疗的知情同意,有自主能力的患者也有权拒绝治疗,这包括那些即使是挽救生命或肢体的重大治疗。这一概念是尊重自主权这一法律传统的根本体现。体现"拒绝治疗权"的具体实例就是耶和华见证人会的教徒基于宗教原因而拒绝输血。

儿科患者的术前评估

对麻醉医生来说,儿科患者在许多方面是比较独特的。为了更好地服务这个特殊群体,我们应该知道小儿与成人无论是生理还是解剖都有许多差异[28]。

（1）新生儿的耗氧量为 6ml/（kg·min）；随着年龄增长，逐步接近成人 3ml/（kg·min）的耗氧量。

（2）卵圆孔在出生后的几个月内会自动关闭，但即使到成年阶段，仍有 15%~25% 的人处于开放状态。

（3）交感神经系统比副交感神经系统成熟晚，导致对迷走神经刺激(如置入气道器具)反应的过度敏感。

（4）婴儿有一个相对较大的枕骨；应用肩垫可以协助伸展头部和张口。

（5）小儿喉部位置（环状软骨在 C4 水平）相对成人（环状软骨在 C7 水平）较高，可能到 13 岁时环状软骨才达到成人水平。

（6）婴儿和成人呼吸道最狭窄部位分别在环状软骨水平和声带水平，这是因为成人的喉呈圆柱形，而小儿的喉呈漏斗状，也因此小儿患者应用无套囊气管导管能达到满意密封。

（7）婴儿会厌比成人会厌相对较大而质地较硬；在悬吊喉镜手术中经常需要用喉镜尖端挑起会厌来查看声带。

（8）婴儿鼻孔很小，很容易因分泌物、水肿、出血或面罩放置不当导致阻塞。

6~9 个月后的患儿，与父母分离时开始有焦虑情绪，应考虑应用术前药，同时心理准备也非常重要[4,29]，玩具已被公认为与孩子沟通的较好方式[30]。麻醉医生应该熟悉手术方案，这不仅可以改善与外科医生的术中协作，而且也有助于在术前评估过程中缓解父母的焦虑。

老年患者的术前评估

老年通常指年龄大于或等于 65 岁。虽然年龄本身不是一个手术禁忌证，但随着年龄的增加，各系统的并发症也呈上升趋势。而且，高龄是术后谵妄和认知功能障碍的高危因素[31~33]。因此，老年患者在任何手术前均需进行全面的术前评估。

术前合并症、功能状态和用药等均关系着老年患者的手术安全[34]。对术前心理状态的评估有助于预测老年患者术后谵妄及精神状态改变，应做好记录，因为这些信息将影响麻醉方案的制定[35]。术前实验室检查项目应该在病史和体格检查基础上进一步确定。尽管大多数耳鼻喉科手术属低危，但确有一部分大型择期耳鼻喉科手术属中危手术。

根据 2009 年美国心脏病学院基金会和美国心脏病协会（ACC/AHA）围术期指南，头颈外科手术被划分为中危手术，所报道的心脏并发症发生率 1%~5%[36]。建议那些合并有冠心病、外周动脉疾病、或脑血管疾病的患者在接受中危手术前进行静息 12 肢体导联心电图检查。实施中危手术的患者合并有至少一个临床危险因素的情况非常普遍，这些危险因素包括缺血性心脏病史、代偿性心力衰竭或既往心力衰竭史、脑血管疾病史、糖尿病，以及肾功能衰竭等。无特殊临床症状的患者接受低危手术前无需进行心电图检查[36]。

根据 2009 年 ACC/AHA 制定的心脏病患者非心脏手术术前评估指南，对有活动性心脏病变、诊断明确的心血管疾病或年龄大于 50 岁以上的心脏病高危人群，需按五步法进行术前评估和治疗[27]。

步骤 1：评估是否需要立刻接受非心脏手术；如果需要，将患者送往手术室，同时进行围术期监测、术后风险评估和风险因素控制。

31

步骤2：评估患者是否有活动性的心脏疾病；如果有，考虑根据ACC/AHA指南进行评估和治疗后行手术。

步骤3：确定是否为低危手术；如果是，按计划实施手术。

步骤4：评估患者的功能储备是否大于或等于4代谢当量（METs）且无临床症状；如果是，按计划进行手术。

步骤5：如果无法进行上述评估，但患者有1~3个或更多临床危险因素，可以在能够控制心率的情况下进行手术；如果认为非创伤性检查会影响治疗方案，应考虑实施。

2009年ACC/AHA指南还提供了关于β受体阻滞剂围术期应用、撤药、风险和警示的详细建议[36]。

对老年患者而言，评估其能力时可能会涉及到知情同意或知情拒绝问题。临床医生对这类患者自主能力的判定也面临困难。例如，即使已诊断为轻度痴呆的患者也并不能排除其具有医疗决策能力。一般来说，决策能力意味着以下三个要素：①理解和沟通能力；②推理和思考能力；③拥有一系列目标和价值取向[37]。和法律上的能力定义相反，医疗决策能力不具有全或无的属性。

事先指示和放弃抢救（DNR）指令

对所有接受麻醉和手术的患者都应该提供提出"事先指示"（advance directives）的机会，这是患者在具备决策能力时所做出的决定。事先指示在患者丧失能力之后生效。事先指示有生前遗嘱和代理人指令两种形式[37]。"美国联邦患者自决法案"认可事先指示的法律效力，这一法案已在美国50个州内执行。

DNR指令，也称为DNAR指令（不要尝试复苏），这是患者为就诊过程中可能发生危及生命的呼吸心搏骤停事件而提前做出的医疗决策。通常，麻醉医生认为发生在围术期的呼吸和循环意外事件是可控和可逆转的。因此，一些医疗机构要求在围术期自动终止患者的DNR指令。然而，2008年宣布的ASA伦理指南认为这种医疗行为没有充分体现患者的自主决策权。实践中，应该基于医疗机构的指南和患者的意愿，明确是否要遵从患者的指令或者可以适当调整[38]。

手术安全核对表和团队合作

由于麻醉医生和耳鼻喉科医生有时需共享气道，团队合作此时就显得极其重要。密切沟通是确保患者安全和顺利治疗的重要因素。世界卫生组织（WHO）高度推荐手术安全核对表[39]，该表标识了手术操作的三个阶段，每个阶段对应正常工作流程中的一个特定时期：麻醉诱导前（"登入"），切开皮肤前（"暂停"），患者离开手术室前（"登出"）。手术团队应当在每个阶段操作前完成指定任务。而且，所有手术室人员，包括麻醉医生、外科医生和护士，面对潜在的突发事件，如气道燃烧、困难气道等都应该有明确的实施计划并熟知各自所扮演的角色。

病例分析
病例描述

患者，男性，68岁，身高175cm，体重86kg，原发性甲状腺癌转移到肺脏和肝脏。拒绝甲状腺癌手术，此后，甲状腺肿块不断增大。既往已给予阿霉素化疗并在入院前2周服用索拉非尼治疗。现因急性呼吸窘迫、持续加重的喘鸣、咳血、不能咳出分泌物而就诊，准备行紧急气管切开手术。

系统回顾：高血压、2 型糖尿病、高胆固醇血症、严重慢阻肺，吸烟史为每年 40 包。

手术史：经皮内窥镜下胃造瘘置管（8h 前已停止胃管进食）。

所服药物：二甲双胍、阿伐他汀、华法林。

代码状况：DNR，DNI。

术前评估

合并症：高血压和糖尿病。

气道评估：Mallampati 4 级，甲颏距离 2 指，无咬合，巨大甲状腺肿。

心理状况：清醒，反应灵敏，定向力正常，具有决策能力。

颈部 CT 显示一 6.4cm × 7.1cm 的团块，压迫气道（图 3-2）。

实验室检查：国际标准化比率（INR）1.0；部分凝血活酶时间 33.6s。

患者对麻醉利弊以及手术方案表示理

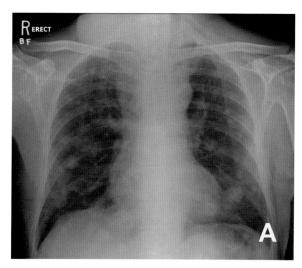
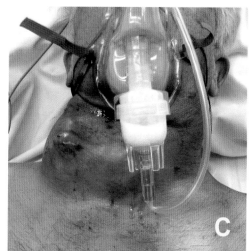
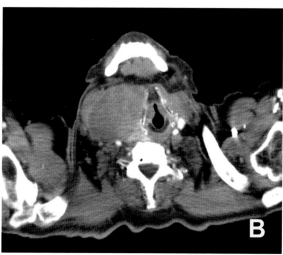
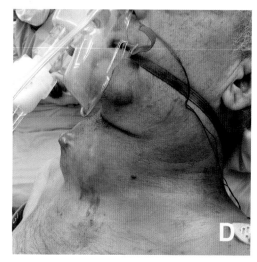

图3-2 （A）胸部X线片显示气管偏移；（B）术前颈部CT扫描显示甲状腺肿块压迫气管；（C和D）患者在清醒纤维支气管镜插管前，半坐位照片，巨大的甲状腺肿块突出

解,同意清醒纤支镜气管插管以完成气管切开术,同意在围手术期暂停 DNR 和 DNI 指令。

麻醉诱导

患者禁食时间超过 8h。麻醉医生和手术医生共同讨论后决定了手术和气道管理方案。基于术前评估结果,决定为患者实施清醒纤支镜插管。

患者被转运到手术台后,调节患者体位使其呈 70° 半坐位。常规监测生命体征,静注 50μg 芬太尼后面罩充分给氧,并给予沙丁胺醇喷雾。

在自主呼吸状态下对患者完成清醒纤支镜插管,置入 5.5 号带套囊气管导管,通过胸廓起伏、双侧呼吸音听诊和二氧化碳波形判定导管位置满意。通过纤支镜还检查确认导管深度并排除肺内存在的其他病变。麻醉维持:吸入氦(79%)/氧(21%)混合气和七氟醚。气切过程顺利,未发生紧急气道、出血(包括支气管出血)、纵隔气肿、气胸、喉痉挛、支气管痉挛等并发症。

临床要点

- 一位优秀的耳鼻喉科麻醉医生不仅要了解患者的术前状况,而且还必须能预见手术对患者的影响。
- 评估儿科患者时,应关注其是否合并有具有临床意义的遗传性疾病,比如肌营养不良可能带来严重的临床不良结局。
- 术前全面地检查患者的牙齿条件非常重要,记录牙齿损伤应包括牙釉质损伤、牙齿松动或缺失和其他已存在的问题。
- 气道评估应该包括发音情况、呼吸频率、呼吸音(判定喘鸣和喘息)、分泌物排除能力和吞咽是否困难等。既往有头颈部放疗史的患者可能存在呼吸道损害。
- 常规的术前筛查不再使用;现有共识是根据临床指征进行相应术前检查。
- 2011年ASA禁食指南可能不适用于存在气道管理困难的患者,或者需作相应修改。
- 是否因合并上呼吸道感染而取消手术仍存在争议。应该由患者、麻醉医生和外科医生共同讨论后做出取消还是继续手术的个体化方案。
- 尽管大多数耳鼻喉科手术属低危手术,仍有部分大型择期耳鼻喉科手术属中危手术。

（贾继娥 译 乔 晖 李文献 校）

参考文献

1. Edward Gilbert Abbott. 2011 April 8, 2011 [cited 2011 July 31, 2011]; Available from: http://en. wikipedia.org/wiki/Edward_Gilbert_Abbott.
2. Bishop HF. Operating room deaths. *Anesthesiology* 1946;7(6): p. 651-662.
3. Pearl W. Congenital heart disease in the Pierre Robin syndrome. *Pediatr Cardiol* 1982;2(4):307-309.
4. Hatava P, Olsson GL, Lagerkranser M. Preoperative psychological preparation for children undergoing ENT operations: a comparison of two methods. *Paediatr Anaesth* 2000;10(5):477-486.
5. Fincher W, Shaw J, Ramelet AS. The effectiveness of a standardised preoperative preparation in reducing child and parent anxiety: a single-blind randomised controlled trial. *Clin Nurs* 2012;21(7-8):946-955.
6. Cady J. Laryngectomy: beyond loss of voice - caring for the patient as a whole. *Clin J Oncol Nurs* 2002;6(6):347-351.
7. Haller G, Laroche T, Clergue F. Morbidity in anaesthesia: today and tomorrow. *Best Pract Res Clin Anaesthesiol* 2011;25(2):32.
8. Newland MC, Ellis SJ, Peters KR, et al. Dental injury associated with anesthesia: a report of 161,687 anesthetics given over 14 years. *J Clin Anesth* 2007;19(5):339-345.
9. Ueda N, Kirita T, Imai Y, et al. [Dental injury associated with general anesthesia and the preventive measures]. Masui 2010;59(5):597-603.
10. Ovassapian A, Glassenberg R, Randel GI, et al. The unexpected difficult airway and lingual tonsil hyperplasia: a case series and a review of the literature. Anesthesiology 2002;97(1):123-132.
11. Arens R, McDonough JM, Corbin AM, *et al*. Upper airway size anal-

ysis by magnetic resonance imaging of children with obstructive sleep apnea syndrome. *Am J Respir Crit Care Med* 2003;**167**(l):65-70.

12. Wang JH, Chung YS, Cho YW, *et al*. Palatine tonsil size in obese, overweight, and normal-weight children with sleep-disordered breathing. *Otolaryngol Head Neck Surg* 2010;**142**(4):516-519.

13. Practice advisory for preanesthesia evaluation: a report by the American Society of Anesthesiologists Task Force on Preanesthesia Evaluation. *Anesthesiology* 2002;**96**(2):485-496.

14. Kumar A, Srivastava U. Role of routine laboratory investigations in preoperative evaluation. *Anaesthesiol Clin Pharmacol* 2011;27(2):174-179.

15. Clinical practice guideline: diagnosis and management of childhood obstructive sleep apnea syndrome. *Pediatrics* 2002; **109** (4):704-712.

16. Power LM, Thackray NM. Reduction of preoperative investigations with the introduction of an anaesthetist-led preoperative assessment clinic. *Anaesth Intensive Care* 1999; **27**(5):481-488.

17. Setabutr D, Adil EA, Adil TK, Carr MM. Emerging trends in tonsillectomy. *Otolaryngol Head Neck Surg* 2011; **145** (2):223-229.

18. Wieland A, Belden L, Cunningham M. Preoperative coagulation screening for adenotonsillectomy: a review and comparison of current physician practices. *Otolaryngol Head Neck Surg* 2009;**140**(4):542-547.

19. Bong CL, Ng AS. Evaluation of emergence delirium in Asian children using the Pediatric Anesthesia Emergence Delirium Scale. *Paediatr Anaesth* 2009;**19** (6):593-600.

20. Fishkin S, Litman RS. Current issues in pediatric ambulatory anesthesia. *Anesthesiol Clin* North *America* 2003;**21**(2):305-311, ix.

21. Zuckerberg AL. Perioperative approach to children. *Pediatr Clin North Am* 1994;**41**(l):15-29.

22. Stenger MM. Anesthesia for outpatient ear, nose, and throat procedures. In McGoldick K, ed. *Anesthesia for Ophthalmic and Otolaryngologic Surgery*. Philadelphia: W.B. Sanders; 1992. pp. 144-155.

23. Practice guidelines for preoperative fasting and the use of pharmacologic agents to reduce the risk of pulmonary aspiration: application to healthy patients undergoing elective procedures: an updated report by the American Society of Anesthesiologists Committee on Standards and Practice Parameters. *Anesthesiology* 2011;**114**(3):495-511.

24. Hoehner PJ. Ethical aspects of informed consent in obstetric anesthesia - new challenges and solutions. *J Clin Anesth* 2003; **15** (8):587~600.

25. Aremu SK, Alabi BS, Segun- Busari S. The role of informed consent in risks recall in otorhinolaryngology surgeries: verbal (nonintervention) vs written (intervention) summaries of risks. Am J Otolaryngol, 2011;**32** (6):485-489.

26. Henney S, Rakhra S. Patient information in otorhinolaryngology: a prospective audit. *JRSM Short Rep* 2011;**2**(5):37.

27. Berry NH, Phillips JS, Salam MA. Written consent - a prospective audit of practices for ENT patients. *Ann R Coll Surg Engl* 2008;**90**(2): 150-152.

28. Infosino A. Pediatric upper airway and congenital anomalies. *Anesthesiol Clin North America* 2002;**20**(4):747-766.

29. Tanaka K, Oikawa N, Terao R, *et al*. Evaluations of psychological preparation for children undergoing endoscopy. *Pediatr Gastroenterol Nutr* 2011; **52**(2):227-229.

30. Letts M, Stevens L, Coleman J, Kettner R. Puppetry and doll play as an adjunct to pediatric orthopaedics. *J Pediatr Orthop* 1983;**3**(5):605-609.

31. Rathier MO, Baker WL. A review of recent clinical trials and guidelines on the prevention and management of delirium in hospitalized older patients. *Hosp Pract (Minneap)* 2011;**39**(4):96-106.

32. Steiner LA, Postoperative delirium. Part 1: pathophysiology and risk factors. Eur *J Anaesthesiol* 2011;**28**(9):628-636.

33. Steiner LA. Postoperative delirium, part 2: detection, prevention and treatment. *Eur J Anaesthesiol* 2011;**28**(10): 723-732.

34. Bettelli G. Preoperative evaluation in geriatric surgery: comorbidity, functional status and pharmacological history. *Minerva Anestesiol*, 2011;**77**(6):637-646.

35. Muravchick S, Grichnik K. Evaluation of the geriatric patient. In Longnecker DE, *et al*, eds. *Anesthesiology* New York: McGraw-Hall; 2008. pp. 341-357.

36. Fleischmann KE, Beckman JA, Buller CE, *et al*. 2009 ACCF/AHA focused update on perioperative beta blockade. *J Am Coll Cardiol* 2009;**54**(22) :2102-2128.

37. Hoehner PJ. Ethical decisions in perioperative elder care. *Anesthesiol Clin North America* 2000;18 (1):159-181, vii-viii.

38. Ethical guidelines for the anesthesia care of patients with do-not-resuscitate orders or other directives that limit treatment. October 22, 2008; available from: http://www.asahq.org/For-Healthcare-Professionals/-/media/For%20Members/documents/Standards%20Guidelines%20Stmts/Ethical%20Guidelines%20for%20the%20Anesthesia%20Care%20of%20Patients.ashx. Accessed August 23, 2011.

39. Haynes AB, Weiser TG, Berry WR, et al. A surgical safety checklist to reduce morbidity and mortality in a global population. *N Engl J Med* 2009;**360**(5):491-499.

35

耳鼻喉科中的困难气道

第4章

引言

本章重点关注耳鼻喉手术中的困难气道管理。(相关章节,第9章,关注的是耳鼻喉科的肿瘤与感染)本章主要讨论的是针对所有耳鼻喉手术的基本的临床气道管理原则。本章将概述美国麻醉医生协会的困难气道管理规程(或类似的规程)如图4-1所示,并将其作为临床气道管理的出发点。

耳鼻喉手术中的气道管理很大程度上取决于临床环境(表4-1)、麻醉医生气道管理的技能,以及可用的气道管理工具(表4-2、表4-3)。

一般常用的气道管理手段如下:①全麻气管插管;②全麻复合使用声门上气道工具如喉罩;③全麻,耳鼻喉科喉镜(开放气道)联合喷射通气;④间断暂停呼吸;⑤全麻,患者保留自然气道,辅以(或不辅以)托下颌、鼻咽通气道等;⑥局麻,某种形式的静脉镇静,患者保留自主呼吸。毫无疑问,第一种是最常用的方法,但是选择哪种技术及如何使用受一些因素的影响,如预测到患者可能会有常规方法下的插管困难等。气道评估方面的内容会在本书第3章与第5章中讨论。

气道梗阻

气道会因为许多原因出现梗阻。例如,吸入的气道异物;感染如会厌炎、白喉或Ludwig 咽峡炎;喉痉挛;气道肿瘤或血肿;气道创伤;睡眠呼吸暂停;扁桃体肥大;气道水肿(如因过敏、喉镜暴露时间过长或烧伤吸入烟雾等)以及许多其他因素。

尽管气管插管是管理梗阻气道的"金标准",但是很多时候气道的开放只需要简单的托下颌,使用口咽通气道或鼻咽通气道,或者是使用如喉罩(laryngeal mask airway, LMA)等声门上气道工具。当需要正压通气时,常会选用面罩通气方法。

面罩通气

面罩通气是需要掌握的一项重要的临床技能。面罩通气有时会变得困难。大多数进行复苏时,常会用到一种单向阀、可自动充气的呼吸囊进行正压通气,通常会给予100%纯氧吸入。这种呼吸囊挤压后会自动充气,无氧供的条件下也可使用。当"托下颌"时会使通气变得更加容易。同样,口咽或鼻咽通气道也会对通气有帮助。如果呼吸囊-面罩通气时间延长,就要使用鼻咽通气道防止气体进入胃部。

一般当插管困难时,临床医生可以通过面罩通气保证通气与氧合。然而,有时也会遇到面罩通气困难。显而易见,能准确地预测到面罩通气困难可提高患者气道管理的安全性。针对这一问题,Langeron 等人[1]进行了研究,在他们的研究中,面罩通气困难的定

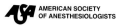

ASA困难气道处理流程

1. 评估发生以下四种基本问题的可能性和临床影响
　　A. 通气困难
　　B. 气管插管困难
　　C. 患者不合作
　　D. 气管切开困难
2. 困难气道管理过程中积极保证氧供
3. 基本策略的优势及可行性

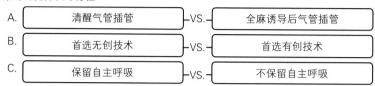

A.	清醒气管插管	—VS.—	全麻诱导后气管插管
B.	首选无创技术	—VS.—	首选有创技术
C.	保留自主呼吸	—VS.—	不保留自主呼吸

4. 首选和替代策略

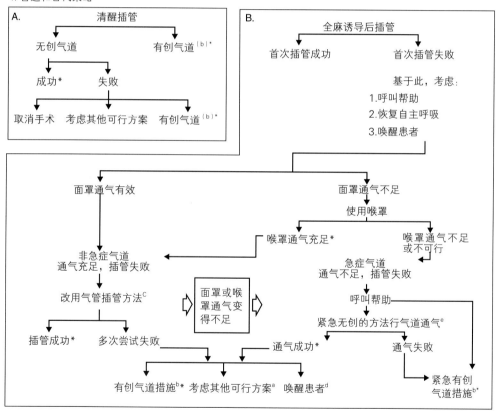

*以呼气末二氧化碳监测，确认通气有效，气管插管在气管内，喉罩通气有效。
a. 其他的方案（不仅限于此）包括：在面罩或喉罩通气下麻醉手术，应用局部浸润麻醉或区域神经阻滞麻醉等方法，实施这些方法，意味着面罩通气正常，因此，一旦出现急症气道，这些方案的使用就会受到限制。
b. 有创气道措施包括外科或经皮气管切开或环甲膜切开术。
c. 其他无创气管插管方法：更换不同的喉镜叶片，LMA 引导气管插管（联合应用或不用纤维喉镜），纤维喉镜插管，使用插管管芯或换管器、光棒、逆行插管，以及经口或经鼻盲探气管插管等。
d. 考虑重新准备行清醒气管插管或暂停手术。
e. 急症气道无创通气方法：硬质支气管镜，食管气管联合导管或经气管喷射通气。

图4-1　2003 ASA 困难气道管理规程　在将来的版本中，会特别强调在直接喉镜声门暴露不佳的情况采用视频喉镜的方法。已获得美国麻醉医生协会转载许可。

表4-1 伴有困难气道管理的某些ENT疾病与情况

感染相关：

- 上气道脓肿
- 会厌炎
- Ludwig咽峡炎
- 扁桃体周围脓肿
- 咽后脓肿

肿瘤相关：

- 声门上与声门肿瘤
- 舌根肿瘤
- 口腔恶性病变
- 头颈部手术史
- 头颈部放疗史

创伤相关：

- 面部粉碎性骨折
- 喉部骨折
- 颌面部创伤
- 颈椎外伤
- 牙关紧闭
- 颞下颌关节损伤

其他情况：

- 头部外固定（环形架颈牵引）
- 牙齿下颌矫形
- 先天畸形
- 喉过高
- 颈椎融合（强直性脊柱炎）
- 声门上或声门下水肿

表4-2 常用的声门上气道工具

- LMA 系列产品：
  - 一次性LMA（LMA Unique）
  - 可弯曲LMA
  - 插管型LMA（LMA Fastrach）
  - 双管LMA（LMA Proseal）
- 食管气管联合导管
- 喉管及改良产品
- 声门上气道工具i-gel系列
- 声门上气道工具Air-Q 系列
- King 喉管

表4-3 常用的特殊喉镜

"传统"喉镜：

- Macintosh 喉镜
- Miller 喉镜及其他相关的直喉镜片
- Macoy 喉镜及改良产品

硬质光纤喉镜：

- Bullard 喉镜
- Upsher 喉镜
- Wu 喉镜

视频喉镜：

- GlideScope 视频喉镜
- Storz 视频喉镜
- McGrath 视频喉镜
- KingVision 视频喉镜
- Clarus 喉镜系列

义为在全麻面罩正压通气时，麻醉医生不能独立维持患者的血氧饱和度大于92%或者不能防止或逆转通气不足的情况。根据这一定义，他们发现DMV的发生率为5%，即1 502 例患者中有75 例为DMV，其中有一例是无法通气的情况。值得注意的是，麻醉医生只预测到其中的 13 例，只占 DMV 病例的 17%。多变量分析明确了预测 DMV 的 5 个独立因素，列于表 4-4。只要存在其中两个因素，DMV 的可能性就会很高（敏感性：0.72；特异性：0.73）。

密西根大学的一项试验[2]研究困难或

表4-4 预测面罩通气困难的因素（来自于 Langeron O, Masso E, Huraux C, et al. Prediction of difficult mask ventialtion. Anesthesiology 2000;92：1229-36）

- 年龄大于55岁
- 体重指数大于26 kg/m^2
- 络腮胡
- 牙齿缺失
- 打鼾史

表4-5 Han困难面罩通气分级（2004）

分级	描述/定义
0级	不需要面罩通气
1级	面罩通气
2级	面罩通气辅以口咽通气道或其他辅助工具
3级	困难面罩通气（面罩通气不充分，不稳定，或需要双人面罩通气）
4级	无法面罩通气

无法面罩通气的发生率及预测因素,他们的研究采用的是 Han 氏评分[3]（表 4-5）。Han评分包括 5 级,其中 3 级与 4 级分别代表的是困难面罩通气或无法面罩通气。作者将其发现总结如下："体重指数（Body Mass Index, BMI）大于或等于 30kg/m^2,络腮胡、Mallampati 分级Ⅲ或Ⅳ级、下颌前移严重受限、年龄大于或等于 57 岁及打鼾都是预测 3级面罩通气的独立危险因素;打鼾与颏甲间距小于 6cm 是预测 4 级面罩通气的独立因素;下颌前移受限或严重受限、颈部解剖异常、睡眠呼吸暂停、打鼾及 BMI ≥ 30kg/m^{2}是预测 3 级或 4 级面罩通气与困难插管的独立危险因素"。该发现强调了颈围粗大（如肥胖）与颈部解剖异常（如颈部放疗后）在其中的重要作用。

耳鼻喉手术中的气管插管

　　耳鼻喉科手术大多数采用气管插管管理气道。通常情况下,气管插管很容易,并且传统的喉镜暴露也没有问题。不时会遇到一些可预测的插管困难情况,可以采用视频喉镜插管或纤维喉镜下插管（图 4-2）。在这种情况下,重要的是决定如何插管、清醒插管还是全麻诱导下插管。另外,一个重要的决定是在困难通气或者困难插管时采用哪种工具或技术。

　　耳鼻喉手术中常用的气管导管为聚乙烯（polyvinyl chloride, PVC）气管导管。还会经常用到喉显微激光导管与加强气管导管。加强管的主要优势在于它的抗打折性及良好的可弯性,特别适用于气道造口术。激光导管将在第 25 章介绍。

　　气管插管后首先要考虑的是使用胶布或其他方法妥善固定导管(一些颌面外科医生更乐意将导管缝在口角或牙齿上固定)。此外,导管固定时,导管的前端不能紧靠隆突(更甚者,进入一侧支气管),导管套囊要越过声门,导管不能放在面部易打折的位置或者压向咽后壁的位置。

　　另外,导管的套囊压保持在 25mmHg 以下也很重要,以防止损伤气道黏膜。针对最后这一点,当使用氧化亚氮时应该牢记氧化亚氮会弥散至套囊内造成套囊压持续升高。在时间过长的手术如游离皮瓣术中要特别注意。

ASA气道管理规程的作用

　　ASA 已经公布了困难气道管理指南。1993 年, ASA 发表了第一个规程[4],2003 年进行了重新修订[5]。

　　该指南或其他类似指南的目的[6-28]就

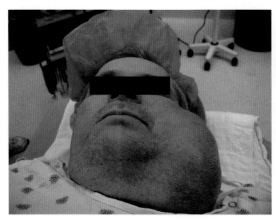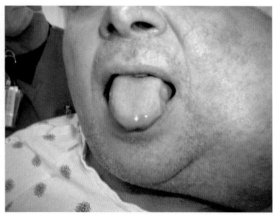

图4-2 腮腺巨大肿物的患者 肿物已侵占气道，患者张口受限，是困难气道，需清醒气管插管。Dr.B.Abdelmalak供图. Cleveland Clinic Center for Medical Art &Photogrph，允许转载。

是为临床医生在面临潜在的困难气道挑战时给予全面有用的建议。这些建议包括：①麻醉诱导前评估气道的重要性；②积极保证氧供的重要性；③清醒插管的潜在价值；④当其他方法失败时，声门上工具如喉罩使用的可能价值等等。ASA 气道管理规程见图4-1。

预测插管困难：困难插管评分

插管前采用一些方法评估是否存在直接喉镜暴露下的插管困难是很有帮助的。有研究与综述针对这一问题进行了探讨[24～28]，大多数临床医生更满意于包含在ASA 气道管理规程中的共计 11 项气道评估方法，如表 4-6 所示。表 4-7 列举了一些有用的临床气道管理技术。此外，插管完成后对所遇到的困难（如果有的话）进行总结也很有帮助。这里介绍的是 Adnet 等人提出的困难插管评分（intubtion difficulty scale，IDS）。它基于 7 项评估插管困难程度的评分标准，数字化地评估整体插管的困难程度。此 7 项包括：插管次数，插管操作者人数，备选技术的应用，喉镜暴露分级，上提喉镜所需的主观力量，喉外手法的应用，以及声带的情况。

喉镜暴露

尽管会提倡应用一些其他的喉镜，但大多数插管是在传统的 Macintosh 或 Miller 喉镜下完成的。当喉镜暴露不佳时，应用 Eschman 管芯（弹性探条）会有帮助[29～31]。其使用步骤如下：当声门暴露不佳时，将探条经口置入，穿过声门（喉镜暴露 2 级）或者由会厌下（喉镜暴露 3 级）向前置入，其前端滑过气管环会感到轻微的咔嚓声，有助于探条的正确定位。定位后，保持探条的位置，然后气管导管套入探条并导引穿过声门。有些临床医生也会提前将气管导管套入探条（图4-3）。

有些特殊的喉镜如 Macoy 喉镜与 Bullard 喉镜在有些医院应用较普遍。然而近年来，视频喉镜如 GlideScope、McGrath 视频喉镜、Storz 视频喉镜与 Pentax AWS 的价值得到证实，特别是对于"喉过高"的患者或

表4-6　ASA 困难气道管理规程（2003）推荐的术前气道检查的内容，在通常临床实践中，格外重视Mallampti 分级即患者坐位，伸舌时可见的口咽腔结构

气道检查内容	不 良 发 现
1. 上门齿长度	相对较长
2. 正常咬合时上下门齿关系	上门齿突出（龅牙）
3. 主动下颌前移至最大限度，上下门齿关系	下门齿不能越过上门齿前面
4. 上下门齿间距	小于3cm
5. 悬雍垂显露情况	坐位伸舌时，不能看到悬雍垂（Mallampati 分级II级以上）
6. 上颚形状	弓形弧度过大或过窄
7. 下颌空间顺应性	下颌僵直，坚硬，下颌间隙有肿物，无弹性
8. 颏甲间距	小于3横指
9. 颈部长度	过短
10. 颈部粗细	过粗
11. 头颈部活动度	患者不能屈颈用下颌碰到胸部或颈部不能伸展

表4-7 ASA困难气道管理的技术。此表列举ASA困难气道管理规程中的一些常用技术。自从公布以来，视频喉镜的应用已很普遍，应加至表的左列中。在任何特殊情况下工具的使用一般取决于特定的环境

困难插管技术	困难通气技术
各种型号的替代喉镜叶片	食管气管联合导管
清醒插管	气管内喷射通气管芯
盲探插管（经口或经鼻）	喉罩
纤支镜插管	口咽或鼻咽通气道
插管探条或换管器	硬质可通气支气管镜
经喉罩插管 光棒	有创气道 经气管喷射通气
逆行插管	双人面罩通气
有创气道	

者颈部活动受限的患者。在所有可用的视频喉镜中，GlideScope（图 4-6）占有最大的市场份额。图 4-5 所示的是 GlideScope 插管时典型的声门暴露情况。图 4-6 所示的是致患者的"困难气道信"的范本，该信会放在病历中保存。

纤维喉镜插管：清醒插管

清醒插管就是在患者清醒或轻度镇静下进行气管插管，通常是在考虑到患者可能有困难插管、困难通气或有误吸风险而会导致全麻插管风险过高时进行。表面麻醉下纤维喉镜引导插管是常见的清醒插管方法，此外还可以应用其他方法如：使用 Endotrol®（或类似的）气管导管经鼻盲探插管，表面麻醉下 Macintosh 喉镜、Miller 喉镜、GlideScope 或者其他喉镜下插管。除了表面麻醉，还可

41

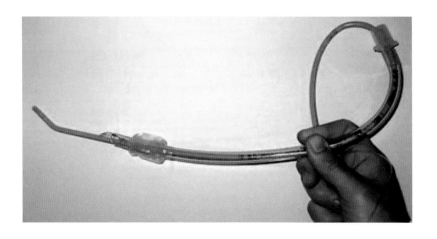

图4-3　气管导管套入有弯曲前端（coude tip）的探条上　此方法在喉镜暴露不佳的情况下使用，探条向上弯曲的前端放置于会厌下；或者，如果可见后联合，放置在后联合上，引导气管导管置入气管。

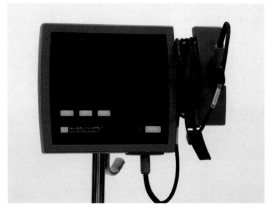

图4-4　GlideScope视频喉镜在其塑料喉镜叶片上内置CMOS 视频镜头和LED光源　标准喉镜叶片（成人用）最宽处为14.4mm，中部弯曲角度60°，此设计较直接喉镜的暴露视野更佳。视频图像呈现在液晶显示器（liquid crystal display,LCD）上，并可计算机储存。其防雾功能可以保证图像的质量。除了标准喉镜叶片外，目前还有适用于儿童的中号喉镜叶片与新生儿喉镜叶片。

以辅助上气道的神经阻滞。这会在第 6 章介绍。

在耳鼻喉手术中纤维喉镜引导插管较为普遍，因为多种气道病变存在的情况下，此技术管理气道效果良好。尽管全麻下纤维喉镜插管通常是安全的[32]，许多临床医生更倾向于患者轻度镇静，在表面麻醉下行纤维喉镜插管（"清醒纤维喉镜插管"）。这取决于麻醉医生的技术水平、患者的合作程度及病变的严重程度。选择"清醒"还是"熟睡"下行纤维喉镜插管，主要考虑的是清醒技术的安全阈值。清醒技术可以保证患者在插管失败时能维持其气道的完整性。此外，清醒插管时气道反射保留，可以防止误吸，对于高误吸风险的患者如饱胃的创伤患者，这一点十分重要。

这里要强调一点，清醒插管并不仅仅依靠纤维支气管镜，也可以在其他气道工具下安全实施。其他方法如下（不仅限于此）：Macintosh 或 Miller 喉镜直接喉镜暴露，经鼻盲探插管，应用 GlideScope 或其他视频喉镜、应用光棒等。

清醒插管时气道会给予利多卡因凝胶或 4% 利多卡因喷剂表面麻醉。偶尔也会进行喉上或者经气管的神经阻滞。此外，辅以清醒镇静。镇静药物可以给予氯胺酮、咪达唑仑、芬太尼、瑞芬太尼、丙泊酚与可乐定等。选择性 α_2 受体激动剂右美托咪定具有镇静、镇痛、遗忘及止涎的特性[33]，近来已报道应用在此类镇静中[33]。其主要优势是对呼吸影响小，可以保留自主呼吸。右美托咪定镇静下患者较易被唤醒，但是剂量过大时，其保留自主呼吸的优势就会不存在。

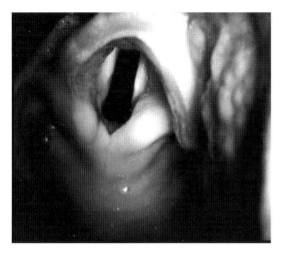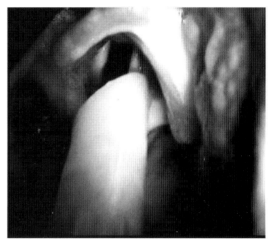
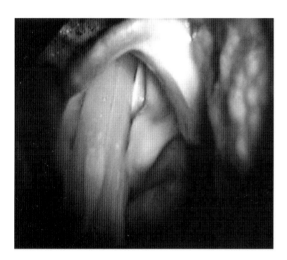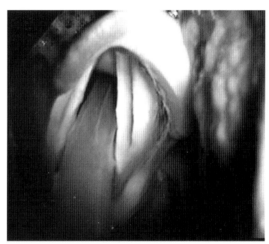

图4-5　GlideScope显示气管导管（endotracheal tube，ETT）穿过声门的特写　注意到ETT置管时，其前端常会顶到气管的前壁。可以后退管芯约3cm，然后置入ETT或者（一旦拔除管芯）可以旋转ETT180。使其前端更靠后来解决此问题。来源于作者未发表的112例病例研究。

　　Dolye[34] 报道了 4 例使用 GlideScope 清醒插管的成功病例。值得注意以下四点潜在的优势：①视野通常良好；②与纤维喉镜插管相比，此方法视野受分泌物或血的影响小；③使用 GlideScope 插管时，对气管导管的类型没有明确的限制，而纤维喉镜的方法则不行；④ GlideScope 比纤维支气管镜更耐用，使用时不容易损坏。同样通常注意到，气管导管通过纤维支气管镜置管时常会卡在杓状软骨处造成插管受阻，而 GlideScope 插管一般不会遇到这一问题。

　　但最终，当患者有气道病变问题时使用纤维喉镜插管依然很普遍，这是由于纤维喉镜插管对气道刺激轻微，耐受性好，并且不需

43

***** 重要文件 ******

致医生：该患者发现有困难气道

在 ＿＿＿／＿＿＿／＿＿＿（年／月／日）＿＿＿＿＿＿＿＿ 医院。

电话：＿＿＿＿＿＿＿＿＿＿＿＿＿＿＿＿＿＿＿＿＿

引起困难的原因如下（在所有相应选项中划圈）：

（1）颈部活动度差

（2）下颌活动度差

（3）牙齿前突

（4）舌体肥大或僵直

（5）喉过高

（6）张口受限

（7）如有其他（列举说明）：

呼吸囊面罩通气：

（1）容易

（2）困难

（3）无法完成

应用何种辅助通气工具（在所有相应选项中划圈）：

（1）口咽通气道

（2）鼻咽通气道

（3）如有其他（请列举说明）：

气道管理成功是在：

（1）意识消失、麻醉状态

（2）清醒

使用何种技术（在所有相应选项中划圈）：

（1）备选喉镜叶片（列举说明）

（2）视频喉镜 （列举说明）

（3）纤维支气管镜

（4）光棒、透光技术

（5）经鼻盲探插管

（6）其他方法：列举说明

图4-6 困难气道表的范本 可根据你的临床实践改编此表。建议在麻醉会诊室放置此表，以便随时给患者或他的主治医生提供困难气道方面的信息。该表由John R.Davidson，MD FRCPC 提供。

对于禁食患者我推荐将来的麻醉方案：

（1）延长预给氧时间，使用短效药物，如果不成功，尽早唤醒患者

（2）清醒插管

我希望这些信息会对您有帮助。

***** 重要文件 *****

致患者：

全麻(手术过程中处于熟睡状态)时，通常会在喉部放置一个氧气导管。这可以保证重要器官如肺、心脏、脑或其他重要器官的充分氧气供应。

在您最近的麻醉中，这个氧气导管放置过程中遇到困难。这种情况的出现可能与患者的口、牙齿以及气管的相对位置有关。

附件中的表格详细描述了此问题，会对您将来的麻醉医生有帮助。请保存好此表格，如果将来您需要手术，请把它出示给您的麻醉医生。这会提醒您的麻醉医生，使他或她给您提供更好的医疗服务。

您同样可以得到一个医疗警示腕带，提醒此问题。腕带上写"困难插管"。

医学警示基金会的地址如下：

国际医学警示基金会

2323 Colorado Avenue

Turlock，California，USA 95382

网址：http://www.medicalalert.org

24 小时电话：

888-633-4298（美国本土）

209-688-3333（从美国外打进）

这非常重要！了解您是"困难插管"会在紧急情况下挽救您的生命。

图4-6　（续）

要外力暴露声门。

此外, GlideScope 会导致损伤的顾虑使得一些医生不愿意将其作为常规应用的工具[35]。

无法插管——怎么办?

由于判断失误或者未预料的困难,有时会面临直接喉镜暴露下无法插管的情况。这种情况下需要从以下方案中选择一种进行处理。

牢记当需要时呼叫帮助

方案 1:维持通气,唤醒患者。如果通气也困难时,采用双人技术:一人双手扣面罩,托下颌,另外一人手控呼吸囊给予通气。置入口咽通气道或鼻咽通气道会有助于通气。或者也可使用声门上气道工具辅助通气,但在一些气道异常的患者其作用有限。然后,可以取消手术。如果合适条件下,也可行清醒插管或者在区域麻醉下进行手术。区域麻醉不利之处在于一旦出现局麻药物中毒,气道就会受到威胁。

方案 2:如患者仍在全麻状态下,可以采用其他插管工具进行插管:视频喉镜、光棒或者纤维支气管镜。

方案 3:保证患者睡眠状态,置入声门上气道工具。在声门上气道工具管理气道下行手术或者使用声门上气道工具引导气管插管。然而,在许多病例中如俯卧位手术或者确实存在误吸风险的患者,声门上通气工具管理气道下手术并不是满意的选择。

方案 4:允许耳鼻喉科医生使用其特殊的工具如 Debo 喉镜、前联合喉镜或硬质支气管镜进行插管尝试。

方案 5:尽管尽了最大努力,患者还处于无法通气、无法插管的情况,需要行外科气道。

ENT病例中的气道水肿

气道水肿是手术时间延长的常见并发症,尤其是术中液体入量过多或者患者有一些气道病变如感染时。尽管存在公认的局限性,许多临床医生还是用漏气试验来决定是否可以拔管(套囊放气,气管导管周围有漏气则提示气道没有完全水肿)。

困难拔管

拔管即从气管中拔出气管导管,通常会在患者足够清醒、可以遵指令时拔管。即使这样,拔管后也可能出现严重后果,如由于气管软化造成的气道塌陷。有时,针对那些再插管困难的患者,或者考虑到气道激光手术后可能会出现迟发性水肿时,拔管时使用换管器不失为一种明智的选择。

这种换管器在拔管后留在原位,如拔管失败时,可以辅助再次插管。如果必须再次插管时,换管器可以作为一个可靠但并非万无一失的引导工具,套入气管导管导引插管。有些换管器还可以进行低流量的肺部氧供(2 ~ 4L/min)和二氧化碳监测,甚至在紧急的情况下行喷射通气,类似于经气道喷射通气(transtracheal jet ventilation, TTJV)。

患者拔管后的风险可能会很高,主要是由于不能耐受拔管或者再次建立气道会有困难。前者如气管软化、声带麻痹以及双侧喉返神经受损等。再次建立气道困难多见于大的头颈手术、困难插管史及上下颌固定等。

总结

耳鼻喉手术中困难气道的管理高度依赖ASA困难气道管理规程,同时也高度依赖保留自主呼吸的清醒插管技术。此外,必须手边有备选方案以应对直接喉镜暴露下无法插管的情况。

病例分析

55 岁，男性，59kg，因 COPD/ 肺气肿急性发作入院，需气管插管行机械通气。吸空气时 PaO_2 50mmHg，$PaCO_2$ 63mmHg。由于头颈肿瘤接受过广泛的放疗，该患者存在插管困难。右美托咪定静脉镇静，首次剂量 1 μg/kg，然后 0.7μg/（kg·h）持续泵注，并且鼻导管持续吸氧。脉搏血氧监测氧饱和度维持在 90% 以上，呼吸由 32 次 /min 降至 18 次 /min。采用 2% 利多卡因凝胶与 4% 利多卡因喷洒进行气道表麻，William 口咽通气道辅助经口气管插管。一旦看到声带，自支气管镜的活检通道置入硬膜外导管，4% 利多卡因经此直视下喷洒。当气管导管置入气管内，并且通过临床观察、纤维喉镜明视及二氧化碳监测明确其正确位置后，丙泊酚充分镇静，辅助正压通气。

临床要点

- 耳鼻喉手术中的气道管理很大程度上取决于临床环境、麻醉医生气道管理的技能以及可用的气道管理工具。
- 当插管困难时，临床医生可以通过面罩通气保证通气与氧合，然而有些病例面罩通气也会困难。
- 体重指数（body mass index，BMI）大于或等于30kg/m²，络腮胡，Mallampati 分级 Ⅲ 或 Ⅳ 级，下颌前移严重受限，年龄大于或等于57岁，颏甲间距小于6cm 及打鼾是预测困难面罩通气的独立危险因素。
- 耳鼻喉手术中常用的气管导管为聚乙烯（polyvinyl chloride，PVC）气管导管。还会经常用到喉显微激光导管与加强气管导管。
- 全麻下插管风险太大时（困难插管或通气，或者考虑到误吸风险），一般进行清醒插管；选择"清醒"还是"熟睡"下行纤维喉镜插管，主要考虑的是清醒技术的安全性。
- 在耳鼻喉手术中采用纤维喉镜插管较为普遍，因为多种气道病变存在的情况下，此技术管理气道的效果良好。此外，其对气道刺激轻微，耐受性好，并且不需要外力暴露声门。
- 清醒插管并不仅仅依靠纤维支气管镜，也可以在其他气道工具下安全实施，如 Macintosh或Miller喉镜直接喉镜暴露，经鼻盲探插管，应用GlideScope或其他视频喉镜，以及应用光棒等。
- 尽管尽了最大努力，患者还处于无法通气、无法插管的情况，则需要行外科气道。

（孙艳霞 译　李天佐 校）

参考文献

1. Langeron O, Masso E, Huraux C, *et al.* Prediction of difficult mask ventilation. *Anesthesiology* 2000;**92**:1229-1236.
2. Kheterpal S, Han R, Tremper KK, *et al.* Incidence and predictors of difficult and impossible mask ventilation. *Anesthesiology* 2006;**105**(5):885-891.
3. Han R, Tremper KK, Kheterpal S, O'Reilly M. Grading scale for mask ventilation. *Anesthesiology* 2004;**101**:267
4. Practice guidelines for management of the difficult airway. A report by the American Society of Anesthesiologists Task Force on Management of the Difficult Airway. *Anesthesiology* 1993;**78**:597-602.
5. Practice guidelines for management of the difficult airway: an updated report by the American Society of Anesthesiologists Task Force on Management of the Dif-

ficult Airway. *Anesthesiology* 2003;**98**:1269-1277.

6. Frova G, Sorbello M. Algorithms for difficult airway management: a review. *Minerva Anestesiol* 2009;**75**(4):201-209.

7. Cook TM. Difficult Airway Society guidelines. *Anaesthesia* 2004;**59**:1243-1244; author reply 1247.

8. Crosby ET, Cooper RM, Douglas MJ, *et al*. The unanticipated difficult airway with recommendations for management. *Can J Anaesth* 1998;**45**(8):757-776.

9. Combes X, Jabre P, Margenet A, *et al*. Unanticipated difficult airway management in the prehospital emergency setting: prospective validation of an algorithm. *Anesthesiology* 2011;**114**(1): 105-110.

10. Amathieu R, Combes X, Abdi W, *et al*. An algorithm for difficult airway management, modified for modern optical devices (Airtraq laryngoscope; LMA CTrach™): a 2-year prospective validation in patients for elective abdominal, gynecologic, and thyroid surgery. *Anesthesiology* 2011;**114**(l):25-33.

11. Weiss M, Engelhardt T. Proposal for the management of the unexpected difficult pediatric airway. *Paediatr Anaesth* 2010;**20**(5):454-464. Epub 2010 Mar 22.

12. Dupanovic M, Fox H, Kovac A. Management of the airway in multitrauma. *Cwrr Opin Anaesthesiol* 20l0;**23**(2):276-282.

13. Vaida SJ, Pott LM, Budde AO, Gaitini LA. Suggested algorithm for management of the unexpected difficult airway in obstetric anesthesia. *J Clin Anesth* 2009;**21**(5):385-386. Epub 2009 Aug 22.

14. Heard AM, Green RJ, Eakins P. The formulation and introduction of a 'can't intubate, can't ventilate' algorithm into clinical practice. *Anaesthesia* 2009;**64**(6):601~608.

15. Saxena S. The ASA difficult airway algorithm: is it time to include video laryngoscopy and discourage blind and multiple intubation attempts in the non-emergency pathway? *Anesth Analg* 2009;**108**(3):1052.

16. Boseley ME, Hartnick CJ. A useful algorithm for managing the difficult pediatric airway. *In J Pediatr Otorhinolaryngol* 2007; **71**(8):1317-1320.

17. Heidegger T, Gerig HJ. Algorithms for management of the difficult airway. *Curr Opin Anaesthesiol* 2004;**17**(6): 97 483-484.

18. Petrini F, Accorsi A, Adrario E, *et al*. Gruppo di Studio SIAARTI "Vie Aeree Difficili"; IRC e SARNePI; Task Force. Recommendations for airway control and difficult airway management. *Minerva Anestesiol* 2005;**71** (11) :617-657.

19. Segal R. A response to 'Difficult Airway Society guidelines for management of the unanticipated difficult intubation', Henderson JJ, Popat MT, Latto IP and Pearce AC, *Anaesthesia* 2004;**59**:675-94. *Anaesthesia* 2004;**59**(11):1150-1151.

20. Rosenblatt WH. The Airway Approach Algorithm: a decision tree for organizing preoperative airway information. *J Clin Anesth* 2004; **16**(4) :312-316.

21. Henderson JJ, Popat MT, Latto IP, Pearce AC; Difficult Airway Society. Difficult Airway Society guidelines for management of the unanticipated difficult intubation. *Anaesthesia* 2004;**59**(7): 675-694.

22. Combes X, Le Roux B, Suen P, *et al*. Unanticipated difficult airway in anesthetized patients: prospective validation of a management algorithm. *Anesthesiology* 2004;**100**(5): 1146-1150.

23. Rosenblatt WH, Whipple J. The difficult airway algorithm of the American Society of Anesthesiologists. *Anesth Analg* 2003;**96**(4):1233.

24. Randell T: Prediction of difficult intubation. *Acta Anaesthesiol Scand* 1996;**40**:1016-1023.

25. Iohom G, Ronayne M, Cunning-ham AJ. Prediction of difficult tracheal intubation. *Eur J Anaesthesiol* 2003;**20**:31-36.

26. Honarmand A, Safavi MR. Prediction of difficult laryngoscopy in obstetric patients scheduled for Caesarean delivery. *Eur J Anaesthesiol* 2008;**25**: 714-720.

27. Khan ZH, Mohammadi M, Rasouli MR, Farrokhni F, khan RH. The diagnostic value of the upper lip bite test combined with sternomental distance, thyromental distance, and interincisor distance for prediction of easy laryngoscopy and intubation: a prospective study. *Anesth Analg* 2009;**109**:822-824.

28. Adnet F, Borron SW, Racine SX, *et al*. The intubation difficulty scale (IDS): proposal and evaluation of a new score characterizing the complexity of endotracheal intubation. *Anesthesiology* 1997;**87**:1290-1297.

29. Shah KH, Kwong BM, Hazan A, Newman DH, Wiener D. Success of the gum elastic bougie as a rescue airway in the emergency department. *J Emerg Med* 2011; **40**(1): 1-6.

30. Boedeker BH, Bernhagen M, Miller DJ, Murray WB. Comparison of a disposable bougie versus a newly designed malleable bougie in the intubation of a difficult manikin airway. *Stud Health Technol Inform.* 2011;**163**:65-67.

31. Combes X, Dumerat M, Dhonneur G. Emergency gum elastic bougie-assisted tracheal intubation in four patients with upper airway distortion. *Can J Anaesth* 2004;**51**(10): 1022-1024.

32. Abdelmalak BB, Bernstein E, Egan C, *et al*. GlideScope® vs flexible fibreoptic scope for elective intubation in obese patients. *Anaesthesia* 2011;**66** (7):550-555. PubMed PMID:21564041.

33. Abdelmalak B, Marcanthony N, Abdelmalak J, et al. Dexmedetomidine for anesthetic management of anterior mediastinal mass. *J Anesth* 2010;**24**(4):607-610. PubMed PMID: 20454810.

34. Doyle DJ. Awake intubation using the GlideScope video laryngoscope: initial experience in four cases. *Can J Anaesth* 2004;**51**(5):520-521. PubMed PMID: 15128649.

35. Cooper RM. Complications associated with the use of the GlideScope videolaryngoscope. *Can J Anaesth* 2007;**54**(1):54-57. PubMed PMID: 17197469.

术前气道内镜检查

第5章

引言

进入手术室的患者,无论是否需要全身麻醉,都必须评估其可能影响到气道安全的解剖或功能障碍。即使对于实施镇静下麻醉监护或浸润麻醉和局部麻醉的患者,制定气道管理计划仍为必需[1]。

所有患者可分为三大类:未知或未预见的气道异常,明显气道畸形,以及"不明"气道疾病(即存在某种部分影响气道的合并症)。按照美国麻醉医生协会(ASA)的困难气道处理流程,第一类患者的气道管理遵循常规诱导流程(图5-1,框B),即在麻醉诱导后建立气道[2]。

有时,困难会在无创通气或气管插管(一种或多种手段)时发生。ASA指南为这些问题的解决提供了指导性建议,包括选择备用通气及插管方法、或使患者恢复自主呼吸或者最终建立有创气道。大多数进入手术室的患者进入ASA指南的流程是属于这类情况。

另外两类,即已预知的和"不明"情况的困难气道患者,成为现代气道管理提出的难题。在大量现代气道管理设备研发之前,喉镜暴露明显困难的患者(如呈固定状态的牙关紧闭)或者气道内存在巨大肿块的患者通常选择行清醒气管内插管[3]。虽然这样很容易成功完成气道管理,但是对于未必需要这

种插管方式的患者而言,清醒气管插管造成资源的过度使用,而且往往对患者和医护人员造成不必要的巨大压力。因此有些学者认为清醒插管是一种激进的方式。由于无法简单将其作为常规、优先选择或者列为禁忌,因此医生的选择往往是出于安全的考虑,但有时也会是"误诊",就如同过去普外科医生用现在看来已经过时的诊断方式来诊断急性阑尾炎,其结果将至少会有 10% 的假阳性诊断率[4]。而如今,CT 扫描和超声波检查的普及使得"阴性阑尾切除"的情况少之又少。

本章的目的是为了推荐一种麻醉医生简单可用的气道评估技术,创伤小但能提供足够的临床信息来减少清醒气管插管的使用。术前气道内镜检查(PEAE)使用常用于气管插管的可弯曲内镜,检查操作时间短且患者准备简单,但不同于使用相同设备进行清醒插管,患者耐受性良好,就如同门诊检查室的耳鼻喉科喉镜检查一样。

经鼻内镜检查第一次用于耳鼻喉科的临床评估始于 1968 年[5]。它不干扰咽喉的功能,可以观察到咽喉的活动[6],被认为是一种理想的气道评估方法,因此被广泛应用于许多医学学科,包括呼吸科和急诊医学。麻醉医生也已将经鼻内镜方法应用于气管插管,但直到 Moorthy 等人的报道才被视为一项经过客观验证的诊断技术[7]。

在麻醉实践中运用可弯曲内镜评估气道

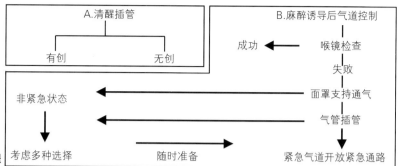

图5-1　ASA困难气道处理流程

的设想最早由 Williams 等人在耳鼻喉科文献中提出[8]。作者描述了一系列使用间接喉镜检查失败的患者成功使用经鼻纤维内镜完成检查,并建议麻醉医生可以通过这种方法来搜集重要的气道相关信息,比如直接喉镜插管是否可行。作者还描述了如何使用纤维内镜以获得良好的诊断视野,从而减少需要在全身麻醉下行喉镜检查和取活检的患者比例。

　　Moorthy 等人第一次客观评价了应用经鼻可弯曲内镜行气管插管的可行性[7]。非随机地选择诊断为气道病变的患者,包括乳头状瘤、癌、肉瘤、软骨瘤、血管瘤、蹼和囊肿(图 5-2)。麻醉医生无法在对气道的常规体格检查中直视这些病变,但这些病变都可能导致麻醉诱导后通气困难和气管插管失败。其他症状和体征(如吞咽困难、喘鸣、失声等)可能无法说明病变的程度,以及是否能成功控制气道[7]。Moorthy 等人应用直径 6mm 的可弯曲支气管镜进行气道的间接喉镜检查,这个操作是在手术室内并通过充分的表面麻醉下完成的(使用 4% 利多卡因 4ml、Cetacain 喷雾和 4% 利多卡因 0～4ml 涂于纤维内镜表面)。根据患者的症状与直视下声门的可见度对患者的气道进行分级,根据气道评估的等级制定气道管理计划(表 5-1)。

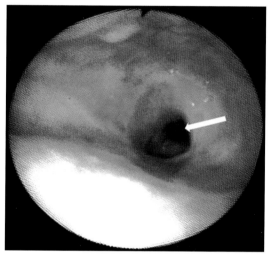

图5-2　有咽部放疗史的咽蹼患者　患者主诉轻度吞咽困难,无其他症状。咽蹼的下方可以看到声带(箭头所示)。

　　Moorthy 等人使用了对大多数麻醉医生熟悉的内镜技术来对气道进行内部评估,而此前气道评估还仅限于外部检查。这种方法避免了潜在的灾难性后果(例如,对于表 5-1 中几乎没有体征的 2b 组患者,可避免盲目麻醉诱导以及此后的气道管理失败),同时也(至少对于不常做清醒插管的医生而言)减少了不必要的耗时,以及不必要的患者不适和操作者紧张(例如避免了对表 5-1 中组 1 或组 2a 的患者实施清醒插管)。

　　Rosenblatt 等人验证了下面的假说:PEAE 收集的信息可以改变临床上高危人群

51

表5-1 根据呼吸系统症状和声门可见度的气道分级

等级	症状	气道肿块	声门可见度	ASA困难气道指南流程[a]
0	无症状	无病变	完整可见	B
1	HX吸烟，无声嘶	小病变	完整可见	B
2a	声音嘶哑，无呼吸困难	喉或声门上病变	声带部分清晰可见	B
2b	声音嘶哑，无呼吸困难	喉或声门上巨大病变	部分声带可视	A
3	声音嘶哑，呼吸有些困难	喉或声门上巨大病变	声带难以看见，可能只在吸气时可见	A
4		巨大病变	看不到声带	A[b]

[a]ASA困难气道指南流程：A：清醒下插管；B：麻醉诱导后气道管理。
[b]清醒下气管切开术

的气道管理方法,减少对清醒插管的需求,并能检测到未预知的严重病变[9]。138名拟行诊断或治疗性手术的患者完成常规气道病史采集和体格检查,记录临床上制定的气道管理计划后进行 PEAE。随后,临床医生可以根据其检查结果改变气道管理计划。

　　根据常规检查结果,68%的高风险组患者可以行常规麻醉诱导下的气道管理;但是经 PEAE 后,该比例上升到了74%。最终的结果是,PEAE 减少了清醒插管的比例,因为临床医生对于气道结构的担忧得以缓解。因此,PEAE 会减少不必要的清醒插管,而且能因此缩短麻醉监护时间。另一方面,仔细观察图 5-3 的结果会发现,8名常规评估被认为可以安全接受常规麻醉诱导的患者,PEAE 后改为清醒气管插管。这 8 例患者代表了最适合行 PEAE 的人群:那些常规临床检查结果未能揭示其疾病的真正影响范围。由于呼吸道完全梗阻的发生率即使在高风险人群中也很低,因此究竟多少患者会在常规麻醉诱导后不得已行有创气道干预依然很难确定。

　　不足之处在于, Moorthy 和 Rosenblatt

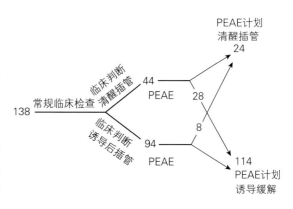

图5-2 Rosenblatt等人的实验资料　常规临床检查后138名患者中已知患有气道疾病拟选择清醒插管的患者有44名,在PEAE检查后,两组患者中这类患者减少至24名。

的研究均未采用随机对照方案[7,9]。理想的研究方案是所有患者都进行 PEAE,只有一小部分患者的气道管理方案被内镜检查结果所改变。另外,仔细记录操作时间可用于评价不同方法间效率上孰优孰劣[10]。

　　多数情况下,在耳鼻喉科医生陪同下进入手术室拟行气道手术(诊断或治疗)的患者,已在外科诊室完成了可弯曲内镜检查。虽然由于共享气道,学科间会十分重视相互沟通,但如果完全依赖耳鼻喉科医生的评估,

表5-2　PEAE中获取的信息

外科医生检查	麻醉医生检查
病变的程度和位置	能否从矢状面接近声门
能否保留喉功能	是否存在可能会干扰声门上通气装置放置的病变
是否需要紧急干预	是否存在可能被传统喉镜损伤的病变

最好的情况可能是对患者的结局无关紧要，而最严重的后果则可能是带来误导。耳鼻喉科医生检查时往往重点关注于三个对麻醉医生而言并不十分重要的方面（表 5-2）：①疾病的位置和范围；②能否保留喉功能；③是否需要至手术室行校正或减瘤手术[8]。外科医生的检查并不关注直接喉镜检查的难易程度、可能存在的面罩通气困难或无法通气或者麻醉诱导后肿块阻挡视线的可能性[11]。例如，耳鼻喉科医生不太会记录正常人群中很常见的舌扁桃体增生情况，但这可能对喉镜检查难易有重要的提示意义。最后，如果外科医生术前检查比手术要早好多天，那么之前检查中描述的病变可能已发生明显的进展。

对经验不足的内镜医生而言，PEAE 可能会重复耳鼻喉科医生的检查。除了给麻醉医生有关外科医生同样关注的病变资料外，内镜医生还要观察气道的另外三个方面（表 5-2）。

除了可弯曲插管用内镜（纤维内镜或电子喉镜），传统以及新型插管设备均主要依赖在矢状面上从口或鼻到喉的路径。直接喉镜、可视喉镜、光棒、带旁路通道的喉镜，以及插管型喉罩均可能会帮助建立从操作者到患者喉部的一个立体通路，但仅限于沿着气道轴向的一个平面上（图 5-4）。

肿块占据气道或使正常组织变形，被扭曲的操作路径有可能使一些设备操作困难。PEAE 提供了和喉镜操作相关的矢状面入路信息，这是常规的直视下解剖结构检查（如 Mallampati 分级、颏舌间距、张口度等）无法提供的。如果 PEAE 显示矢状面入路受阻，临床医生可能会考虑麻醉诱导后使用纤维内镜插管，但是存在不了解梗阻上方解剖复杂性的风险。一旦考虑矢状面入路受阻，大多数有经验的麻醉医生会选择清醒插管。如果 PEAE 显示矢状面入路存在，临床医生就会有信心处理任何突发的情况。例如，Moorthy 等曾报道一清醒时喉部分可见的患者[7]，麻醉诱导和使用肌松药后导致喉部相对咽平面前后移位，使得入睡后患者的困难气道程度从 2 级转换成 3 级甚至 4 级。

现代气道管理技术由于声门上通气技术的出现而耳目一新。喉罩的应用使得数百例气道复苏的案例成功维持通气，并促使美国麻醉医生学会和美国心脏协会将声门上通气方式列入了复苏指南[2,13]。新的声门上通气方式在气道急救中已有报道。由于所有的声门上通气装置都需要放置在咽下缩肌（或者食管上括约肌）的内侧或下方，PEAE 可用于评估这个区域的解剖结构。如果 PEAE 发现位于喉咽部声门上方的巨大肿块、咽壁肿块等，提示声门上通气装置会放置困难或根本不可能

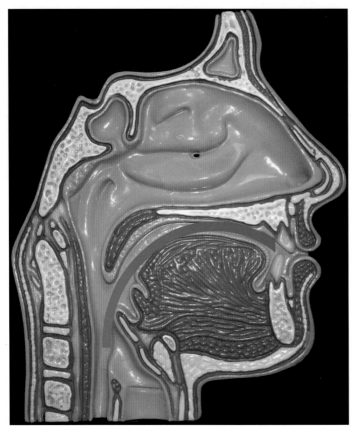

图5-4 气道矢状面的拱形通道

放置；如果 PEAE 未发现存在上述肿块及矢状面变形情况，即使外在气道评估提示喉镜暴露困难，麻醉医生依然可以进行常规诱导下的气道管理，必要时可应用备选方案。

最后，PEAE 可以用于评估妨碍插管的病变或解剖位置靠前易被插管工具损伤的病变。如果 PEAE 提示舌扁桃体增生、会厌血管瘤或易碎的乳头状瘤，临床医生应避免使用那些可能损伤病变部位或由于舌体增大可能导致操作失败的设备（如直接喉镜）。

常规PEAE

PEAE 可以在围手术期门诊、候诊区或者手术室中进行。如果设备就位，检查过程通常不到 5min（一个经验丰富能够合理控制时间的内镜医生只需要不到 1min）。即使在候诊区内需要 5min 甚至更长的操作时间，但是可能避免了在手术室内进行不必要的长时间清醒插管过程，耳鼻喉科医生也会认同其为节约时间的做法[9]。内镜检查过程中密切关注患者的舒适度非常重要——这往往是麻醉医生和患者之间的第一次合作，是建立相互信任的关键。患者有可能已经历先前的鼻内镜检查，就会把这次检查操作和经验丰富的鼻内镜医生的操作相比较。如果根据内镜检查结果需要选择清醒插管的话，一个舒适的 PEAE 经历将会使患者更容易配合这个过程。

除非有特殊情况，PEAE 往往优先选择鼻腔入路。如同先前的讨论，这需要小剂量的鼻黏膜镇痛，很少需要抑制咽反射。如选择经口腔入路，纤维内镜更容易接触到咽后壁，从而诱发呕吐。此外，由于患者习惯性的卷曲舌头而存在咬住镜头的情况，因此通常需要置入口咽通气道，后者会诱发恶心，也因此需要采取更有效的气道镇痛处理[8]。

经鼻 PEAE 的风险包括鼻出血、喉痉挛、局麻药过敏以及疼痛，也有发生其他未预计事件的可能。与耳鼻喉科医生在诊室检查的常规操作一样，PEAE 无需监测、止涎剂或建立静脉通路。它不是一个无菌的操作，因此不要求医生穿无菌衣或患者更换着装。由于可弯曲内镜会与患者的黏膜接触，医生需要佩戴手套和护目镜。尽管不是必须的，仍推荐使用鼻黏膜血管收缩剂和局麻药来预防鼻出血和增加患者的舒适度，可用市售的血管收缩剂或 1% 去氧肾上腺素溶液。由于可能存在某一侧鼻腔的解剖结构更适合纤维内镜通过的情况，因此应同时准备双侧鼻腔，除非某侧存在明显禁忌。可能需要使用某种局麻药及其不同制剂。耳鼻喉科医生历来喜欢用可卡因，因为它有血管收缩作用[8]。通常应用浸润的棉片或不带针头的注射器通过鼻道给予很小剂量的局部麻醉药，不需要复合使用任何其他镇痛药，也无需麻痹舌、喉头、咽或喉部[8]。如果判断在 PEAE 后极有可能实施清醒插管，才有必要给予止涎剂，常规 PEAE 没有应用必要，因为只会增加患者不适。引导可弯曲内镜沿着口咽后壁下行，避免直接接触会厌和喉入口结构，可以最大限度地减轻疼痛、呕吐和呛咳。

使用局麻药后，嘱患者舒适地尽量伸展头颈部促使局麻药向后扩散。可弯曲的插管

用内镜或专用的鼻内窥镜均可用于 PEAE。直径 2.5～3.5mm 的内镜比较理想，相对常用作气管插管的较粗的内镜（如 5mm 内径或更粗）能减少创伤和疼痛。如内镜本身带有工作通道，吸引器和供氧装置一般没有必要使用，但如果使用小口径内镜（无工作通道）则需备用。

患者可取坐位或卧位，一个惯用右手的医生通常在患者的右侧，面对患者。如果有视频显示系统，最好放在靠近患者头部的左侧。患者需要保持正中头位并睁眼。润滑剂或局部麻醉药涂抹在内镜的末端 15cm 处；内镜医生使用惯用手将内镜的末端置入鼻腔（左侧或右侧），手背靠在患者的鼻子上，避免压迫眼睛。建议一边缓慢前行一边观察患者是否有不适。内镜应贴着鼻腔底面前行，在下鼻甲下方穿过。剧烈的疼痛或者行进中有阻力通常意味着内镜末端向腹侧偏移或通道阻塞。如果疼痛明显可改为经对侧鼻腔插入或者增加局部麻醉药剂量。进入鼻腔 4～6cm 处通常看到鼻咽壁，这时用镜头轻柔地碰触鼻咽壁可以清除镜头上的分泌物和湿气，且不会引起明显的不适。背曲内镜尖端可直接进入口咽部。随着逐渐深入，就能看到会厌和舌根；肿块、赘生物、乳头状瘤，增生的舌扁桃体及其他病灶都可能进入视野。操作时经常会有分泌物或者湿气附在物镜上，要求患者做吞咽动作或者靠近周围组织偏曲物镜能使视野清晰。除非存在巨大肿块，镜头越过会厌就应该能看到喉的结构。为了改善视野，纤维内镜可轻轻地深入，注意避免接触会厌。此时要求患者做"喘气"动作或者发出长长的"i"声，可显露会厌后方的喉。在发"i"声时，可以观察声带的对称性和活动度及其他病理改变。由于只使用了少量局麻药，触

55

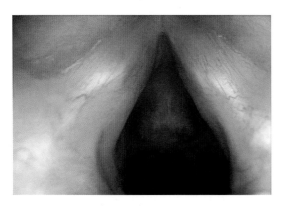

图5-5 术前气道内镜检查 可以看到声带远方的环状软骨和气管蹼。

碰声带可能引起呛咳或喉痉挛。尽管如此，一般可以观察到直至环状软骨水平的喉部结构(图5-5)。重新调整纤维内镜至会厌上部，并通过左右旋转镜头可以评估梨状隐窝，嘱患者闭紧嘴唇并捏住鼻孔"吹气"可以改善视野。完成检查后立即退出内镜。退镜时一般不会感到疼痛，患者可以安心。退镜时注意确保内镜关节段处于中立位置，操作者的手指从操作杆移开即刻达到此目的。

必须注意，使用这一表面麻醉下传统喉镜检查即"清醒观察"所得出的结论仍需谨慎。通常认为，如果在这种条件能够看见声门，那么这一患者进行麻醉诱导是安全的。不幸的是，许多医生都有这样的经历：患者在清醒时内镜下可以清楚地看到声门，但在麻醉诱导和肌肉松弛后，声门结构发生改变，出现了未预期的困难气道。

最后，一些令人振奋的技术或许能在气道评估中发挥作用，比如3D影像学(虚拟喉镜)技术应用于临床，它能够提供传统检查难以获得的气道内成像，且无创、无痛，缺点是辐射暴露和操作成本较高[16]。与PEAE不同，这些检查无法用于床旁紧急预案；除非有外科医生的积极配合，这项技术对大部

分门诊患者并不实用。

总结

PEAE使麻醉医生不再局限于肉眼观察和体格检查，而是可以用他们熟悉的技术和设备，从而提高了对患者气道的评估能力。对于肉眼无法可见的气道病变(如乳头状瘤、声门上肿块)，临床医生的气道控制能力可能无法明确判断，通过PEAE可以在患者入手术室前迅速得到更完全的评估。对于这类患者，尽管清醒插管通常是最安全的方法，但可能并非必需，PEAE可以在手术前明确气道的结构。同样的，对于有明显气道畸形的患者，无论是先天性、医源性还是创伤性，其内在解剖结构可能仍没有想象中那么严重。虽然可能不能完全依赖直接喉镜和类似的设备，但麻醉医生可以根据PEAE所收集的信息从容地选择常规麻醉诱导及使用备选的气道管理设备。

临床要点

- PEAE提高了麻醉医生评估患者气道的能力，使之不再局限于肉眼观察和触诊；PEAE最适合的人群就是那些临床常规检查掩盖了其疾病真实严重程度的患者。

- 根据PEAE获取的信息可能改变高危患者的气道管理方案，因为某些可能导致气流受阻或者影响气管插管的病变可以由此方法来发现。

- PEAE中看到的位于喉咽入口后方下咽部的巨大肿块、咽壁骨赘，以及其他可见的肿块提示声门上通气装置放置困难或根本不可能放置。

- 麻醉诱导和肌松药的作用可导致喉部相对咽平面的前后移位，使得麻醉状态下患者的困难气道程度从2级转变成3级甚至4级。

（徐倩芸 译 徐 静 李文献 校）

参考文献

1. Peterson GN, Domino KB, Caplan RA, *et al* Management of the difficult airway: closed claims database. *Anesthesiology* 2005;**102**:33-39.

2. Practice guidelines for management of the difficult airway. An updated report by the American Society of Anesthesiologists Task Force on Management of the Difficult Airway. *Anesthesiology* 2003;**98**:1269-1277.

3. Benumof JL. Management of the difficult adult airway. *Anesthesiology* 1991; **75**; 1087-1110.

4. Storer E,H. Appendix. In Schwartz SI, Shires GT, Spencer FC, Storer EH, eds. *Principles of Surgery, 4th edn.* New York: McGraw-Hill; 1983. pp. 1245-1256.

5. Sawashima M, Hirose H. New laryngoscope technique by use of fiberoptics. *J Acoust Soc Am* 1968; **43**:168-169.

6. Leder SB, Ross DA, Briskin KB, *et al.* A prospective, double-blind, randomized study on the use of a topical anesthetic, vasoconstrictor, and placebo during transnasal flexible fiberoptic endoscopy. *J Speech Lang Hear Res* 1997; **40**:1352-1357.

7. Moorthy SS, Gupta S, Laurent B, *et al.* Management of airway in patients with laryngeal tumors. *Clin Anesth* 2005; **17**:604-609.

8. Williams GT, Farquharson IM, Anthony J. Fibreoptic laryngoscopy in the assessment of laryngeal disorders. *J Laryngol Otol* 1975;**89**:299-316.

9. Rosenblatt WH, Ianus Al, Sukhupragarn W, *et al.* Preoperative endoscopic airway examination (PEAE) provides superior airway information and may reduce the use of unnecessary awake intubation. *Anesth Analg* 2011;**112**:602-607.

10. Akca O, Lenhardt R, Heine M, *et al.* Can transnasal flexible fiberoptic laryngoscopy contribute to airway management decisions? *Anesth Analg* 2011;**112**:519-520.

11. Ovassapian A, Glassenberg R, Randel G, *et al.* The unexpected difficult airway and lingual tonsil hyperplasia. *Anesth Analg* 2002;**97**:124-132.

12. Sivarajan M, Joy JV. Effects of general anesthesia and paralysis on upper airway changes due to head position in humans. *Anesthesiology* 1996;**85**:787-793.

13. Neumar RW, Otto CW, Link MS. Adult advanced cardiovascular life support: 2010 American Heart Association Guidelines for Cardiopulmonary Resuscitation and Emergency Cardiovascular Care (Part 8). *Circulation* 2010;**122**:S729-767.

14. Cook TM, Hommers C. New airways for resuscitation? *Resuscitation* 2006;**69**:371-387.

15. Cesur M, Alici HA, Erdem AF. An unusual cause of difficult intubation in a patient with a large cervical anterior osteophyte: a case report. *Acta Anaesthesiol Scand* 2005;**49**:264-266.

16. Osorio F, Perilla M, Doyle D J, Palomo JM. Cone beam computed tomography: an innovative tool for airway assessment. *Anesth Analg* 2008;**106**(6):1803-1807. PubMed PMID: 18499613.

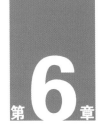

清醒插管

第6章

引言

接受耳鼻喉科手术、尤其是耳鼻喉科肿瘤手术的患者发生困难气道的比例较高[1]，对于此类手术患者进行气道管理要求对可预计或非预计的困难气道进行完善的术前评估，与相关耳鼻喉科医生就患者的气道状况及手术相关问题进行讨论，并应制定周密的实施计划。

美国麻醉医生协会（ASA）在1992年成立了困难气道处理应对小组，寻找并建立了"困难气道处理流程"来帮助应对困难气道并减少可能导致的并发症。这项流程于2002年进行了更新，包括麻醉医生面对基本的气道决策时是选择清醒插管还是在全麻诱导后再实施气管插管[2,3]。ASA处理流程中强调了在实施气管插管前必须对以下三项基本方案的可行性进行判断，即清醒插管还是全麻诱导后插管；无创还是外科介入的有创插管；保留还是打断患者自主呼吸[7]。其中对于已知困难气道同时需要实施气管插管的患者，公认最为安全的方式仍是清醒插管，原因如下[2-8]。

1. 可以保留上咽部肌肉的张力从而保持气道开放。

2. 容易维持自主通气。

3. 与完全清醒相比，清醒并接受了完善表面麻醉的患者在接受麻醉诱导后咽部位置更靠近前方，插管相对更为容易。

4. 可以保护气道防止误吸。

5. 可以监测患者的神经功能症状，以防出现手术破坏神经系统功能完整性的情况（如患者合并有颈椎病理学改变）。

清醒气管插管的临床适应证详见表6-1[4,6,9]。除了患者明确拒绝、无法配合（如小儿，智力障碍或醉酒好斗）或陈述对所有局部麻醉药物过敏[7]的患者之外，清醒插管并没有明确的临床禁忌证。

对合并有严重气道阻塞的患者实施清醒插管要格外当心，即使实施表面麻醉这一操作也会导致气道失控过，还有可能发生其他相关并发症（如气道出血及喉痉挛）[10]，对这些患者实施清醒插管需要麻醉医生与耳鼻喉科医生共同配合，且必须考虑到清醒建立外科气道的可行性和合理性。

术前准备
病史复习

有可能的话需要对患者之前的麻醉记录做回顾，尤其是涉及气道控制方面的内容[3,11]。麻醉医生应当了解之前困难插管的难易程度，喉镜放置时的体位及选用的是什么喉镜设备，其他有价值的信息包括患者面罩通气的难易程度及对药物耐受的情况，尤其要特别警惕患者曾经发生过局麻药过敏反应史及使用极低量阿片药物后出现呼吸暂停

表6-1　清醒气管插管的适应证[4,6,9]

1. 既往有困难气管插管的病史
2. 通过体检预计有困难气道的：
   - 张口小
   - 下颌退缩、发育不良
   - 巨舌
   - 短颈，颈部肌肉发达
   - 颈部活动受限（风湿性关节炎，强直性脊柱炎，颈椎融合）
   - 先天性气道异常
   - 病态肥胖
   - 气道病理学异常（气管软化）
   - 气道肿块（舌部、扁桃体及咽部恶性肿瘤；巨大甲状腺肿；纵隔肿块）
   - 上气道阻塞
3. 颈椎不稳定
4. 面部及上气道的创伤
5. 可预计的面罩通气困难
6. 严重的误吸
7. 严重的血流动力学不稳定
8. 呼吸衰竭

选自：Hagberg CA,ed. *Benumof's Airway Management*, 2nd edn. St.Louis: Mosby;2007.p.257.

的病史。

应当仔细回顾耳鼻喉科医生的记录，尤其对于涉及到患者气道特征的描述，以及任何在手术之前所做的鼻咽喉镜检查要特别关注。如果实施了气道的 CT 检查，可用来借鉴以制定气道处理的计划。

患者的术前评估

在评估患者病史时，需要获知患者的既往史，包括回顾患者提示有气道阻塞的主诉，如呼吸有喘鸣音或阵发性夜间呼吸暂停[10]。术前的评估还应重点关注患者在接受最近一次麻醉后相关情况发生的改变，如体重增加、气道介入治疗、气道放疗，以及面部美容术后出现的喉硬化，也比如颞下颌关节功能紊乱、风湿性关节炎加重等。

一旦麻醉实施者及麻醉医生决定必须实施清醒插管，能最大程度增加清醒插管成功率的重要的因素包括与患者的沟通及做好心理上的准备。麻醉医生应采用耐心而非急躁的态度，向患者解释传统气管插管与清醒插管之间的区别，并着重介绍前者的优点是更容易实施并且更节省时间，而选择后者是考虑到患者独特的气道解剖或特殊病情，因此更为安全可靠。麻醉医生要让患者感受到你是一位为了确保病患安全而愿意采用特别方法的博学和有爱心的医生。对待那些对操作过程有疑虑的患者，可考虑从外科医生那里得到帮助，因为患者已经同他们的外科医生建立了信任关系，所以由外科医生来强调麻醉医生的观点可能会显得很有帮助[8]。

同样应当告知患者清醒插管的相关并发症，包括局麻药毒性反应、气道损伤、不适、知晓以及无法确保气道通畅。对采用不同方法如镇静、镇痛及表面麻醉下行清醒插管的患者，有关知晓情况的对照性试验研究目前仍比较缺乏。虽然全身麻醉导致的外显记忆发生率是很低的，但是在采用极低水平镇静情况下，患者发生知晓的比例会相当高[12]。

人员、监测和设备

根据 ASA 困难气道处理流程，应当有"至少一位额外人员，当出现困难气道情况时能迅速出现在现场协助处理"[3]。如果有可能，麻醉实施团队中应该有第二位成员可以帮助实施对患者的监测、通气及药物治疗，同时可在纤维气管镜插管（FOI）过程中提供援手。在处理濒死或合并严重气道阻塞患者时，耳鼻喉科医生应当在场，同时备有合适的器械以便在必要时紧急开放外科气道。

表6-2 抗胆碱能药物的药理学特性

	心动过速	止涎效应	镇静效应
阿托品	+++	++	+
格隆溴铵	++	+++	0
东莨菪碱	+	+++	+++

0,无作用; +,轻度作用; ++,中度作用; +++,效果显著
选自:Morgan GE Jr, Mikhail MS, Murray MJ. *Clinical Anesthesiology*,3rd edn. New York: McGraw-Hill 2002.p.208.

在清醒插管过程中,应常规监测基础生命体征,包括心电图(ECG)、血氧饱和度、无创血压(NIBP)及呼气末二氧化碳波形。依据手术的复杂程度及患者状况,实施清醒插管前建立有创血流动力学监测(如有创动脉连接通路)也有必要,后者的适应证还包括血流动力学不稳定、有严重缺血性或心脏瓣膜疾病以及有潜在风险的高血压和心动过速(如合并有主动脉夹层动脉瘤及脑部血管瘤)。

对于所有接受清醒插管的患者,在气道管理的各个环节(包括镇静、局部麻醉、插管及拔管等)均应强调充分预氧合及增加供氧[3]。除了标准的供氧方法(鼻导管或面罩)以外,其他方式还包括(并不局限于):通过纤维支气管镜的吸引侧孔给氧[7],通过雾化器或局部麻醉药喷雾装置给氧,或者在危重患者中通过选择性的气管内喷射通气(TTJV)给氧[7,13,14]。

对于清醒患者,许多技术可用于保障插管时的气道通畅。直接喉镜、可视喉镜、插管型喉罩、软质或硬质纤维支气管镜(FOB)、逆行导引、光棒以及经鼻盲探等,以上设备和技术都已成功用于清醒插管[4,15~20]。无论采用什么技术,所需设备都要在术前准备好,方便随时取用。实施者也应熟稔几套备选方案,并且确保在首选插管技术失败后备用设备可随时取用。

术前用药

在实施清醒插管之前需要给予术前药物,这可减少腺体分泌,保证视野清晰,减少发生鼻腔出血,并可保护气道以防止误吸发生。

止涎剂

清醒插管术实施前给予止涎剂的一个最重要目的是保证气道干燥。气道分泌物会遮挡视野,尤其采用软质或硬质纤维支气管镜时更加明显。除此之外,分泌物会阻碍局麻药发挥作用,导致局麻效果不佳或稀释局麻药物而致操作过程中局麻作用减弱。

最常选用的止涎剂是抗胆碱能药物,通过其抗毒蕈碱作用可以抑制唾液腺和支气管腺体的分泌。给药时间应该应尽可能提前(保证至少30min 的起效时间),因为药物仅能预防新生腺体分泌而对于已有分泌的腺体不起作用。临床上经常选用的止涎剂包括格隆溴铵、东莨菪碱和阿托品[21]。这些药物的药理学特点详见表 6-2。格隆溴铵(0.1~0.3mg 静脉注射)因止涎效果确切且起效快(1~2 min),适用于大多数临床病例。该药特点是有中度的心脏迷走神经阻滞作用,结构上其特有的四胺基不易通过血脑屏障,所以不会对中枢神经造成影响。东莨菪碱(0.4mg 静脉注射)是止涎剂中抗迷走神经作用最轻的,

表6-3 误吸预防性药物

	给药途径	成人剂量	儿童剂量	起效	对胃内容物的作用	对胃液pH值的作用
Bicitra	PO	15～30ml	0.4ml/kg	5min	↑	↑
甲氧氯普胺	IV	10mg	0.15mg/kg	1～3min	↓	—
H₂受体拮抗剂						
西咪替丁	IV	300mg	5～10mg/kg	45～60min	↓	↑
雷米替丁	IV	50mg	0.25～1mg/kg	30～60min		
法莫替丁	IV	20mg	0.15mg/kg	60～120min		

适用于那些需避免出现的心动过速的患者（如存在晚期冠状动脉疾病时，因患者无法耐受过快的心率，格隆溴铵应相对禁忌）。东莨菪碱在静脉给药 5～10min 后起效，除了强效止涎作用外，还对中枢功能有影响，能起到镇静和遗忘的作用。对有些患者东莨菪碱可能会导致不安、谵妄及短时间的手术后苏醒延迟。阿托品（0.4～0.6mg 静脉注射）可提供轻度的止涎作用，但其明显的解迷走作用会导致显著心动过速，因此并非是提供干燥气道的理想术前用药[21]。

鼻腔黏膜血管收缩剂

鼻腔黏膜及鼻咽部存在丰富的血管。当患者需要实施经鼻腔插管时，给予理想的血管收缩剂十分必要，因为出血会导致喉部结构模糊不清，尤其当经鼻放置 FOB 时。在实施鼻腔插管前 15min 就应该给予收缩剂。常规推荐的药物是 4% 的可卡因，其可同时发挥血管收缩和局部麻醉的效应。最大剂量为 1.5～3mg/kg，可以通过浸润棉拭子放入鼻腔来实施。对合并有高血压、冠状动脉疾患、甲状腺功能亢进、假性胆碱酯酶缺乏或先兆子痫、正在服用单胺氧化酶抑制剂（MAOIs）的患者要特别小心。其他可供选择的药物包括 3% 利多卡因与 0.25% 去氧肾上腺素的混合物，具体配置方法是 4% 利多卡因与 1% 去氧肾上腺素按 3:1 的比例混合[22]，这一配伍兼具血管收缩及麻醉效能，可作为可卡因的替代药物，既可以经鼻腔内喷雾给药，也可通过棉拭子做鼻内浸润。其他可购买的鼻腔收敛剂包括 0.05% 羟甲唑啉或 0.5% 去氧肾上腺素（Neo-Synephrine）。鼻喷剂的常规用法是每侧鼻腔喷 2 次。儿童对这些药物可能特别敏感，需要相应降低药物浓度。

误吸的预防

常规用药以预防误吸性肺炎的做法并不被认可，但是对存在以下高危因素的患者，如饱胃、存在胃食管反流症状、食管裂孔疝、放置鼻胃管后、病态肥胖、糖尿病所致胃动力降低、食管切除术后以及处于妊娠期的患者，使用预防误吸的药物可能有益。术前用药的目的包括两点：减少胃液分泌和增加胃液 pH 值。常规药物有非颗粒状制酸剂（如 Bicitra）、胃促动力药（如甲氧氯普胺）以及 H₂ 受体拮抗剂。这些药物可以单独或联合应用，具体剂量及药物学特性见表 6-3。

镇静

是否需要使用镇静剂需要根据临床情况来判断。静脉给予镇静药物可以使患者很好的耐受清醒插管,减少焦虑并达到遗忘及镇痛作用。苯二氮䓬类、阿片类、催眠类、α_2受体激动剂及神经安定类等药物可以单独或配伍使用[15]。要非常谨慎地滴定这些药物,这点很重要,因为过度镇静会丧失患者的合作,增加清醒插管的困难和危险性[7]。在操作过程中应全程给氧,并保留患者的自主呼吸[15]。对合并有严重气道梗阻的患者,用药要尤为警惕,因为清醒状态下尚能维持的气道张力会随着给予镇静药物而有所降低[25]。这种情况下,应该尽量少用或避免复合使用镇静药物。对于饱胃患者,保持清醒状态可以在误吸一旦发生时保护气道[7]。

苯二氮䓬类药物

苯二氮䓬类药物通过作用于 γ 氨基丁酸(GABA)和苯二氮䓬受体复合体来发挥催眠、镇静及遗忘作用[26],其抑制上气道敏感性的特点[27]为实施清醒插管所必需。苯二氮䓬类药物可以与阿片类药物复合使用以在清醒插管时提供镇静作用[28],也可以作为其他镇静药物如右美托咪定、氯胺酮或瑞芬太尼等的辅助用药,发挥抗焦虑和遗忘作用[29,30]。临床常用的苯二氮䓬类受体激动剂主要有三种:咪达唑仑、地西泮及氯羟西泮[26]。由于咪达唑仑起效迅速且维持时间短,所以最常使用。

咪达唑仑通常静脉给予 1 ~ 2mg,必要时可重复使用,直至达到理想的镇静程度。肌注剂量为 0.07 ~ 0.1mg/kg。该药起效迅速,静脉给药达到峰浓度的时间为 2 ~ 3min,维持时间为 20 ~ 30min。通过再分布药效减弱,清除半衰期为 1.7 ~ 3.6h,在肝硬化、充血性心衰、肥胖、高龄及肾衰等临床合并症的患者中代谢减缓。

苯二氮䓬类药物的主要作用是遗忘、镇静、减缓心率和潮气量,以及轻度降低体循环血管阻力和心输出量。这些效应会因其他药物如阿片类、异丙酚及 α_2 受体激动剂的协同作用而成倍放大[32,33]。作用于气道的局麻药被全身吸收同样会加重咪达唑仑的镇静催眠效应[34]。

苯二氮䓬类药物导致的过度镇静会引起呼吸抑制,进而发生低氧血症及呼吸暂停[26]。氟马西尼是特异性的苯二氮䓬类受体拮抗剂,当患者处于过度镇静的状态时可以逆转其镇静及呼吸抑制作用,通常由静脉给药,从首次 0.2mg 开始,每次递增 0.2mg,按需追加直至达到最大量 3mg。因为其半衰期短(0.7 ~ 1.8h),所以当用于拮抗过量或时效过长的镇静用药时需警惕再次出现过度镇静的可能,同时需要严密监测患者的生命体征。总体上来说,氟马西尼是安全的,没有严重的不良反应发生[35,36]。

阿片类药物

阿片类药物通过作用于脑和脊髓的特异性阿片受体来提供镇痛和抑制气道不良反射,并可防止出现疼痛或焦虑导致的通气过度。这些特性使得这类药物成为清醒插管时镇静药物的辅助用药。理论上任何阿片类药物都能达到上述效果,但是芬太尼、阿芬太尼及瑞芬太尼这三种药物因为起效迅速、时效短、方便滴注给药等而更加实用[37]。

芬太尼是临床麻醉上应用最为广泛的药物,也是清醒插管最常选用的镇痛药。静脉给药的镇静剂量是 0.5 ~ 2μg/kg。其起效迅速(通常 2 ~ 3min),维持时效短(通常 30 ~ 40min),后者并非由于消除快速而主要是由于迅速分布于一个较大容积的外周室。因此在长期持续输注芬太尼后停药，药物会从周围室再分布到中央室，导致药效显著延长[28,38]。

阿芬太尼起效更为迅速（1.5~2min），单次注射后恢复比芬太尼更快（10~15min）。因此当临床上需要在单次给药后能迅速达到药物峰浓度的情况，如在清醒插管时，阿芬太尼的这一特性使其成为首选药物[39,40]。静脉给药时通常按照 3~5µg/kg 来分次用药，达到镇静的药物剂量为 10~30µg/kg[37]。

瑞芬太尼是一类独特的超短效阿片类药物，由血浆内的非特异性胆碱酯酶降解，半衰期仅为 3min。由于不存在再分布，其持续输注半衰期不受时间的影响。瑞芬太尼的效能类似于芬太尼[41]。一些研究表明瑞芬太尼镇静可以安全有效地单独用于清醒插管[29,30,42]，也可与咪达唑仑[43-46]或丙泊酚[47]伍用。通常按照体重控制瑞芬太尼的剂量。根据 Atkins 和 Mirza 的报道[41]，负荷量 0.5µg/kg、持续输注量为 0.1µg/（kg·min），所达到的血药浓度可以使大多数患者在保留自主呼吸的同时提供充分镇静。输注浓度可以根据效果每隔 5min 增加 0.025~0.05µg/（kg·min）。当复合使用其他药物时瑞芬太尼的剂量要适当减少。

阿片类药物最严重的副作用是呼吸抑制，可导致呼吸暂停。增加患者对阿片类药物敏感性的因素包括：高龄、阻塞性睡眠呼吸暂停，以及同时使用了中枢神经系统抑制性药物。纳洛酮是阿片类受体的拮抗剂，可使阿片类药物使用过量的患者恢复自主呼吸。静脉给药后 1~2min 迅速起效，持续时间为 30~60min。通常每隔 2~3min 给予 0.04~0.08µg，当剂量达到 1~2µg/kg 时可使大部分患者在保留适度镇痛的情况下恢复自主呼吸。潜在并发症包括逆转镇痛效应、

心动过速及高血压，在个别极端严重的病例甚至会发生肺水肿及心肌缺血。

胸壁僵硬进而引起面罩通气困难也是阿片类药物潜在的并发症，特别是使用芬太尼、阿芬太尼和瑞芬太尼的患者。临床上明显胸壁僵硬的发生常常是在给予足以导致呼吸暂停的阿片剂量且患者意识消失之后[37]。滴定给药以防止阿片药物过量无疑是避免胸壁僵硬所致通气困难的最佳方法。一旦上述情况发生，给予纳洛酮或神经肌肉阻滞剂都是有效的处理措施[48,49]。

异丙酚

异丙酚是目前使用最为广泛的静脉全麻药物。尽管其基本的催眠机制尚不明了，但有证据表明与 GABA 受体的相互作用相关。静脉给予 1.5~2.5mg/kg 的诱导剂量后起效迅速（60~90s），再分布与清除也非常快，恢复时间仅为 4~5min。它能减少气道反射，提供平稳的诱导过程，很少引起激惹反应[26]。对清醒插管的患者，间断静注 0.25mg/kg 或给予 25~75µg/（kg·min）持续输注，可以滴定到镇静水平且苏醒迅速。无论是单独使用[16,44]还是与瑞芬太尼合用[47]都可用于清醒插管。对有严重气道梗阻的患者要特别小心，因为异丙酚在镇静水平的药物量会降低患者的潮气量和增加呼吸频率；在达到足够血药浓度后，异丙酚会导致呼吸暂停。其他常见的并发症包括动脉血氧含量降低及注射痛。

右美托咪定

右美托咪定是一类 α_2 受体高度选择性的中枢神经类药物，它的许多特性都有利于实施清醒插管。该药物具有镇静、镇痛、抗焦虑、止咳、止涎的作用，而且即使大剂量用

药对呼吸抑制的作用也很小。右美托咪定镇静给患者提供了类似自然睡眠的状态，但很容易被唤醒，且在操作刺激下比较容易合作[50-52]。许多成功实施清醒 FOB 插管的报道都是在单用右美托咪定复合气道内局部麻醉或与其他镇静药配伍使用下完成的[53-57]。清醒插管时常用的负荷剂量是 1μg/kg（注射时间大于 10min），静脉维持剂量为 0.2～1μg/（kg·h）。对老龄、心脏收缩功能降低及肝肾功能损害的患者可考虑适当减量[58]。右美托咪定并非是可靠的催眠药物[59]，通常会与咪达唑仑配伍使用以减少术中记忆[55]。血流动力学相关的副作用包括心动过缓、低血压及高血压。给予负荷剂量时，常会由于激活外周突触后的 α_{2B} 肾上腺素受体引起血管收缩，从而发生高血压及心动过缓。中枢 α_{2A} 介导的交感神经阻滞作用最终会导致心动过缓、低血压及心输出量下降[60]。心动过缓效应可通过预先给予抗胆碱药药物（如格隆溴铵）来减轻[55]。

氯胺酮

氯胺酮是一类 N-甲基-D-天门冬氨酸 (N-methyl-D-asprtate，NMDA) 受体拮抗剂，可以产生分离麻醉，即在保留许多神经反射（如角膜反射、咳嗽反射及吞咽反射）的同时出现木僵状态。氯胺酮麻醉会出现遗忘和眼球震颤，并可能发生幻觉及其他非预期的精神症状，给予苯二氮䓬类药物可减轻这类副作用。用于镇静时通常为 0.2～0.8mg/kg 静脉注射，起效时间为 1～2min，维持催眠作用时间为 5～10min。在该剂量下患者的每分通气量、潮气量、功能残气量及高二氧化碳对呼吸的驱动反应可以维持[26]。氯胺酮会通过中枢介导的交感神经刺激作用增加血压、心率、心输出量和心肌氧耗。然而对一些存在儿茶酚胺递质耗竭的患者（如休克时），氯胺酮会直接抑制心肌，进而导致低血压[61]。在清醒插管中也经常会同时合用苯二氮䓬类[4]以及右美托咪定[62,63]。接受氯胺酮镇静前通常会给患者使用予止涎剂，因为氯胺酮会显著增加气道分泌物、在 FOB 时导致上气道阻塞而使操作难以进行。

氟哌利多

氟哌利多因兼具镇静和止吐作用，可用于神经安定麻醉。其作用机制是拮抗中枢神经系统的多巴胺受体，同时干扰 GABA、去甲肾上腺素及血清素介导的神经元活性。与阿片类药物合用会产生催眠、镇痛和制动效应，传统上被称为"神经安定麻醉"[8,26]，据报道后者用于清醒插管时效果良好[4,64,65]。氟哌利多的致遗忘作用也较弱，处于"神经安定"状态的患者，尽管表现得非常镇静，内心可能非常恐惧和焦虑，因此常伍用苯二氮䓬类药物以达到抗焦虑与致遗忘作用。氟哌利多用于神经安定麻醉的剂量为 2.5～5mg 静脉注射，用于止吐的剂量为 0.625～1.25mg。起效时间为 20min，半衰期约为 2h。副作用包括轻度低血压（α 受体阻滞所致）、烦躁不安及椎体外系症状。氟哌利多会导致 QT 间隙延长，尤其是在大剂量使用时，这也导致了美国 FDA 所谓的"黑箱警告"，强调其可能诱发致命性的"尖端扭转型"室速。因此对于存在 QT 延长（男性 >440ms；女性 >450ms）的患者应避免使用氟哌利多。另外，用药后要持续进行 2～3h 的心电监测[66]。

表面麻醉

对气道实施表面麻醉应当是大多数清醒

插管时常用的麻醉方法,多数情况下也已足够[7]。尽管对于一个未实施镇静的患者在表面麻醉下进行困难气道管理被认为是最为安全的方法,但绝非毫无风险。曾有报道,在未给予镇静药物情况下对一急诊气道患者实施表面麻醉下的气道管理,此后发生了完全的气道梗阻,推测是由于局麻药削弱了上气道张力而导致了动力性的气道阻塞[67]。除此之外,还必须重视局麻药的毒性反应,曾有1例健康志愿者在实施支气管镜检查时给予利多卡因后出现中毒致死的报道[68,69]。

局麻药

当选用局部麻醉药时,非常重要的是麻醉医生要熟悉不同药物的起效和持续时间、最佳血药浓度、毒性反应的表现和体征以及该药物的最大推荐剂量[70]。局麻药物吸收的速率和总量除了与给药部位、浓度及给药剂量有关外,还与患者血流动力学状态及个体差异有关[71]。早期中毒症状包括欣快感、头晕、耳鸣、精神错乱、口周麻木及金属味道。血浆高浓度局麻药会导致惊厥、呼吸衰竭、意识丧失及循环虚脱[15]。气道内表面麻醉最常用到的药物是利多卡因和可卡因。

利多卡因是一酰胺类局麻药,因为其起效迅速(2~5min),所以是气道内麻醉的理想药[72,73]。在局部给药后持续时间可达30~60min。临床上有不同浓度(1%~10%)和不同剂型(水剂,油膏,凝胶或霜剂)的药物供选择。1%~2%浓度通常用于局部浸润及末梢神经阻滞;2%~4%浓度常用于表面麻醉。在不添加肾上腺素的情况下,局部浸润麻醉的最大推荐剂量为4~5mg/kg(以去脂体重计算)。实施气道内表面麻醉时的最大推荐剂量有待考证,英国胸科协会根

据 Langmack 等人的研究[75],推荐最大剂量为 8.2mg/kg[74]。其他针对利多卡因表面麻醉后血浆峰浓度变化的研究显示,不同患者间局麻药物吸收量的差异很大[76,77]。因此,有一些作者建议使用较低的推荐剂量,即4~5mg/kg,并鼓励使用 2% 的利多卡因实施气道表面麻醉[78]。

可卡因是在自然界存在的一类酯类局麻药,是选用经鼻清醒插管时主要的鼻黏膜麻醉药[79]。由于鼻腔富含血管,一旦出血会导致 FOB 的实施十分困难,可卡因的血管收缩作用有助于减少出血的发生。市售有 4% 的可卡因溶液(每滴含 3mg),可以通过棉片或棉拭子浸润给鼻部做表面麻醉。鼻内使用的最大推荐剂量为 100mg(1.5mg/kg)。可卡因主要由血浆胆碱酯酶代谢,部分也可通过肝脏缓慢代谢降解,并以原型由肾脏排泄。可卡因的中毒症状包括心动过速、心律不齐、高血压及发热。严重并发症包括惊厥、呼吸衰竭、冠状动脉痉挛、心搏骤停、休克甚至死亡等。对于合并高血压、冠状动脉疾患、血浆假性胆碱酯酶缺失、先兆子痫,以及正在服用单胺氧化酶抑制剂的患者,使用过程中需要格外谨慎。

其他在临床上还经常使用的表面麻醉药包括苯佐卡因和丁卡因。20% 苯佐卡因喷雾剂常用于气道表面麻醉。它是一酯类局麻药,起效非常迅速(<1min),有效药物作用时间持续 5~10min。临床使用要警惕可能出现高铁血红蛋白血症,喷射用药 1~2s 后即有可能发生[73,80]。丁卡因喷雾剂为多种药物的混合物,包含有 14% 苯佐卡因、2% 丁卡因和 2% 氨苯丁酯(一种类似苯佐卡因的局麻药)。这种混合药物如同 20% 苯佐卡因喷雾剂一样起效迅速,而且相比苯佐卡因麻醉效果更加持久。

65

使用丁卡因喷雾剂同样存在导致高铁血红蛋白血症的危险。另外，也曾有严重毒性反应的报道[81,82]。丁卡因是一种长效的酰胺类局麻药，由于极易被气道吸收而导致严重毒性反应，临床上应用已不多见[15]。

给药技术

气道麻醉的实施可以使用局部麻醉药通过不同的方式完成。可以将气道分为三个独特的区域：鼻腔和鼻咽部；口腔和口咽部；喉、气管和喉咽部。这些区域由完全不同的神经来支配，具体内容在本章后面部分会详细叙述。

无论采用什么技术对鼻腔实施麻醉，都应当先用鼻窥镜或FOB来检查鼻腔的通畅程度。也可让患者轮流堵塞一侧鼻孔行深呼吸，考虑呼吸更为顺畅的一侧鼻腔用作经鼻插管通道。可以通过棉片或棉拭子浸润局麻药对两侧鼻腔进行局部麻醉，局麻药物可选择4%可卡因、复合1:200 000肾上腺素的4%利多卡因或4%利多卡因和1%去氧肾上腺素以3:1的比例混合的溶液。同样也可通过前端连接14G静脉套管针的注射器对鼻腔喷洒4%利多卡因来进行局部麻醉[73]。

口腔表面麻醉对于清醒插管本身并非必需，但由于操作过程可能会刺激到口腔及咽后壁，或者所选择的气道管理过程涉及该区域，则确实需要实施口腔麻醉以减少呕吐及咽后壁反射。可用2%~4%利多卡因溶液实施三步漱口法（swish， gargle and spit）[83]，此方法可以很好地麻醉口腔和咽部黏膜，但对喉和气管仍需额外实施表面麻醉。

喉部麻醉可以通过局麻药物吸入来实施。一种"利多卡因棒棒糖"是将5%利多卡因油膏和2%~4%利多卡因凝胶混合后涂

在压舌板的末端制成。将药物通过压舌板涂抹在患者舌体后部，并嘱咐患者尽量不要吞咽，让利多卡因与唾液混合后流至舌根并浸润声门，然后再由吸引器吸走。同样还可以使用"牙膏方法"，即在舌体中央挤出5%利多卡因的软膏，然后鼓励患者让舌体远离软硬腭，尽量不要吞咽。

另一种方法是操作者通过2层纱布拉住患者的舌体，同时在其背面缓缓滴入10~12ml 2%利多卡因，这样可以防止患者将局麻药吞下，而且便于其吸入气道从而提供完善的喉气管表面麻醉[84]。

"随到随喷"（spray-as-you-go）技术是指通过FOB的吸引侧孔或其他气道装置注射局麻药。一种方法是在吸引装置的近端连接类似三通装置，通过氧气管与中心供氧塔相连，氧流量设定于2~4L/min。在支气管喉镜的直视下，对目标区域喷洒0.2~1.0ml的2%~4%利多卡因溶液。操作者需要等待30~60s才能继续向深部前进并重复上述操作。通过提高氧流量可维持较高的吸入氧浓度，并可吹散集聚于镜头处的分泌物，使FOB镜头始终保持清晰，并确保足够的局麻药喷入所需要麻醉的部位[73]。第二种方法是通过成人FOB的吸引装置放置一根多孔的硬膜外导管（内径为0.5~1.0mm），通过硬膜外导管间断给予2%~4%利多卡因0.2~1.0ml[85]。

上述技术对怀疑存在胃内容物反流误吸风险的患者特别有效，因为局麻药只需在气管插管操作数秒前给予，并可长时间维持患者的气道反射。

对气道内实施表面麻醉最常用的是雾化吸入方法。可选用一次性的塑料喷雾器（图6-1）。在雾化器储留瓶内装入2%~4%

的利多卡因,通过管道将雾化器与吸氧瓶连接,氧流量设置于 8~10L/min。通过按压喷雾器使局麻药喷洒至软腭及咽后壁,这种方法的缺陷是很难控制给药的总量。MADgic®黏膜喷雾器(Wolfe Tory Medical, Inc., Salt Lake City, UT)是一次性、不含乳胶的给药管道,当与装有局麻药的注射器针筒相连后,可对口咽或鼻腔黏膜喷洒出雾状局麻药液(图 6-2)。其管道前端可弯曲变形,能对更深的咽部组织及声门处实施麻醉。因为采

用了注射器,所以可以很方便地控制给药剂量。其缺点是该装置并未能提供更小的局麻药微粒,也因此限制了局麻药物到达气管的总量。

超声雾化器(nebulizers)也可用于气道内给予局部麻醉药。标准的口塞式雾化装置(图 6-3)可以同时对口咽和气管做表面麻醉。面罩式雾化装置(图 6-4)可以对鼻腔做局

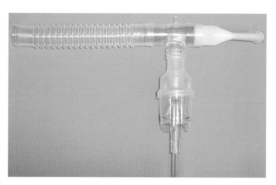

图6-3　标准的口塞式超声雾化装置

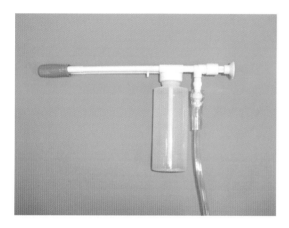

图6-1　标准的一次性喷雾器（ from Hagberg CA, ed. Benumofs Airway Management, 3rd edn., St. Louis; Mosby 2012 ）

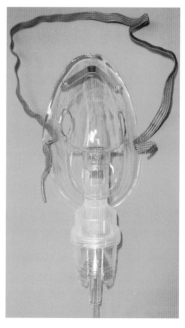

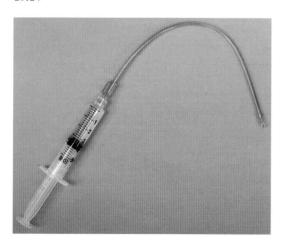

图6-2　MADgic 黏膜喷雾装置（ Wolfe Tory Medical, Inc., Salt Lake City, UT ）

图6-4　标准的面罩式超声雾化装置（ from Hag berg CA, ed. Benumofs Airway Management, 3rd edn., St. Louis; Mosby 2012 ）

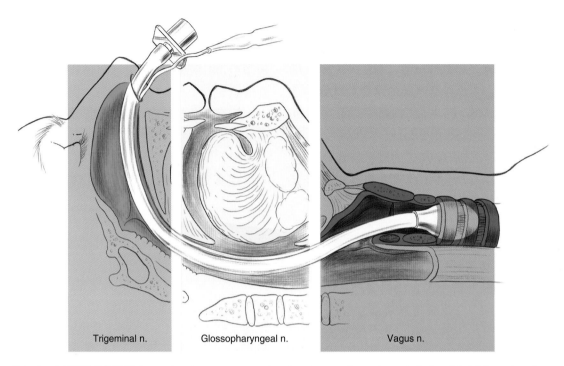

Trigeminal n.　　Glossopharyngeal n.　　Vagus n.

图6-5　上气道的神经分布（Reproduced from Brown D, ed. *Atlas of Regional Anesthesia*, 2nd edn. Philadelphia：Saunders；1999, with permission from Elsevier.）

部麻醉,这时可嘱咐患者通过鼻腔进行呼吸,以便于吸入局麻药物。因为能降低咳嗽的发生率[86],这种方法在合并有颅内压增高、开放性眼外伤及合并有严重冠状动脉疾病的患者中使用优势明显。标准的超声雾化用药方案包含 4% 利多卡因 4ml,总量为利多卡因 160mg,处于安全剂量范围内。

神经阻滞

虽然大多数情况下对气道黏膜的表面麻醉能够提供较理想的麻醉状态,但是临床上确有某些气道操作需要在更为可靠的神经阻滞下完成。有研究显示,与超声雾化给予局部麻醉药相比,结合神经阻滞麻醉可以大大提高患者的满意度并能维持血流动力学的稳定[87]。以下阐述的神经阻滞技术,由于其操作便捷、对患者的风险低以及起效迅速而得到广泛关注。

气道感觉神经

气道解剖中涉及到感觉神经[7,11,15,73,88,89]的部位可分为三类(图 6-5): 鼻腔和鼻咽部,由三叉神经(第 V 脑神经) 分支支配;口咽和舌后 1/3,由舌咽神经(第IX脑神经) 分支支配;喉部及气管,由迷走神经(第 X 脑神经) 分支支配。

鼻腔及鼻咽的感觉是由腭大、腭小神经及筛前神经来支配。腭神经是下颚神经的分支(第 V_2 脑神经, 三叉神经第二分支),并汇集到蝶腭神经节(也被称为翼腭窝或 Meckel 神经节),发出感觉神经支配鼻骨、鼻腔及口腔软硬腭及扁桃体。筛前神经来自眼神经的分支(即 V_1 脑神经, 三叉神经第一分支),可以提供鼻腔前部的感觉阻滞。

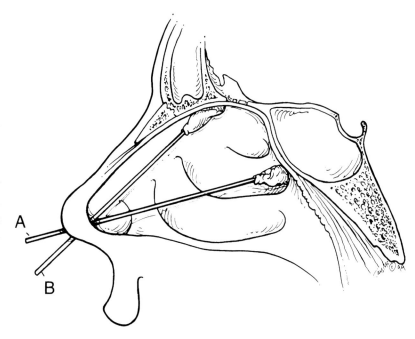

图6-6 右鼻腔表面麻醉的左侧视图，采用的是浸润有局部麻醉药的棉拭子　A.棉拭子与硬腭呈45°角对蝶腭神经节表面黏膜麻醉；B.棉拭子与鼻腔表面平行，阻滞筛前神经（From University of California, Irvine, Department of Anesthesia, D.A. Teaching Aids; reprinted with permission from Hagberg CA, ed. *Benumof's Airway Management*, 2nd edn. St. Louis：Mosby；2007.）

舌咽神经（glossopharyngeal nerve，GPN）提供对咽部侧壁、咽后壁、会厌谷、会厌舌面及扁桃体极的感觉支配。舌咽神经的舌支也涉及舌后 1/3 的感觉，包括诱发呕吐反射的神经传入支。舌咽神经通过颈静脉孔出颅，沿着颈动脉及颈内静脉前方下降，然后沿着咽侧壁分布。

喉部的感觉主要由迷走神经的分支——喉上神经支配（superior laryngeal nerve，SLN）。喉上神经的内支包含感觉纤维，分布在舌根、会厌、杓—会厌皱襞、杓状软骨以及声带以上的喉室区域。它沿着舌骨大角和甲状软骨上切迹间分布，并穿过甲状软骨膜与喉上动静脉伴行，在喉室内分叉，分别分布在中间的喉黏膜及两侧的甲状软骨膜。喉返神经，同样是迷走神经的一个分支，支配从气管 - 支气管树上行直至声门的感觉，并提供运动神经纤维负责支配喉部内收肌群（除外环甲肌）的运动。

蝶腭神经节阻滞

蝶腭神经节阻滞包括对腭大、腭小神经及鼻腔后 2/3 感觉神经的阻滞，同样也提供口腔、软腭及扁桃体的感觉阻滞，方便进行经口腔的清醒插管[85,89,90]。

蝶腭神经节位于翼腭窝，靠近中鼻甲后端，贴着鼻咽黏膜的下方。可以通过长的棉拭子，前端浸润 4% 可卡因或复合 1∶200 000 肾上腺素与 4% 利多卡因的溶液，沿着中鼻甲的上端，与硬腭呈 45° 的方向放置，直至抵到鼻咽壁的后方。蝶腭神经节就位于这个位置的黏膜下方（图 6-6A）。将棉棒放置约 5min，同样也可采用长镊将浸润过局麻药的棉片放置在鼻腔内做表面麻醉[85,89,90]。

筛前神经阻滞

鼻腔前 1/3 黏膜可以通过表面麻醉或局部喷洒局麻药来达到麻醉效果，其备选方

69

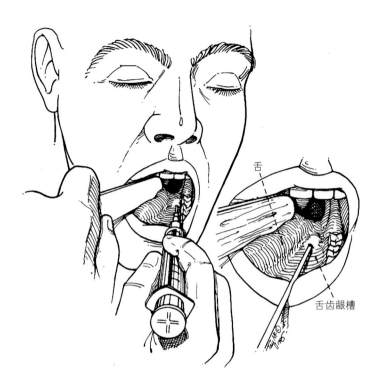

图6-7 腭舌弓基底部注射 舌咽神经阻滞，前路途径，用压舌板将舌体从中线拨开，暴露出舌牙龈槽，U型终止于远端。采用25G针头在腭舌弓基底部注射 (From University of California, Irvine, Department of Anesthesia, DA Teaching Aids; Reprinted with permission from Hagberg CA, ed. *Benumof's Airway Management*, 2nd edn. St. Louis： Mosby; 2007.)

案还包括实施筛前神经阻滞，后者可通过将浸润了4%可卡因或者4%利多可因复合1:200 000肾上腺素溶液的棉拭子，沿着与鼻梁表面平行方向放置入鼻腔，逐渐深入直至抵达筛板的前端(图6-6B)，并留置5min来完成阻滞[90]。

舌咽神经阻滞：口内途径

呕吐反射的传入通路经由舌咽神经的舌支，往往起源于对舌后1/3的深部压力感受刺激，而这部分很难通过局部药物的跨黏膜弥散来达到麻醉效果。当临床操作需要涉及到抑制呕吐反射的情况时，可以选择性地阻滞舌咽神经的舌支[7,91-93]。

患者取坐位，操作者面对患者，处于神经阻滞侧的对侧。让患者最大范围张口伸舌，操作者用非穿刺手通过压舌板将舌体推向口腔对侧，在阻滞侧牙齿和舌体之间暴露出呈 U 型或 J 型凹槽，开始于软腭，沿着咽侧壁延伸，其末端为腭舌弓(即扁桃体前柱)。采用 25G 腰穿针头对腭舌弓基底部进针 0.25 ~ 0.5cm 深，与舌体表面平行，并做抽吸试验(图 6-7)。如果回抽到空气，表示进针过深(针头穿过了腭舌弓表面)，要往外退针直至无空气回抽。如果发现针筒内有血，需要将针头重新向内侧调整后再次进针。注射 2ml 1% ~ 2% 的利多卡因，另一侧同样如此操作。另外，也可采用棉拭子浸润 4% 利多可因，在相同部位放置 5 ~ 10min[7,91-93]。

舌咽神经阻滞：口外途径，茎突周围入路

对于张口受限、口腔暴露不佳而无法实施口内舌咽神经阻滞的患者可以采用口外途径舌咽神经阻滞。患者取头正中仰卧位，茎突的位置为乳突尖和下颌角连线的中点。用

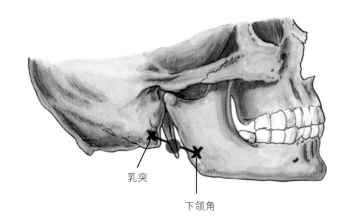

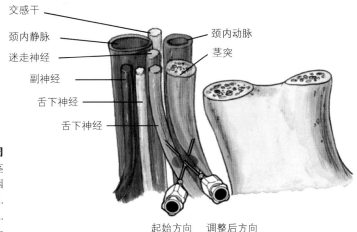

乳突

下颌角

交感干
颈内静脉
迷走神经
副神经
舌下神经
舌下神经

颈内动脉
茎突

起始方向　调整后方向

图6-8　舌咽神经阻滞，茎突周围入路 采用22G穿刺针抵至茎突，然后回退，使尖端靠近舌咽神经(Reproduced from Brown D, ed. Atlas of Regional Anesthesia, 2nd edn. Philadelphia： Saunders; 1999, with permission from Elsevier.)

22G穿刺针在茎突位置做局麻药皮丘，然后垂直进针直至抵达茎突。按照不同患者的个体差异，进针深度为1~2cm，感受到茎突后往外退针，直至阻力消失，在回抽确认没有血液后，注入5~7ml 0.5%~1%利多卡因(图6-8)，在对侧实施同样阻滞操作[73]。

因为在茎突附近的舌咽神经近端离颈内动脉很近，因此操作时要相当小心，以免误入动脉。误注局麻药入动脉会导致惊厥和头痛。如果注射时回抽到血，或在推药时患者主诉头痛，一定要退出针头重新定位。如果阻滞了发自颈动脉窦的舌咽神经传入纤维，患者会发生心动过速[94]。

喉上神经阻滞

喉上神经的阻滞可以提供下咽和声门上包括悬雍垂、会厌谷及会厌喉面的表面麻醉。实施喉上神经阻滞的同时给予口咽部表面麻醉，无论是否联合舌咽神经阻滞，均可给多种清醒插管技术(包括直接喉镜检查)提供满意的麻醉效果[6,73,88,95-97]。该方法中，局麻药物将被注射到声门旁或会厌周围，目标是阻滞即将穿行于甲状舌骨韧带的喉上神经。通常采用1%~2%的利多卡因，5min内

71

即可取得满意的感觉神经阻滞,成功率可达92～100%[97]。

患者采用仰卧位,头轻度前倾,操作者站在需要行神经阻滞的同侧,可对不同的解剖结构进行标记,如舌骨大角、甲状软骨上切迹及甲状软骨切迹[6,73,88,95-97]。

舌骨大角是舌骨最侧面的标志,当患者把头由对侧转向阻滞一侧时,可以很容易地触摸到。通过25G针头从舌骨大角往甲状舌骨膜的方向,沿着前下方滑行(walked off)(图6-9A)。通常沿着甲状舌骨膜进针2～3cm后会感觉有轻微的阻力(深度距舌骨2～3mm),即已经抵达声门上区域。这时需要做回抽实验,如果回抽到空气,进针可能过深到达了咽部,需要退出针头直至回抽没有气体为止。如果回抽发现血液,多数是穿到了喉上动静脉或是颈动脉,此时针头进针方向需略向前调整。当到达理想位置时,注射2～3ml局麻药并退出穿刺针,然后在对侧部位采用相同方法重复注射。阻滞也可在超声导引下完成,这可能使有神经解剖异常的患者受益[98]。

首先通过触摸甲状软骨上切迹(男性"喉结")确定甲状软骨上角。触及甲状软骨上切迹后,沿着甲状软骨的上缘向外移动,直至触碰到最外侧的甲状软骨上角。对于大多数患者,该标志比舌骨容易定位且痛感小。以25G针头沿着甲状软骨上角穿过甲状舌骨膜的上1/3并向前上方滑行(图6-9B)。注意事项同前,边退针边注药。成功后在对侧实施相同的喉上神经阻滞操作。

对大多数人,尤其是肥胖患者,最容易辨认的解剖标志是甲状软骨切迹(喉结)。它位于甲状软骨最中间和最表浅的部位。触及甲状软骨切迹后,沿着甲状软骨上缘向外侧移

约2cm。用25G针,在此甲状舌骨韧带穿过甲状软骨的部位,向后向头端方向进针1～2cm(图6-9C)。完成抽吸实验后,注入局麻药2～3ml。退针后在对侧采用相同方法实施阻滞。此方法的优势是可以避免阻滞喉上神经的运动支。

当采用喉上神经阻滞时,应当避免将针头刺入甲状软骨,直接在声带水平注入局麻药物,后者有可能导致声门水肿及气道阻塞。另外,应仔细辨别颈动脉,并将其向后推移,避免直接血管内注射。颈动脉内即使注射很小剂量的局麻药(0.25～0.5ml)也会导致惊厥发生。喉上神经阻滞时也会发生低血压及心动过缓,可能原因包括:①疼痛导致血管迷走神经反应;②手指压迫刺激颈动脉窦;③喉部过度刺激导致的血管迷走反射;④局麻药物过量或血管内误注;⑤穿刺针直接刺激迷走神经分支[99]。建议在阻滞前给予抗胆碱药来预防上述反应。实施外部阻滞的禁忌证包括:穿刺局部感染、局部肿瘤生长以及凝血障碍。虽未达成共识,但仍有部分作者建议对有高误吸风险的患者避免使用喉上神经阻滞[100]。

气管内麻醉

因为喉返神经的感觉支和运动支相伴而行,所以临床操作中禁止使用双侧喉返神经阻滞,以免发生双侧声带麻痹和完全性气道阻塞。可采用经气管内注射局麻药物来麻醉气管内黏膜,这种方法严格意义上说并非是神经阻滞,但其创伤性的操作风险与其他神经阻滞相比不相上下。对于需要在气管插管后进行神经病学检查的患者来说,气管内表面麻醉可以使患者更好地耐受导管。

患者取仰卧位,颈部向后伸展,在中线上

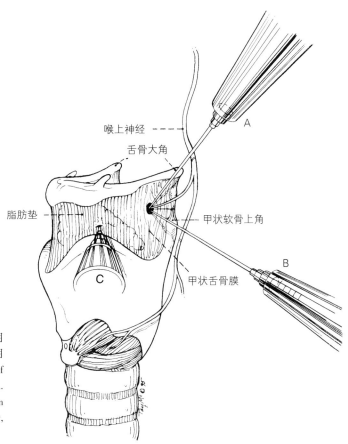

喉上神经

舌骨大角

脂肪垫

甲状软骨上角

甲状舌骨膜

C

A

B

图6-9　喉上神经阻滞，外路途径　（A）
采用舌骨大角作为解剖学标志；（B）采用
甲状软骨上角作为解剖学标志；（C）采用
甲状切迹作为解剖学标志 (From University of
California, Irvine, Department of Anesthesia, D.A.
Teaching Aids; Reprinted with permission from
Hagberg CA, ed. *Benumof's Airway Management*,
2nd edn. St. Louis; Mosby; 2007.)

先确定其甲状软骨切迹（男性"喉结"）位置，
然后向尾端移，直至触及一凹陷和一硬质的
环形骨质结构，分别为环甲凹槽和环状软骨，
覆盖在环甲凹槽上的即为环甲膜。

　　操作者站在穿刺手最易接近患者的一
侧。嘱咐患者在操作过程中除非医生提出
要求，否则不要说话、吞咽或咳嗽。确认环
甲膜的中线位置作为穿刺进针点，非穿刺手
的示指及中指可以标记和固定气管位置（图
6-10）。用 25G 针头注射出一皮丘，然后采
用 20G 针头连接 5ml 或 10ml 的注射器，内
含 3～5ml 生理盐水。入针方向垂直并轻度
偏向尾端，边进针边回抽，如果能顺利抽到
空气，针头外鞘管可以轻微再进得深一些，

去除针头，将含有 2%～4% 利多卡因 3～5ml
的注射器与留置外鞘管相连，再一次做空气
回抽实验，并告诉患者注药后可能会发生强
烈的咳嗽反应，然后在患者吸气相快速注入
局麻药（图 6-11）。为了便于追加麻醉药物
以及减少皮下气肿发生的考虑，可以将外鞘
管留置原位，直至完成气管插管。咳嗽反应
可以使局麻药物扩散，帮助完善声带上、下
表面同气管-支气管树及喉下区域一并获得
表面麻醉。该方法也可获得对于会厌、会厌
谷、舌体及后咽壁的麻醉，但是效果往往不可
靠[11,15,73,88,101]。气管内麻醉的成功率高达
95%，气道表面麻醉和药物吸收后的全身作
用都有贡献。

73

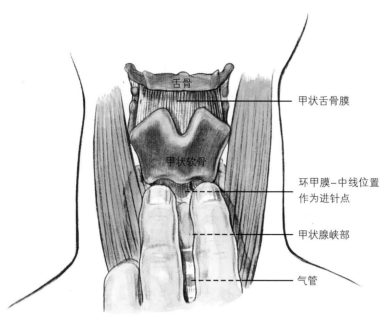

舌骨

甲状舌骨膜

甲状软骨

环甲膜-中线位置
作为进针点

甲状腺峡部

气管

图6-10 经喉麻醉的解剖学标志
(Reproduced from Brown D, ed. Atlas of Regional Anesthesia,2nd edn. Philadelphia： Saunders; 1999, with permission from Elsevier)

这项技术同样可以采用无外鞘管的标准20G或22G针头来实施直接穿刺注射,但有可能增加患者因咳嗽造成利器损伤气道的可能性。因此在注射完局麻药后,去除针头要相当小心。应该避免使用更较小号的针头,因为会增加破损的可能性[101]。

针头穿刺方向一定要避免刺向头端,以免造成喉损伤,并能确保有足够局麻药喷入声门下。这项操作可能会减弱患者对误吸的保护性反射,因此怀疑有高度误吸风险的患者应当禁用。穿刺局部有肿瘤以及较大甲状腺肿的患者也应避免应用。可能的并发症包括:出血(皮下或气管内),感染,皮下气肿[102]、纵隔气肿,气胸,声带损伤及食管穿孔[101]。

清醒气管插管技术

在纤维支气管镜导引插管日渐普及的同时,大量不同的清醒气管插管技术也不断出现。选择何种插管技术需根据插管途径(经

口还是经鼻),患者的气道条件以及麻醉医生对特定器械操作的熟练程度等。后者需引起足够重视:困难气道绝非一个新器械的合适的试验场。

经口与经鼻气管插管的比较

在对气道工具进行选择之前需要判断好是经口还是经鼻腔行气管插管。在许多的耳鼻喉科手术中,插管途径可以根据外科医生所采用的特定的手术方式来决定。当手术对插管途径没有要求时,就应当对不同的插管途径进行风险和收益的评估。

经口腔实施气管插管有许多优势,主要是与鼻腔插管相比较创伤小,不易引起出血,可以放置更大号的气管导管以及可选用更多类型的气道工具,但是最大的弊端是经口清醒插管更易导致恶心反射,并需要更为完善的气道麻醉,患者的舒适度较低。经鼻腔插管由于减少了恶心反射的概率,在清醒患者

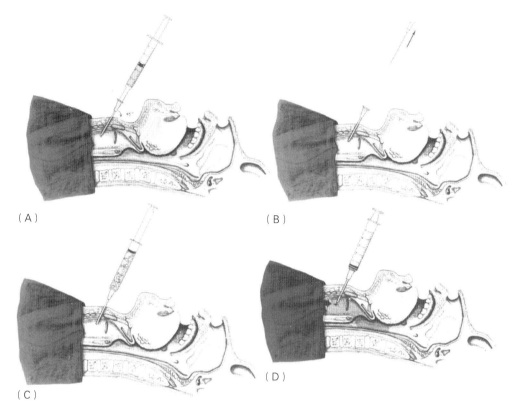

（A）

（B）

（C）

（D）

图6-11 气管内麻醉（头颈部的正中矢状位）（A）连接套管针的注射器对环甲膜内注射，针头方向为尾端，抽吸实验以确保针头位于气管内；（B）将针头从外鞘管中移去；（C）连接外鞘管与注射针筒，内含有局部麻醉药，重复做抽吸实验；（D）注入局麻药，导致患者咳嗽反应，药物散播到阴影区域（From University of California, Irvine, Department of Anesthesia, D.A. Teaching Aids; Reprinted with permission from Hagberg CA, ed. *Benumofs Airway Management*, 2nd edn. St. Louis：Mosby; 2007. ）

中通常更易耐受。当然，经鼻腔插管时必须考虑发生鼻出血的情况以及鼻甲损伤和鼻咽部黏膜下贯穿伤发生的可能性[7]。

纤维支气管镜（flexible fiberoptic bronchoscopy, FOB）

纤维支气管镜插管（FOI）和纤维支气管镜检是在清醒患者中最常使用且有详细描述的气道管理方式。纤维支气管镜插管有以下优点：可以在气管插管前对气道进行直观的评估；可以确定导管的放置位置，有效避免了食管和支气管内插管的发生；在清醒患者

中耐受性好，可以让患者在不同体位下实施插管。无论对经口或经鼻，纤维支气管镜插管都是一项实用的技术[7,8,25,103]。

对经口纤维支气管镜插管，如何将纤维支气管镜绕过舌根以获得对喉部结构满意的视野是相当挑战性的。为了操作方便，通常选用特定的经口插管气道工具。比如有许多设计类似的通气道，包括 Ovassapian、Berman 及 Williams 通气道（图6-12）。除能提供纤维支气管镜置入的通道外，这些器具还可以避免操作过程中因患者因牙齿咬合对光纤的损坏。使用通气道的缺点是由其

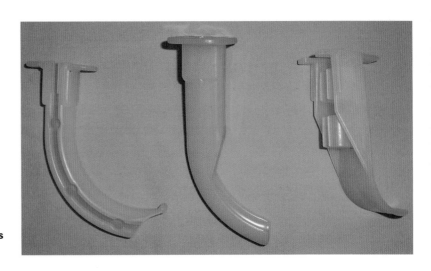

图6-12 Berman,Williams 及Ovassapian气道

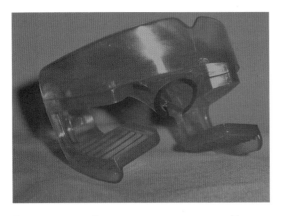

图6-13 ROTIGS（Hanu Surgical Devices, Honolulu, HI）

压迫舌根会造成清醒患者中出现恶心反射。ROTIGS（Rapid OroTracheal System）是一款在经口纤维支气管镜插管时替代口部通气道的新款设备，它将口塞、咬口器及导引管结合在一起（图 6-13）。口塞和咬口器可以确保沿口腔正中线暴露喉部。因为不需要在舌体上放置，该装置不会导致恶心反射，清醒及轻度镇静的患者能够很好耐受。

经鼻纤维支气管镜插管操作的挑战性主要在于将气管导管通过鼻腔置入鼻咽部。有以下一些方法可以提高操作的成功率：①给予鼻腔黏膜血管收缩剂；②通过放置软塑材质的鼻咽通气道（nasal trumpets）来判断鼻腔的通畅度；③先在鼻孔放入气管导管，作为纤维支气管镜的导引管；④选用稍小号的气管导管，在抵达声门时逆时针旋转导管使其进入声门。导管的斜面应向前，并可选用特殊设计的气管导管，如 Parker Flex-Tip™导管（Parker Medical， Highlands Ranch， CO， USA），可以方便地置入鼻腔。以上的方法部分对经口纤维支气管镜插管同样有效。

有些特殊情况下采用纤维支气管镜插管可能受限，如严重的气道出血会妨碍解剖学标志的识别，镜头被血液污染会使喉部结构显露困难。另外，存在阻塞性或严重气道狭窄时，由于镜体无法通过，纤维支气管镜插管也就无法实施。

可视喉镜

可视喉镜是插管技术的革新，它包含有微型照相机，可以间接观察声门情况。无论是对正常还是困难气道来说，与传统的标准直接喉镜相比，可视喉镜都提供了更佳的视野。将可视喉镜作为清醒插管技术已有许多详细描述，其与传统纤维支气管镜插管相比的优势在于：声门暴露更快、更容易；设备准备方便且不易毁损；在使用之前简单培训就可上手[104]。第一个应用于临床的可视喉镜是 Bullard 喉镜（Gyrus ACMI，Southborough，MA，USA）[7,19]。近年来，GlideScope®（Verathon Medical，Bothell，WA，USA）、Pentax-AWS®(Pentax Corporation，Tokyo，Japan）及 McGrath® 可视喉镜（Aircraft Medical，Edinburgh，UK）都在清醒插管中应用的报道[106,117,118]。

可视喉镜包含一成角度的喉镜片，如 GlideScope® 和 McGrath® 可视喉镜，这样就减少了对传统的"三轴线合一"的声门暴露要求，可以方便地窥视声门。许多文献报道中都有关于视频喉镜在困难气道清醒插管中成功的案例，其中包括合并有上气道新生物及气道阻塞的患者[18,105-107]。由于可视喉镜的镜片均相对较小，前端有角度，所以清醒插管并实施过表面麻醉的患者，进行气道操作仅有轻微的不适感。

Pentax-AWS® 是一款硬质的可视喉镜，其特点在于嵌入了两条通路：一个主要通路用以导引气管导管，另一旁路方便放置吸引管，后者也可放置如 MADgic® 黏膜喷导管来给予局麻药。可以通过与气管导管相连的 Bodai 转换接口放置吸引导管来吸引分泌物和给氧[104,108,109]。实施 Pentax-AWS® 喉镜的局限性在于要求患者张口度至少为 25mm，并且在喉镜片前端抵到会厌谷时需上提，这就要求比其他技术有更完善的气道内麻醉。Pentax-AWS® 喉镜同样也有在经鼻插管中成功应用的报道[101,111]。

可视光棒

另一种可用于清醒插管的设备是硬质的可视光棒。Bonfils Retromolar Intubation Fiberscope ™(Karl Storz GmbH，Tuttlingen，Germany）是一款硬质的纤维喉镜，前端固定呈 40°角。硬质设计可以使光棒更容易绕过气道软组织并观察气道结构，一内径 1.2mm 的工作通道可以直接或通过硬膜外导管给予局部麻醉药[112-115]。Sensascope ™(Acutronic Medial Systems AG，Hirzel，Switzerland）是一款同类设备，由 S 形弯曲的杆身及易操控的可弯折远端组成，同样已成功用于清醒插管[116]。

其他技术

原则上来说，任何可以用于全身麻醉下插管的技术都可用来实施清醒插管。在发明纤维支气管镜之前，通常采用普通喉镜进行直接喉镜检查[4]，尽管这在所有技术中对患者的刺激最大，需要的麻醉程度最深[7]。盲插技术，如经鼻或经口的盲插虽然也有很高的成功率，但应当考虑其若导致上气道出血可能会使接下来要实施的纤维支气管镜插管变得更加困难[4]。存在气道内新生物时不应选用盲插技术。其他成功应用于清醒插管的方法还包括光棒引导下插管、插管型喉罩及逆行导引插管[16,17,20]。

病例分析

一位 73 岁的男性患者，体重 56kg，既往有喉部肿瘤史，2 年前接受过放疗。近 2 个月患者有明显的进行性呼吸短促，加重的喘鸣音以及发声改变。在 2 周前的耳鼻喉科门诊中，实施了诊断性的鼻咽部喉镜检查，发现喉部水肿，增大并塌陷的右杓状软骨和杓—会厌皱襞占据声门上位置，声带无法被完全窥见。PET 检查显示局部复发性肿瘤。其他重要的既往史包括药物控制中的高血压及营养不良。患者准备接受择期气管切开手术,并行直接喉镜检查和病理学活检。已经禁食 12h。

临床处理

麻醉医生回顾了这位患者的病史、临床症状、影像学检查以及最近的诊断性鼻咽部喉镜检查,并与耳鼻喉科主治医生详细讨论制定了气道计划。决定采用经鼻纤维支气管镜插管。术前给予格隆溴铵 0.2mg 及咪达唑仑 1mg 静脉注射。入手术室后取坐位。气道表面麻醉采用 5ml 的 4% 利多卡因喷雾。镇静采用右美托咪定,负荷量 0.5μg/kg,静注大于 10min,然后给予 0.5μg/(kg·h)持续静脉输注。

患者鼻腔放置浸润过 3% 利多卡因及 0.25% 去氧肾上腺素的棉片行黏膜表面麻醉。一旦可以抵达鼻咽后部,通过放置浸润过麻醉药物的棉拭子持续 5min 来阻滞蝶腭神经。为避免发生咳嗽反应及丧失对气道的控制,决定不对喉部进行进一步表面麻醉。操作过程中缓则感觉舒适,听从指令,并主诉感觉到喉咙后部麻木。

通过患者的右侧鼻孔,放置一根 6G 气管导管,经过润滑的纤维支气管镜顺着导管滑下,经过鼻咽部,直至能看到声门。这时发现患者的气道情况与 2 周前的检查类似。纤维支气管镜顺着喉部直至绕过右侧的杓状会厌襞到达声门下区域,未发现狭窄或肿物。气管导管顺着纤维支气管镜置入气管,遇到轻微的阻力。通过双侧肺呼吸音听诊和呼气末二氧化碳监测确认气管导管位置正确。接着开始实施全身麻醉诱导,静注异丙酚 100mg,给予肌松剂罗库溴铵 30mg,并开始机械通气,固定气管导管的位置。

临床要点

- 当面对可预计的困难气道时,清醒气管插管仍是气道管理的金标准。
- 处理严重气道阻塞的患者需格外谨慎,这些情况下需要考虑清醒状态下建立外科气道。
- 事先准备包括仔细了解病史及做体格检查,复习相关的影像学检查资料,并与耳鼻喉科医生商讨制定详细的麻醉计划。
- 麻醉前用药的目的是减少焦虑,提供干燥无分泌物的气道,预防误吸发生,并确保表面麻醉的效果。
- 多数情况下,采用局部麻醉药实施气道表面麻醉足以完成清醒插管,镇静并非都有必要。
- 如确实需要镇静,可以选用苯二氮䓬类、阿片类及其他静脉催眠药物,可以单用或复合使用;用药时需仔细滴定,目标是使患者合作但能维持足够通气。
- 当表面麻醉不完善时,可采用气道神经阻滞来辅助气道麻醉。
- 准备实施清醒气管插管时,在众多供选的麻醉方法中,安全应是首要的考虑因素。
- 接受耳鼻喉科手术、尤其是鼻喉科肿瘤手术的患者中,困难气道的发生率明显要高。
- 清醒插管无绝对禁忌证,除非患者拒绝,或无法合作(如小儿、智力低下、中毒、有暴力倾向等),或有正式文书表明患者对所有已知局部麻醉药物过敏。
- 清醒插管的潜在并发症包括:局麻药中毒、气道损伤、不适、知晓,以及无法安全控制气道等。
- 无论采用哪种设备,在操作实施前必须确保准备到位;操作者必须有若干备选方案,且一旦首选方案失败,能立刻取得备选设备。

- 鼻黏膜和鼻咽部血管极其丰富，当需要实施经鼻插管时，选用合适的血管收缩剂十分必要，因为一旦出血喉部显露会异常困难。

- 清醒插管选用局部麻醉药时，一定要熟悉药物的起效和持续时间、最佳浓度、毒性反应的症状和体征以及最大推荐剂量。

（张 旭 译 乔 晖 李文献 校）

参考文献

1. Arne J, Descoins P, Fusciardi J, et al. Preoperative assessment for difficult intubation in general and ENT surgery: predictive value of a clinical multivariate risk index. *Br J Anaesth* 1998;**80**:140-146.
2. Practice guidelines for management of the difficult airway: a report by the American Society of Anesthesiologists Task Force on Management of the Difficult Airway. *Anesthesiology* 1993;**78**:596-602.
3. Practice guidelines for management of the difficult airway: an updated report by the American Society of Anesthesiologists Task Force on Management of the Difficult Airway. *Anesthesiology* 2003;**98**:1269-1277.
4. Kopman AF, Wollman SB, Ross K, et al Awake endotracheal intubation: a review of 267 cases. *Anesth Analg* 1975;**54**:323-327.
5. Meschino A, Devitt JH, Koch P, et al. The safety of awake tracheal intubation in cervical spine injury. *Can J Anaesth* 1992;**39**: 114-117.
6. Thomas JL. Awake intubation: Indications, techniques and a review of 25 patients. *Anaesthesia* 1969;**24**:28-35.
7. Benumof JL. Management of the difficult adult airway, with special emphasis on awake tracheal intubation. *Anesthesiology* 1991;**75**:1086-1110.
8. Reed AP, Han DG. Preparation of the patient for awake fiberoptic intubation. *Anesthesiol Clin North Am* 1991;**9**:69-81.
9. Bailenson G, Turbin J, Berman R. Awake intubation - indications and technique. *Anesth Prog* 1967;**14**:272-278.
10. Mason RA, Fielder CP. The obstructed airway in head and neck surgery. *Anaesthesia* 1999;**54**:625-628.
11. Barash PG, Cullen BF, Stoelting RK, et al. *Clinical Anesthesia*, 6th edn. Philadelphia: Lippincott Williams & Wilkins; 2009.
12. Miller RD, ed. *Miller's Anesthesia*, 7th edn. Philadelphia: Elsevier Churchill Livingstone; 2009.
13. Benumof JL, Scheller MS. The importance of transtracheal jet ventilation in the management of the difficult airway. *Anesthesiology* 1989;**71**:769-778.
14. Boucek CD, Gunnerson HB, Tullock WC. Percutaneous transtracheal high-frequency jet ventilation as an aid to fiberoptic intubation. *Anesthesiology* 1987;**67**:246-249.
15. Reed AP. Preparation of the patient for awake flexible fiberoptic bronchoscopy. *Chest* 1992;**101**:244-253.
16. Hamard F, Ferrandiere M, Sauvagnac X, et al. Propofol sedation allows intubation of the difficult airway with the Fastrach LMA. *Can J Anesth* 2005; **52**:421-427.
17. Xue F, He N, Liao X, et al Clinical assessment of awake endotracheal intubation using the lightwand technique alone in patients with difficult airways. *Chin Med J* 2009;**122**:408-415.
18. Doyle DJ. Awake intubation using the GlideScope video laryngoscope: initial experience in four cases. *Can J Anaesth* 2004;**51**:520-521.
19. Cohn Al, McGraw SR, King WH. Awake intubation of the adult trachea using the Bullard laryngoscope. *Can J Anaesth* 1995;**42**:246-248.
20. Raval C, Patel H, Patel P, et al. Retrograde intubation in a case of ankylosing spondylitis posted for correction of deformity of the spine. *Saudi J Anaesth* 2010; 4:38-41.
21. Stoelting RK. Anticholinergic drugs. In *Pharmacology and Physiology in Anesthetic Practice*, 3rd edn. Philadelphia: Lippincott Williams & Wilkins; 2005.
22. Gross JB, Hartigan ML, Schaffer DW. A suitable substitute for 4% cocaine before blind nasotracheal intubation: 3% lidocaine-0.25% phenylephrine nasal spray. *Anesth Analg* 1984;**63**:915-918.
23. Kallar SK, Everett LL. Potential risks and preventive measures for pulmonary aspiration: new concepts in preoperative fasting guidelines. *Anesth Analg* 1993;**77**:171-182.
24. White PF, Recart Friere A. Ambulatory outpatient anesthesia. In Miller RD, ed. *Miller's Anesthesia*, 6th edn. Philadelphia: Elsevier Churchill Livingstone; 2005.pp. 2589-2636.
25. Walsh M, Shorten G. Preparing to perform an awake fiberoptic intubation. *Yale J Biol Med* 1998;**71**:536-549.
26. Reves JG, Glass PSA, Lubarsky DA, et al. Intravenous nonopioid anesthetics. In Miller RD, ed. *Miller's Anesthesia*, 6th edn. Philadelphia: Elsevier Churchill Livingstone; 2005.pp. 316-378.
27. Murphy PJ, Erskine R, Langton JA. The effect of intravenously administered diazepam, midazolam and flumazenil on the sensitivity of upper airway reflexes. *Anaesthesia* 1994;**49**: 105-110.
28. Reed AP. Preparation for intubation of the awake patient. *Mt Sinai J Med* 1995;**62**:10-20.
29. Puchner W, Egger P, Lockinger A, et al. Evaluation of remifentanil as

single drug for awake fiberoptic intubation. *Acta Anaesthesiol Scand* 2002; **46**:350-354.

30. Lee MC, Absalom AR, Menon DK, *et al.* Awake insertion of the laryngeal mask airway using topical lidocaine and intravenous remifentanil. *Anaesthesia* 2006;**61**:32-35.

31. Reves JG, Fragen RJ, Vinik HR, *et al.* Midazolam: pharmacology and uses. *Anesthesiology* 1985;**62**:310-324.

32. Hendrickx JF, Eger El 2nd, Sonner JM, *et al.* Is synergy the rule? A review of anesthetic interactions producing hypnosis and immobility. *Anesth Analg* 2008;**107**:494-506.

33. Lichtenbelt BJ, Olofsen E, Daha A, *et al.* Propofol reduces the distribution and clearance of midazolam. *Anesth Analg* 2010;**110**:1596-1606.

34. Ben-Shlomo I, Tverskoy M, Fleyshman G, *et al.* Intramuscular administration of lidocaine or bupivacaine alters the effect of midazolam from sedation to hypnosis in a dose-dependent manner. *J Basic Clin Physiol Pharmacol* 2003;**14**:256-263.

35. White PF, Shafer A, Boyle WA 3rd, *et al.* Benzodiazepine antagonism does not provoke a stress response. *Anesthesiology* 1989;**70**:636-639.

36. Amrein R, Hetzel W. Clinical pharmacology of flumazenil.*Eur J Anaesthesiol Suppl* 1988;**2**: 15-24.

37. Fukuda K. Intravenous opioid anesthetics. In Miller RD, ed. *Miller's Anesthesia*, 6th edn. Philadelphia: Elsevier Churchill Livingstone; 2005. pp. 379-438.

38. Machata AM, Gonano C, Holzer A, *et al.* Awake nasotracheal fiberoptic intubation: patient comfort, intubating conditions, and herrfodynamic stability during conscious sedation with remifentanil. *Anesth Analg* 2003;**97**:904-908.

39. Shafer SL, Varvel JR. Pharmacokinetics, pharmacodynamics, and rational opioid selection. *Anesthesiology* 1991;**74**:53-63.

40. Randell T, Valli H, Lindgren L. Effects of alfentanil on the responses to awake fiberoptic nasotracheal intubation. *Acta Anaesthesiol Scand* 1990;**34**: 59-62.

41. Atkins JH, Mirza N. Anesthetic considerations and surgical caveats for awake airway surgery. *Anesthesiol Clin* 2010;**28**:555-575.

42. Mingo OH, Ashpole KJ, Irving CJ, *et al.* Remifentanil sedation for awake fibreoptic intubation with limited application of local anesthetic in patients for elective head and neck surgery. *Anaesthesia* 2008;**63**:1065-1069.

43. Machata AM, Gonano C, Holxer A, *et al.* Awake nasotracheal fiberoptic intubation: patient comfort, intubating conditions, and hemodynamic stability during conscious sedation with remifentanil. *Anesth Analg* 2003;**97**:904-908.

44. Rai MR, Parry TM, Dombrovskis A, *et al.* Remifentanil target-controlled infusion vs propofol target-controlled infusion for conscious sedation for awake fibreoptic intubation: a doubleblinded randomized controlled trial. *Br J Anaesth* 2008;**100**: 125-130.

45. Teganeh N, Roshani B, Azizi B, *et al.* Target-controlled infusion of remifentanil to provide analgesia for awake nasotracheal fiberoptic intubations in cervical trauma patients. *J Trauma* 2010;**69**:1185-1190.

46. Xu YC, Xue FS, Luo MP, *et al.* Median effective dose of remifentanil for awake laryngoscopy and intubation. *Chin Med J (Engl)* 2009;**122**: 1506-1512.

47. Cafiero T, Esposito F, Fraioli G, *et al.* Remifentanil-TCI and propofol-TCI for conscious sedation during fibreoptic intubation in the acromegalic patient. *Eur J Anaesth* 2008;**25**:670-674.

48. Ackerman WE, Phero JC, Theodore GT. Ineffective ventilation during conscious sedation due to chest wall rigidity after intravenous midazolam and fentanyl. *Anesth Prog* 1990;**37**: 46-48.

49. Jaffe TB, Ramsey FM. Alleviation of fentanyl-induced truncal rigidity. *Anesthesiology* 1983;**58**:562-564.

50. Belleville JP, Ward DS, Bloor BC, *et al.* Effects of intravenous dexmedetomidine in humans, I: sedation, ventilation, and metabolic rate. *Anesthesiology* 1992;**77**:1125-1133.

51. Coursin DB, Coursin DB, Maccioli GA. Dexmedetomidine. *Curr Opin Crit Care* 2001;**7**:221- 226.

52. Ebert TJ, Hall JE, Barney JA, *et al* The effect of increasing plasma concentrations of dexmedetomidine in humans. *Anesthesiology* 2000;**93**:382-394.

53. Abdelmalak B, Makary L, Hoban J, *et al.* Dexmedetomidine as sole sedative for awake intubation in management of the critical airway. *J Clin Anesth* 2007;**19**:370-373.

54. Bergese SD, Khabiri B, Roberts WD, *et al.* Dexmedetomidine for conscious sedation in difficult awake fiberoptic intubation cases. *J Clin Anesth* 2007;**19**:141-144.

55. Bergese SD, Bender SP, McSweeney TD, *et al.*A comparative study of dexmedetomidine with midazolam and midazolam alone for sedation during elective awake fiberoptic intubation. *J Clin Anesth* 2010;**22**:35-40.

56. Avitsian R, Lin J, Lotto M,*et al.* Dexmedetomidine and awake fiberoptic intubation for possible cervical spine myelopathy.*J Neurosurg Anesthesiol* 2005;**17**:96-99.

57. Bergese SD, Candiotti KA, Bokesch PM, *et al.* A Phase Illb, randomized, double-blind, placebo-controlled, multicenter study evaluating the safety and efficacy of dexmedetomidine for sedation during awake fiberoptic intubation. *Am J Ther* 2010;**17**:586-595.

58. *Precedex [package insert]*. Lake Forest, IL: Hospira, Inc.; 2008.

59. Ustiin Y, Gundiiz M, Erdogan O, *et al.* Dexmedetomidine vs.midazolam in outpatient third molar surgery. *JOral Maxillofac Surg* 2006;**64**:1353-1358.

60. Bloor BC, Ward DS, Belleville JP, *et al.* Effects of intravenous dexmedetomidine in humans, II: hemodynamic changes. *Anesthesiology* 1992;**77**:1134-1142.

61. Perouansky MA, Hemmings HC Jr. Intravenous anesthetic agents. In Hemmings HC Jr, Hopkins PM, eds. *Foundations of Anesthesia, Basic and Clinical Sciences*, 2nd edn. St. Louis: Mosby; 2006. pp. 295-310.

62. Iravani M, Wald SH. Dexmedetomidine and ketamine for fiberoptic intubation in a child with severe mandibular hypoplasia. *J Clin Anesth* 2008;**20**:455-457.

63. Scher CS, Gitlin MC. Dexmedetomidine and low-dose ketamine provide adequate sedation for awake fiberoptic intubation. *Can J Anaesth* 2003;**50**:606-610.

64. Coppen JE, Fox JWC. Endobronchial intubation under neuroleptanalgesia for a patient with severe hemoptysis. *Anesth Analg* 1968;**47**:70-71.

65. Redden RL, Biery KA, Campbell RL. Arterial oxygen desaturation during awake endotracheal intubation. *Anesth Prog* 1990;**37**:201-204.

66. *Droperidol [package insert]*. Lake Forest, IL: Hospira, Inc.; 2004.

67. Ho AMH, Chung DC, To EWH, *et al*. Total airway obstruction during local anesthesia in a nonsedated patient with a compromised airway. *Can J Anesth* 2004;**51**:838-841.

68. Day RO, Chalmers DRC, Williams KM,*et al*. Death of a healthy volunteer in a human research project: implications for Australian clinical research. *Med JAust* 1998;**168**:449-451.

69. Case report on death of University of Rochester student issued; available at: http://www. health.state. ny.us/press/releases/ 1996/wan. htm. Accessed January 2012.

70. Adriani J, Zepernick R, Arens J, *et al*. The comparative potency and effectiveness of topical anesthetics in man. *Clin Pharmacol Ther* 1964;**5**:49-62.

71. Perry LB. Topical anesthesia for bronchoscopy. *Chest* 1978;**73**:691-693.

72. Strichartz GR, Berde CB. Local anesthetics. In Miller RD, ed. *Miller's Anesthesia*, 6th edn. Philadelphia: Elsevier Churchill Livingstone; 2005. pp. 573-604.

73. Simmons ST, Schleich AR. Airway regional anesthesia for awake fiberoptic intubation. *Reg Anesth Pain Med* 2002;**27**:180-192.

74. British Thoracic Society guidelines on diagnostic flexible laryngoscopy. *Thorax* 2001; **56**:1-21.

75. Langmack EL, Martin RJ, Pak J, *et al*. Serum lignocaine concentrations in asthmatics undergoing research bronchoscopy. *Chest* 2000;**117**:1055-1060.

76. Parkes SB, Butler CS, Muller R. Plasma lignocaine concentration following nebulization for awake intubation. *Anaesth Intensive Care* 1997;**25**:369-371.

77. Wieczorek PM, Schricker T, Vinet B, *et al*. Airway topicalization in morbidly obese patients using atomized lidocaine: 2% compared with 4%. *Anaesthesia* 2007;**62**:984-988.

78. Xue FS, Liu HP, He N, *et al*. Spray-as-you-go airway topical anesthesia in patients with a difficult airway: a randomized, double-blind comparison of 2% and 4% lidocaine. *Anesth Analg* 2009;**108**:536-543.

79. Donlon JV Jr, Doyle DJ, Feldman MA. Anesthesia for eye, ear, nose, and throat surgery. In Miller RD, ed. *Miller's Anesthesia,* 6th edn. Philadelphia, Elsevier Churchill Livingstone, 2005; 2526-2556.

80. Novaro GM, Aronow HD, Militello MA, *et al*. Benzocaine-induced methemoglobinemia: experience from a high-volume transesophageal echocardiography laboratory.*J Am Soc Echocardiogr* 2003;**16**:170-175.

81. Douglas WW, Fairbanks VF. Methemoglobinemia induced by a topical anesthetic spray (cetacaine). *Chest* 1977;**71**: 586-591.

82. Sandza JG Jr, Roberts RW, Shaw RC, *et al*. Symptomatic methemoglobinemia with a commonly used topical anesthetic, cetacaine. Ann *Thorac Surg* 1980;**30**:186-190.

83. Murphy MF, Sedation and anesthesia for awake intubation. In Walls RM, Murphy MF, eds. *Manual of Emergency Airway Management*, 3rd edn. Philadelphia: Lippincott Williams and Wilkins; 2008. pp. 94-103.

84. Chung DC, Mainland PA, Kong AS. Anesthesia of the airway by aspiration of lidocaine. *Can J Anaesth* 1999;**46**:215-219.

85. Ovassapian A. *Fiberoptic Airway Endoscopy in Anesthesia and Critical Care*. New York: Raven Press; 1990.

86. Bourke DL, Katz J, Tonneson A. Nebulized anesthesia for awake endotracheal intubation. *Anesthesiology* 1985;**63**:690-692.

87. Kundra P, Kutralam S, Ravishankar M. Local anesthesia for awake fiberoptic nasotracheal intubation. *Acta Anaesthesiol Scand* 2000;**44**:511-516.

88. Roberts JT. Anatomy and patient positioning for fiberoptic laryngoscopy. *Anesthesiol Clin North Am* 1991;**9**:53.

89. Standring S. *Gray's Anatomy, the Anatomical Basis of Clinical Practice*, 40th edn. Philadelphia: Churchill Livingstone; 2009.

90. Hagberg CA. Airway blocks. In Chelly JE, ed. *Peripheral Nerve Blocks: A Color Atlas*, 3rd edn. Philadelphia: Lippincott Williams & Wilkins; 2008. pp. 176-184.

91. Mulroy MF. *Regional Anesthesia, An Illustrated Procedural Guide,* 4th edition. Philadelphia, Lippincott Williams 8c Wilkins, 2008.

92. Henthorn RW, Amayem A,Ganta R. Which method for intraoral glossopharyngeal nerve block is better? *Anesth Analg* 1995;**81**:1113-1114.

93. Saliba DL, McCutchen TA, Laxton MJ, *et al*. Reliable block of the gag reflex in one minute or less. *J Clin Anesth* 2009;**21**:463.

94. Kodama K, Seo N, Murayama T, *et al*. Glossopharyngeal nerve block for carotid sinus syndrome. *Anesth Analg* 1992;**75**:1036-1037.

95. DeMeester TR, Skinner DB,Evans RH, *et al*. Local nerve block anesthesia for peroral endoscopy. *Ann*

81

Thorac Surg 1977;**24**:278-283.

96. Gotta AW, Sullivan CA. Anaesthesia of the upper airway using topical anaesthetic and superior laryngeal nerve block. Br *J Anaesth* 1981;53:1055-1058.

97. Furlan JC. Anatomical study applied to anesthetic block technique of the superior laryngeal nerve. *Acta Anaesthesiol Scand* 2002;**46**:199-202.

98. Manikandan S, Neema PK, Rathod RC. Ultrasound-guided bilateral superior laryngeal nerve block to aid awake endotracheal intubation in a patient with cervical spine disease for emergency surgery. *Anaesth Intensive Care* 2010;**38**:946-948.

99. Wiles JR, Kelly J, Mostafa SM. Hypotension and bradycardia following superior laryngeal nerve block. *Br J Anaesth* 1989;**63**:125-127.

100. Walts LF, Kassity KJ. Spread of local anesthesia after upper airway block. *Arch Otolaryngol* 1965;**81**:76-79.

101. Gold MI, Buechel DR. Translaryngeal anesthesia: a review. *Anesthesiology* 1959;**20**:181-185.

102. Wong DT, McGuire GP. Subcutaneous emphysema following transcricothyroid membrane injection of local anesthetic. *Can J Anaesth* 2000;**47**:165-168.

103. Ovassapian A, Krejcie TC, Yelich SJ, *et al*.Awake fibreoptic intubation in the patient at high risk of aspiration. *Br J Anaesth* 1989;**62**:13-16.

104. Jarvi K, Hillermann C, Danha, *et al*.Awake intubation with the Pentax Airway Scope. *Anaesthesia* 2011;**66**:314.

105. Xue FS, Li CW, Zhang GH, *et al*. GlideScope®-assisted awake fibreoptic intubation: initial experience in 13 patients. *Anaesthesia* 2006;**61**:1014-1015.

106. McGuire BE. Use of the McGrath video laryngoscope in awake patients. *Anaesthesia* 2009;**64**:912-914.

107. Uslu B, Damgaard Nielsen R, Kristensen BB. McGrath® videolaryngoscope for awake tracheal intubation in a patient with severe ankylosing spondylitis. *Br J Anaesth* 2010;**104**:118-119.

108. Suzuki A, Kunisawa T, Takahata O, *et al*.Pentax-AWS (Airway Scope®) for awake tracheal intubation.*Clin Anesth* 2007;**19**:642-646.

109. Hirabayashi Y, Seo N. Awake intubation using the Airway Scope. *J Anesth* 2007;**21**:529-530.

110. Asai T. Pentax-AWS videolaryngoscope for awake nasal intubation in patients with unstable necks. *Br J Anaesth* 2010;**104**:108-111.

111. Xue FS, Xiong J, Yuan YJ, *et al*. Pentax-AWS videolaryngoscope for awake nasotracheal intubation in patients with a difficult airway. *Br J Anaesth* 2010;**104**:505.

112. Mazeres JE, Lefranc A, Cropet C, *et al*. Evaluation of the Bonfils intubating fibrescope for predicted difficult intubation in awake patients with ear, nose, and throat cancer. *Eur J Anaesth* 2011;**28**:646-650.

113. Corbanese U, Possamai C. Awake intubation with the Bonfils fibrescope in patients with difficult airway. *Eur J Anaesth* 2009;**26**:836-841.

114. Xue FS, Luo MP, Liao X, *et al*. Airway topical anesthesia using the Bonfils fiberscope. *J Clin Anesth* 2009;**21**:154-155.

115. Abramson SI, Holmes AA, Hagberg CA. Awake insertion of the Bonfils retromolar intubation fiberscope in five patients with anticipated difficult airways. *Anesth Analg* 2008;**106**:1215-1217.

116. Greif R, Kleine-Brueggeney M, Theiler L. Awake tracheal intubation using the Sensascope™ in 13 patients with an anticipated difficult airway. *Anaesthesia* 2010;**65**:525-528.

117. Choi GS, Park SI, Lee EH, Yoon SH. Awake Glidescope® intubation in a patient with a huge and fixed supraglottic mass - a case report. *Korean J Anesthesiol* 2010;**59**:S26-29.

118. Jeyadoss J, Nanjappa N, Nemeth Awake intubation using Pentax D. AWS videolaryngoscope after failed fibreoptic intubation in a morbidly obese patient with a massive thyroid tumour and tracheal compression. *Anaesth Intensive Care* 2011;**39**(2):311-312.

耳鼻喉科创伤患者的麻醉

第7章

引言

在美国,每年因头部外伤入院的患者占总外伤住院患者的 10%~15%(大约230 000 人),成为因创伤住院的第二大原因[1]。头部外伤同时也是美国 40 岁以下人群主要的致残和死亡原因[2]。导致头部外伤的主要原因在美国主要是车祸和坠落,其他常见原因还包括运动意外和遭受袭击。

由于涉及气道,颌面部创伤患者给麻醉医生带来了巨大挑战。创伤累及头颈部时,患者常因正常解剖结构的中断和扭曲、组织水肿、异物碎片、呕吐物或出血等导致气道阻塞。颅面创伤多有舌或咽喉结构变形而影响气道的通畅度。脑外伤可使气道失去中枢性保护作用。颈部外伤如合并喉部损伤则直接导致气道堵塞。关于本章将要讨论的耳鼻喉科创伤患者的气道管理原则,首当其冲的原则是:当面临无法快速建立气道的情况时,必须立即设法建立外科气道。据文献报道,74% 的喉外伤者需要高级气道管理技术[3]。

文献报道,约有 6% 的颌面部外伤合并有颈髓损伤[4-6],因此所有颌面部外伤患者都应视为合并颈髓损伤的高危人群,此后再通过临床和影像学检查来排除。

处理其他创伤患者的一般麻醉原则同样适用于耳鼻喉科创伤患者。麻醉医生应该是初级复苏的执行者和气道的主要管理者。

初步筛查:ABCDE

创伤高级生命支持(ATLS)课程详述了一系列筛查项目并定义了评估和施救的优先次序。针对医生的创伤生命支持培训项目已成为得到最广泛认可的项目。初步筛查包括ABCDE 五项内容:A 代表气道,B 代表呼吸,C 代表循环,D 代表功能障碍和精神评估,E 代表暴露和全身检查以发现其他创伤。完成初步筛查用时 2~5min,同时应由专业创伤救治人员立即提供适当的治疗。初步筛查完成后,应进行更复杂的二级和三级筛查。

气道管理

处理创伤患者首要的原则是给予通气和氧合,应由经验丰富的医务人员为头颈部创伤患者进行气道管理。只有了解创伤的类型、解剖以及及时施救才有可能实现最佳的气道管理。氧合和通气失败多源于休克、正常解剖结构破坏以及中枢神经系统创伤。

应给予创伤患者高流量吸氧,同时监测脉搏氧饱和度。还需备有通畅的负压吸引装置以防患者出现呕吐。颈髓可能受损的患者需放置硬质颈托使颈部处于制动状态,以免加剧进一步损害。虽然将患者置于嗅花位有助于喉镜的暴露,但是禁用于有潜在颈髓损害的患者。即使体位不受限制,在带有颈托和下颌骨粉碎性骨折的患者中,要完成推下颌和提下颏也是非常困难的。由于这个动作可使颈髓移位,所以应固定头部以防止颈髓进一步损伤[7]。

对于是否应给予面中部骨折的患者口咽通气道或鼻咽通气道必须深思熟虑。咽反射完整的患者通常不能耐受口咽通气道。口咽通气道尺寸不恰当或位置放置不当都会导致上呼吸道堵塞[8]。放置鼻咽通气道的危险在于加剧鼻出血(甚至在没有面中部损伤的患者中导致鼻出血)。迄今为止,绝大部分学者不赞同给面中部损伤和可疑前颅底骨折的患者使用鼻咽通气道,很多文章报道了鼻咽通气道误入颅内的不良事件[9~11],因此,盲法插入鼻咽通气管对这类患者应该避免。

经验丰富的医生会选择气管插管或选择环甲膜切开作为其掌控气道的可靠手段。一旦出现以下情况,应立刻进行气管插管:①不能氧合和通气;②不能维持合适的气道;③潜在损伤和生理情况可能导致气道不能维持、不能氧合或通气。

依循 ATLS 和创伤手术东部协会(The Eastern Association for the Surgery of Trauma)所制定的有关指南,气管插管的适应证如下:①双侧下颌骨骨折;②口腔内大出血;③保护性咽喉反射消失;④严重认知功能损害,如 GCS 评分 <8 或评分以 > 2 分的速度快速下降;⑤惊厥;⑥血气分析每况愈下;⑦急性呼吸道阻塞;⑧低通气;⑨吸氧不能改善的严重低氧血症;⑩严重出血性休克;⑪ 心脏骤停。

在经口气管插管时,应将疑有颈髓损伤的患者置于颈部线性固定位。尸体解剖和临床研究证实,颈椎线性制动不会导致脊髓的损伤[13~15]。也有报道认为采用 MacCoy 喉镜和弹性探条能较少颈髓移动[16]。然而,一旦颈伸展受限,患者不能处于嗅花位,声带的暴露将大大受限。所以许多临床医生宁愿采用其他气道管理手段。

和直接喉镜相比,采用 GlideScope[17]、插管型喉罩[18]、Macintosh 视频喉镜、光棒[17]或者 Bullard 喉镜[18]可以在避免移动颈部脊髓的情况下提供气管插管条件。这些设备的缺点在于紧急情况下不像直接喉镜那样随手可得,而且操作也比较耗时。

和直接喉镜相比,经口或经鼻纤维支气管镜插管已被证实对颈椎移动的影响最小[13,14]。严重创伤致面中部或颅底骨折时应尽量避免经鼻气管插管,因为导管可能会穿越颅骨[19~22]。颅底骨折的患者常呈现 Battle 征象(耳后血肿)和熊猫眼(眶周血肿)。这时即使是经验丰富的麻醉医生也很难得心应手地用纤维支气管镜进行插管,因为操作过程中血或者分泌物会模糊镜头,导致视野不清[23]。诱导过程中采用清醒纤维支气管镜插管的优势在于保持患者气道通畅,避免反流误吸。患者能够保持安静和配合是清醒纤维支气管镜插管的首要条件,所以清醒气管插管并不适用于中毒或者躁动患者。清醒气管插管需要进行口、鼻腔黏膜的表面麻醉,方法包括局部喷雾、注射或经口、鼻雾化吸入局麻药。

逆行导引是另一种可以对可疑颈髓损伤患者行气管插管的方法。首例逆行气管插管可以追溯到 1960 年。当时记载逆行气管插管的实施过程为:穿刺针穿破环甲膜,将硬膜外导管或弹性导丝经穿刺针送入口咽腔。将导丝或硬膜外导管引出口腔并固定于气管导管头端的 Murphy 孔。一篇回顾 24 例逆行气管插管资料的文献显示,麻醉医生为所有患者(100%)成功实施了逆行气管插管,一次成功率为88%[24]。虽然这种气道管理方式被 ASA 困难气道管理流程所纳入[25],但是在创伤患者中使用的经验非常有限[24]。

如 ASA 困难气道处理流程所述,一旦出现无法用气管插管控制气道的情况,应考虑采用声门上通气装置或食管堵塞导管[25]。遇到无法气管插管和无法通气的情况,经典的喉罩或许能解决通气问题,但这只能作为一种权宜之计,因为患者仍存在反流误吸危险。2007 年问世的 LMA Supreme 喉罩拥有一方便胃管置入的内置引流管,同时其与口咽腔解剖相吻合的弧度也方便了盲法置入[26]。同样,LMA Supreme 喉罩并非百分百地确保气道安全,但是和经典的喉罩相比,其在急救进行通气时具有相当的优势。

外科气道

如果无法在短时间内用各种非外科手段控制气道,那么建立外科气道就显得刻不容缓。上气道创伤(喉—气管创伤)或插管失败后的急性上呼吸道梗阻需行环甲膜或气管切开术。针对耳鼻喉创伤患者行气管插管尝试前必须做好外科气道准备。一旦插管失败,应首选经针穿刺或切开环甲膜建立外科气道。之所以切开环甲膜是因为其位置表浅,血管不丰富,且操作成功率高达 90%[27]。环甲膜切开的并发症据报道为 28.7%[12],包括气胸、切开失败、出血、通气管不在气管内及切开后导致的气管狭窄。对于儿童,经穿刺针环甲膜穿刺就能确保良好的通气和氧合。因此,在建立更可靠的外科气道前,环甲膜穿刺常可以使患者生命获得喘息之机。

创伤类型

喉外伤

喉外伤患者的气道管理策略目前尚无共识。对这类患者尝试进行气管插管通常难以成功。下述各种迹象提示喉外伤:颈前部疼痛和瘀青,声嘶和喘鸣,皮下气肿和捻发音。最近对 19 位呼吸消化道损伤的患者进行回顾分析发现,所有患者存在皮下气肿,21%的患者有吞咽困难,63% 的患者有喘鸣或声嘶[28]。对喉部创伤的患者试图气管插管可能医源性地加重创伤和彻底丢失原已十分脆弱的气道。如果非得尝试气管插管,可以考虑经纤维支气管镜插入小号的气管导管。一旦尝试失败,应懂得放弃,转而求助于建立外科气道。声门上通气装置也不推荐用于喉部损伤的患者,因为正压通气会加重皮下气肿的发展。

下颌骨骨折

面部骨折最常见的是鼻骨骨折,其次是下颌骨骨折。下颌骨损伤可能累及气道,尤其是双侧下颌骨骨折更需引起警惕。因为双侧下颌骨骨折可能导致连枷下颚和口咽腔向咽后壁塌陷。由此产生的急性上呼吸道梗阻急需进行气管插管或者建立外科气道来解除。对于有牙齿的患者,耳鼻喉科医生可在有牙患者通过口腔放置"马勒线"("bridle wire")来暂时解除急性气道梗阻。下颌骨骨折还常累及血管,包括颈内动脉和下牙槽动脉(位于下颌管内)。处理严重出血时需要合适的照明和吸引。虽然可以通过填塞或局部压迫进行止血,血管损伤后最可靠的解决方法是在血管造影指导下进行血管栓塞。

85

上颌骨骨折

上颌骨骨折通常导致严重出血和呼吸道误吸碎牙、血以及软组织。Rene Le Fort 通过尸体解剖将上颌骨骨折分为 3 型[29]。Le Fort 骨折 I 型：骨折沿着齿槽上缘横向裂开，并累及后鼻孔，将上牙槽从面中部骨骼中断离出来。这类骨折通常由于面中部以下遭受了外力。Le Fort 骨折 II 型：受力点位于上颌骨中位或稍下方，常累及眶下缘，呈锥形（上颌骨—鼻—上颌骨）从颅面部骨骼中断裂开。Le Fort 骨折 III 型：比较少见，通常源自于鼻梁水平或上颌骨高位的钝性受力。这种类型的骨折可导致面部骨架和颅底的分离。

面部损伤的患者通常因为疼痛和牙关紧闭导致张口困难，麻醉诱导后可松弛，便于完成气管插管。

脊髓损伤

诊疗常规提示：在确诊之前，任何顿挫伤的患者都应怀疑同时合并有颈髓损伤。据统计，有 5%～10% 的外伤患者合并颈脊髓损伤[30]，而在颌面部外伤的患者中，并发颈髓损伤的概率高达 6%[4-6]。

应该快速判断患者是否存在颈髓损伤以便进行及时颈部制动[31]。在排除脊髓损伤之前可进行人工制动，放置硬质颈托，侧卧制动或包扎制动进行颈髓防护。

许多情况下无需影像学检查，而仅依靠临床征象即可排除脊髓损伤。如果符合下述征象可排除颈髓受损：①完全清醒，如 GSC 评分 14 或 15；②不存在中毒或饮酒的情况；③深触诊未引发疼痛或脊髓压痛；④主动活动时，无疼痛和神经系统变化。

然而，绝大多数医务人员主张在进行影像学检查确认或排除颈髓损伤之前必需予以颈部制动。在昏迷的多发伤或脑外伤患者，很难依靠临床征象去判断颈部脊髓是否受损。在这种情况下，需要进行 CT、MRI 和透视检查来评判颈髓状况[32]。影像学平片检查无法对所有的脊髓损伤进行诊断[33]，假阴性率为 10%[34,35]。

目前认为仅依靠 ATLS 中三种标准位置的平片检查（侧位片，正位，张口露齿位）来诊断脊髓损伤的情况不是完全可靠的[36]，通常来说这三种位置的平片只能筛选出大约 90% 的颈脊髓损伤[33]。在脑损伤和 CT 检查提示脑异常的患者中，平片诊断颅底颈椎交界处损伤的假阴性率大约是 10%[34,35]。螺旋 CT 诊断颈髓损伤的假阴性率低于 0.5%[32,37]。以上任何诊断方法，仍可能漏过对单纯颈韧带撕裂的诊断，这些患者无疑仍是颈髓损伤的高危人群。

为了确定能消除对颈椎损伤的担忧，医生可能选择让患者恢复一段时间以作出临床评估。然而，过度的颈部制动反而可能增加病残率和死亡率。对诊断颈脊髓损伤敏感度最高的影像学检查是磁共振成像（MRI），其对平片和 CT 漏诊的韧带和软组织损伤检出率可达 25%，而另一种检查颈髓损伤的手段是动态透视，它要求检查人员具有丰富的经验，而且需要动态跟踪颈椎不同体位时的影像变化。目前为止，还没有足够证据支持动态透视较同时进行 X 线平片与 CT 检查更有优势[31]。

吸入创伤

和处理其他创伤患者一样，在处理有鼻咽部吸入伤的患者时应首先评估患者气道的损伤程度。首要处理为吸纯氧、监测脉搏氧饱和度。凡患者出现喘鸣、声嘶和气促等都提示即将出现气道梗阻,这时应设法迅速开放气道。

　　吸入伤通常由于患者误吸入了毒气或化学物质,损害了支气管和肺泡的结构和功能。热损伤通常局限于上呼吸道。支气管镜下,化学伤造成的气道黏膜损害其典型表现为中性白细胞介导的炎性反应,包括红斑、水肿和含碳的黑色分泌物。需及时吸引,以免造成支气管堵塞而引起肺内分流。

总结

　　头颈部创伤患者的麻醉应该遵循 ATLS 的基本流程。只有充分了解气道的解剖结构、预见气道创伤的不良后果并能熟练运用各种气道装置才能掌控气道。如果患者为困难气道或者存在扭曲的气道解剖改变,应果断求助于外科气道的建立。

病例分析

　　毋容置疑,世界各地任何一位急诊科医生在面对一名严重头颈部创伤合并呼吸窒迫的患者时,都会不寒而栗。在气道管理的圈子里,下面一个半神话似的故事常作为一个警世故事在流传。

　　一位总体上健康的年轻人,撞上了户外悬空的有线电视电缆。他拨打了急救电话,急救者飞速赶到。面对面部血肉模糊、明显被某种电线深深割伤的患者,急救者感到手足无措:患者貌似颈首分离,奄奄一息。"现在根本无从下手控制气道",这位施救者想。

　　如同所担忧的,即使做了最充分的吸引,仍然无法找到经口气管插管的径路,经鼻插管看来也无可能。视野所及之处只是血和分泌物。急救医生放弃气管插管转而进行面罩

通气,但是即使放置了口咽通气道或者经过一个看起来像是鼻子的部位插入了鼻咽通气道,通气效果仍未改善。情急之中,他想起了导师的话:"如果不能通气也不能插管,那就到了你使用铁家伙的时候了"。他操起了一枚 15G 的手术刀片,向他认为是气道的方向前进。当他接近并吸引时发现,气管几乎已被导线离断。经过充分吸引和清理,气管腔终于被充分暴露。接下来的事简单且顺理成章:确认远端气管,将气管导管朝隆突方向送入。

临床要点

- 头颈部外伤患者常因解剖破坏、组织水肿、异物碎片、呕吐物或出血等导致呼吸道阻塞。脑外伤后气道因中枢调控受损而丧失部分自我保护。

- 面中部骨折或可疑前颅底骨折的患者,置入鼻咽通气道时可能误入颅内,需慎重。

- 喉外伤患者进行气管插管可能带来进一步的医源性损伤或者丢失本已十分脆弱的气道。如果尝试进行气管插管,应首选纤维支气管镜和小号的气管导管。

- 不推荐将声门上通气装置常规用于喉外伤患者,因为正压通气会加剧皮下气肿的发展。

- 如果不能快速控制气道,应考虑建立外科气道。

- 排除颈髓损伤最合适的影像学检查为 MRI,它可检测出25%被CT检查所遗漏的韧带和软组织损伤。

- 符合下列临床征象可以排除颈部脊髓损伤:
  - 患者完全清醒,如GCS 14或15。
  - 患者无吸毒和饮酒。
  - 患者无有疼痛表现的伸展伤。
  - 深触诊未引出疼痛或脊柱压痛。
  - 自主活动时没有疼痛和神经系统异常。

　　　　　　　　（沈　霞译　李文献校）

87

参考文献

1. Thurman D, Guerrero J. Trends in hospitalization associated with traumatic brain injury. *JAMA* 1999;**282**:954-957.

2. Web-Based Injury Statistics Query and Reporting System (WISQARS). *National Center for Injury Prevention and Control;* 2007.

3. Verschueren DS, Bell RB, Bagheri SC, Dierks EJ, Potter BE. Management of laryngo-tracheal injuries associated with craniomaxillofacial trauma. *J Oral Maxillofac Surg* 2006;**64**:203-214.

4. Beirne JC, Butler PE, Brady FA. Cervical spine injuries in patients with facial fractures: a 1-year prospective study. *Int J Oral Maxillofac* Surg 1995;**24**:26-29.

5. Davidson JS, Birdsell DC. Cervical spine injury in patients with facial skeletal trauma. *J Trauma* 1989;**29**:1276-1278.

6. Sinclair D, Schwartz M, Gruss J, Mclellan B. A retrospective review of the relationship between facial fractures, head injuries, and cervical spine injuries. *J Emerg Med* 1988;**6**:109-112.

7. Donaldson WF 3rd, Heil BV, Donaldson VP, Silvaggio VJ. The effect of airway maneuvers on the unstable C1-C2 segment. A cadaver study. *Spine (Phila Pa 1976)* 1997;**22**:1215-1218.

8. Greenberg RS. Facemask, nasal, and oral airway devices. *Anesthesiol Clin North America* 2002;**20**:833-861.

9. Hanna AS, Grindle CR, Patel AA, Rosen MR, Evans JJ. Inadvertent insertion of nasogastric tube into the brain stem and spinal cord after endoscopic skull base surgery. *Am J Otolaryngol* 2011.

10. Chandra R, Kumar P. Intracranial introduction of a nasogastric tube in a patient with severe craniofacial trauma. *Neurol India* 2010;**58**:804-805.

11. Spurrier EJ, Johnston AM. Use of nasogastric tubes in trauma patients-a review. *J R Army Med Corps* 2008;**154**:10-13.

12. Dunham CM, Barraco RD, Clark DE, *et al.* Guidelines for emergency tracheal intubation immediately after traumatic injury. *J Trauma* 2003;**55**:162-179.

13. Lennarson PJ, Smith D, Todd MM, *et al.* Segmental cervical spine motion during orotracheal intubation of the intact and injured spine with and without external stabilization. *J Neurosurg* 2000;**92**:201-206.

14. Majernick TG, Bieniek R, Houston JB, Hughes HG. Cervical spine movement during orotracheal intubation. *Ann Emerg Med* 1986;**15**:417-420.

15. McGuire G, el-Beheiry H, Complete upper airway obstruction during awake fibreoptic intubation in patients with unstable cervical spine fractures. *Can J Anaesth* 1999;**46**:176-178.

16. Gabbott DA. Laryngoscopy using the McCoy laryngoscope after application of a cervical collar. *Anaesthesia* 1996;**51**:812-814,

17. Turkstra TP, Craen RA, Pelz DM, Gelb AW. Cervical spine motion: a fluoroscopic comparison during intubation with lighted stylet, GlideScope, and Macintosh laryngoscope. *Anesth Analg* 2005;**101**:910-915, table of contents.

18. Wahlen BM, Gercek E. Three- dimensional cervical spine movement during intubation using the Macintosh and Bullard laryngoscopes, the bonfils fibrescope and the intubating laryngeal mask airway. *Eur J Anaesthesiol* 2004;**21**:907-913.

19. Bahr W, Stoll P. Nasal intubation in the presence of frontobasal fractures: a retrospective study. *J Oral Maxillofac Surg* 1992;**50**:445-447.

20. Goodisson DW, Shaw GM, Snape L. Intracranial intubation in patients with maxillofacial injuries associated with base of skull fractures? *J Trauma* 2001;**50**: 363-366.

21. Zmyslowski WP, Maloney PL. Nasotracheal intubation in the presence of facial fractures. *JAMA* 1989;**262**:1327-1328.

22. Junsanto T, Chira T. Perimortem intracranial orogastric tube insertion in a pediatric trauma patient with a basilar skull fracture. *J Trauma* 1997;**42**:746-747.

23. Mason RA, Fielder CP. The obstructed airway in head and neck surgery. *Anaesthesia* 1999;**54**:625-628.

24. Gill M, Madden MJ, Green SM. Retrograde endotracheal intubation: an investigation of indications, complications, and patient outcomes. *Am J Emerg Med* 2005;**23**:123-126.

25. Caplan RA, Benumof JL, Berry FA. Practice guidelines for management of the difficult airway. An updated report by the American Society of Anesthesiologist Task Force on management of the difficult airway. *Anesthesiology* 2003;**98**:1269.

26. Timmermann A, Cremer S, Eich C, *et al.* Prospective clinical and fiberoptic evaluation of the Supreme laryngeal mask airway. *Anesthesiology* 2009;**110**:262-265.

27. Wright MJ, Greenberg DE, Hunt JP, Madan AK, McSwain NE Jr. Surgical cricothyroidotomy in trauma patients. *South Med J* 2003;**96**:465-467.

28. Goudy SL, Miller FB, Bumpous JM. Neck crepitance: evaluation and management of suspected upper aerodigestive tract injury. *Laryngoscope* 2002;**112**:791-795.

29. Le Fort R. Etude experimentale sur les fractures de la machoire superieure. *Rev Chir* 1901: 479-507.

30. Chiu WC, Haan JM, Cushing BM, Kramer ME, Scalea TM. Ligamentous injuries of the cervical spine in unreliable blunt trauma patients: incidence, evaluation, and outcome. *Trauma* 2001;**50**:457-463; discussion 64.

31. Morris CG, McCoy E. Clearing the cervical spine in unconscious polytrauma victims, balancing risks and effective screening. *Anaesthesia* 2004;**59**:464-482.

32. Griffen MM, Frykberg ER, Kerwin AJ, *et al*. Radiographic clearance of blunt cervical spine injury: plain radiograph or computed tomography scan? *J Trauma* 2003;**55**:222-226; discussion 6-7.

33. Stiell IG, Clement CM, McKnight RD, *et al*. The Canadian C-spine rule versus the NEXUS low-risk criteria in patients with trauma. *N Engl J Med* 2003;**349**:2510-2518.

34. Cusmano F, Ferrozzi F, Uccelli M, Bassi S. [Upper cervical spine fracture: sources of misdiagnosis]. *Radiol Med* 1999;**98**:230-235.

35. Link TM, Schuierer G, Hufendiek A, Horch C, Peters PE. Substantial head trauma: value of routine CT examination of the cervicocranium. *Radiology* 1995;**196**:741-745.

36. Kreipke DL, Gillespie KR, McCarthy MC, *et al*. Reliability of indications for cervical spine films in trauma patients. *J Trauma* 1989;**29**:1438-1439.

37. Hogan GJ, Mirvis SE, Shanmuganathan K, Scalea TM. Exclusion of unstable cervical spine injury in obtunded patients with blunt trauma: is MR imaging needed when multi-detector row CT findings are normal? *Radiology* 2005;**237**:106-113.

耳鼻喉科急诊麻醉

第8章

引言

这是一篇关于耳鼻喉科急诊手术的短小章节(表8-1),本专题很容易被认为可以涵盖整本教科书的内容。然而实际上,本章节是以主题框架的形式简要概述耳鼻喉科的急诊手术,读者可以通过本文链接到本书其余相关章节以查阅更多更专业的内容。

设备

在耳鼻喉科紧急情况时应该确保有充分的准备[1],尤其是气道设备方面(表8-2)。除了以上这些气道工具以及其他一些未列出的医生个人喜好的工具外,耳鼻喉科医生会想要迅速得到紧急气管切开术器械托盘,以及某种形式的支撑喉镜或硬质气管镜(见第2章)。特别需要注意的是,纤维支气管镜的保养和清洁也很重要,因为必须在需要的时候能够方便、可靠地使用这些设备。如果使用结合视频显示的电子纤维镜,在使用前进行正确的照明设置和白平衡是非常重要的。

气道阻塞

在耳鼻喉科临床实践中,完全或部分气道阻塞并不少见,麻醉医生都会熟悉处理此类事件的各种措施,如气管插管等。表8-3列出了一些气道阻塞的原因。

表8-1　耳鼻喉科急诊举例

术后出血,包括扁桃体切除术、悬雍垂腭咽成形术或者类似操作

颈动脉手术后出血,导致气道结构的压迫

患者出现喘鸣,提示出现气道几乎完全阻塞

患者气道阻塞(见表8-3.气道阻塞的某些原因)

患者头颈部的感染、脓肿或炎症

严重鼻出血的患者

表8-2　耳鼻喉手术气道急救车内容

气囊-活瓣-面罩("急救面罩")包

口咽及鼻咽通气道

声门上通气装置

气管内导管,包括喉显微导管

可塑形管芯

表面麻醉设备,包括注射器,喷雾器

有备用电池的各类喉镜

麦吉尔钳(用于经鼻气管插管)

气道导引装置("弹性橡胶探条")

气管导管交换导管

二氧化碳监测系统

视频喉镜(例如,GlideScope, McGrath, Pentax-AWS等。)

外科气管切开工具包(如,Melker环甲膜穿刺套件)

纤维支气管镜

表8-3　气道阻塞的一些原因

肿瘤从外部压迫气道

肿瘤从内部侵入呼吸道

炎症、气道水肿导致气道阻塞

口咽肌张力改变引起的阻塞性睡眠呼吸暂停、梗阻

气道分泌物聚积

血管性水肿

血管性水肿(旧称：血管神经性水肿)是真皮、皮下组织、黏膜和黏膜下层组织的迅速肿胀,通常是源于过敏性的食物或药物[2-4]。这个过程是通过释放组胺和其他炎症介质介导的。遗传性血管性水肿是一个由常染色体显性遗传突变引起的疾病,有三种不同的表现形式。所有表现形式均涉及补体系统的异常激活。

虽然血管性水肿通常不会影响呼吸,不会引起机体损害,但在严重情况下,患者可以出现发声困难、吞咽困难及呼吸困难,包括气道完全、不可逆的丧失。与过敏反应一样,当血管神经性水肿的原因是过敏时,肾上腺素可能是救命的,但对于遗传性血管性水肿的治疗未见有效。这类患者通常需要行气管内插管,这通常会考虑在清醒或轻度镇静下通过表面麻醉完成。

呼吸道感染

呼吸道相关的感染包括会厌炎、咽后脓肿、路德维希咽峡炎等,具体内容会在第9章进行介绍。这种情况下通常采取纤支镜引导下进行清醒插管。

出血

呼吸道相关的出血可能是自发性的,如伴随溃破出血的肿瘤、抗凝药物的作用(如房颤)或手术因素引起(例如,UVPP 手术后)。第 32 章讨论了扁桃体切除手术后出血的处理。这些情况对麻醉医生提出了一些特殊的挑战,如置入喉镜时存在的积血会阻碍视线,需要不断抽吸清除的血液和分泌物,有可能误吸入口咽部的血液,以及因大量失血可能导致的低血容量性休克。如果任何凝血问题都得到纠正,外科医生应该将注意力直接放在发现并使用烧灼器处理出血源,以及用结扎或其他方式进行止血。这往往会需要对患者进行重新插管。

颈动脉手术后出血可能同样需要对患者进行插管。继发于静脉和淋巴管阻塞的水肿和增大的血肿直接压迫气管,将会使插管更加困难。在这种情况下,清醒插管是麻醉医生普遍接受的选择[5,6]。

鼻出血

鼻出血特指鼻部本身病变的出血[7]。虽然它通常为良性和自限性,但有时仍有可能危及生命。鼻出血基于其出血位置分为两类：鼻前部出血(占 90%)和鼻后部出血(占 10%)。如果直接压迫止血、使用血管收缩药物或硝酸银电凝烧灼都无效时,应该进行鼻前部填塞。鼻后部出血可能会更加严重,可能伴有呕血或黑便,并且可能需要全身麻醉和插管来进行接来下的治疗。同时,需要排除存在出血性疾病,如遗传性出血性毛细血管扩张症(奥斯勒-韦伯任督综合征),或更为常见的情况如使用抗凝剂(如阿司匹林或华法林等)。

喘鸣

处理喘鸣患者可能是耳鼻喉科最为严重

的紧急情况之一。喘鸣是由于气流通过部分阻塞的上气道形成湍流而导致的嘈杂呼吸音。出现喘鸣应该立即引起临床医生警惕。需要关注的第一个问题是,是否需要立即进行气管插管或气管切开术。如果可以延迟一段时间插管,则可以考虑一些其他的处理方式,如吸入氦氧混合气,这将会在后面章节详述(氦氧混合气对喘鸣患者常会有帮助,更多的信息详见第10章)。最后,应该想办法确定喘鸣的原因(如异物、声门水肿等)。

病例分析

路德维希咽峡炎

男性,66岁,身高187cm,体重76kg。不久前出现牙齿发炎,拔除患齿后因为出现喉咙痛服用了1周的抗生素。最近症状恶化,出现发热和呼吸困难。

急诊室内可以观察到患者呼吸时伴随"咕噜咕噜"的气过水声。同时流涎、张口困难、无法伸出自己的舌头。温度38.9℃,脉搏120次/min,血压185/95mmHg,呼吸频率25次/min。在吸入空气的情况下,患者氧饱和度为92%;使用氧气面罩,吸入10L/min流量、99%氧气的情况下,氧饱和度为99%。患者几乎处于端坐位。静注地塞米松6mg后呼叫麻醉科以及耳鼻喉科医生。该患者疑似为路德维希咽峡炎。

最后决定将患者送入手术室进行紧急气管插管和感染灶引流。麻醉医生准备进行清醒纤支镜引导下气管内插管,并以局麻下气管切开作为紧急后备方案。

术前评估

既往病史:高血压,高胆固醇血症,慢性支气管炎。

既往手术史:39岁时阑尾切除术。

药物治疗:阿替洛尔,阿托伐他汀,阿司匹林。

合并症:高血压和高胆固醇血症。

呼吸道评估:Mallampati分级4级,甲颏距离为4cm,张口度2cm。

实验室检查:血细胞比容48%。心电图显示只有非特异性T波改变。B超检查正常。

禁食:患者已经禁食超过8h。

患者告知:向患者解释风险,得益以及麻醉计划和手术操作的备用替代方案。

麻醉处理

麻醉和手术团队讨论了各种气道管理计划。最后拟定通过纤支镜引导下插入一内径6.0mm的喉显微导管。患者在手术台上被放置成仰卧位,头搁在一个泡沫枕上。在确保静脉通路通畅并进行标准监护后,使用格隆溴铵作为术前用药,未使用任何镇静剂。虽然张口度有限,但尽量让患者含漱利多卡因并使用利多卡因喷剂,完成气道表面麻醉。置入9G Williams气道,放置过程略有阻力。随后推进纤维支气管镜,且在声门处注入表面麻醉药物。由于患者分泌物较多,不得不反复进行吸引,使得纤支镜置入过程比较困难。经过几次尝试,终于可以暴露声门,当纤支镜进入主气管后置入气管内导管。通过临床判断和二氧化碳确认气管导管位置放置正确后,使用咪达唑仑、芬太尼、丙泊酚实施诱导,罗库溴铵维持肌松。然后外科医生进行手术引流病灶,将脓液送微生物检查并放置引流管。手术后患者被送至重症监护病房,进行机械通气至第2天。由于考虑到有可能进行再次插管,次日通过导管交换管成功拔除气管导管。

临床要点

- 必须做好充分准备以应对耳鼻喉科紧急情况，尤其是应准备好呼吸道设备，确保随时可以获得紧急气管切开的相应设备（比如包含紧急气管切开一切工具的托盘）。

- 纤维支气管镜的保养和清洁也很重要，因为必须在需要的时候能够方便、可靠地使用这些设备。

- 与过敏反应一样，当血管神经性水肿的原因是过敏时，肾上腺素可能是救命的，但是没有研究证明其对于遗传性血管性水肿是有帮助；在发生血管性水肿时，通常需要进行气管插管。

- 鼻后部出血可能会更严重，可能伴有呕血或黑便，并且可能需要全身麻醉和插管来进行接下来的治疗。

- 呼吸道相关的感染，如会厌炎、咽后脓肿、路德维希咽峡炎等会使气道的情况非常紧急，往往需要采用清醒插管技术、尤其是在纤维支气管镜辅助下的清醒气管插管。

（陈　静译　乔　晖　李文献校）

参考文献

1. Banga R, Thirlwall A, Corbridge R. How well equipped are ENT wards for airway emergencies? *Ann R Coll Surg Engl* 2006;**88**(2):157-160. PubMed PMID: 16551407; PubMed Central PMCID: PMC1964098.

2. Weis M. Clinical review of hereditary angioedema: diagnosis and management. *Postgrad Med* 2009;**121**(6):113-20. Review. PubMed PMID: 19940422.

3. Gompels MM, Lock RJ, Abinun M, *et al.* Cl inhibitor deficiency: consensus document. *Clin Exp Immunol* 2005;**139**(3): 379-394.

4. Lipozencic J, Wolf R. Life-threatening severe allergic reactions: urticaria, angioedema, and anaphylaxis. *Clin Dermatol* 2005;**23**(2):193-205. PubMed PMID: 15802213.

5. Beamish D. Airway problems after carotid endarterectomy. *Br J Anaesth* 1997;**78**(6):776. PubMed PMID: 9215043.

6. Munro FJ, Makin AP, Reid J. Airway problems after carotid endarterectomy. *Br J Anaesth* 1996;**76**(1):156-159. PubMed PMID: 8672360.

7. Pope LE, Hobbs CG. Epistaxis: an update on current management. *Postgrad Med J* 2005;**81**(955): 309-314. PubMed PMID: 15879044; PubMed Central PMCID: PMC1743269.

耳鼻喉科气道病理学：麻醉意义

第9章

引言

本章旨在简要概述与麻醉相关的气道病理学内容以及对气道的影响。在接下来所讨论的病例中，通过纤维支气管镜等手段行清醒插管通常是首选方案。如果清醒插管无法实施（如设备不足或经验不足），可在局部麻醉下（复合使用少量或不使用镇静剂）行气管切开术，这也通常被认为是控制此类气道的最佳手段。

在本章将要讨论的所有内容中，完全性气道梗阻的后果最为可怕，这在使用类似丙泊酚这样的镇静剂后很容易发生，因为药物会降低气道平滑肌的张力，从而改变了气道的结构。

本章中我们仅选择在临床实践中最常遇到的病理情况，对于那些较少见而同样对气道有影响的病理情况，可以查阅本书中的其他章节或从大量耳鼻喉科文献中得到更多信息。

急性会厌炎

会厌炎是最危险的呼吸道感染之一，尤其是对于儿童[1-7]。儿科患者好发于2~6岁，通常继发于感染流感嗜血杆菌。幸运的是，接受流感嗜血杆菌疫苗能大大降低这一不幸事件的发生率。受感染的儿童可能出现全身性中毒症状，伴有发热和（或）出现"三脚

表9-1　在耳鼻咽喉学中影响气道的一些病理情况，其中一些会在本章涉及到

呼吸道感染
上气道脓肿
会厌炎
口底蜂窝织炎
扁桃体周脓肿
咽后脓肿
气管肿瘤
上气道肿瘤
前纵隔肿块
口腔、舌体恶性肿瘤
声门肿瘤
头颈部肿瘤手术史
头颈部放射术后
其他条件
先天性畸形（如Pierre-Robin 综合征）
舌周的水肿（例如行硬质气管镜检）
喉返神经损伤
下颌有缝线的颌面部手术
颌面部创伤（详见第7章）
ZENKER憩室（详见第20章）
阻塞性睡眠呼吸暂停（OSA）（详见第18章）
喉痉挛（详见第8章）

架体位"（端坐呼吸，上体向前，双手支撑于双膝盖上）。吞咽困难导致的流涎也很常见。对患儿的气道进行检查操作可能会加重气道水肿，所以在最初检查时，压舌板和喉镜通常并不是一个很好的选择。应尽可能避免使用任何可能引起孩子哭闹的东西（例如，穿刺针）。因此通常的做法是让患儿坐在麻醉医生的腿上，在七氟醚深麻醉下维持自主呼吸

时行插管。如果喉镜暴露时，无法通过会厌来确定声门，有一个诀窍就是让助手挤压患儿的胸部，从而插管者可以通过从声门冒出的小气泡确定声门的位置。过去经常通过紧急气管切开术处理这样的患者，然而现在对于急性会厌炎患儿的气道管理常采用短期经鼻气管插管和静脉抗炎治疗。有关进一步的详细内容，读者可以直接查阅第 32 章，即小儿耳鼻喉科的麻醉处理。

会厌炎也可发生在成人（前美国总统乔治·华盛顿据说就是死于该病），然而因为成人呼吸道空间较大，因此成人的情况相对于小儿没那么可怕。大多数临床医生遇到这种情况会尽可能进行清醒纤维支气管镜检查以确保呼吸道的安全。虽然在对成人会厌炎患者最理想的气道管理方式仍有相当大的分歧，但是在治疗原则上渐渐达成共识，即绝大多数成年患者可以在重症监护室中通过雾化吸入加上抗生素和类固醇治疗而得到满意治疗效果，只有当出现呼吸窘迫的症状时才需要实施气管插管。

咽后脓肿

咽后脓肿的形成可能是由于继发于扁桃体或牙齿的细菌感染累及咽后间隙而造成的[8-15]。不经治疗，咽后壁可能会向前扩展至口咽部，导致在呼吸困难和气道阻塞。其他临床表现包括吞咽困难、牙关紧闭、咽后壁波动性肿块。在颈部侧位 X 线片中可以明确显示脓腔，伴随食管和咽上部前移。气道管理因牙关紧闭或气道阻塞而变得困难。由于脓肿破裂可以导致气道污染，在行喉镜检查和气管插管时应尽量减少接触咽后壁。切开引流是治疗的核心。切记，虽然气管切开术是常用的措施，但并不总是需要这样处理。

路德维希咽峡炎（Ludwig's angina）

路德维希咽峡炎是一种累及口底内多个间隙的感染[16-25]。感染起自下颌的磨牙并播散至舌下、下颏、颊及下颌下间隙。舌体会上抬且向口腔后方移位，由此可能导致气道空间变小或丢失，尤其是在患者取平卧位时。咽后间隙的脓肿有潜在脓肿破入下咽的风险（还可能污染肺部），可以是自发地也可由于喉镜操作或插管引起。气道管理方式的选择将取决于疾病的严重程度、手术方式及其他因素（如 CT 或 MRI 检查结果）。先行选择气管切开术后再行切开引流术仍被认为是经典的治疗手段，虽然也被诟病为比较守旧。大多数专家主张尽可能行纤维支气管镜插管。此外，由于该病常伴有牙关紧闭，因此纤维支气管镜插管口需要选择经鼻途径。

气道肿瘤

气道肿瘤（图 9-1）可以分为良性和恶性，但不管是哪种病理性质，气道阻塞引起的窒息始终是一个潜在的安全问题[26-32]。与外科手术小组讨论其预计的病理分型、肿瘤大小和位置将有助于确定清醒插管是否必要及可行。既往任何鼻咽镜检查的影像学记录也有助于确定在喉镜检查和气管插管过程中是否可能因为遇到肿瘤而出现困难。

气道息肉

息肉可能会出现在气道的任何部位[33-37]。鼻息肉和气道其余部位的息肉都可导致部分性或完全性气道阻塞。声带肉芽肿和声带息肉的发生可能是插管造成的创伤、气管导管的移动或化学润滑剂对声带的刺激

95

（A） （B）

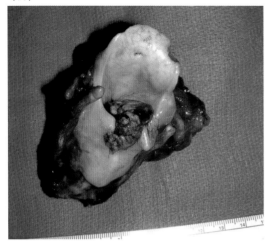 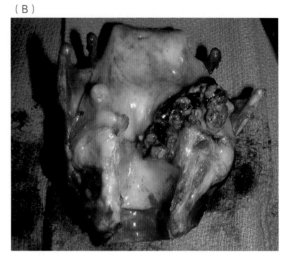

图9-1 喉切除术后照片 A图为喉切除术后的照片，可见其声门肿块几乎完全阻塞了声门开口只留出一道缝，只允许一根5.0G显微喉镜气管导管套在4mm管径粗细的纤维支气管镜上通过。患者呼吸有哮鸣声并行清醒插管。图片由B. Abdelmalak医生和J. Scharpf医生所摄。B图为切除后显示A图中样本组织的病理形态。图片由B. Abdelmalak医生和J. Scharpf医生所摄。经转载许可，克利夫兰诊疗中心医疗艺术与摄影公司2012。保留所有权利。

或其他原因所导致。此类疾病以女性患者居多。因声音嘶哑就诊发现的带蒂肉芽肿或息肉常行手术摘除，因为可能会导致气道阻塞。同时请记住，鼻息肉患者可能因接受阿司匹林、酮咯酸或其他非甾类抗炎药治疗而加重支气管哮喘的发作。

喉乳头状瘤

喉乳头状瘤由人乳头状瘤病毒感染引起，患者可能需要频繁行激光治疗以消除乳头状瘤[38-42]。在治疗干预前气道可能已被过度生长的病变组织覆盖甚至接近于完全阻塞。在激光治疗期间，吸入氧浓度应保持在可允许的最低浓度并应避免吸入氧化亚氮以减少气道燃烧的发生机会（详见第11章）。治疗结束后气道将会变得粗糙和水肿。喉气管软化也可能存在，导致拔管后发生上气道完全塌陷。

前纵隔肿块

无论是为了组织学诊断行肿瘤活检或为了缓解急性气道梗阻，患有前纵隔肿块的患者都可能需要进行麻醉和手术[43-52]。对于后者，常使用硬质支气管镜缓解气道梗阻或确立气道受压的部和程度。实施麻醉后可能出现气道闭合，患者无法进行通气，这时将患者摆置侧卧位或俯卧位有时有助于解除梗阻。

位于胸内的前纵隔肿块可致患者在麻醉过程中引起严重的呼吸道和（或）心血管并发症，特别是在取仰卧位和使用肌松剂后。潜在的临床处理难点包括气道阻塞、压迫心腔和（或）压迫肺动脉。

术中麻醉管理可能会尤为困难。这些患者应行清醒插管（例如，清醒纤维支气管下插管）并合理地使用镇静药物使患者处于最合适（不适症状最少）的体位。

一些专家建议，对于严重病例（例如在CT扫描后预计气道直径较原先减少超过50%）应在诱导前做好股动—静脉置管和心肺转流准备。即使如此，如果发生气道完全梗阻，大脑得到足够氧供所需的时间依然过长，很难避免大脑实质性损害。

有部分案例中采取保留自主呼吸直接行七氟醚吸入诱导或行清醒气管插管，也有人提出单一使用右美托咪定保留自主通气的麻醉方案，认为能在前纵隔肿物的麻醉管理中非常有效地降低发生完全气道梗阻的风险。

最后，在患前纵隔肿瘤的患者中，肿瘤会阻塞上腔静脉（上腔静脉综合征），导致发绀、上半身静脉充盈和头颈部水肿，并有可能发生气道阻塞（肿瘤压迫气道）、低血压（静脉回心血量差）和充盈性静脉出血。该类患者取半坐卧位可减轻气道水肿。

病例1

Carol 和 Saunders[53]介绍了一名年轻女子突发呼吸困难后倒地的病例。在急诊室评估时，她呼之无反应，发绀，血氧饱和度为60%。初步怀疑为严重哮喘发作，在尝试使用普通面罩无法进行通气后，决定使用依托咪酯和琥珀胆碱进行插管。虽然喉镜暴露很好（Cormack-Lehane 分级 1 级），但是由于存在右声带上方延伸到声门口的息肉样肿块而导致首次尝试插管失败，这些病变组织使得8G 气管导管无法进入气道；第二次尝试插管使用一根气管插管引导管（bougie）套一根 6G 气管导管。插管成功后，患者的氧合和通气得到显著改善，随即被转运至重症监护室。之后患者被送入手术室切除多余的乳头状瘤组织，进行一天的机械通气后，次日拔

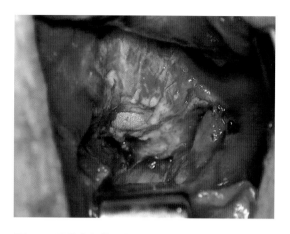

图9-2　图片为气管导管的套囊封闭气管破孔（见上下文）　图片由Basem Abdelmalak医生所摄。经转载许可，克利夫兰诊疗中心医疗艺术与摄影公司2012。保留所有权利。

管顺利。她没有留下任何神经系统的后遗症，在发病后第 4 天出院。了解进一步病史后发现其实患者原本就长期受到乳头状瘤影响呼吸系统的困扰，原本已预约好在病情恶化前的次日接受治疗。

病例2

图 9-2 显示了一张由气管导管的套囊封闭气管破孔的有趣照片。在发病前一天外科医生小心的从气管壁上将恶性肿瘤刮除，他们在尽可能不损坏气管壁完整性的同时力求尽可能多的刮除肿瘤组织。不幸的是，在第二天早上患者出现了颈部皮下气肿，手术医生怀疑患者气管上可能存在一个破孔。患者被重新推入手术室，经仔细分离检查后便得到以上的图像。由于气道的完整性遭到破坏，使得正压通气变得十分危险，可能加重气肿及气道受压迫的程度，第二次麻醉处理采取在患者保留自主通气时行清醒气管插管。

临床要点

- 在处理会厌炎时，如果通过会厌的喉镜视野内无法确定气道入口，有一个诀窍就是让助手挤压患儿的胸部，从而插管者可以通过从声门冒出的小气泡确定声门的位置。

- 在处理成人会厌炎患者时，大多数临床医生会选择行清醒纤维喉镜检查以确保气道通畅。虽然对于成人会厌炎患者最理想的气道管理方式仍存有相当大的分歧，但是在治疗原则上渐渐达成共识，即对于绝大多数成年患者在重症监护室中进行雾化吸入加上抗生素和皮质类固醇治疗就已经足够，只有当出现呼吸窘迫症状时才需要实施气管插管。

- 由于脓肿破裂可能污染气道，在行喉镜检查和气管插管时应尽量避免接触咽后壁。

- 由于路德维希咽峡炎常伴有牙关紧闭，选择经鼻途径行纤维支气管镜插管是较为常用的方式。

- 前纵隔肿物患者实施麻醉后可能出现气道闭合，患者无法进行通气，这时将患者摆置侧卧位或俯卧位有时有助于梗阻解除。

- 一些专家建议在伴有前纵隔肿物的高危患者诱导前行股动-静脉置管并做好心肺转流准备。即使如此，在发生气道完全梗阻后使大脑得到足够氧供所需要的时间依然过长，无法避免造成实质性大脑损伤。

（张 成译 胡 潇 李文献校）

参考文献

1. Syed I, Odutoye T, Lee MS, Wong P. Management of acute epiglottitis in adults. *Br J Hosp Med (Lond)* 2011;**72**(5):M74-76. PubMed PMID: 21647034.

2. Tibballs J, Watson T. Symptoms and signs differentiating croup and epiglottitis. *J Paediatr Child Health* 2011;**47**(3):77-82. doi: 10.1111/*j*.1440-1754.2010.01892. x. Epub 2010 Nov 21. PubMed PMID: 21091577.

3. Ito K, Chitose H, Koganemaru M. Four cases of acute epiglottitis with a peritonsillar abscess. *Auris Nasus Larynx* 2011;**38**(2):284-288. Epub 2010 Aug 25. PubMed PMID: 20800396.

4. Al-Qudah M, Shetty S, Alomari M, Alqdah M. Acute adult supraglottitis: current management and treatment. *South Med J* 2010;**103**(8):800-804. Review. PubMed PMID: 20622745.

5. Cheatham ML. The death of George Washington: an end to the controversy? *Am Surg* 2008;**74** (8):770-774. PubMed PMID: 18705585.

6. Glynn F, Fenton JE. Diagnosis and management of supraglottitis (epiglottitis). *Curr Infect Dis Rep* 2008;**10**(3) :200-204. PubMed PMID: 18510881.

7. Guldfred LA, Lyhne D, Becker BC. Acute epiglottitis: epidemiology, clinical presentation, management and outcome. *J Laryngol Otol* 2008; **122**:818-823. Epub 2007 Sep 25. PubMed PMID: 17892608.

8. Christoforidou A, Metallidis S, Kollaras P, *et al.* Tuberculous retropharyngeal abscess as a cause of oropharyngeal dysphagia. *Am J Otolaryngol* 2011 Aug 24. [Epub ahead of print] PubMed PMID: 21871690.

9. Afolabi OA, Fadare JO, Oyewole EO, Ogah SA. Fish bone foreign body presenting with an acute fulminating retropharyngeal abscess in a resource-challenged center: a case report. *J Med Case Reports* 2011;**5**(1):165. PubMed PMID: 21524286; PubMed Central PMCID: PMC3098805.

10. Hoang JK, Branstetter BF 4th, Eastwood JD, Glastonbury CM. Multiplanar CT and MRI of collections in the retropharyngeal space: is it an abscess? *AJR Am J Roentgenol* 2011;**196**(4): W426-432. Review. PubMed PMID: 21427307.

11. Rizk NN, Spalla TC, Al-Khudari S, Ghanem TA. Case report: mediastinal hematoma secondary to hypertension, presenting as a retropharyngeal space abscess. *Laryngoscope* 2010;**120** Suppl 4: S179. PubMed PMID: 21225777.

12. Lee S, Joo KB, Lee KH, Uhm WS. Acute retropharyngeal calcific tendinitis in an unusual location: a case report in a patient with rheumatoid arthritis and atlantoaxial subluxation. *Korean J Radiol* 2011;**12**(4): 504-509. Epub 2011 Jul 22. PubMed PMID: 21852912; PubMed Central PMCID: PMC3150679.

13. Kakarala K, Durand ML, Emerick KS. Retropharyngeal abscess in the setting of immune modulation for rheumatoid arthritis. *Laryngoscope* 2010; **120** Suppl 4:

S131. Review. PubMed PMID: 21225729.

14. Choi SH, Kim HJ. A case of Kawasaki disease with coexistence of a parapharyngeal abscess requiring incision and drainage. *Korean J Pediatr* 2010;**53**(9): 855-858. Epub 2010 Sep 13. PubMed PMID: 21189972; PubMed Central PMCID: PMC3005218.

15. Rao MS, Linga Raju Y, Vishwanathan P, Anaesthetic management of difficult airway due to retropharyngeal abscess. *Indian J Anaesth* 2010;**54**(3): 246-248. PubMed PMID: 20885875; PubMed Central PMCID: PMC2933487.

16. Hasan W, Leonard D, Russell J. Ludwig's angina - a controversial surgical emergency: how we do it. *Int J Otolaryngol* 2011;**2011**:231816. Epub 2011 Jul6. PubMed PMID: 21760800; PubMed Central PMCID: PMC3133010.

17. Greenberg SL, Huang J, Chang RS, Ananda SN. Surgical management of Ludwig's angina. *ANZ J Surg* 2007;**77**(7): 540-543. PubMed PMID:17610689.

18. Loughnan TE, Allen DE. Ludwig's angina. The anaesthetic management of nine cases. *Anaesthesia* 1985;**40**(3):295-297. PubMed PMID: 3993888.

19. Allen D, Loughnan TE, Ord RA. A re-evaluation of the role of tracheostomy in Ludwig's angina. *J Oral Maxillofac Surg* 1985;**43**(6):436-439. PubMed PMID: 3858480.

20. Iwu CO. Ludwig's angina: report of seven cases and review of current concepts in management. *Br J Oral Maxillofac Surg* 1990;**28**(3):189-193. Review. PubMed PMID: 2135660.

21. Infante-Cossio P, Fernandez-Hinojosa E, Mangas-Cruz MA, Gonzalez-Perez LM. Ludwig's angina and ketoacidosis as a first manifestation of diabetes mellitus. *Med Oral Patol Oral Cir Bucal* 2010;**15**(4):e624-627.

PubMed PMID: 20173723.

22. Moreland LW, Corey J, McKenzie R. Ludwig's angina. Report of a case and review of the literature. *Arch Intern Med* 1988;**148**(2):461-466.Review. PubMed PMID: 3277567.

23. Ovassapian A, Tuncbilek M, Weitzel EK, Joshi CW. Airway management in adult patients with deep neck infections: a case series and review of the literature. *Anesth Analg* 2005; **100**(2):585-589. PubMed PMID: 15673898.

24. Saifeldeen K, Evans R. Ludwig's angina. *Emerg Med J* 2004;**21**:242-243. Review. PubMed PMID: 14988363; PubMed Central PMCID: PMC1726306.

25. Abramowicz S, Abramowicz JS, Dolwick MF. Severe life threatening maxillofacial infection in pregnancy presented as Ludwig's angina. *Infect Dis Obstet Gynecol* 2006;**2006**:51931.PubMed PMID: 17485803; PubMed Central PMCID: PMC1581466.

26. Jung B, Murgu S, Colt H. Rigid bronchoscopy for malignant central airway obstruction from small cell lung cancer complicated by SVC syndrome. *Ann Thorac Cardiovasc Surg* 2011;**17**(1):53-57. PubMed PMID: 21587130.

27. Abdel Rahman AR. Bronchoplasty for primary bronchopulmonary tumors. *J Egypt Natl Cane Inst* 2010;**22**(1):73-78. PubMed PMID: 21503009.

28. Blessing M, Schwartz D, Krellenstein D, Cohen E. Management of a patient with an unexpected obstructing carinal mass. *Minerva Anestesiol* 2010;**76**(9):76l-764. Epub 2010 Jul 1. PubMed PMID: 20820156.

29. Manganaris C, Witdin S, Xu H, *et al.* Metastatic papillary thyroid carcinoma and severe airflow obstruction. *Chest* 2010; **138**(3):738-742. PubMed PMID: 20822998; PubMed Central

PMCID: PMC2950112.

30. Chung IH, Park MH, Kim DH, Jeon GS. Endobronchial stent insertion to manage hemoptysis caused by lung cancer. *J Korean Med Sci* 2010;**25**(8):1253-1255. Epub 2010 Jul 21. PubMed PMID: 20676346; PubMed Central PMCID: PMC2908804.

31. Saji H, Furukawa K, Tsutsui H, *et al.* Outcomes of airway stenting for advanced lung cancer with central airway obstruction. *Interact Cardiovasc Thorac Surg* 2010; Ⅱ (4):425-428. Epub 2010 Jul23. PubMed PMID: 20656802.

32. Milisavljevic D, Stankovic M, Tasic-Dimov D, Radovanovic Z, Stankovic P. Stridor as initial clinical presentation of tracheal chondroma. *Acta Otorrinolaringol Esp* 2011 ;**62**(2); 164-166. Epub 2010 Mar 25. PubMed PMID: 20346431.

33. Kalcioglu MT, Can S, Aydin NE. Unusual case of soft palate hairy polyp causing airway obstruction and review of the literature. *J Pediatr Surg* 2010;**45**(12):e5-8. Review. PubMed PMID:21129531.

34. Becker SS. Surgical management of polyps in the treatment of nasal airway obstruction. *Otolaryngol Clin North Am* 2009;**42**(2):377-385. Review. PubMed PMID:19328899.

35. Tanguay J, Pollanen M. Sudden death by laryngeal polyp: a case report and review of the literature. *Forensic Sci Med Pathol* 2009,5(1):17—21. Epub 2008 Sep 25. Review. PubMed PMID:19291432.

36. Pawankar R. Nasal polyposis: an update: editorial review. *Curr Opin Allergy Clin Immunol* 2003;**3**(1):l-6. Review. PubMed PMID: 12582307.

37. Probst L, Stoney P, Jeney E, Hawke M. Nasal polyps, bronchial asthma and aspirin sensitivity. *J Otolaryngol* 1992;**21**(1):60-65. Review. PubMed PMID: 1564752.

38. Bo L, Wang B, Shu SY. Anesthe-

sia management in pediatric patients with laryngeal papillomatosis undergoing suspension laryngoscopic surgery and a review of the literature. *Int Pediatr Otorhinolaryngol 2011;***75**(11):1442-1445. Epub 2011 Sep 9. PubMed PMID: 21907420.

39. Li SQ, Chen JL, Fu HB, Xu J, Chen LH. Airway management in pediatric patients undergoing suspension laryngoscopic surgery for severe laryngeal obstruction caused by papillomatosis. *Paediatr Anaesth* 2010;**20**(12):1084-1091. doi: 10.1111/j. 1460-9592.2010.03447. x. PubMed PMID: 21199117

40. Coope G, Connett G. Juvenile laryngeal papillomatosis. *Prim Care Respir J* 2006;**15**(2):125-127. Epub 2006 Mar 9. PubMed PMID: 16701772.

41. Soldatski IL, Onufrieva EK, Steklov AM, Schepin NV. Tracheal, bronchial, and pulmonary papillomatosis in children. *Laryngoscope* 2005;**115**(10): 1848-1854. PubMed PMID: 16222208.

42. Kendall KA. Current'treatment for laryngeal papillomatosis. *Curr Opin Otolaryngol Head Neck Surg* 2004;**12**(3):157-159. PubMed PMID: 15167022.

43. Bassanezi BS, Oliveira-Filho AG, Miranda ML, Soares L, Aguiar SS. Use of BiPAP for safe anesthesia in a child with a large anterior mediastinal mass. *Paediatr Anaesth* 2011;**21**(9):985-987. doi: 10.111 l/j.1460-9592.2011.03607. x. PubMed PMID: 21793982.

44. Blank RS, de Souza DG. Anesthetic management of patients with an anterior mediastinal mass: continuing professional development. *Can J Anaesth* 2011;**58**(9):853-859, 860-867. Epub 2011 Jul 21. English, French. PubMed PMID:21779948.

45. Garey CL, Laituri CA, Valusek PA, St Peter SD, Snyder CL. Management of Anterior Mediastinal Masses in Children. *Eur J Pediatr Surg*. 2011 Jul 12. [Epub ahead of print] PubMed PMID: 21751123.

46. Gardner JC, Royster RL. Airway collapse with an anterior mediastinal mass despite spontaneous ventilation in an adult. *Anesth Analg* 2011;**113**(2):239-242. Epub 2011 May 19. PubMed PMID: 21596865.

47. Sendasgupta C, Sengupta G, Ghosh K, Munshi A, Goswami A. Femoro-femoral cardiopulmonary bypass for the resection of an anterior mediastinal mass. *Indian J Anaesth* 2010;**54**(6):565-568. PubMed PMID: 21224977; PubMed Central PMCID: PMC3016580.

48. Choi WJ, Kim YH, Mok JM, Choi SI, Kim HS. Patient repositioning and the amelioration of airway obstruction by an anterior mediastinal tumor during general anesthesia - A case report. *Korean J Anesthesiol* 2010;**59**(3):206-209.

Epub 2010 Sep 20. PubMed PMID: 20877707; PubMed Central PMCID: PMC2946040.

49. Chiang JC, Irwin MG, Hussain A, Tang YK, Hiong YT. Anaesthesia for emergency caesarean section in a patient with large anterior mediastinal tumour presenting as intrathoracic airway compression and superior vena cava obstruction. *Case Report Med* 2010;**2010**:708481. Epub 2010 Oct 13. PubMed PMID: 20981348; PubMed Central PMCID: PMC2957859.

50. Abdelmalak B, Marcanthony N, Abdelmalak J, *et al*. Dexmedetomidine for anesthetic management of anterior mediastinal mass. *J Anesth* 2010;**24**(4):607-610. Epub 2010 May 8. PubMed PMID: 20454810.

51. Galway U, Doyle DJ, Gildea T. Anesthesia for endoscopic palliative management of a patient with a large anterior mediastinal mass. *J Clin Anesth* 2009;**21**(2): 150-151. PubMed PMID: 19329025.

52. Slinger P, Karsli C. Management of the patient with a large anterior mediastinal mass: recurring myths. *Curr Opin Anaesthesiol* 2007;**20**(l): l-3. PubMed PMID: 17211158.

53. Carroll CD, Saunders NC. Respiratory papillomatosis: a rare cause of collapse in a young adult presenting to the emergency department. *Emerg Med J* 2002; **19**(4):362-365. PubMed PMID: 12101164; PubMed Central PMCID: PMC1725930.

氦气治疗喘鸣
在耳鼻喉科应用中的展望

第10章

引言

喘鸣是指吸气时,急速的气流经过上呼吸道而产生的杂音。常见于部分或完全的呼吸道梗阻患者,通常需要进行紧急处理。如果可能,应立即设法确定导致梗阻的原因(如异物,声带水肿,肿瘤压迫,或功能性喉运动障碍);鼻咽窥镜通常可以协助诊疗。本章将详细讨论氦气作为喘鸣的临时性诊疗手段在耳鼻喉科领域里的应用。

类似于会厌炎或气道狭窄所造成的气道梗阻可看作是呼吸气流通过一个孔道,通常定义为气流经过一个长度短于半径的导管,气流通过这样一个孔道总会形成一定程度的湍流[1];在这种情况下,通过孔道的气流量大致与气体密度的平方根呈反比。这种物理特性和层流相比明显不同,层流时气体流量与气体黏稠度呈反比。我们知道氦气和氧气的黏稠度相似,而密度值差异较大,如表10-1所示。

通常有效的氦氧混合比例分为两种:氧气30%:氦气70%和氧气20%:氦气80%。对于因气道病变(如水肿)而出现呼吸做功增加但是暂时不考虑气管插管的患者,可以暂时应用无重复吸收面罩给予氦氧混合气治疗。如上所述,氦气的低密度对于管理由于湍流气体所导致的气道梗阻可以发挥非常显著的临床效果。

表10-1 不同气体的密度

气体	密度(20℃)
空气	1.293g/L
氮气	1.250g/L
一氧化二氮(笑气)	1.965g/L
氦气	0.178g/L
氧气	1.429g/L

采用氦氧混合气治疗已不是一件很新的事情。比如,Rudow 等[2]曾有 1 例氦氧混合气治疗的短文报道。女性,78 岁,因甲状腺肿瘤延伸到纵隔并压迫气管而产生气道梗阻。近 2 个月来,呼吸困难逐渐加重,仰卧位时明显;检查发现患者吸气和呼气时均存在喘鸣;进一步胸部 X 线检查,发现纵隔部位有大面积阴影并伴有肺部转移;该患者已处于极度耗竭和呼吸窘迫状态。

在给予患者 78%He:22%O$_2$ 混合气体治疗后,患者的症状几乎立刻得到了缓解,血氧饱和度和潮气量监测显示均有所回升。之后,患者接受甲状腺肿瘤切除手术以解决气道梗阻问题。患者取坐位,给予局部麻醉后实施清醒喉镜插管,置入一加强型导管并确保位置正确;立即静脉全麻诱导;手术顺利,术后顺利拔管。期间无任何并发症。

另一个有趣的临床案例是由 Khanlou 和 Eiger 报道的[3]。69 岁的老年女性,因放疗发生双侧声带麻痹,继而出现喘鸣;在成功

101

应用氦氧混合气缓解了上呼吸道梗阻的情况后接受了气管切开术。

最后一个应用氦氧混合气的临床病例是由 Polaner 先生所提供[4]。该病例为一既往有哮喘史的 3 岁患儿，纵隔检查发现前纵隔有大块阴影，采用了喉罩气道和 20 : 80 氦氧混合气体吸入治疗。由于病情特殊，临床上采取了不同往常的处理方法：患儿取坐位，自主呼吸下行氟烷和氦气吸入麻醉诱导，同时为了最大限度减轻对气道的刺激，选择放置喉罩通气，但是作者也提醒像这样一个病例情况随时可能急转直下。请注意："必须随时准备针对气道危象进行临床干预，包括调整患者的位置（直立，侧卧或者俯卧位）；或者更积极的措施（如针对难治性心血管危象时需硬质支气管镜甚至正中开胸术）；还有，在麻醉的任何阶段发生了紧急气道或心血管疾病危象时随时需要让患者从麻醉状态中苏醒过来。"

处理方法

面对发生喘鸣的患者，首要考虑的问题是究竟要选择气管插管还是不得不建立外科气道从而能把病人从死亡线中抢救回来。显而易见，一些患者需要立即气管插管以解决气道危象，但也有一些患者几乎无法插管而可能只有建立外科气道。如果情况允许气管插管能推迟一段时间，根据患者病情的严重程度以及其他相关临床资料，也许可以采取一些其他的治疗措施。这些措施包括：

- 严密监护下完成各项治疗措施，面罩吸氧，调整手术床的头位到最适宜的角度（ 45° ~ 90° ）。
- 术前应用肾上腺素雾化吸入，防止由于气道水肿引发喘鸣（ 0.5 ~ 0.75ml 的肾上

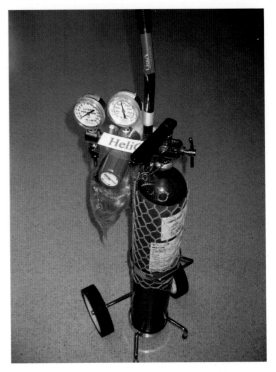

图10-1　E型号-氦氧混合气输送装置，同时备有一个无重复吸入面罩

腺素加到 2.5 ~ 3ml 的生理盐水中；也可以应用 4% 可卡因，剂量不超过 3mg/kg，但不能和消旋肾上腺素联合使用）。

- 防止由于气道水肿导致的喘鸣可静脉使用地塞米松 4 ~ 10mg（Decadron®），每 8 ~ 12h 一次；或者甲泼尼龙 40 ~ 60mg 静脉推注，每 6 ~ 8h 一次。注意地塞米松需要一定时间（通常以小时计）才能充分发挥作用。
- 使用氦氧混合气治疗（He70%，$O_2$30%），几乎可以立即起效（图10-1）

引发喘鸣的一些因素

可能导致喘鸣因素有很多，包括气道异物（如吸入花生和金属线）、肿瘤（如喉乳头状瘤，鳞状细胞瘤）、感染（如会厌炎、咽后脓肿、喉炎等）、声门下狭窄（如长时间插管后）、气

道水肿(如使用气管插管工具后)或者是喉软化症(喘鸣最常见的先天性原因)、声门下血管瘤(很少见)、先天性血管环压迫气道等。声带功能异常也会导致喘鸣发生。在婴幼儿方面,先天性的气道发育异常占到喘鸣总发生率的87%[1]。

表10-2列出了引发小儿喘鸣的一些因素。

表10-2　小儿喘鸣的鉴别诊断

感染因素
　喉炎
　会厌炎
　气管炎
　咽后脓肿
非感染因素
　出生时患有的:
　　喉蹼
　　声带麻痹
　　先天性囊肿状水瘤
　　声门下狭窄
　新生儿期之后患有的:
　　声门下血管瘤
　　喉乳头状瘤
　　喉软化症
　　气管软化症
　　先天性血管环
　获得性
　　误吸气道异物
　　误吞食管异物
　　痉挛性咳喘
　　喉痉挛
　　心源性喘鸣
　　神经性水肿
　　血管旁管肿物(畸胎瘤、淋巴瘤)
　　声带麻痹(继发于插管后)
　　声门下狭窄(继发于插管后)

引自: Marin J, Baren J. Pediatric upper airway infecious disease emergencies. EBMdicine November 2007. Voume 4, Number 11

诊断

喘鸣主要是通过患者的症状和体格检查来做出诊断,一般提示患者有潜在的病理问题或疾病。胸部和头颈部的X线检查、CT扫描或者是MRI检查可以发现患者存在的结构性病理异常。纤维支气管镜也可以协助诊断,尤其可用于声带功能评估或气管受压以及感染原因排查。

病例分析

一位58岁的中年女性患者,因头颈肿瘤复发需要进行手术;该患者已经多次被诊断为困难气道。如今出现呼吸困难主要归结于头颈肿瘤压迫造成的声门狭窄,且张口度只有3cm,进一步增加了气道处理的难度。由于患者病情复杂,临床上拟采取清醒纤支镜插管。

术毕,在非去极化神经肌肉阻滞作用完全逆转、患者意识完全清醒后拔除气管导管,但是拔管后患者出现了严重的喘鸣。此时,临床上分2次给予静脉推注地塞米松8mg(第一次是拔管前应用的),2次消旋肾上腺素雾化吸入(2.25%的肾上腺素0.5ml加入2.5ml生理盐水中),床头60°仰卧位,面罩辅助通气。我们备好了用于抢救气道所需的各种工具,一名经验丰富的耳鼻喉科医生、多名经验丰富的麻醉医生以及各级抢救人员严阵以待,随时准备开放外科气道。

很不幸的是,患者情况没有得到改善而是开始恶化,此时如果考虑气管插管,估计插管条件较之前更差,建立外科气道似乎已是唯一之路。

尝试对患者通过无重复吸入面罩进行氦氧混合气(He70%∶O₂30%)供气,气体流速设置为10L/min,仅5~10次呼吸后,喘鸣音竟然奇迹般地消失了,并且呼吸动作也变得轻松起来。随后患者被转运到苏醒室,随同

103

一大罐氦氧混合气持续供气,全程给予各项指标监测。几小时之后,患者能脱离氦氧混合气而正常呼吸了。

结论:建议在每个手术室备有有效的氦氧混合气和无重复吸入面罩,以便辅助治疗喘鸣。

临床要点

- 喘鸣通常通过临床症状和体格检查作出诊断。
- 发生喘鸣时,首先要考虑的问题是患者是否需要紧急插管或者是立即建立外科气道以帮助患者摆脱死亡边缘。
- 气流通过孔道会产生湍流;在这种情况下,通过孔道的气流量大致与气体密度的平方根呈反比。这种物理特性和层流相比明显不同,层流时气体流量与气体

黏稠度呈反比。

- 通常有效的氦氧混合气体比例分为30%氧气:70%氦气和20%氧气:80%氦气两种。
- 术前使用消旋肾上腺素进行雾化吸入(2.25%的消旋肾上腺素0.5~0.75ml加入2.5~3ml的生理盐水中)可以防止因气道水肿所导致的喘鸣。
- 考虑在上述治疗的同时静脉给予地塞米松(Decadron®)4~10mg,每8~12h一次,或者静脉给予甲泼尼龙(Solumedrol®)40~60mg,每6~8h一次。此方法有助于防止气道水肿引发的喘鸣,注意需要一定时间(通常以小时计)地塞米松才能充分发挥作用。
- 建议在每个手术室备有有效的氦氧混合气和无重复吸入面罩来辅助治疗喘鸣。

（黄有义 译 贾继娥 李文献 校）

参考文献

1. Holinger LD. Etiology of stridor. *Ann Otol Rhinol Laryngol* 1980;**89**:397-400.
2. Rudow M, Hill AB, Thompson NW, *et al.* Helium-oxygen mixtures in airway obstruction due to thyroid carcinoma.Can *Anaesth Soc J* 1986;**33**:498.
3. Khanlou H, Eiger G. Safety and efficacy of heliox as a treatment for upper airway obstruction due to radiation-induced laryngeal dysfunction. *Heart Lung* 2001;**30**:146-147.
4. Polaner DM. The use of heliox and the laryngeal mask airway in a child with an anterior mediastinal mass. *AnesthAnalg* 1996;**82**:208-210

气道燃烧的防范和处理

第11章

引言

　　气道燃烧是一种致命的并发症,多发生于气切手术和气道激光手术中,在其他的手术操作过程中也有发生[14]。本章节主要就气道燃烧的防范和处理进行讨论,内容包括美国麻醉医师协会制定的"手术室气道燃烧紧急处理流程"(图 11-1)、气道燃烧的处理步骤(表 11-1)以及英国专门为气道手术制定的有关方案(表 11-2)。手术室火灾主要分为气道燃烧和非气道燃烧,最近美国 ASA 颁布了一套针对两者的临床操作指南(图 11-1)。

安全原则

　　用于减少耳鼻喉科手术中发生燃烧的一些基本原则:

- 预防为主,但不能保证失火永不发生,因此永远要有防范准备。
- 熟悉 ASA 手术室失火紧急处理流程。
- 手边应备有一种气道灭火的简单工具(比如一支装有 50ml 生理盐水的注射器)。另外,附近配备一个 CO_2 灭火器是一项明智之选。
- 外科医生应避免在气管内使用电刀。
- 当手术操作接近气道时,麻醉医生应保持绝对警醒。
- 一旦麻醉医生认为有潜在气道燃烧的危险,应该将氧浓度设置为可接受的最低值。

- 避免使用氧化亚氮,因为它和 O_2 一样是助燃剂。

两难选择:该不该拔出气管导管

　　至少到目前为止,公认的观点是:一旦气道燃烧,应立即拔出气管导管。这种做法虽然合乎情理,但是有时候拔出气管导管后却无法再次控制气道。所以临床医生有时进退两难:要么保留气管导管但面临气道烧伤的危险;要么拔出气管导管,但面临患者窒息的危险。

　　Chee 和 Benamoff[2]、Ng 和 Hartigan[5]两组学者例证保留气管导管可能利大于弊。Chee 和 Benumoff 作了以下评论:"解决气道燃烧后保留气管导管可能利大于弊,因为可以通过原有的气管导管给予患者氧供和通气,而且虽然气囊破损但水肿的气道可以与之紧密贴合从而保证了呼吸回路的密闭性。另外,在可能存在重建气道困难的情况下,气管导管置也可以提供插入交换导管的通道。"

气切过程中的气道燃烧

　　气道燃烧多发生于气切手术过程中。表 11-2 罗列了一些相关问题的处理建议,主要来自于英国期刊。选自 Roger[4]发表的综述,作者在文中详细罗列了气切术中发生气道失火的一些病例的各种临床状况和处理结果。

105

手术室火灾紧急处理流程

火灾预防：
- 避免在富氧环境[1]中使用点火源[2]
- 合理选择和使用手术消毒巾，最大程度减少易燃物的存在
- 耐心等待易燃消毒液挥发直至皮肤完全干燥
- 在点火源附近放置湿纱布或湿海绵

| 是 | 是否高危手术？
将在一富氧环境周围使用点火源 | 否 |

- 针对火灾制定团队计划和处理预案
- 告知外科医生手术区域为或有可能为一富氧的易燃环境
- 使用带气囊的气管导管，酌情选用抗激光导管
- 需在监测麻醉（MAC）下行中到深度镇静的患者和（或）其他氧依赖的患者行头、面和颈部手术的患者需考虑使用气管插管或喉罩
- 在使用点火源前：
  o 告知手术室人员即将使用
  o 使用不导致低氧的最低氧浓度[3]
  o 停用N₂O[4]

及早火警预警[5]

| 火灾未发生，
继续手术 | 暂停手术
请求评估 |

火灾管理： 发生火灾

气道[6]失火
立刻处理
- 拔出气管导管
- 关闭所有气源
- 移除气道内纱布及其他可燃物
- 气管内注入NS

气道外失火
立刻处理
- 关闭气源
- 撤去手术铺巾、燃烧物以及其他易燃物
- 用NS或其他方法灭火

如果第一次灭火失败
使用CO₂灭火器[7]
如果燃烧持续：拉响火警铃，撤离患者
关闭手术室，同时关闭所有通向该手术室的气源

已灭火   已灭火

- 重建通气回路恢复通气
- 如果条件允许，避免手术区域处于富氧环境
- 检查气管导管内，排除气道内存留燃烧碎片
- 考虑行支气管镜检查气源

- 维持通气
- 如果患者未插管则需评估是否有吸入损伤

评估病情，制定治疗计划

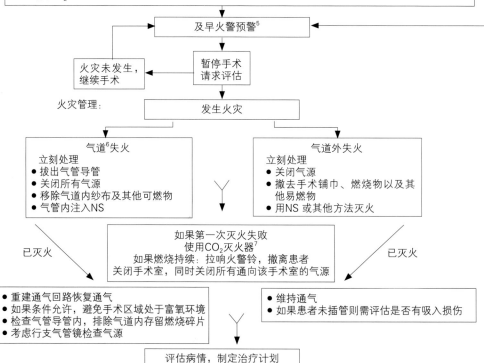

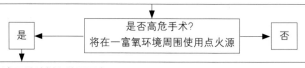

1. 点火源包括但不限于电刀、电凝或激光装置。
2. 当所处环境中氧浓度高于空气中的氧浓度，以及存在任何浓度的N₂O时，都可能成为燃烧发生的原因。
3. 在使用最低氧浓度后一段时间（比如1～3min）再开启点火源；对于氧依赖的患者提供适合避免缺氧的最低氧浓度；尽可能监测SPO₂；如果可能，监测吸入、呼出以及供氧浓度。
4. 关闭N₂O后一段时间（如1～3min）再使用点火源。
5. 以下情况应引起警觉：出现不明原因的闪光、火焰、热气和异常声响（如"噼啪"声等）或异味；不名原因的消毒巾移位、消毒巾和呼吸回路变色；患者突然体动或不适主诉。
6. 在上述紧急处理流程中，气道失火主要指气道内失火或呼吸回路内着火。
7. 必要时可对患者使用CO₂灭火器。

图11-1 手术室火灾紧急处理流程

表 11-1　气道燃烧的处理

防范措施

1. 尽可能将氧浓度维持在 30% 左右，使用空氧混合气体，避免使用 N_2O。

2. 使用抗激光导管。

3. 导管气囊内注入着色的 NS，一旦气囊破裂可以在第一时间被察觉。

4. 备一支装有 50ml 生理盐水的注射器，一旦手术区域失火时可用来灭火。

5. 另备一根气管导管，以防万一失火后再次插管。

6. 如需使用高浓度氧，应该告知所有参加气道手术的医务人员。

气道失火时

1. 立刻停用激光，断开回路，切断 O_2（或误用的 N_2O）

2. 迅速告知手术团队并寻求他人的帮助。

3. 拔出气管导管，将其投放入水的容器中。

4. 用你身边的简易灭火装置（装有生理盐水的注射器）灭火。

5. 用生理盐水浇灌受累区域。

气道失火控制后

1. 用纯氧经面罩（或声门上通气装置）通气。

2. 患者病情稳定后，评估气道损伤程度；考虑用可通气的硬质支气管镜；燃烧物残片和异物可一并清除。

3. 如果明确气道损伤严重需再次行气管插管。

4. 尽可能将患者收住入 ICU。

5. 支持治疗包括充分通气和抗炎治疗，选择合适的时机拔出气管导管。

6. 必要时进行气管切开。

注意：并非所有的患者都受益于拔出气管导管的（详见文中）。（由 Dr. B. Abdelmalak 友情提供）

动物（小鸡）实验

　　Roy & Smith[6] 以小鸡为研究对象，做了一项关于氧浓度、氧流量和失火发生率之间关系的研究。具体的实验过程为：掏净小鸡的内脏，向头端方向插入一根内径为 6G 的气管导管。将功率为 15W 的电刀绑定在小鸡身上。经气管导管给予不同氧浓度和流速的氧气，开启电刀，观察小鸡 4min 内是否被点燃。观察期间小鸡未被点燃为阴性结果。实验结果如下：

　　给予 15L/min 的纯氧，电刀开启 15~30s 后小鸡被点燃。

　　给予 10L/min 的纯氧，电刀开启 70s 后小鸡被点燃，并持续冒火。

　　给予 60% 的氧，电刀开启 25s 后小鸡被点燃，60s 后冒火。

　　给予 50% 的氧，电刀开启 128~184s 后小鸡被点燃和冒火。

　　给予 45% 的氧，未见小鸡被点燃和冒火。

　　基于上述实验结果，作者得出以下结论：氧浓度低于 50% 可预防口咽部手术中因使用电刀而引起的气道燃烧。该实验也力证了目前临床工作中使用 30% 或者可能情况下更低氧浓度的合理性，这也是 ASA 指南中所推荐使用的氧浓度[3]。

手术部位灌充 CO_2

　　Ho[7] 等作者提出的假设是，在气切手术时，如果将手术部位充满 CO_2 的话就可防止气道燃烧的发生。为验证这一假设，他们将纯氧通气的猪的气管切开，同时手术区灌充 10L/min 的 CO_2 气体。充或不充 CO_2 的试验各重复了 5 次，只要没有使用 CO_2，猪的气管都被点燃。相反，只要灌充了 CO_2，气道燃烧都未发生。总之，在手术区域灌充 CO_2 可以防止因气切时使用电刀引起的气道燃烧，遗憾的是这种方法未被推广。

表11-2 气道燃烧——气切术

建议

所有手术室的工作人员都应意识到，在气管切开的过程中容易引起气道燃烧。在实施此类手术的时候，应在手术小推车上备好一碗生理盐水以及敷料和灭火器，且触手可及。通常情况下准备常规CO_2灭火器，虽然Halon（氯氟烃）灭火器更适合手术室内使用，但在环境污染日益受关注的今天，这种灭火器的使用率在日益减少。

准备一个自动充气式呼吸器(如 Ambu 呼吸囊)，以备利用室内空气进行通气。

避免使用N_2O或其他易燃、易爆麻醉药。

使用单腔气管导管，因为可以将其置入足够深的位置（导管尖端靠近隆突），在成年男性，门齿距隆突的距离是24～25cm。在气管切开前，将患者的双腔管换成单腔管。

导管套囊内注入生理盐水，确保气囊和气管壁之间密封。

无论选用氮氧（空气-氧气混合气）或氦氧混合气，使用能确保安全的最低氧浓度。

如果气切口位置较深（例如对于肥胖患者），尽量将手术区的血液及周围的组织残片清理吸引干净。

切开气管前，尽量将气管导管向隆突方向推送，这样可避免气切时电刀接触套囊；可以考虑使用纤维支气管镜来确认导管的深度；如果导管较短，可以更换为加长的气管导管。

彻底止血保持手术野清晰干燥，用手术刀片、剪刀或等谐波刀切开气管，勿用电刀。

手术医生切开气管、准备放置气管导管时，麻醉医生应该暂停通气，抽空气囊，在直视下将气管导管缓慢退至气切口上方（注意不要将导管完全退出气道），因为一旦出现气管套管放置困难或难以经气管套管通气时，需要将气管导管重新送至气道内。

如果发生气切后出血，首先应将气管套管或气管导管的套囊充气，保护气道，防止血液流入气道；如果气囊处漏气，那么暂停通气，结扎或缝扎出血点；如果必须用电刀止血，那么先用吸引器同时将伤口处的氧气和组织残片清理干净，可考虑在气切口四周塞入湿的棉片堵塞漏气。

气管套管放入气道后充气囊。经气管套管放入吸引管，如果吸引管能够顺畅地通过全部气管套管，则可以经气管套管进行通气。

一旦气道燃烧，立刻断开呼吸回路，关闭气源，用简易呼吸皮囊进行通气；手术室有烟雾时装上气道过滤器；考虑经气管导管灌注生理盐水浇灭管腔内的火焰；考虑移去或更换气管导管以减少有毒燃烧物吸入和火灾波及下一级气管—支气管树；然而，移去气管导管可能比留置气管导管更危险，因为有的患者可能是困难气道，或者气道已变得十分肿胀。

表11-3　气切过程中失火的病例报道

作者	外科操作	电灼方式	氧气来源	氧气浓度	采取的措施	燃烧部位	烧伤严重程度
Bowdle等（1987）	分离甲状腺峡部	未知	经皮经气管	100%	移开铺巾	右侧颈部麻醉医生	二度二度
Le Clair等（1990）	电灼气管血管止血	未知	气管导管	100%	手控压力通气	气管	浅表
Bailey等（1990）	未知	未知	气管导管	100%	湿纱布擦拭	气管	浅表
Mandych等（1990）	电灼皮下脂肪	电凝	面罩	5L/min	移开铺巾	面颊，颈部	部分增厚
Aly等（1991）	切开气管	未知	气管导管	未知	未知	气管	浅表
Lew等（1991）	切开气管	电切	气管导管	100%	手控压力通气，气管导管内灌生理盐水	下咽部，气管	13d后死亡
Marsh及Riley等（1992）	切开气管	电凝	双腔气管导管	100%	湿纱布擦拭	皮肤	"烧焦"
Wilson等（1994）	切开气管	电切	气管导管	100%	手控压力通气	无	无
Michels等（1994）	切开气管	未知	气管导管	100%	未知	无	无
Lim等（1997）	电灼气管血管止血	未知	气管导管	100%	伤口浇生理盐水	无	无
Chee及Benumof（1998）	未知	电凝	气管导管	100%	气管导管内灌生理盐水	皮肤	浅表
Thompson等（1998）	电灼气管血管止血	电凝	支气管镜	50%	手控压力通气	下颈部	二度
Thompson等（1998）	电灼气管血管止血	电凝	气管导管	未知	手控压力通气	无	无
Thompson等（1998）	电灼气管血管止血	混合	气管导管	100%	湿纱布擦拭	无	无
Bauer及Butler（1990）	切开气管	未知	气管导管	100%	手控压力通气，伤口浇生理盐水	咽部，会厌，气管	即刻死亡

109

两则病例分析

病例一

Sosis[1]报道了一例激光手术导致的气道燃烧。

患者,男性,56岁,体重79kg,ASA I级,因声嘶就诊,拟在CO_2激光下行声带息肉切除术。麻醉诱导:芬太尼100μg,硫贲妥钠400mg,司可林100mg,插入ID 6mm的Xomed® 抗激光导管(Jacksonville, FL),套囊内注入5ml等张盐水,正压通气时没有漏气。CO_2激光模式设定为:功率20W,脉冲持续0.2s。麻醉维持:氧流量2L/min,氧化亚氮4L/min,异氟醚浓度1.5%。术中间断给予阿曲库铵维持肌松。

手术将近结束时,手术医生发现声带一侧有出血。激光止血过程中,手术医生发现自气管导管向患者的口中冒出烟火。而且,麻醉医生也发现一次性螺纹管和气管导管接口处冒火。用生理盐水灭火后,呼吸回路出现明显漏气且双肺不能闻及呼吸音。此时,患者不能进行有效通气。关闭N_2O和O_2并停止机械通气。拔除气管导管后行面罩通气,随后重新插入一根PVC气管导管。纤维支气管检查发现,气道烧伤延续到总气道和双侧主支气管。呼吸道内没有发现残留的导管碎片。后来发现Xomed® 气管完整但导管的套囊破损,而且套囊和导管远端有明显的烧痕。患者转入ICU接受正压通气、抗炎治疗以及积极的肺部灌洗。患者后来行气管切开并进行了几次气管扩张术。

(知识点:这种情况不应该用助燃的N_2O而应选用空气。另外,可采取其他的方法进行止血。)

病例二

由 Chee 和 Benumof[2]提供。

患者男,28岁,体重100kg,择期行气切术。患者既往因头颅闭合伤入住ICU,并接受机械通气35d,治疗期间患者持续昏迷,而且发展为成人呼吸窘迫综合征,目前病情缓解。术前评估:一根固定良好的内径8.0mm的PVC气管导管,口唇肿胀,舌肿胀并伸出,口咽部分泌物多。

麻醉实施过程:麻醉诱导为异丙酚300mg。麻醉维持为经35%的空氧混合气吸入0.4%异氟醚。循环指标维持在基础值10%上下。手术医生电凝止血,置入气管套管前给予纯氧通气。突然手术医生发现蓝色的火焰垂直从患者的颈部蹿出。立即将气管导管处从呼吸回路断开,气管导管内注入NS 20ml,火被浇灭。

(知识点:这种情况下应使用最低氧浓度,应该用剪刀而非电刀切开气管。)

总结

气道燃烧是一种致死的手术并发症,可发生于气管切开术、气道激光手术和其他的各种手术过程。美国麻醉医师协会制定的手术室火灾防范和处理流程对于此类灾难的防范和处理来说是一个良好开端。总体来说,气道燃烧时最合乎情理的做法应该是立刻拔除气管内导管并在手术野灌注生理盐水,尽管这对于某些患者可能会丢失对气道的控制,从而导致灾难性后果。有作者建议手术区域灌充CO_2,以防止气切过程中因使用电刀发生气道燃烧。

临床要点

- 手术室失火可分为气道燃烧和气道外失火。最近ASA颁布了针对手术室失火的临床操作指南。
- 气道燃烧是致命的并发症，可发生于气切手术、气道激光手术以及其他手术过程。
- 预防措施虽非万全之策，但仍应做好预防措施。

- 最简单的方法是在手边备有一支装有50ml生理盐水的的注射器；另外，最好应备好 CO_2 灭火器。
- 手术医生应避免用电刀切开气道；同时麻醉医生应该在手术医生操作气道时保持足够警醒。
- 如有发生气道燃烧危险，麻醉医生应该使用可允许的最低氧浓度来为患者提供合适氧供。

（陆维莎　译　沈　霞　李文献　校）

参考文献

1. Sosis MB. Airway fire during CO_2 laser surgery using a Xomed Laser endotracheal tube. *Anesthesiology* 1990;**72**(4):747-749.

2. Chee WK, Benumof JL. Airway fire during tracheostomy: extubation may be contraindicated. *Anesthesiology* 1998;**89**(6):1576-1578.

3. Caplan RA, Barker SJ, Connis RT, *et al.* Practice advisory for the prevention and management of operating room fires. *Anesthesiology* 2008;**108**(5):786-801; quiz 971-972. Available online at http://www.asahq.org/ publicationsAnd-Services/ orFiresPA.pdf.

4. Rogers ML, Nickalls RW, Brackenbury ET, *et al.* Airway fire during tracheostomy: prevention strategies for surgeons and anaesthetists. *Ann R Coll Surg Engl* 2001;**83**(6):376-380.

5. Ng JM, Hartigan PM. Airway fire during tracheostomy: should we extubate? *Anesthesiology* 2003;**98**(5):1303.

6. Roy S, Smith LP. What does it take to start an oropharyngeal fire? Oxygen requirements to start fires in the operating room. *Int J Pediatr Otorhinolaryngol* 2011;**75**(2):227-230.

7. Ho AM, Wan S, Karmakar MK. Flooding with carbon dioxide prevents airway fire induced by diathermy during open tracheostomy. *JTrauma* 2007; **63**(1):228-231. PubMed PMID: 17622897.

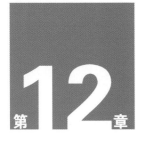

鼻中隔成形术和鼻成形术的麻醉

引言

鼻中隔成形术和鼻成形术是常见的外科手术,这些手术大部分可在具有独立手术设备的门诊手术室内进行。鼻中隔成形术可以减轻鼻塞症状或是作为鼻成型术的步骤之一。通常情况下,进行鼻中隔成形术的同时还合并进行鼻甲缩小手术。对于阻塞性睡眠呼吸暂停(OSA)的患者,在进行鼻中隔成形术时使用持续气道正压通气(CPAP)更为有利。鼻成形手术是以美容或重塑鼻子外观为目的的手术。手术指征可能包括纯粹的美容、创伤或肿瘤切除后的外观重建或改善鼻腔通气。

麻醉管理
术前准备

对于准备行鼻中隔成形术或鼻成形术的患者,应在术前对他们原有的症状作一个全面评估。行鼻中隔成形术者大多数都是年轻健康的患者,但少部分可能患有OSA。老年患者在基底细胞癌切除术后行鼻部重建时,可能会合并一些和他们的年龄相符的合并症。因此,需根据病史和体格检查结果来确定是否有必要进行其他检查项目。

只有符合门诊手术条件的患者才能在门诊手术室进行手术。如果患者有未控制的慢性疾病,如未控制的高血压、不稳定型心绞痛、有症状的哮喘和未控制的糖尿病等,则不应在门诊手术[1]。

其他潜在的禁忌证包括困难气道、恶性高热史、病态肥胖、严重OSA和慢性疼痛,这些患者应该住院手术。

所有患者都必须进行彻底的气道评估。行鼻中隔成形术的患者可能因鼻中隔偏曲而导致鼻塞,因此通气更加困难。

术后出血是鼻腔手术术后最常见的并发症之一。患者应在术前2周停止使用非甾体抗炎药和阿司匹林[2],而术前抗生素是根据患者不同情况选择性使用的。

术中管理

对于鼻中隔成形术和鼻成形术可以选择几种不同的麻醉方案。麻醉方式的选择需要考虑的因素包括有手术时间、手术涉及范围、预计出血量、手术创伤和患者耐受程度。而患者的个人意愿也是一个决定麻醉方式的重要因素。这类手术要求术中患者不发生体动、术野清晰、麻醉苏醒平稳顺利。

镇静状态下局部麻醉

许多鼻腔手术可以在患者镇静状态下通过局部麻醉来完成。它的优点是避免了对呼吸道的操作和气道正压通气,减少了静脉用药以及避免使用吸入麻醉药。

由于不进行气管插管,可以大大减少苏

醒时的咳嗽、呛咳和紧张，而这些都是可能导致手术部位出血的因素。由于使用少量的阿片类药物而且不使用吸入麻醉药，因此很少有患者会发生恶心呕吐，但这种麻醉方式还是存在不少的缺点，由于患者意识清醒，术中可能发生体动；局麻不完善可导致镇痛不足；过度镇静可导致通气不足甚至呼吸抑制等。这种麻醉方式的另一个潜在风险是可能需要一个紧急气道处理预案，因为术中可能因出血迅速而导致误吸甚至气道阻塞，患者的意识状态在这种情况下也可能已发生改变。

手术开始前会使用鼻腔黏膜收敛剂，如可卡因、苯肾上腺素或盐酸羟甲唑啉，可以使鼻腔黏膜血管收缩。通常在鼻腔内填充浸满局麻药的湿纱布，然后辅以黏膜下注射含有肾上腺素的局部麻醉药。一般情况下，使用 1% 利多卡因（10mg/ml）与 1 : 100 000 或 1 : 200 000 的肾上腺素混合液。肾上腺素可以收缩鼻腔黏膜，减少术中出血。做局麻准备是患者最痛苦的时期，此时可以给予患者小剂量的短效镇静药，如丙泊酚，然后再完成余下的步骤。在鼻成形术中，过度注射局麻药会导致鼻部变形，从而影响美容效果，因此不要注入过多的局麻药。可以采用多种镇静药物的复合，但需注意患者可能在用药后变得神志不清和不合作，因此应注意避免过度镇静。手术过程中由于在患者面部附近放置了高氧浓度的鼻导管或面罩，当外科使用电灼器时就有发生火灾的危险。关于火灾预防在本书第 11 章已有详细讨论。火灾发生的三要素包括可燃物（氧导管、手术铺巾、海绵等）、氧气和火源（电灼器）。患者在镇静状态下应给予充足的氧气，但同时要采取相应的预防措施以避免发生火灾。通常情况下，应尽量减低外科消毒巾周围的氧浓度，必须等待可燃性皮肤消毒剂干燥后再开始铺巾，同时在使用电灼器前需在铺巾周围准备湿润的纱布和海绵。如果手术需要中至重度的镇静或者患者对氧依赖，那么使用气管内插管或声门上通气道这样的密封式输氧通路是明智的。如果没有上述这些因素，并且氧气输送通路是开放的（如鼻导管），那么应采取一些预防措施以避免发生火灾。在给患者使用电灼器前应停止或减少供氧，仅需满足最低需氧量即可，且在电灼器使用前应等待几分钟，待氧浓度下降后再使用。另外在手术野使用医用空气吹入或吸引器吸引等方式，也可减少术野的氧气浓度[3]。

已有证据证明在镇静下行局部麻醉完成的手术，其手术时间和恢复时间比全身麻醉要短。同样术后恶心呕吐和鼻出血等并发症也明显减少，患者还可以更早出院[4]。

全身麻醉

全身麻醉适合手术范围广、时间长和预计失血量大的手术。全身麻醉的优点包括镇痛完善、术中全程无体动、无需患者合作等，通过气管内插管或声门上放置喉罩也可控制气道以及减少分泌物、血液或灌洗液误吸的风险[2]。它的缺点包括苏醒时气管内插管患者可发生呛咳，相对于局部麻醉有更高的恶心呕吐发生率，需要大剂量的静脉麻醉药，以及术后恢复时间延长、可能发生定向障碍等。全身麻醉可以使用气管内插管或声门上通气道。在麻醉诱导面罩通气时，如果患者存在明显的鼻中隔偏曲而致鼻部通气障碍，可通过放置口咽通气道来解决。

麻醉维持可选择吸入麻醉、全凭静脉麻醉（TIVA）或平衡麻醉技术。术中连续输注

113

阿芬太尼或瑞芬太尼可以减少吸入麻醉药的总量,还可明显增加患者对气管插管的耐受程度,减轻气道反应。同时也使血流动力学状态更加稳定,麻醉苏醒更平稳、快速。瑞芬太尼可能会发生迷走神经介导的心动过缓,特别是当给予单次剂量时,这时会发生低血压和心输出量下降。丙泊酚输注的优势在于降低血压和减少术后恶心呕吐的发生率,且代谢迅速,苏醒快速。吸入全麻药使用的优点同样是降低血压,从而减少失血量。在苏醒期间,气管插管的患者可出现咳嗽或呛咳,增加静脉压力,导致出血量增加和鼻部肿胀。如果可能的话,应该避免这种情况发生。

患者全身麻醉后可能会神志不清,甚至试图揉搓自己的鼻子,这可能会破坏患者手术缝合部位。因此应该非常仔细地看护好患者,直到他们完全清醒。

全身麻醉使用声门上通气道与气管插管的比较

声门上通气道可以安全地用于全身麻醉,这种装置可以提供一个可靠的呼吸通道,允许患者在深麻醉状态下保留自主呼吸且不发生梗阻。虽然它可以防止血液和分泌物进入呼吸道和胃[5],但并不能完全避免误吸血液或胃内容物。

一些研究显示,使用声门上通气道患者术后咽痛比气管插管明显减少[3]。然而,一项回顾性研究显示,两者发生咽痛的比例在不同研究中结果差别较大,气管插管后的发生率介于14%~50%,喉罩介于6%~34%[4]。声门上通气道比气管插管引起的心血管反应更少[5],且在麻醉苏醒时刺激较小,较少发生咳嗽和呛咳。

声门上通气道的主要缺点包括可能有误吸风险以及可能存在的放置和密闭困难。其他的缺点包括可能的移位风险,特别是外科医生在术中搬动患者头部的时候容易发生。还有当血液或分泌物流到声门时有可能引起喉痉挛。

气管插管全身麻醉能更好地防止分泌物或血液流入呼吸道。可使用普通导管、加强管(图 12-1)或异形管(图 12-2)。导管固定应放置在中间,以避免引起脸部的不对称。

生理盐水浸泡过的纱布制成的咽喉垫也可以用以防止血液和分泌物流入胃内。正如前面所提到的,使用气管插管的缺点包括导管插入后有更强烈的心血管反应,苏醒期间刺激更大且呼吸道更易激惹。然而如果诱导插管时更仔细,拔管时能按步骤平稳进行,这些缺点都可以有效地加以控制。

术中注意事项
出血

出血是鼻部手术最大的并发症之一。尽量减少术中出血可以使外科医生的手术视野更加清晰。减少出血的方法包括使用含有肾上腺素的局麻药或可卡因鼻腔黏膜注射、保持轻度头高位,以及对适合的患者进行控制性降压。

血管收缩剂

使用血管收缩剂可使鼻黏膜和血管收缩,从而导致手术出血量减少。苯肾上腺素是一种 α 肾上腺素能受体激动剂,可制成液体直接喷入鼻腔。鼻黏膜吸收后可导致高血压甚至心血管失代偿,因此初始剂量不应超过0.5mg(500μg)。一旦发生严重高血压可以等待其失效,也可使用短效血管扩张剂或 α 受体拮抗剂治疗。应避免使用 β 受体阻滞剂,

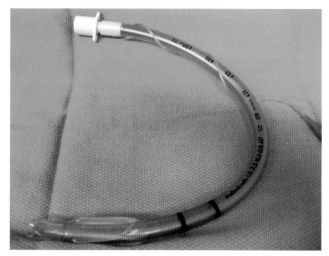

图12-1　加强型气管导管

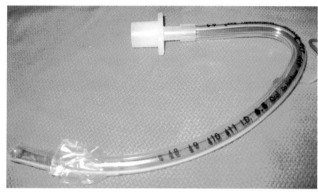

图12-2　经口异形气管插管

尤其是长效制剂如美托洛尔和拉贝洛尔。

　　羟甲唑啉是一种咪唑啉衍生物拟交感胺类的血管收缩剂。它直接刺激 α 肾上腺素能受体,对 β 肾上腺素能受体作用极小甚至没有影响。使用时在每个鼻孔用 0.05% 的羟甲唑啉喷雾各 3 喷即可[5]。可卡因是一种局部麻醉剂,同时也是具有拟交感作用的血管收缩剂。可卡因浸润纱布填塞鼻黏膜,既可提供局部麻醉又能使血管收缩。血药浓度在30min 时达到最高峰,且可维持 120min。可卡因提高器官对肾上腺素的敏感性,并阻止外周神经末梢对已释放的肾上腺素的再摄取,因此可能会造成心血管系统的不良反应,应避免用于高血压、服用单胺氧化酶抑制剂、

伴有冠心病或心律失常的患者。鼻内剂量为0.5 ~ 1mg/kg,可导致心率和收缩压增加;当剂量为 2mg/kg 时,心肌对肾上腺素敏感性增加而易致心律失常;当剂量为 5 ~ 10mg/kg时则会发生心肌抑制。可卡因在易感人群中可引起室颤、高血压、心脏骤停、心动过速、甚至呼吸抑制。可卡因有 4%(40mg/ml)和10%(100mg/ml)两种溶液剂量,在临床实践中最常用的是 4% 的制剂。4% 可卡因制剂其每一滴含有 3mg 的可卡因,鼻内可卡因最大推荐剂量为 1.5mg/kg。可卡因通过血浆拟胆碱酯酶水解代谢,在鼻腔内与肾上腺素同时使用时由于吸收减少,可降低其血浆浓度,但它可能会增加心律失常和其他心脏异

115

常事件的发生率。其原因可能与肾上腺素直接作用于交感神经元、刺激突触后去甲肾上腺素受体有关。

可卡因对于突触再摄取肾上腺素的抑制以及直接的突触刺激作用可导致高血压和心动过速。另外,虽然它是一种有效的局麻药和血管收缩剂,但其对心脏的作用可以持续至术后数小时,对心脏事件的担忧使得外科医生在临床上的使用越来越少。使用利多卡因联合肾上腺素和羟甲唑啉能产生同样的局麻效果,但不会增加心肌的敏感性。

控制性降压

外科医生有时会要求麻醉医生实施控制性降压以减少出血,使手术视野更加清晰。控制性降压的定义是将收缩压降低至80~90mmHg,或将平均动脉压(MAP)降低至50~65mmHg,也可定义为MAP减少至其基础值的1/3。术后回升血压过快可能导致活动性出血,因此需逐步将血压回升至合理水平。

下文所述药物均可用于控制性降压。

• 吸入麻醉药

吸入麻醉药通过血管舒张和负性肌力作用降低MAP和全身血管阻力(SVR)。此方法很容易控制,具有快速起效和消退的特点。

• 硝普钠

硝普钠是通过释放一氧化氮来直接扩张血管,具有快速起效和恢复、容易被滴注等特点。缺点包括可能导致氰化物中毒、高血压反弹、交感神经刺激、肺内分流增加、冠脉窃血和心动过速等。通常使用硝普钠时必须做好连续动脉血压监测。

• 硝酸甘油

硝酸甘油也是直接扩张血管,具有起效

和恢复快、容易被滴注等特点。相对于硝普钠,患者心率上升幅度有限,且无冠脉窃血。硝酸甘油也可以增加肺内分流,有导致高铁血红蛋白症和抑制血小板聚集的可能。

• β受体阻滞剂

β受体阻滞剂能减少心肌收缩力、SVR和心率。部分药物如艾司洛尔可快速起效和恢复,容易滴注使用。缺点包括心输出量下降、心动过缓、心脏传导阻滞和支气管痉挛。

• 钙通道阻滞剂

钙通道阻滞剂通过减少钙离子的跨膜运动引起血管扩张。此类药物起效迅速且不影响气道反应性,但可以引起心脏抑制、心动过缓和传导阻滞。

历史上,三甲噻吩、喷托铵、酚妥拉明等药物很早已被用于控制性降压。最近有报道显示,右美托嘧定也可用于减少鼻中隔成形术中的出血以及减少芬太尼的用量。

控制性降压的相对禁忌证包括严重心血管疾病、脑血管疾病、周围血管疾病以及肾功能或肝功能受损[6]。实施过程中监测心电图十分重要,当出现ST段压低时表明可能发生心肌缺血。

未经处理或控制不佳的高血压也是一种相对禁忌证,因为脑血管自主调节的压力范围上调,导致患者即使在与正常人相比相对较高的血压水平下也可能发生脑缺血。

在给有肺部疾病的患者使用控制性降压时需谨慎,由于可能导致通气、血流比例失调和生理死腔增加,容易引起动脉血氧含量下降及肺泡-动脉氧梯度增加。

体位

耳鼻喉科手术患者通常置于仰卧位,手术床床头抬高15°~30°,麻醉医生则位于手

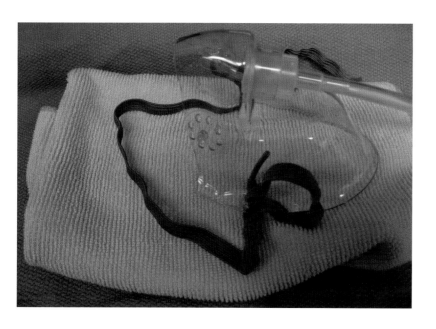

图12-3　经过改良的面罩,用剪刀去除上半部分

术床一侧或床尾部(麻醉诱导后旋转手术床90°~180°)。头部抬高 15°~30° 是为了减少静脉血回流从而降低血压,使手术出血减少并保持手术野更加清晰。然而,对于血容量不足或易感患者抬高头位可发生低血压,因此术中需密切监测。应加强对眼睛的保护,并应能早发现眼睛损伤。比如术前可用软膏或小的胶带封闭保护眼睛。气管插管和螺纹管应朝着手术床的尾端方向放置。放置肩枕使患者颈部展开。

苏醒

鼻腔手术后出现咳嗽或紧张会增加静脉充盈,从而增加手术部位出血,保障平稳顺利地拔管成为麻醉医生面临的挑战。在手术结束拔管前,可通过胃管吸引消除胃内积血。采用丙泊酚、瑞芬太尼和阿芬太尼全凭静脉麻醉,拔管前静脉注射利多卡因或利多卡因直接喷于声带,以上措施都可以减少咳嗽的发生。右美托咪定也被成功用于提高拔管质量。深麻醉下拔管可以避免气管内导管引起的咳嗽,但使用必须极其谨慎。深麻醉拔管的危险一方面在于胃内集聚的大量血性液体可能增加反流误吸的机会;另一方面,手术部位的血液下流也可刺激声带,引起喉痉挛。另外,如果深麻醉下拔管后患者出现呼吸抑制,再次插管时可因呼吸道的积血而发生插管困难。鼻成形术后由于鼻部结构重建可能会引起面罩通气困难,因此患者在拔管后出现任何呼吸道问题都可能产生通气困难。还应注意,拔管后应不要在新建的鼻子上使用过大的压力进行面罩通气。术后吸氧可以用鼻导管或面罩,将面罩顶部切除可以避免对鼻部产生过大的压力(图 12-3)。鼻中隔成形术后,可能需要填塞鼻腔或在中间放置夹板,如果进行鼻骨截骨也会进行填塞及在鼻背部放置夹板,这时患者将不得不经口呼吸;如果发生阻塞,可能需要口咽通气道。给予止吐药不仅能减少术后恶心呕吐,而且还可减少呕吐和干呕导致的创面出血。床头位置

117

也应保持抬高。

术后注意事项

患者术后头部应抬高 30°，鼻部冷敷。如果鼻部有明显出血，将海绵折叠固定在鼻子下也有帮助。适度的术后镇痛及避免高血压、呕吐、瓦尔萨瓦动作可以帮助减少鼻出血和鼻中隔、鼻部皮瓣下的出血。静注短效麻醉镇痛药、口服麻醉镇痛药或对乙酰氨基酚等都可用于控制疼痛。因非甾类抗炎药具有潜在的血小板抑制作用从而增加出血，因此应避免使用。

一项研究表明，鼻中隔成形术再入院大多数是因为出血，非甾类抗炎药与再出血之间有明显的联系。如果鼻腔填塞到位应该常规给予抗金黄色葡萄球菌抗生素[7]。尽量减少体力活动。术后患者出院带药包括口服阿片类药物和预防性抗生素。如患者存在其他严重合并症、无法控制的疼痛或严重的 OSA 可能需要过夜观察。

并发症

鼻中隔成形术和鼻成形术的并发症包括出血、感染、外伤性神经肌肉损伤和外观效果不佳。某些文献中提到的并发症如心内膜炎、脑膜炎、脑脓肿、大出血及鼻腔填塞引起的窒息等，临床上已非常少见。

总结

行鼻成形和鼻中隔成形术的患者多为可实施门诊手术的健康患者，但其中也偶尔有合并其他系统疾病如 OSA 的患者。这些手术可在镇静下行局部麻醉完成，也可在使用喉罩或气管插管的全身麻醉下进行。术中应该尽量减少出血，主要措施包括鼻黏膜使用血管收缩剂和肾上腺素、控制性低血压及平稳拔管。术后患者需要观察出血情况，但通常可以在当天出院回家。

病例分析——鼻中隔成形和鼻甲缩小术麻醉

术前管理

一位 25 岁男性患者因鼻中隔偏曲和鼻塞需行鼻中隔成形和鼻甲缩小术。患者除了因严重的胃食管反流症（GERD）服用质子泵抑制剂外，并无其他明显疾病。虽经治疗，他仍有胃反流症状。患者没有心脏、肺或呼吸道方面的问题。在上午手术前患者禁食超过 8h，期间没有服用任何药物。术前给患者置入 18G 静脉留置针，静注甲氧氯普胺和法莫替丁，口服柠檬酸钠以预防误吸。该病例计划门诊手术。

术中管理

患者进入手术室后，行常规监测。因为有严重的 GERD 病史，麻醉医生决定行快速诱导气管插管，过程中按压环状软骨。麻醉诱导采用丙泊酚、芬太尼和琥珀胆碱，顺利置入 7G 气管导管。麻醉维持采用静注丙泊酚和阿芬太尼，吸入氧气和氧化亚氮的混合气体。患者诱导后未再使用肌松剂，保留自主呼吸。外科医生在咽喉周围填塞纱条以防止血液和分泌物进入胃部。每个鼻孔各喷入三喷 0.05% 的羟甲唑啉以收缩鼻黏膜血管，鼻中隔内用 1% 的利多卡因与 1：100 000 肾上腺素混合液进行局部麻醉。手术顺利完成，苏醒前彻底吸干净患者的口腔内的血液和分泌物，取出咽喉周围的填充物。患者自主呼吸良好，能抬头及听从医生指令，当他开始剧烈咳嗽时拔除气管插管。

注意到患者的鼻子有些出血,所以将床头升高并在他的鼻子下垫纱布。然后送至恢复室,给予面罩吸氧。

术后管理

在恢复室,患者的生命体征平稳,但其鼻子仍然有一些出血。入恢复室后不久,他就开始发生多次呕吐。虽然静注昂丹司琼后好转,但呕吐已使患者鼻子的出血加剧。外科医生被叫至床边,他检查了患者并放置鼻腔填塞以增加鼻腔压力从而减少出血,并决定患者留院观察。经过一夜观察后患者不再出血,第 2 天出院回家,病情稳定。

并发症

通过这个病例说明,这名患者的手术过程由于严重的鼻出血继而留院观察而变得复杂化,给患者、医生和医院都增加了经济和时间上的负担。出血可能是由拔管呛咳和术后剧烈呕吐引起或加重的。虽然静注异丙酚维持麻醉更利于预防术后恶心呕吐,但患者在手术开始时接受静注地塞米松和在苏醒前静注昂丹司琼也可有效预防术后恶心呕吐。虽然气管插管的患者有时不可避免地会发生咳嗽,也许在拔管前静注利多卡因可以防止或减轻咳嗽症状。

临床要点

- 进行鼻中隔成形术的患者除了有些人可能患有睡眠呼吸暂停外,大多是年轻健康的患者;老年患者可能伴有年龄相关的重大合并症。
- 术后出血是鼻腔手术后最常见的并发症,患者术前 2 周应停止使用非甾类抗炎药和阿司匹林。
- 鼻中隔成形术麻醉的主要目标是患者无体动、术野清晰及麻醉苏醒平稳。
- 镇静状态下行面部手术时,由于电灼器附近有高浓度的氧(鼻导管或面罩)存在,因此存在失火危险。
- 声门上气道已成功用于全麻下鼻中隔成形术。它既能保持气道通畅,又能让患者在深麻醉下保留自主呼吸而不会发生气道梗阻。然而,尽管他们可以防止血液和分泌物进入呼吸道和胃,但并不能完全避免血液或胃内容物的误吸。喉罩还存在术中移位的可能,尤其与手术医生搬动患者头部有关。另外,当声门保护不完全而受到血液或分泌物刺激时,也可发生喉痉挛。
- 鼻部手术后,在苏醒期咳嗽或用力会产生静脉充血而增加手术部位的出血。因此平稳顺利地拔管是非常必要的。
- 拔管后如果需要面罩通气时,应注意不要在新建成的鼻子(鼻成形)上过度用力施压。

（谭　放　译　乔　晖　李文献　校）

参考文献

1. Duncan PG. Day surgical anaesthesia: Which patients? Which procedures? *Can J Anaesth* 1991;**38**(7):881-882.
2. Fedok FG, Ferraro RE, Kingsley CP, Fornadley JA. Operative times, postanesthesia recovery times, and complications during sinonasal surgery using general anesthesia and local anesthesia with sedation. *Otolaryngol Head Neck Surg* [Clinical Trial Comparative Study] 2000;**122**(4):560-566.
3. Higgins PP, Chung F, Mezei G. Postoperative sore throat after ambulatory surgery. *Br J Anaesth* 2002;**88**(4):582-584.
4. Zuccherelli L. Postoperative upper airway problems. *S Afr J Anaesth Analg* 2003;**9**(2)12-16.
5. Webster AC, Morley-Forster PK, Janzen V, *et al*. Anesthesia for intranasal surgery:a comparison between tracheal intubation and the flexible reinforced laryngeal mask airway. *Anesth Analg* 1999;**88**(2):421-425.
6. Ward CF, Alfery DD, Saidman LJ, Waldman J. Deliberate hypotension in head and neck surgery. *Head Neck Surg* 1980;**2**(3):185-195.
7. Georgalas C, Obholzer R, Martinez-Devesa P, Sandhu G. Day-case septoplasty and unexpected readmissions at a dedicated day-case unit: a 4-year audit. *Ann R Coll of Surg Engl* 2006;**88**(2):202-206.

鼻窦内镜手术麻醉

第13章

引言

历史上，通过可视设备检查鼻道的情况可以追溯到 100 多年以前。1903 年，Hirshmann 第一次记录了使用膀胱镜对鼻腔以及鼻窦的病变进行诊断以及外科操作，被称为功能性鼻窦内镜手术（FESS）。早年的鼻内镜检查主要用于疾病的诊断。FESS 旨在通过尽可能小的创伤提供足够的鼻腔通气以及引流通畅。近几十年技术的发展引入了一大批手术操作。在 20 世纪 60 年代，光纤技术消除了以往鼻腔内过度加热的情况。虽然在 1965 年首次公开呈现了上颌窦内的彩色影像，然而在视野以及照明程度上的局限，包括无法精确定位进行活检都限制了光纤技术在外科领域的应用以及接受程度。在 20 世纪 70 年代早期，光学技术的发展在很大程度上也促进了越来越多的内镜操作应用于耳鼻喉科学。随着立体定向技术的引入，内镜下耳鼻喉科学手术不仅局限于处理鼻道以及邻近鼻窦结构，而且临床上越来越多地用于解决更复杂的问题如肿瘤。随着内镜手术在临床上的应用范围越来越广，围术期麻醉处理的重要性逐渐凸显，包括术中维持内环境稳定、减少手术出血、保证患者绝对制动等。合理的麻醉管理有助于学科间团队协作的发展，比如协助耳鼻喉科医生手术暴露腹侧中枢神经系统，为神经外科医生接下来的处理提供条件[1]。

临床目标

由于鼻腔通道邻近许多重要的解剖结构，比如颈内动脉、筛动脉、垂体、颅底、上颈椎板以及眼眶等[2]，因此不同专业科室的团队协作显得尤为重要。麻醉医生一直在努力使用不同的麻醉技术以尽可能减少术中手术视野的出血。术中机械通气、降低动脉和静脉血压，以及在苏醒期间避免呛咳和呕吐等[3]都成为麻醉医生为了改善手术预后所作出的贡献。平稳的苏醒及拔除气管导管后避免手动正压通气有助于防止围术期再次出血，以及蛛网膜下腔手术后的脑脊液漏。现代耳鼻喉科以及神经外科联合手术常常引起较大的骨结构缺损同时限制了鼻腔颅骨通道的闭合。最初的颅骨闭合相当脆弱，这给麻醉医生在苏醒期的管理带来挑战。所有上述不稳定因素都需要小心避免，以防止脑脊液漏以及出血。对于垂体手术及颅底手术，达到同样的目标会更加困难，要求在拔管后以及苏醒期既要保证患者自主呼吸充分，同时也要避免正压通气。合并症通常使患者原有的气道问题更加复杂，比如阻塞性睡眠呼吸暂停、肥胖及麻醉药作用的残余。

虽然多个研究都提出一些单独的麻醉技术可能对于 FESS 手术（最简单，最常见，典型的门诊手术）存在特殊的优势,然而由于受到不同患者个体因素的影响,这些麻醉技术均存在不同程度的局限性。基于 FESS 是一个操作简短、标准化和几乎无失血、能够在医生的诊室或在独立装备的外科中心进行的门诊手术,全凭静脉麻醉、局麻药物、喉罩以及中等程度的控制性低血压等技术都被积极用于改善手术视野的努力中,以期最终能达到理想的"无血状态"。然而另一方面,与之形成对比的是现代五官科手术使用内镜检查的范围以及创伤性越来越大,尤其是与神经外科、眼眶外科以及颈椎矫形外科的联合手术。这些复杂的手术常耗时较久,甚至需要在几天内进行分期手术。病态肥胖及其他多种合并症在人群中发生率的增加明显降低了临床手术成功率,也妨碍了使用声门上通气道同时不使用肌松药这样的"快通道"技术在临床上的应用。现代任何应用于鼻窦内镜手术的麻醉技术首先必须根据不同的患者,以及不同的手术情况进行个体化的调整,把满足手术需要作为仅次于患者安全的主要目标来对待。因此,对于鼻窦内镜手术的麻醉处理必须考虑各种因素,包括手术操作、外科创伤、患者合并症、手术时间、手术并发症、是否非住院患者以及是否需要分期手术等。有证据表明,并没有单一的麻醉技术适合所有的手术或适合所有的患者,可以说鼻窦内镜手术麻醉处理的复杂程度不亚于任何一个亚专科麻醉。

功能性鼻窦内镜手术的外科相关内容

健康的鼻窦生理功能状态包括正常的通气以及分泌物的引流通畅,不会因为黏膜水肿、炎症或其他物理因素而造成梗阻。Hirshmann 正是基于这样的原理首次尝试解决鼻窦的病理状态。功能性鼻窦内镜手术（FESS）力求对鼻窦进行直接检查,进一步对发现的慢性改变以及影响通气引流的病理屏障进行纠正。手术的目标包括减少异常的组织增生、通过拓宽较大的鼻窦通道或彻底消除局部存在病变的较小的鼻窦以带来有效的引流。功能性鼻窦手术是相对安全的手术操作,尽管目前有限的证据显示,对于慢性鼻炎和鼻窦炎而言,该手术的效果并不优于药物治疗[5]。

麻醉处理
术前准备

一般术前准备可以参考本书第 3 章有关内容。这里需要重点讨论的与手术有关的内容为鼻窦炎以及上呼吸道感染。在大多数择期鼻窦手术前,应该使用合适的抗生素控制感染。对于并不复杂的上呼吸道感染的处理方式仍存在争议,然而如果患者没有发热、严重的喘鸣、感染性分泌物或其他类似于细菌性鼻窦炎、肺炎的症状体征,大多数临床医生仍会继续进行安排的择期手术。

术中处理
麻醉技术

虽然经过适当的患者选择,一部分鼻内手术操作可以不在全身麻醉下完成,然而近来越来越多的日间手术模式会选择全身麻醉。这要归功于麻醉相关专家的增多、副作用较小的新型麻醉药物的出现、小儿以及老年患者人数增加、快通道全麻技术的广泛培训以及对患者舒适度、满意度的越来越重视。
麻醉目标
患者制动
对于功能性鼻窦内镜手术,早先的麻醉

处理一直致力于保持患者制动状态,使手术医生能在浅表的鼻部通道内进行操作。典型的功能性鼻窦内镜手术对于周围颅骨结构的损伤很小。手术操作通常在镇静或全身麻醉下完成,同时在鼻腔表面使用血管收缩剂以及局部麻醉药物[4]。

干燥的手术视野

随着麻醉服务以及麻醉技术的不断进步,功能性鼻窦内镜手术麻醉的目标也将"改善外科手术条件以及患者预后"包括在内。功能性鼻窦内镜手术只在患者气道的小范围内进行操作,少量的术中出血就可以明显影响手术视野以及手术切除的精确性,污染镜头,延长手术时间。不少相关研究旨在通过不同的麻醉技术减少手术估计失血量,同时增加手术视野的清晰度。如果增加患者在功能性鼻窦内镜手术中的最低失血量,即使是加倍,在大多数情况下对患者可以说都无足轻重,然而手术难度和操作时间却会明显增加,手术效率大大降低。

平稳快速的苏醒

全麻苏醒期同样会面临棘手的问题,咳嗽、用力挣扎会导致术后出血、恶心以及呕吐。功能性鼻窦内镜手术通常时间不长,手术对象往往是门诊和择期手术患者,因此包括声门上气道以及全凭静脉麻醉等快通道技术的使用非常常见,也被认为能在一部分患者中改善手术视野[3,6-8]。手术视野的最佳化需要麻醉和外科两方面的协同努力:麻醉医生采取措施避免患者高血压,实施合理的控制性降压以及维持患者心率在较低的水平;手术医生局部使用血管收缩剂及局麻药物,摆放手术体位以利于术野的引流以及采用良好的手术技巧。

声门上气道的使用

声门上气道相较于气管内导管似乎有额外的优势,比如能在术中以及苏醒期减低呛咳的发生率及其严重程度[9]。声门上气道的禁忌证主要是一些存在较高误吸风险的情况,包括饱胃、重度肥胖和(或)食道下括约肌功能不全[3]。耐受喉罩不需要很深的麻醉深度,因此使用该气道的患者可以常规在较浅的麻醉状态下拔出喉罩。一旦手术止血完善,平稳的苏醒能减少再次出血的发生。手术止血的重要性不言而喻,因此术中偶尔会使用激光装置,进一步使麻醉管理复杂化。术中使用立体影像定位,以及CT导航技术包括手术机器人等在增加手术精确度的同时也增加了麻醉处理的复杂程度及手术耗时[11,12]。

声门上气道能在术中提供气道保护性封闭的同时使患者能在较浅的麻醉深度下拔管,避免呛咳、高血压以及严重的术野积血误吸。声门上气道从设计上是为了用于保留自主呼吸的患者,理论上此时患者的胸内压更低,手术区域组织的静脉淤滞会减少。声门上气道通气管道的口径通常较大,相比气管内导管能减少气体交换时的阻力以及压力波动,在维持大潮气量的同时平均胸内压较低,从而减少静脉充盈[3,9]。声门上气道保留自主呼吸技术的局限性在于患者可能出现体动,这可以发生在较浅的麻醉深度下,当手术操作从已处于麻醉状态下的区域进行到感觉正常的区域时可能会突然发生。另外,术中麻醉镇痛药物的使用也使自主呼吸患者经常出现高碳酸血症,不过在苏醒期间常会得到纠正。如果患者需要辅助通气或控制性通气,也可以通过喉罩进行正压通气,不过胸内压的增加会引起静脉充血,增加出血量以及吸入麻醉药的泄露量。虽然现代的光纤技术以及投影屏幕监控使手术医生能与吸入麻醉药的泄露源头保持一定距离,然而通过公用气道泄露的少量麻醉气体也不可避免地被手术医生,以及手术室内其他工作人员被动吸入。正压通气中过量或逐渐增加的喉罩漏气也提示患者的气道顺应性下降、麻醉深度不足或肌松程度不够,有可能即将发生体动[13]。可以通过全凭静脉技术消除麻醉气体的泄露或选择合适的喉罩(如使用 Proseal® 喉罩)来增加密闭性能。一些外科医生更喜欢使用 Bennett 连接管(一种短的、可伸缩的螺纹延长管)或可弯曲喉罩来减少手术区域附近的突起的连接管或通气管道。

全凭静脉麻醉的支持者更多

一些麻醉医生认为丙泊酚、瑞芬太尼全凭静脉麻醉同时保留患者自主呼吸(PRTSR)是鼻窦内镜手术最佳的麻醉管理策略,这种麻醉策略适应性强,可以避免苏醒期的一些问题,将恶心呕吐以及估计出血量降至最低程度,同时诱导苏醒都非常迅速。多项研究都支持全凭静脉保留自主呼吸便于优化血流动力学状态,最小化估计出血量从而改善手术视野以及手术效率。虽然通过软组织表面麻醉及注射血管收缩药物可以有效地减少出血,然而对于骨化的组织药物渗透是非常有限的,因此通过抑制血流动力学的方法减少骨性结构切除后的渗血更容易控制。功能性鼻窦内镜手术的估计出血量为 1~200ml,对患者整体情况几乎没有影响。然而出血量的增加往往会干扰外科医生的操作,影响手术视野,延长手术时间[6-8]。为了留给外科医生足够的操作空间,患者的

手臂往往被严密地包裹,麻醉医生无法时刻了解静脉穿刺点的情况,在这种情况下,脑电图监测(如双频谱指数,BIS)可以使麻醉医生更加客观地调节全凭静脉麻醉药物的输注,控制麻醉深度。需要强调的是,相对于麻醉医生必须全面和熟练掌握的综合技术,如全凭静脉麻醉、吸入麻醉、气管内表面麻醉以及深麻醉下拔管等,上述某一项静脉麻醉技术在术中管理和苏醒期的优势可能会显得微不足道[14]。麻醉诱导时使用喉气管麻醉套件能使患者在持续时间小于 20~30min 的短小手术后平稳地拔管,类似的表面麻醉技术可以减轻患者在体位摆放、术中操作以及气管拔管时的气道反射反应[15]。最后,对于功能性鼻窦内镜手术麻醉方法的选择,将始终取决于麻醉医生与外科医生的积极沟通交流、医院和实施麻醉医生对患者的评估,以及麻醉医生对于不同患者有针对性的个体化考虑。

鼻窦内镜手术:越来越多的复杂手术以及患者

由于越来越多的功能性鼻窦内镜手术患者合并有严重的心肺疾病、胃肠反流性疾病以及病态肥胖,麻醉医生必须调整原来针对于相对简单的手术步骤和相对情况较好的患者群体而制定的麻醉技术,使之更适合不同患者的特殊复杂情况。目前三级医疗中心所开展的鼻窦内镜手术通常涉及神经外科、眼科及颈椎矫形外科,复杂的显露以及闭合创口操作往往由良好训练的耳鼻喉科医生来完成[16-18]。复杂手术以及再次手术持续时间较长,出血量较多,通常需要建立有创监测。有些复杂的手术需要在几天内分期完成,其中就涉及到带气管插管患者在重症监护室里

123

的管理问题。少量出血可以积聚在气管插管套囊上方的气管以及咽部,也可以流入食管。这一问题可以通过手术医生在术中填塞喉出口来避免,也可以通过在拔管前或拔管的同时进行吸引来清除。从最大程度避免术中误吸和体动这一目标看,对于有术中胃内容物误吸的高危患者,气管内插管的同时使用肌松剂相对于喉罩保留自主呼吸技术可以最大程度地保证患者安全。误吸一直是拔管前和拔管后面临的风险。建议外科医生术毕在直视下吸引以清除手术中积聚的分泌物,这样也可避免盲目吸引造成手术区域的损伤。手术时间的延长以及肌松药的需求明显限制了喉罩的使用。虽然一些麻醉医生仍会在一些被认为气管插管并不具备优势的长时间手术中应用喉罩,然而胃内容物误吸、喉罩封闭不佳或通气压力较高等也确实成为使用的顾虑。虽然全凭静脉技术在一部分情况下是合适的,然而对于气管插管的患者,联合应用或主要应用吸入麻醉药物可能更有优势。麻醉药物的最终选择主要取决于手术团队喜好、患者情况以及费用的因素。在突然以及快速大量出血的情况下,通过通常的静脉通路进行加压输液输血会触发输液泵的压力报警,从而干扰输液泵的正常工作。外周静脉通路也会由于手术体位变化或麻醉药外渗等原因而不再通畅,导致麻醉药物的输注中断。所以全凭静脉麻醉中使用脑电图监测以确保静脉药物的输注显得十分必要,但带来的问题是,放置脑电图电极会干扰立体定向标记,还会在导航手术中影响手术野。随着手术复杂程度的越来越高,有必要建立动脉以及中心静脉以提供持续的动脉压力监测,以及可靠的麻醉药物或血管活性药物输注通路。如果使用吸入麻醉药物,则可以在通气过程中

持续进行药物监测,也因此能确保合适的药物供给、麻醉深度以及通气状态。虽然很多麻醉医生会通过术中脑电图监测来判断麻醉深度,以期减少苏醒时间,然而有报道指出,与监测呼气末吸入麻醉药物浓度相比,并没有证据表明 BIS 监测能降低术中知晓的发生率[19]。

再次手术和急诊

术后出血、脑脊液漏、感染、肿瘤复发,以及分期手术是继首次鼻窦内镜手术操作后再次手术麻醉的主要适应证。胃内容物误吸是急诊手术时麻醉医生关注的主要问题之一,是否有必要在手术以前或手术后吸引胃内容物应该征询外科医生的意见。术前进行胃内容物减压有助于防止术中胃酸反流至术野。同样地,在麻醉苏醒和拔管前也有必要吸引血液以及胃内容物以防止误吸、呛咳以及术后呕吐。评估前次手术范围以及任何颈椎、颅底的损伤十分重要,当保护性骨性屏障被手术切除后,除非直视下、任何经口或经鼻置入的通气装置都有可能进入颅内,造成严重并发症。知晓上次手术残留的填充物、闭合屏障以及闭合的类型和范围,将会给外科医生内镜直视下置入所需要的引流或监测装置带来极大便利。为了消除气管导管置入颅内的顾虑,通常麻醉医生会在喉镜直视下经口行气管内插管,并且尽可能避免经鼻气管插管。置入胃管、体温探头,以及硬质气道装置时有时可能无法在直视下确认,这就有可能导致手术区域表面的损伤和膜性创口闭合物的移位。即使是膜性闭合物,其提供的可以说是脆弱的保护屏障也可防止那些被置入的导管在患者以后的生命过程中进入颅内,其价值尤其凸显于大范围颅底手术后的患者。

再次手术以及分期手术的患者通常是禁食的。如果是急诊手术,特别是对于严重脑脊液漏的患者,需要特别重视发生胃内容物反流以及误吸的危险。脑脊液漏若继发脑膜炎会进一步加重以下症状,包括恶心、呕吐、头痛、脱水、神经病理性损伤,以及与气颅和低颅压有关的反应迟钝。较小或外伤性脑脊液漏的手术纠正成功率较高,但是较大的神经外科以及颅底外科手术由于需要复杂的外科闭合技术,脑脊液漏的发生率较高,报道显示可达 30%~58%[16,17,20]。外科医生通常认为脑脊液漏常发生在术后早期阶段,特别是麻醉苏醒期间,因为这个阶段在创口闭合区域脑脊液压力的波动较大。术后呛咳、干呕、打鼾以及擤鼻都被认为特别容易引起脑脊液漏[17]。感染会进一步导致颅内静脉窦血栓以及相关的严重并发症。术前治疗性的镇痛药物会降低胃动力、增加胃内容。在有指征的情况下应该常规使用快速顺序诱导(RSI),避免正压通气以防止向胃内以及颅内吹入气体。知晓既往手术麻醉的插管条件,以及是否顺利能帮助麻醉医生选择最有利于快速顺序诱导的插管方式。对于已知的困难气道,在麻醉诱导后经口置入声门上通气道要优于尝试气管内插管,或者可以在置入可插管喉罩确保气道通畅后换为气管内插管。清醒插管会引起严重的干呕以及血流动力学波动,然而从保证患者的安全出发,在一些情况下仍然会选择清醒而非诱导后插管,尤其当考虑到脑脊液漏的问题可以通过以后的外科处理来纠正的前提下。呕吐物污染术野以及接触脑脊液是另一个需要考虑的问题,麻醉医生需要在选择时权衡风险和收益。在可能存在或已经确认存在气颅的情况下,要避免使用氧化亚氮,因为即使存在脑脊液漏口,

也不能保证能减轻给予氧化亚氮后突然发生的气体膨胀。

除了术后脑脊液漏,麻醉后另外一个需要特别关注的问题是远隔小脑出血(RCH)。对于鼻窦内镜手术,使用"远隔"一词可能并不准确。RCH 最初是在颈椎手术中报道,近来经常发生在仰卧位的额颞部开颅手术中[21-23]。从颅顶至腰椎区域的手术都可能与 RCH 极其相关,而这些手术也都有可能发生脑脊液漏。RCH 的典型临床表现为严重头痛,起初可能与硬膜穿破后头痛的性质类似,后者可继发一系列小脑相关症状,最终可导致由幕下出血压迫所致的严重神经病学损害。相关的症状通常于术后几小时或几天内发生。虽然麻醉药物、正压通气以及麻醉苏醒过程都被认为会对颅内动力学产生客观影响,但麻醉管理本身对 RCH 的影响仍不清楚。由于发现 RCH 通常发生在中枢轴外,沿着小脑幕、小脑蚓部上方以及小脑沟这些小脑静脉引流的部位,因此其病理生理认为与颅内低压有关,导致颅内结构随重力塌陷、破坏蛛网膜下血管,引起小脑出血。目前较一致的观点认为,继发性脑实质内出血的发生是由于静脉解剖因素,以及机械效应的协同作用导致脑实质内静脉淤血。然而这些静脉的拉伸以及阻断是否会引起闭塞仍不清楚。

虽然 RCH 为手术后罕见的并发症,但其带来的严重后果和可能的法律责任(比如对于既往有颅骨手术的患者需经鼻或经口置入鼻胃管、体温探头或其他导管时)需引起临床医生警惕。图 13-1 以及图 13-2 显示的是 1 例 C_1~C_2 前路切除术的患者术后急诊行脑脊液漏修补,已放置胃管作胃减压。从影像学资料显示,患者术前已存在广泛的气

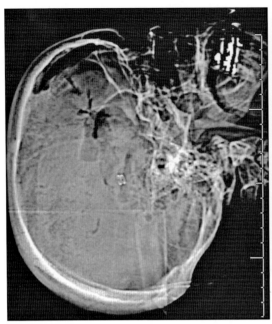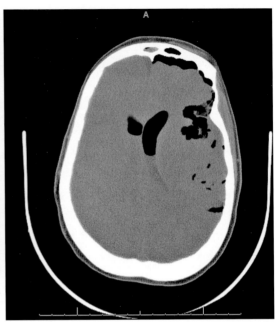

图13-1和图13-2 X线平片及磁共振成像 术前X线平片及磁共振成像显示患者存在广泛的气颅，包括脑室内积气。

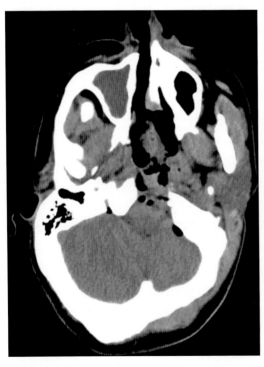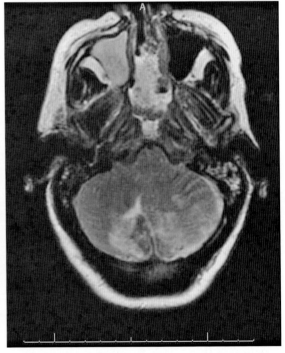

图13-3 CT片 略微倾斜的CT片提示在前颅底骨化结构有大面积缺损（直径18mm），同时伴有颅内积气。在小脑下部水平，咽以及髓质之间仅隔着有限的软组织。

图13-4 CT片 很明显存在小脑内出血，发生在术后20h。注意到手术部位有大量的填充物，邻近脑桥前部并通过Alloderm® 生物补片分隔保护脑桥前部。右额窦里有积液。

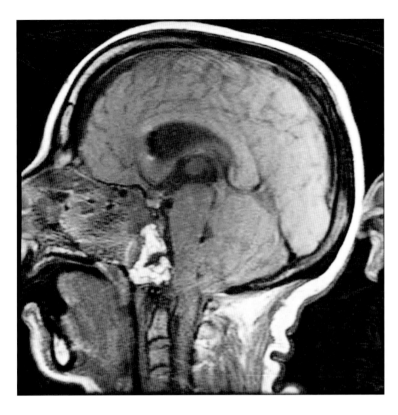

图13-5　矢状面磁共振成像　鼻咽后部广泛手术改变，深至脑脊液间隙，包括较大面积的颅底缺损以及C1椎体和枢椎齿突的切除。缺损处的脂肪填充表现为三角形的低信号。经鼻手术的范围已明显向下超过硬腭，达到C2椎体上缘，由于软腭的遮挡并未完全显示，从口咽部可以直接到达手术区域。

颅及脑室内积气。从图 13-3 可以看出，患者鼻腔内无填充物，颅底骨性结构缺损，仅有一层很薄的膜性结构与邻近的鞘内积气分隔开来。术后 CT 显示沿着左侧额叶（未显示）出现新发的小面积蛛网膜下腔出血，沿着小脑幕以及小脑镰出现中枢轴外的硬膜外血肿。该患者于诱导后 4h、做完 CT 检查后苏醒过来，没有遗留神经病学损伤，不过在术后 20h 后表现得很迟钝。MRI 检查（图 13-4）提示存在中枢轴外小脑周围出血，需要神经外科手术干预。虽然以往的文献都没有报道过经口放置鼻胃管出现 RCH 或误置入颅内的病例，然而经口胃管置入被认为是引起小脑后部出血的原因，尤其当手术范围向尾端延伸、超过硬腭以下的时候（图 13-5）。进行过鼻内镜手术的患者，在准备放置任何导管时都必须要确保能避免导管进入颅内或者穿过残余的非骨性膜结构。

鼻窦内镜手术麻醉苏醒技术

实现鼻窦内镜手术后麻醉苏醒以及拔管的理想目标对于麻醉医生而言特别具有挑战性。术前与外科医生以及患者进行有针对性的沟通交流有助于最优化苏醒目标的实现[24]。术后鼻腔填塞的患者需要配合进行经口呼吸；外科医生术中使用局麻药物会减轻患者在苏醒期的疼痛感受，即使是较复杂的神经外科操作也是如此。上述情况都应在术前告知患者。声门上气道的使用可以实现让患者清醒后拔管，并且同时能避免清醒拔管时出现的用力呛咳、高血压以及手术部位的静脉充血。在患者苏醒前需要精心控制手

127

术出血,清除所有积血以及填塞物。如果使用气管插管,那更需要麻醉医生关注各方面的细节才能做到苏醒期麻醉管理的优化。深麻醉下(在外科麻醉深度下)拔管需要患者自主呼吸充分恢复,同时能避免过程中手术积血以及口腔分泌物对气管的刺激[14]。只有在常规禁食,不存在胃内容物误吸风险或者有能力完全恢复自主呼吸(即不需要额外呼吸支持措施)的患者才会考虑深麻醉下拔管。将患者置于侧卧位或头低位有利于口内分泌物的引流,但这可能会带来对鼻内压力过高的担心。麻醉医生可以考虑置入口咽通气道直至患者自主呼吸以及保护性反射完全恢复,这也可以避免气管导管被咬瘪造成气道梗阻或者不能移除气管导管。对于需要插管的患者,特别是短小手术,在插管时使用喉气管麻醉(LTA)套件在气管内给予4%利多卡因表面麻醉,能在20~30min内有效地抑制咳嗽反射,完全清醒后也不会对导管刺激产生明显的反应,便于麻醉医生实施清醒拔管和维持满意的自主呼吸。在长时间手术后,苏醒前在气管内使用利多卡因表面麻醉同样有助于实现苏醒的平稳[14]。

有多种方法可以在手术结束后提供有效的气管内表面麻醉[15]。在插管时使用4%~10%利多卡因灌注气管导管套囊,利多卡因可以从套囊内弥散至邻近的黏膜。这种方法通常需要60min才可以起效,其局限性在于只能麻醉与套囊接触的组织。另外,在推注尤其是抽吸套囊中的溶液时比较困难,因此在拔管时必须注意套囊内的溶液已被完全抽出。另一种气管内表面麻醉的方法是通过未拔除的气管导管注入利多卡因,然而如果患者麻醉状态较浅或者肌松程度不够,局麻药物的刺激可能引起呛咳。一种特殊设计

的气管导管,被称为喉气管局麻药物灌注导管(LITA™),是通过一个与气管导管整合的端口以圆周喷洒的方式将局麻药物灌注到气管导管套囊上方以及远端[25,26]。另一种气管导管(TaperGuard EvacTM-Mallenckrodt™, Tyco HealthcareIM, Pleasanton, CA, USA)可以在套囊上方吸引以减少一些不容易被察觉的分泌物造成误吸,其原本设计是用于长时间插管的患者,也可以用来在套囊上方灌注局麻药物。上述这两种气管导管都可以在不对导管或套囊进行干扰的情况下注射局麻药,但是在麻醉深度不够的情况下,局麻药物本身仍然会引起咳嗽反射,导致体动以及胸内压力的变化。另外,这种特殊设计导管的价格是普通气管导管的3~4倍。

普通气管导管也可以经济有效地通过导管的外壁对气管黏膜进行表面麻醉。首先需要患者处于深麻醉或完全肌松的状态,将导管套囊放气,在大潮气量通气的同时将2%~4%利多卡因通过气管导管与呼吸环路之间的90°弯接头处缓慢滴入[15,27]。再次强调,由于导管套囊放气会引不必要的体动以及咽部的分泌物流向气管,因此患者必须处于足够的麻醉深度以及肌松程度,缓慢放气的同时给予5~10mmHg呼气末正压。通常在套囊放气、听到咽喉部漏气的声音后直接沿着气管导管滴入5ml利多卡因溶液。根据正压通气的时间调整灌注利多卡因的时间。确保利多卡因进入气管导管而不是呼吸环路是非常重要的。利多卡因会随着正压通气弥散分布,可靠的局麻效果可以持续20min。局麻溶液通过表面张力黏附在气管导管内壁,并随着呼吸气流返回到导管外壁。接着给导管套囊充气,利多卡因在20~30s的接触后开始起效,迅速作用于接近导管尖端的

一段气管。气管导管置入的深度不必过深，最好是套囊刚刚越过声带，这样可以减少需要麻醉的气管黏膜长度以及利多卡因的使用量。在有效的表面麻醉后，通过减浅麻醉深度、拮抗肌松作用使患者恢复自主呼吸，这时候可以通过对套囊快速地放气充气（"套囊试验"，如果麻醉深度不够，患者会出现呛咳）来评估表面麻醉的作用效果。如果患者在 1MAC 吸入麻醉药浓度以下对套囊试验没有反应，那在拔管的时候就不会有喉痉挛或躁动的顾虑。大部分情况下单次表面麻醉就会起效，但如果患者对套囊试验反应明显，通过上述方法再给一次 5ml 利多卡因往往就会有效。另外，如果在应用利多卡因后 30s 套囊试验有反应，这时候可以将套囊重新充气，让利多卡因有充分的时间扩散起效，等待 30s 后再一次重复套囊试验。对于吸烟者或气管分泌物黏稠的患者，使用浓度更高（比如 4%）的利多卡因由于更易穿透黏膜而会使患者受益。在麻醉苏醒期给予利多卡因表面麻醉后，拮抗肌松作用，关闭挥发性吸入麻醉药而代之以高流量的氧化亚氮同时让呼气末二氧化碳升高至 40mmHg，患者会很容易恢复自主呼吸并苏醒过来。

同样地，在苏醒期根据呼吸型来静脉滴定使用镇痛药物，可以达到减轻疼痛、减少呛咳以及干呕并确保患者通气充分的效果。这种状态下，患者可以在正常自主呼吸下醒来，能够听从复杂指令，从而可以以一种十分安全的方式拔除气管导管。因为可以避免正压通气、呛咳以及循环波动，这种方法在垂体手术以及颅底手术中尤为有用。有效的镇吐药物可以在苏醒期及术后减少恶心呕吐。有些外科医生会要求给予地塞米松，麻醉医生应该在诱导后早期用药，留下足够的时间让其

起效，这样可以避免会阴烧灼这类罕见的并发症[28,29]。

并发症

见表 13-1。

表13-1　鼻窦内镜手术并发症[2-4,30-32]

程度较轻的并发症包括：
　　鼻泪管损伤
　　虹膜粘连
　　皮下气肿
　　开口狭窄或闭塞
　　溢泪
　　嗅觉丧失
　　少量出血
程度较重的并发症包括：
　　悬雍垂水肿、血块、组织或填塞物碎片引起的气道梗阻
　　侵及邻近的大脑皮质或垂体
　　颈动脉、筛动脉侵及或出血
　　颅静脉窦血栓
　　眼眶内血肿或气肿
　　脑脊液漏
　　脑组织损伤，颅内感染
　　眼眶创伤或视神经损伤引起的单侧或双侧失明
　　需要输血或手术干预的出血
　　死亡

总结

功能性鼻窦内镜手术的麻醉在所有耳鼻喉科手术中最具挑战性，原因在于需要达到患者制动、减少出血以及确保苏醒平稳等综合目标。全凭静脉麻醉是常见的麻醉方式。然而可能比麻醉方式的选择更重要的方面是合理使用鼻腔血管收缩药物，以减少术中出血及手术的难度。最后不要忘记预防性使用

129

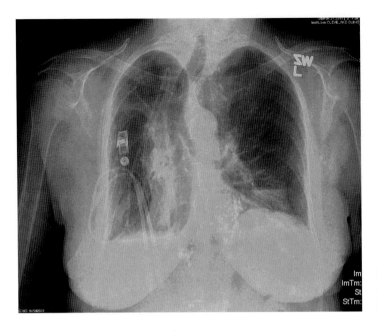

图13-6　X线检查　提示由于右上肺叶切除以及食管切除术后的牵拉，患者纵隔以及气管右偏。

止吐药物的重要性。

病例分析

　　女性，71岁，61kg，160cm，10年前有过2次耳鼻喉科息肉手术，这次拟行功能性鼻窦内镜手术。目前存在进行性的呼吸道充血，服用黏膜收缩药物以及激素治疗。既往病史包括气管切开（伤口已治愈）、右上肺叶切除、经皮胃造瘘管（PEG）置入以及1年前全食管切除术。颈部可见食管造口以及控制分泌物的造口袋。基础血压170/70mmHg。选择气管内插管全麻，未选择声门上气道的原因在于患者食管上隐窝缺失，放置声门上气道时可能位置不确切，而且颈部左侧食管造口引流可能导致漏气。X线平片显示患者气管由于纵隔的牵拉在胸腔内偏向右侧，不过没有压迫（图13-6）。

　　给患者吸氧后开始麻醉诱导，静脉推注丙泊酚、芬太尼、罗库溴铵诱导准备插管。在插管前面罩通气时一部分气体使食管造口引流袋膨胀起来，不过随后被排空。患者被置于头高10°～15°的体位。手术医生对鼻腔使用血管收缩药物并进行表面麻醉。麻醉维持采用吸入50%氧化亚氮和氧气混合气体、滴定丙泊酚及瑞芬太尼剂量。手术全程维持肌松状态。通过调节麻醉深度控制收缩压于110～120mmHg（考虑患者的基础血压），吸气压峰值维持不超过20mmHg。手术时间不超过1h，出血量非常少，几乎可以忽略不计。当患者对呼喊名字有反应时拔除气管导管，无呛咳以及躁动。一开始患者需要听从指令才能呼吸，然后随着瑞芬太尼作用的渐渐减轻，自主呼吸逐渐恢复正常。术中使用地塞米松及昂丹司琼预防恶心呕吐，术后恢复也很平稳。

临床要点

● 功能性鼻窦内镜手术的麻醉在所有耳鼻喉科手术中最有挑战性，原因在于需要满足包括患者制动、减少出血以及苏醒平稳等一系列要求。总之，没有任何一项单一的麻醉技术适用于所有手术，适合所有患者。

- 手术视野的最佳化需要外科和麻醉间的团队的协作努力，包括麻醉医生采取措施避免患者高血压、合理地控制性降压，以及维持患者心率在较低的水平，手术医生局部使用血管收缩剂及局麻药物、摆放手术体位利于术野的引流以及采用良好的手术技巧。

- 对于简单的鼻窦手术，声门上气道要优于气管导管，可以减少术中和苏醒期呛咳。使用声门上手术的禁忌证包括增加误吸风险以及重度肥胖导致的通气困难；使用声门上气道的另一挑战在于正压通气可能导致挥发性吸入气体从密闭不良的声门上气道漏入手术室内，污染手术室环境。单就误吸以及患者制动而言，使用气管插管以及提供足够的神经肌肉阻滞更加安全。

- 一些外科医生更喜欢使用Bennett接头（一种短的、可伸缩的螺纹延长管）或可弯曲喉罩来减少手术区域附近突起的连接管或通气管道。

- 虽然很多麻醉医生认为在鼻窦手术中全凭静脉麻醉要优于吸入麻醉，然而需要注意的是由于手术体位的影响或者偶尔发生的液体渗漏，静脉通路不再通畅，静脉麻醉药物的输注也被动中止。虽然使用脑电图监测有助于确保静脉药物的有效输注，然而脑电图电极有时候会干扰立体定向标记，也会在导航手术中影响术野。如果使用吸入麻醉药物，可以在通气的过程中进行持续监测，从而可以同时了解麻醉药物的供给、患者的麻醉深度以及通气状态。

- 建议外科医生术毕在直视下吸引以清除手术中积聚的分泌物，这也可避免盲目吸引给手术区域造成额外损伤。

- 在鼻窦手术后的一段时间内应该避免使用正压通气，因为可能导致胃内以及颅内积气。

（乔　晖 译　李文献 校）

参考文献

1. Maran AG. Endoscopic sinus surgery. *EurArch Otorhinolaryngol.* 1994;**251**(6):309-318.

2. Maniglia AJ. Fatal and other major complications of endoscopic sinus surgery. *Laryngoscope* 1991;**101**:349-354.

3. Danielsen A, Gravningsbraten R, Olofsson J. Anaesthesia in endoscopic sinus surgery. *EurArch Otorhinolaryngol* 2003;**260**(9):481-486.

4. Danielsen A, Olofsson J. Endoscopic endonasal sinus surgery: a review of 18 years of practice and long-term follow-up. *EurArch Otorhinolaryngol* 2006;**263**(12):1087-1098.

5. Khalil HS, Nunez DA. Functional endoscopic sinus surgery for chronic rhinosinusitis. *Cochrane Database Syst Rev.* 2006;**19**;3: CD004458. PMID:16856048.

6. Eberhart LH, Folz BJ, Wulf H, Geldner G. Intravenous anesthesia provides optimal surgical conditions during microscopic and endoscopic sinus surgery. *Laryngoscope* 2003;**113**(8): 1369-1373.

7. Beule AG, Wilhelmi F, Kiihnel TS, Hansen E, Lackner KJ, Hosemann W. Propofol versus sevoflurane: bleeding in endoscopic sinus surgery. *Otolaryngol Head Neck Surg* 2007;**136**(l):45-50.

8. Wormald PJ, van Renen G, Perks J, Jones JA, Langton-Hewer CD. The effect of the total intravenous anesthesia compared with inhalational anesthesia on the surgical field during endoscopic sinus surgery. *Am JRhinol* 2005;**19**(5):514-520.

9. Atef A, Fawaz A. Comparison of laryngeal mask with endotracheal tube for anesthesia in endoscopic sinus surgery. *Am J Rhinol* 2008; **22**(6):653-657.

10. Gerlinger I, Lujber L, Jarai T, Pytel J. KTP-532 laser-assisted endoscopic nasal sinus surgery. *Clin Otolaryngol Allied Sci* 2003; **28**(2):67-71.

11. Eichhorn KW, Bootz F. Clinical requirements and possible applications of robot assisted endoscopy in skull base and sinus surgery. *Acta Neurochir Suppl* 2011;**109**:237-240.

12. Parikh SR, Cuellar H, Sadoughi B, Aroniadis O, Fried MP. Indications for image-guidance in pediatric sinonasal surgery. *Int J Pediatr Otorhinolaryngol* 2009;**73**(3):351-356.

13. Gilbey P, Kukuev Y, Samet A, Talmon Y, Ivry S. The quality of the surgical field during functional endoscopic sinus surgery - the effect of the mode of ventilation - a randomized, prospective, double-blind study. *Laryngoscope* 2009;

119(12):2449-2453.

14. Kempen PM. Extubation in adult patients: who, what, when, where, how and why? *J Clin Anesth* 1999;**11**:441-444.

15. Ecklund J, Kempen PM. Consider the use of lidocaine in the cuff of the ETT, but be aware of the risks and alternatives. In Marucci C, Cohen NA, Metro DG, Kirsch JR, eds. *Avoiding Common Anesthesia Errors*. Philadelphia: Wolters Kluwer. pp. 43-48.

16. Rutka JT. Craniopharyngioma. *J Neurosurg* 2002;**97**(l):l-2.

17. Snyderman CH, Kassam AB, Carrau R, Mintz A. Endoscopic reconstruction of cranial base defects following endonasal skull base surgery. *Skull Base* 2007; **17**(l):73-78.

18. Nayak JV, Gardner PA, Vescan AD, Carrau RL,Kassam AB,snyderman,CH. Experience with the expanded endonasal approach for resection of the odontoid process in rheumatoid disease. *Am J Rhinol*. 2007 Sep-Oct;**21**(5):601-606.

19. Avidan MS, Jacobsohn E, Glick D, *et al.*; BAG-RECALL Research Group. Prevention of intraoperative awareness in a high- risk surgical population. *N Engl J Med* 2011;**365**(7):591-600.

20. Basu D, Haughey BH, Hartman JM. Determinants of success in endoscopic cerebrospinal fluid leak repair. *Otolaryngol Head Neck Surg* 2006;**135**(5):769-773.

21. Brockmann MA, Nowak G, Reusche E, Russlies M, Petersen D. Zebra sign: cerebellar bleeding pattern characteristic of cerebrospinal fluid loss. Case report. *J Neurosurg* 2005;**102**(6):1159-1162.

22. Farag E, Abdou A, Riad I, Borsellino SR, Schubert A. Cerebellar hemorrhage caused by cerebrospinal fluid leak after spine surgery. *Anesth Analg* 2005; **100**(2):545-546.

23. Friedman JA, Ecker RD, Piepgras DG, Duke DA. Cerebellar hemorrhage after spinal surgery: report of two cases and literature review. *Neurosurgery* 2002;**50**(6):1361-1363; discussion 1363-1364.

24. Mehta U, Huber TC, Sindwani R. Patient expectations and recovery following endoscopic sinus surgery. *Otolaryngol Head Neck Surg* 2006;**134**(3):483-487.

25. Gonzalez RM, Bjerke RJ, Drobycki T, *et al.* Prevention of endotracheal tube-induced coughing during emergence from general anesthesia. *Anesth Analg* 1994;**79**:792-795.

26. Diachun CA, Tunink BP, Brock-Utne JG. Suppression of cough during emergence from general anesthesia: laryngotracheal lidocaine through a modified endotracheal tube. J *Clin Anesth* 2001;**13**(6):447-451.

27. Burton AW, Zornow MH. Laryngotracheal lidocaine administration. *Anesthesiology* 1997;**87**(l):185-186. Kempen PM: Reply

28. Neff SP, Stapelberg F, Warmington A. Excruciating perineal pain after intravenous dexamethasone. *Anaesth Intensive Care* 2002; **30**(3):370-37l.

29. Steward DL, Grisel J, Meinzen-Derr J. Steroids for improving recovery following tonsillectomy in children. *Cochrane Database Syst Rev.* 2011 Aug **10**;(8):CD003997.

30. Holden JP, Vaughan WC, Brock-Utne JG. Airway complication following functional endoscopic sinus surgery. *J Clin Anesth* 2002;**14**(2):154-157.

31. Pepper JP, Wadhwa AK, Tsai F, Shibuya T, Wong BJ. Cavernous carotid injury during functional endoscopic sinus surgery: case presentations and guidelines for optimal management. *Am J Rhinol* 2007;**21**(l):105-109.

32. Bhatti MT, Schmalfuss IM, Mancuso AA. Orbital complications of functional endoscopic sinus surgery: MR and CT findings. *Clin Radiol* 2005; **60**(8):894-904.

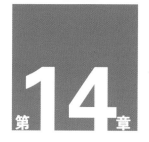

第14章

经蝶窦入路垂体腺瘤切除手术的麻醉

引言

经蝶窦入路是蝶鞍区病变切除手术的常用技术。19世纪早期,蝶窦入路因其更安全、创伤少而取代经颅入路用于垂体瘤切除[1]。尽管此后的百年里该技术未大行其道,然而现代先进的微创和内镜手术技术最终使得蝶窦入路术式成为蝶鞍区病变,包括脊索瘤、颅咽管瘤和垂体瘤切除颇受欢迎的技术。

手术过程

经蝶窦入路垂体腺瘤切除手术可以保证肿瘤全部或大部分切除,达到缓解神经内分泌功能异常和对垂体窝进行减压的目标。一般来说,可以将经蝶窦进入鞍区的技术分为两种入路:①唇下入路:通过上唇下部切口到达牙龈,随后穿过中隔;②经鼻入路:通过鼻孔置入显微外科或内镜器械,沿着鼻腔内壁进行分离操作。两种入路均需进行腰穿放置脑脊液引流管以调控脑脊液水平,便于手术操作。经引流管注入生理盐水或空气到脊柱可抬升病变区域,从而利于手术操作;打开引流管还可以缓解术后的脑脊液漏。肿瘤切除后需要重建蝶鞍区的完整性。若通过Valsalva手法发现存在脑脊液漏,则需要腹部自体脂肪移植填充。在笔者的医疗机构多采用的是经鼻入路,唇下入路仅用于经鼻入路有困难或禁忌的患者(如小鼻孔的儿童)。

麻醉处理

该手术的麻醉要求麻醉医生不但考虑手术本身,而且还要考虑该疾病导致的神经内分泌功能变化对机体的影响。大多数患者的肿瘤无分泌功能,症状多为头痛,恶心呕吐或视觉紊乱。也有患者伴有垂体功能低下或亢进,术前需要内分泌医生会诊。目前医疗机构约60%患者的肿瘤无分泌功能(或仅表达免疫组化层面的促性腺激素)。15%患者有肢端肥大,15%有Cushing病,5%的肿瘤分泌催乳素,5%为颅咽管瘤或拉克囊肿。

术前评估

和其他神经外科手术术前评估一样,该手术患者术前评估侧重神经系统的病史询问和体格检查。要实施详细的神经功能评估,包括精神状态、脑神经功能、感觉运动功能检查、神经反射、共济协调性等,以便和术后情况进行对比。患者若伴有心血管、呼吸系统或肾脏疾病,更要进行细致深入的进一步检查。既往手术和麻醉史可提供宝贵的帮助。实验室检查应包括全血细胞计数、电解质等,如有必要还包括凝血功能检查。

CT和MRI能帮助鉴别诊断、选择手术

133

入路以及评估蝶窦的结构。MRI T1 加权影像可判断蝶鞍解剖以及病变区和周边结构，如海绵窦、颈动脉、视神经交叉的关系。T2 加权可以帮助观察蝶鞍区内部的囊性病变。冠状面造影有助于判断颈内动脉的位置、两侧颈内动脉间的距离以及是否存在膨大环，这些都是术者在术前必须充分了解的。CT 比 MRI 能更好地帮助判断蝶窦的三种类型，根据气腔形成的情况分为鞍前型（部分气化）、鞍型（完全气化）、甲介型（气化程度差）。还可以通过 CT 判断蝶窦内中隔的位置以及其嵌入位置和颈动脉的关系，使手术医生沿着解剖上的中线方向进行操作。

术前应进行全面的神经内分泌检查，包括甲状腺激素、血清皮质醇、ACTH、睾丸激素、卵泡刺激素、黄体生成素和催乳素。适龄妇女需做妊娠检查。术前和术中激素替代治疗可使内分泌异常的患者更好地应对手术[2]。

无功能性垂体肿瘤

无功能性垂体肿瘤患者的肿块在疾病后期多大于 1cm（垂体大腺瘤）。常见的症状是头痛和颅神经压迫症状（视觉障碍）。偶有颅内压增高，需引起麻醉医生注意。还需排除垂体功能低下、甲状腺功能减退、肾上腺功能低下等情况，如果确实存在上述情况则需进行围术期激素替代治疗。

功能性垂体肿瘤

如果诊断为功能性垂体肿瘤，则需要进行神经内分泌方面的检查以评估因内分泌失调导致的疾病。一般来说，功能性垂体肿瘤为单一细胞类型肿瘤，其症状和相关激素过量分泌有关。每种类型的垂体肿瘤都有相关的临床特殊性，需要引起关注。

肢端肥大症患者的垂体分泌过多的生长激素，这些过多的激素导致的继发效应给麻醉医生的围术期麻醉管理带来了很大的挑战。肢端肥大症患者有特征性的表现形式，如软组织、口腔咽喉部的骨质增生，这些结构异常可能会导致气道狭窄[3]。阻塞性睡眠呼吸暂停在肢端肥大症患者中也常发生。这些特征是可预料的困难插管的常见原因[4]，需要在麻醉诱导前备好替代通气设备和插管工具。心血管系统的异常，如高血压、传导异常、心肌肥大和血管疾病是导致这类患者死亡的主因[5]，必须进行包括超声心动图在内的心血管功能检查。糖尿病也常伴发于肢端肥大症，围术期要进行血糖监测。

促肾上腺皮质激素（ACTH）分泌过多会导致库欣病，其继发的靶器官损害需引起麻醉医生的注意。缺血性心脏病、左心室肥大、系统性高血压比较常见[6]，是导致围术期并发症的一个重要原因。糖尿病、骨质疏松、皮肤脆性增加及眼球突出都是库欣病常见的一些其他症状，需引起手术室相关人员的注意。这类患者也会有体重指数增高或伴发 OSA，都可导致未预料到的困难插管。

泌乳素瘤女性比男性多发，垂体高功能性腺瘤以这类肿瘤最为多见，此类病变多数不进行经蝶窦病变切除术。泌乳素瘤在男性和女性都会引发相关的内分泌异常，但这些异常与麻醉处理关系不大。值得注意的是，相关的治疗可能包括多巴胺受体拮抗剂溴麦角环肽，所以要慎用或不用丁酰苯类止吐药，如氟哌利多。

手术室设置和操作计划

对大多数现代神经外科手术室来说，C

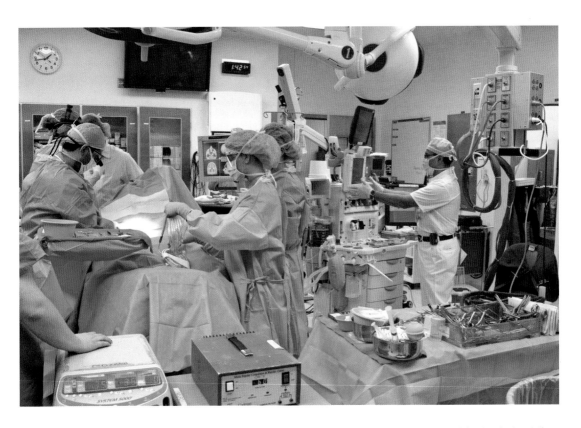

图14-1　手术室布局　患者仰卧位，头稍微远离手术室中心。主刀医生应该站在患者右侧。麻醉仪器和麻醉医生位于患者左侧靠近头部的位置。神经导航仪放置在合适的位置以便能观察到定位装置，同时让主要操作者和助手都能方便地观察到。

臂荧光镜引导下经蝶窦入路逐渐被神经导航仪所替代[7]。在笔者所在的医疗机构，患者头部放置于稍远离房间中央的区域，离麻醉团队也较远。神经导航仪放置于外科医生前方，以便外科医生在手术中任何时间都能方便地看清操作。外科医生多位于患者右侧，护士和设备在手术台的尾端（图 14-1）。

术中管理

可使用标准气管导管进行气管插管，不过有些外科医生偏好钢丝加强导管或异形导管。考虑到手术入路的需要应该避免经

鼻插管。如前所述，肢端肥大症或库欣病的患者可能有通气和插管困难，可以考虑替代的插管技术，如清醒纤维支气管镜插管。插好后将气管导管固定于嘴角左侧，胶带不要经过上唇，以提供尽可能好的手术条件。为避免液体流入口咽部，外科医生常放置喉部垫片。

伴有心脏病或高血压控制不佳的患者还需开放第二路外周静脉通路，进行桡动脉有创血压监测。只要外周静脉通畅，而且不伴有心血管并发症，可以不必行深静脉穿刺。

135

为减少鼻腔黏膜出血，外科医生会使用少量的局麻药和血管收缩药，如去氧肾上腺素或肾上腺素。尽管这些药物的全身吸收量很少，若不小心注入血管则会导致心律失常或者严重高血压[8,9]。因此，在进行局麻药注射时要严密监测心电图和血压。使用非选择性 β 受体阻滞剂治疗高血压可能导致 α 肾上腺素的受体活性增加，从而加重高血压。这时应该使用酚妥拉明或直接扩血管药物。

采取仰卧头高位利于头部静脉回流。尽管这种半坐体位可能增加空气栓塞风险，但是因为头部抬高的角度并不是很大，不必放置经食管超声或心前区多普勒超声等心脏内气体检测装置。在笔者的医疗机构，Mayield 头部固定架使患者颈部轻度伸展，转向右侧，给右利手的外科医生沿着中线操作提供充足的空间。麻醉回路通常放置于患者左侧，为外科医生取右腹部脂肪移植物腾出空间。铺巾前检查外周静脉通道、监测导线和麻醉呼吸回路安置得当，不妨碍头部手术进行。

经蝶窦入路垂体腺瘤切除手术的麻醉管理目标包括维持血流动力学稳定、为手术提供尽可能好的条件、保证脑灌注和氧供，以及术后快速苏醒。特别要警惕的是该术式比经颅入路对机体刺激要大，而且因为手术操作离脑组织和神经血管非常近，因此要求患者严格制动。采用吸入麻醉为主的麻醉维持策略，辅以静脉使用肌松药和滴定短效阿片类药物，通常可以提供良好的手术条件。在一些患者中可能会发生与吸入麻醉药相关的脑脊液压力增高[10,11]。输注丙泊酚和阿片类药物为主的全凭静脉麻醉，辅以足够肌松，可以避免吸入麻醉所致的脑脊液压力增高，同

样可以满足手术的需求[12]。通常我们大多采用低溶解度的吸入麻醉药(七氟醚)复合瑞芬太尼之类的阿片类药物输注维持麻醉。瑞芬太尼可使患者术后及时苏醒而且术中血流动力学也比较平稳[13]。其他可使用的麻醉药物还包括芬太尼 2μg/（kg·h）输注或舒芬太尼 0.4μg/（kg·h）输注，同样也能使患者术后平稳苏醒。

手术结束时外科医生会放置鼻腔垫片用于止血和防止液体流入口咽部。在拿出垫片之前要小心吸引口咽部。如果是唇下入路，外科医生可在直视下进行吸引。患者在符合拔管条件时就要立即拔除气管导管。拔管时可以给予小剂量的瑞芬太尼或利多卡因（0.5mg/kg）以防止患者呛咳使得填充物移位。拔管后给予患者简易面罩吸氧。因为鼻腔存在填充物，因此应避免面罩正压通气。OSA 患者可能需要置入口咽通气道。为了保证术后下丘脑—垂体—肾上腺（HPA）轴试验的准确性，不需要进行糖皮质激素替代治疗的患者应在围术期严格避免使用皮质激素。苏醒前可以酌情给予 $5HT_3$ 受体拮抗剂或丁酰苯类止吐药以防止恶心呕吐。

术后、恢复期

手术后患者需在麻醉后恢复室由专业人员给予严密监测，及时准确评估其神经系统体征，尤其是应仔细评估脑神经的功能。脑神经Ⅱ~Ⅵ紧邻垂体，术后发现视力受损或眼球运动障碍都要及时通知外科医生，以及时进行头部摄片或全麻下再次探查。鼻液溢出过多，尤其同时伴有头痛时可能提示存在脑脊液漏。阿片类或非甾体类药物用于处理术后切口疼痛，但伴有 OSA 的患者用药需谨慎。

表14-1　经蝶窦入路的并发症

麻醉、围术期（2.8%）	
鼻腔、窦部局部并发症[19]	鼻中隔穿孔[20]（6.7%），鼻出血（3.4%），鼻窦炎（8.5%）
蝶鞍内、蝶鞍旁	脑脊液漏（3.9%），脑膜炎（1.5%），颈动脉损伤（1.1%）
神经方面	视力丧失（1.8%），眼肌麻痹（1.4%），中枢神经系统损伤（1.3%）
内分泌	垂体功能不足（19.4%），尿崩症（17.8%）

　　手术后大多数患者还需住院 24～48h，以便于完成术后神经功能和内分泌功能的检测。尽管术前 HPA 轴功能正常的患者几乎术后都不需要激素替代治疗[14]，但所有患者在肿瘤切除后还是要接受筛查以排除垂体功能低下。早晨血清皮质醇水平大于 15μg/dl（413.9nmol/L）作为 HPA 轴功能正常的指标[15,16]。除了垂体功能检测外还要关注水电解质代谢紊乱。术后可能发生尿崩症（DI），尽管多为一过性，仍然要使用去氨加压素（DDAVP）治疗。DDAVP 用量过多可能会导致抗利尿激素分泌异常综合征（SIADH），由此导致的低钠血症需要限制水摄入，如果低钠严重应给予高张盐水治疗。

并发症

　　经蝶窦入路垂体肿瘤手术可能发生的并发症如表 14-1 所示[17,18]。对有经验的外科医生来说，该术式安全有效，很少有并发症。尽管半坐位静脉空气栓塞风险加大，然而与该术式有关的静脉空气栓塞报道却极少见[21]。手术出血通常很少，但是如果病变离颈内动脉较近，不小心损伤动脉的可能性加大，也因此可能导致大量出血[22]。这时可以直接压迫止血，也可使用肌肉移植来处理。外科医生在进行神经血管缝合时可能还需要控制性降压。持续脑脊液漏虽然少见，但一旦发生可能导致严重头痛、脑膜炎[23]、有症状的颅内积气[24]以及死亡。

总结

　　经蝶窦入路垂体切除术是临床上常见但是对麻醉管理有着特殊挑战的手术。患者病情的异质性要求麻醉医生对垂体疾病的相关知识和管理要有深刻的认识。麻醉医生了解手术的相关知识有助于给外科医生提供更好的手术条件，并可提高干预的有效性。另外，麻醉医生准确预见和处理患者的围术期和术后并发症能最大程度地保证患者的围术期安全。

病例分析

　　一名 46 岁男性患者，主诉睡眠困难，怀疑中枢性睡眠呼吸暂停综合行脑部 MRI 检查，意外发现垂体病变。进一步询问发现患者还有间歇性视觉功能障碍，表现为部分视野缺失，但患者不确定是单侧还是双侧。既往史除了临界性高血压外余无殊。双膝和左肩做过关节镜手术，无全麻并发症。家族史里祖父和姑姑有亨廷顿症。体格检查血压

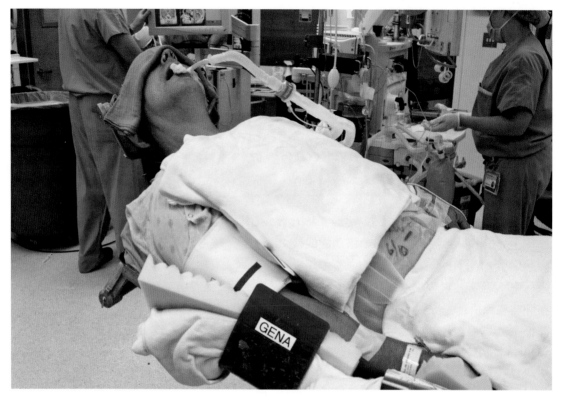

图14-2　患者体位　从右侧观察患者（手术团队一侧），患者头部向右旋转15° 轻度过伸，固定于Mayfield头部支架，这样有利于右利手的医生接近手术部位。

138/97mmHg, 脉搏 58 次 /min, 体重 106kg, 身高 1.87m。其余体格检查无殊。血细胞计数和生化检查基本无殊, 只有血糖稍高, 158mg/dl（8.8mmol/L）。 血 清 TSH、GH、FSH 和 ACTH 均在正常范围。24h 尿皮质醇水平 78μg（2152.0nmol/L）。1 个月前视野检查发现两颗骨上侧偏盲。磁共振成像在蝶鞍和蝶鞍上区发现 27mm × 22mm × 20mm 大小肿瘤, 伴视神经压迫和垂体腺瘤。经讨论经蝶窦入路垂体腺瘤切除术是最佳术式。

手术当日, 患者开放 18G 外周静脉通路进入手术室。摆好仰卧位, 进行 ASA 所要求的麻醉监测。麻醉诱导使用利多卡因 50mg, 丙泊酚 200mg, 罗库溴铵 80mg, 芬太

尼 0.1mg 静脉推注。直接喉镜下插入 7.5mm 气管导管。鼻黏膜给予 2% 利多卡因和肾上腺素（1∶100 000）用于局麻和止血。诱导插管后开放另外一路 18G 外周静脉通路以及左桡动脉通路。患者头部由 Mayfield 支架固定, 半坐位, 颈部稍伸展转向右侧（图 14-2 和图 14-3）。包裹患者手臂, 在下部躯体盖以空气保温毯, 为腹部取脂肪预留足够空间。胸部盖毯子, 左腋下放置温度计。麻醉机位于患者左侧, 为外科医生头部操作留足空间。外科器械放于患者足端, 以便为头端的显微镜操作、立体定位设备和透视仪留下空间（图 14-4）。

麻醉维持使用 0.5MAC 七氟醚和瑞芬

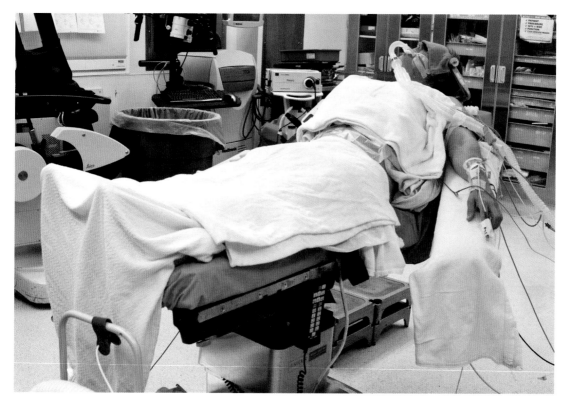

图14-3　患者体位　图14-1中同一位患者的左侧（麻醉侧）视图，麻醉线路被固定到患者左侧，便于外科医生取腹部脂肪移植物。

太尼持续输注 0.05～0.2μg/（kg·min），根据脑灌注压和血压进行相应调整。间断给予罗库溴铵维持肌松。手术开始后 1h 测动脉血气、监测血细胞计数和生化指标，显示血糖 130mg/dl（7.3mmol/L）。手术进行顺利，结束前 30min 静脉给予 4 mg 昂丹司琼。

　　手术区关闭后停止七氟醚，继续给予 0.05μg/（kg·min）瑞芬太尼。新斯的明 4mg、格隆溴铵 0.8mg 用以拮抗肌松，患者能按指令握手并恢复气道保护性反射后拔出气管导管。这时停用瑞芬太尼。患者送入苏醒室，神经功能检查未发现脑神经功能异常。术后血清检测包括血细胞计数和代谢功能全套试验都正常。在苏醒室监护 2h 后送回神经外科病房。术后第 1 天早晨，血清皮质醇水平为 46.6μg/dl（1285.7nmol/L），由于术前通过了 ACTH 刺激试验，术后第 1 天 ACTH 水平 >15μg/dl（3.3pmol/L）因此患者不必进行肾上腺皮质激素替代治疗[16]。患者主诉轻度头痛，口服止痛药后好转。无尿崩症表现。术后第 1 天晚上出院，后续在神经外科门诊接受随访，神经内分泌检查，包括 ACTH 刺激试验的结果均正常。

临床要点

• 经蝶窦入路包括两种方式：①唇下入路

139

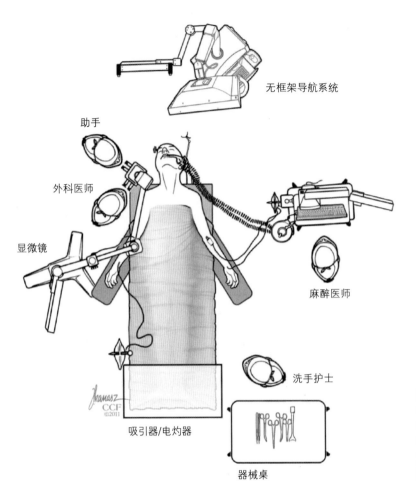

无框架导航系统

助手

外科医师

显微镜

麻醉医师

洗手护士

吸引器/电灼器

器械桌

图14-4　手术室布局　患者合适的体位，护理组和器械台靠近患者脚部，从而使得显微镜、导航系统以及可能需要的透视仪有足够的空间可以完成头部导航。

通过上唇下部切口到达牙龈，随后穿过中隔；②经鼻入路是指通过鼻孔置入显微外科或内镜器械，沿着鼻腔内壁进行分离操作。

- 腰穿放置脑脊液引流管可用于控制脑脊液水平，从而提供良好的手术条件。通过引流管注入生理盐水或空气可使病变区域上抬利于手术操作。

- 大多数接受经蝶窦入路垂体肿瘤切除术的患者为无功能性内分泌肿瘤，多有压迫症状如头痛、恶心呕吐或视觉障碍；

也有患者有垂体功能过高或过低，需要内分泌医生进行评估。

- 神经功能检查包括精神状态、脑神经功能、运动和感觉功能检查、神经反射、共济协调性等，均应在手术前进行，以便对比术后变化。

- 肢端肥大症患者口、咽和喉部软组织和骨质增生，可能导致气道狭窄；这类患者多见睡眠呼吸暂停综合征，并且容易发生插管困难。

- 麻醉管理目标是维持血流动力学稳定、

140

提供良好的手术条件、保证脑灌注和氧供，并且确保苏醒平稳。

- 为了保证手术后下丘脑—垂体—肾上腺轴试验的准确性，术前无需糖皮质激素替代治疗的患者需严格避免围术期使用皮质醇类。
- 由于脑神经Ⅱ～Ⅵ紧邻垂体区域，患者出现术后视野缺失或眼球运动障碍均应

立即通知外科医生，进行头部摄片或全麻下再次探查；鼻腔过多溢液提示可能存在有脑脊液漏。

- 术后可能发生尿崩症，尽管多为一过性，仍需去氨加压素治疗；术后去氨加压素过多使用可导致抗利尿激素分泌异常综合征。

（黄焱哲 译　乔　晖　李文献 校）

参考文献

1. Lanzino G. Transsphenoidal approach to lesions of the sella turcica: historical overview. *Barrow Q* 2002; **18**(3).
2. Inder WJ, Hunt PJ. Glucocorticoid replacement in pituitary surgery: guidelines for perioperative assessment and management. *J Clin Endocrinol Metab* 2002;**87**(6):2745-2750.
3. Seidman PA, Kofke WA, Policare R, Young M. Anaesthetic complications of acromegaly. *Br J Anaesth* 2000;**84**(2):179-182.
4. Schmitt H, Buchfelder M, Radespiel-Troger M, Fahlbusch R. Difficult intubation in acromegalic patients: incidence and predictability. *Anesthesiology* 2000;**93**(l):110-114.
5. Rajasoorya C, Holdaway IM, Wrightson P, Scott DJ, Ibbertson HK. Determinants of clinical outcome and survival in acromegaly. *Clin Endocrinol (Oxf)* 1994;**41**(1):95-102.
6. Arnaldi G, Angeli A, Atkinson AB, et al. Diagnosis and complications of Cushing's syndrome: a consensus statement. *Clin Endocrinol J Metab* 2003; **88**(12):5593-5602.
7. Kaye AH, Black PML. *Operative Neurosurgery*. London: Churchill Livingstone; 2000.
8. Pasternak JJ, Atkinson JL, Kasperbauer JL, Lanier WL. Hemodynamic responses to epinephrine-containing local anesthetic injection and to emergence from general anesthesia in transsphenoidal hypophysectomy patients. *J Neurosurg Anesthesiol* 2004; **16**(3):189-195.
9. Chelliah YR, Manninen PH. Hazards of epinephrine in transsphenoidal pituitary surgery. *J Neurosurg Anesthesiol* 2002;**14**(l):43-46.
10. Talke P, Caldwell J, Dodsont B, Richardson CA. Desflurane and isoflurane increase lumbar cerebrospinal fluid pressure in normocapnic patients undergoing transsphenoidal hypophysectomy. *Anesthesiology* 1996;**85**(5): 999-1004.
11. Talke P, Caldwell JE, Richardson CA. Sevoflurane increases lumbar cerebrospinal fluid pressure in normocapnic patients undergoing transsphenoidal hypophysectomy. *Anesthesiology* 1999;**91**(1):127—130.
12. Cafiero T, Cavallo LM, Frangiosa A, et al. Clinical comparison of remifentanil-sevoflurane vs. remifentanil-propofol for endoscopic endonasal transphenoidal surgery. *Eur J Anaesthesiol* 2007;**24**(5):441-446.
13. Gemma M, Tommasino C, Cozzi S, et al. Remifentanil provides hemodynamic stability and faster awakening time in transsphenoidal surgery. *Anesth Analg* 2002;**94**(1):163-168.
14. Jane JA Jr, Laws ER Jr. The surgical management of pituitary adenomas in a series of 3,093 patients. *J Am Coll Surg* 2001; 193(6):651-659.
15. Marko NF, Gonugunta VA, Hamrahian AH, et al. Use of morning serum cortisol level after transsphenoidal resection of pituitary adenoma to predict the need for long-term glucocorticoid supplementation. *J Neurosurg* 2009;**111**(3):540-544.
16. Marko NF, Hamrahian AH, Weil RJ. Immediate postoperative cortisol levels accurately predict postoperative hypothalamic-pituitary-adrenal axis function after transsphenoidal surgery for pituitary tumors. *Pituitary [Research Support, Non-U.S. Gov't]* 2010;**13**(3):249-255.
17. Ciric I, Ragin A, Baumgartner C, Pierce D. Complications of transsphenoidal surgery: results of a national survey, review of the literature, and personal experience. *Neurosurgery [Research Support, Non-U.S. Gov't Review]* 1997;**40**(2):225—36; discussion 236-237.
18. Black PM, Zervas NT, Candia GL. Incidence and management of complications of transsphenoidal operation for pituitary adenomas. *Neurosurgery* 1987;**20**(6):920-924.
19. Nabe-Nielsen J. Nasal complication after transsphenoidal surgery for pituitary pathologies. *Acta Neurochir (Wien) [Research Support, Non-U.S. Gov't]* 1989; **96**(3-4):122-125.
20. Sherwen PJ, Patterson WJ, Griesdale DE. Transseptal, transsphe-

noidal surgery: a subjective and objective analysis of results. *J Otolaryngol* 1986;**15**(3):155-160.

21. Arora R, Chablani D, Rath GP, Prabhakar H. Pulmonary oedema following venous air embolism during transsphenoidal pituitary surgery. *Acta Neurochir (Wien)* 2007;**149**(11):1177-1178.

22. Fukushima T, Maroon JC. Repair of carotid artery perforations during transsphenoidal surgery. *Surg Neurol* 1998;**50**(2):174-177.

23. Kaptain GJ, Kanter AS, Hamilton DK, Laws ER. Management and implications of intraoperative cerebrospinal fluid leak in transnasoseptal transsphenoidal microsurgery. *Neurosurgery* 2011 ;**68**(1 Suppl Operative): 144-150; discussion 150-151.

24. Rao G, Apfelbaum RI. Symptomatic pneumocephalus occurring years after transphenoidal surgery and radiation therapy for an invasive pituitary tumor: a case report and review of the literature. *Pituitary [Case Reports Review]* 2003;**6**(1):49-52.

颈廓清及喉切除手术的麻醉

第15章

引言

上呼吸消化系统的恶性肿瘤较少见,每年占到北美新发肿瘤的 2.5%[1]。其中每年新发喉癌约 3560 例,以鳞癌最为常见。导致喉癌的主要高危因素有吸烟和饮酒,而两者兼有则更增加罹患喉癌的风险[2]。鳞癌的 5 年生存率为 64%[3]。

在过去的 20 年间,尽管手术技术不断改进并在围术期联合采用化疗和放疗,但死亡率没有明显改变[1],有些机构甚至报道存活率下降[3]。近期的研究焦点在于通过分子生物学研究提供治疗的新手段以及靶点。

颈廓清及喉切除术指目的在于切除肿瘤和其主要转移途径的系列外科手术步骤。手术范围取决于肿瘤范围。颈廓清是头颈肿瘤的常见术式,目的是去除转移灶和阻断转移路径。这类手术往往对麻醉提出挑战。

手术步骤

喉癌治疗的三个主要目的:
1. 切除肿瘤。
2. 预防转移及复发。
3. 尽量保护器官功能(发声和吞咽等)。

部分喉切除

部分喉切除试图切除肿瘤且保留器官功能。局限性病变可以通过激光手术和微创手术治疗[4]。

全喉切除

全喉切除指切除全部喉组织,在颈部成型气管造口,食管与口咽的连续性不受影响。术中需在食管和气管之间行造口术(食管气管穿刺,TEP)以便放置人工喉。在造口封闭时,人工喉使得空气可以进入咽腔和口腔,从而保留发声。人工喉有一个单向活瓣,防止分泌物和食物进入气管和呼吸道(图 15-1)。有时采用微血管游离组织移植,目的在于咽喉切除术后的咽腔重建和避免放化疗后组织质量不佳而形成的皮下窦道。

颈廓清

颈廓清常在喉癌喉切除术中应用,预防和治疗病灶局部扩散。

颈部淋巴结主要分为 6 个区域[5],再根据扩散程度进一步划分(图 15-2)。颈廓清的范围可依据淋巴结解剖和切除的数量以及额外结构的清除程度而确定。颈廓清可分为选择性切除及根治性切除:选择性切除只切除部分淋巴结,而根治性切除则切除全部的颈部淋巴结和一些附属结构(副神经、颈内静脉及胸锁乳突肌)。改良型颈廓清手术的范围在两者之间。

143

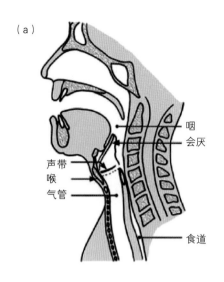

（a）

咽
会厌
声带
喉
气管
食道

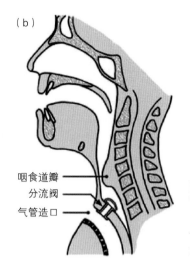

（b）

咽食道瓣
分流阀
气管造口

图15-1 头颈部矢状面 （a）喉切除术前（b）喉切除术后，在气管和食管壁之间放置分流阀。

麻醉管理
术前评估

对于一个即将接受喉切除、颈廓清手术的患者，术前完备的气道评估是十分必要的。须询问有无喉镜暴露和插管困难病史，并且气道评估必须考虑因为病理或治疗而导致的变化。例如术前放疗可以缩小肿瘤、降低扩散速度，但是颈部放疗可能导致气道管理困难，颈部放疗是预示面罩通气和插管困难的独立危险因素[6,7]。气道评估还需要耳鼻喉科医生的鼻内窥镜检查以及颈部CT作为补充。

如果气道评估认为不适宜气管插管，推荐维持自主呼吸，也需要考虑清醒气管切开。根据气道阻塞的症状、肿瘤位置以及鼻内窥镜检查结果，由麻醉医生和耳鼻喉科医生共同讨论来决定是否需要清醒气管切开。例如某患者声门上或声带之间有一个质脆、侵袭性的肿瘤，伴随有气道阻塞的症状，这样的患者就需要做清醒气管切开。如果认为从声门上插管可行，可以考虑采用清醒纤维喉镜下插管，或者是采用清醒可视喉镜完成

插管[9-11]。另外，在深的吸入麻醉下采用直接喉镜暴露后插管也是一种选择。

头颈部肿瘤患者大多是老年人，并且多发因长期吸烟、饮酒而导致的合并症。所有患者应该接受一个基于症候群和心脏功能的全面心血管检查。考虑到整体的心血管评估状况，依据ACC/AHA指南标准，较大的头颈部手术属于中度危险手术（术前心肌梗死或死亡率在1%~5%）[12]。正性肌力药的使用、心血管危险因素和器官功能水平应该纳入术前心血管检查。基本的心电图已成常规。一般而言，患者可以在手术当天继续服用β受体阻滞剂、ACEI或ARB类药物[13]。

慢性阻塞性肺疾病和吸烟有关。需要询问详尽的病史，有无呼吸困难、呼吸困难的诱发因素、β受体激动剂停药后有无反弹效应、最近有无感染发作（痰多）。目标是最优化当前的呼吸状况，避免并发症（症状加重、感染或者呼吸衰竭）。

因为术前需要限制饮食，患者的营养状况就显得尤为重要。营养状况的优化需要术前营养师的建议，在围术期也可能需要肠内

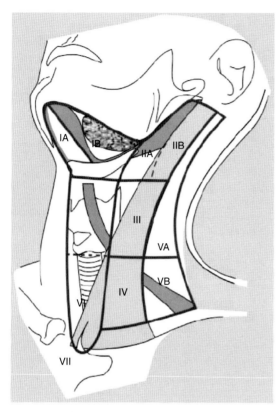

图15-2　颈部分区图　颈部分区的解剖示意图，包括6个分区以及3个亚区。

营养（通过带小孔的饲管）的补充。

术前需要指导患者使用自控镇痛装置（PCA）。鉴于患者在术后某个时间段不能发声，术前需要讨论如何有效地进行交流（特别是关于疼痛、恶心及舒适度）并且要反复地练习。

术前需要抽取血样（可在开放静脉时进行）进行血型检测及抗体筛查。如果可以检测到抗体，2个血样应该立即完成交叉配型。如果初筛未发现重要抗体相互作用，并且能够确保 30min 内完成配血及送至手术室，术前并不需要完成交叉配血。

术中管理
通路与监测

术前建立静脉通路，并送血样完成全血细胞计数和交叉配血。根据患者状况及用药史决定是否需要其他的血液检测。

常规监测，辅以五导联心电监测。

麻醉诱导前是否进行有创动脉测压要根据患者的合并症状况来决定。手术本身并不必需诱导前实施动脉置管。

通过较细的套管针（18G）完成诱导，然后再建立一条较粗的静脉通路。建议在患者下肢隐静脉处放置一个 14G 套管作为第二条静脉通路，也有医生选择在患者上肢建立静脉通路。

为预防深静脉血栓形成，麻醉诱导前在患者小腿使用周期性充气压力泵，并给予一次皮下剂量的肝素。

诱导与维持

采用丙泊酚、芬太尼、中效的肌松药（维库溴铵）诱导后气管插管。尽管在之后的颈廓清时需要做神经功能监测，刚开始的操作仍然需要使用肌松药。在追加维库溴铵之前，需要用神经监测仪检查神经肌肉功能，确保神经监测探头到达正确位置。

麻醉维持采用异氟烷（或者其他吸入麻醉药）吸入。在颈廓清手术操作开始时，需要神经肌肉功能恢复；作为补充，需要足够镇痛或者较深的吸入麻醉。为达到充分的镇痛可以输注强效镇痛药（如瑞芬太尼、舒芬太尼等）。允许神经肌肉功能恢复的同时又保证合适的麻醉深度，也可以采用"单次量技术"，同时使用高浓度的吸入麻醉药。也可单纯采用丙泊酚静脉麻醉，只是长时间手术时有药物蓄积。相对于深吸入麻醉或全凭丙泊酚静脉麻醉，采用平衡的麻醉方法更加可取，可以避免单纯用药导致的低血压。

通过估计充盈压指导液体平衡十分重

145

要。在密歇根大学我们采用有创动脉置管监测收缩压，用于指导补液。也可以权衡利弊后，在远离颈廓清手术区域建立中心静脉通路来指导液体管理。我们使用晶体液补充因术前禁食禁水所造成的液体丢失，之后的补液可以采用胶体液（淀粉）和晶体液。间断动脉血气分析可以监测血细胞比容的动态变化。需要注意的是，应该避免过多晶体液输注，因为可能导致手术部位的水肿。

手术开始外科医生做气管切开，然后在切开处插入合适型号的加强型气管导管。

然后患者经常需要调转180°。必须确保所有的监护设备和输液管路连接良好。在手术室内，可依照程序说明实施上述操作，以确保成功。

苏醒

对任何头颈手术，苏醒期的主要目标是保证适度镇痛、心血管平稳、预防呛咳。若手术中使用短效阿片类药物（如瑞芬太尼），在合适的时间点需要给予长效阿片类药物（如吗啡），以确保镇痛效果在拔管期起效，并能持续至苏醒后一段时间。也可采用另外的方法：患者在低剂量阿片类药物（如瑞芬太尼）作用下苏醒、自主呼吸逐渐恢复，然后在麻醉恢复室追加阿片类镇痛药物。

拔管相对简单，一旦自主呼吸恢复良好并具有充足的每分通气量，即可将气管导管从气管切口处拔出（导管末端从颈前部切口拔出）。需要注意的是，拔管前应将患者再度旋转180°，使患者头部在麻醉机附近。苏醒期在患者颈部附近放置面罩来吸氧。

术后管理

吸氧及便携式脉氧监测下将患者送至术后恢复室。尽快恢复完备的监测，特别注意患者通气及氧合是否充分。

通过气切罩吸入湿化氧气。为患者提供术后镇痛自控装置（PCA）。注意通过指图或写字与患者沟通，以便及时实施治疗来消除任何疼痛或不适。

当患者不需要呼吸机支持通气时，可以将患者转至ICU或观察病房护理，但仍然需要关注患者的气管切口。

并发症

主要：

- 呼吸衰竭。
- 心肌缺血。
- 继发于深静脉血栓的肺栓塞。
- 神经损伤（取决于颈廓清的范围）；主要多见于支配斜方肌的神经损伤。
- 血肿形成；可能由于苏醒期咳嗽或高血压造成。

总结

喉切除加颈廓清术包含了多种手术操作，试图去除肿瘤及主要转移途径。肿瘤的扩散范围决定了手术实施范围。同样地，对于需要开展这些手术操作的患者的麻醉管理也涉及到很多技术。最突出的是：对气道的详细评估及管理；对老年及长期吸烟、饮酒相关的合并症的关注；以及为预防神经损伤，掌握颈廓清时恢复神经肌肉功能的技术。

病例分析
病例描述

52岁男性患者，身高180cm，体重117kg，有冠心病（术前2年放置左前降支涂层支架）、高血压、多发硬化症病史。10年前曾患酒精诱发的胰腺炎。有20年吸烟史。

目前用药:阿司匹林,阿普唑仑,多沙唑仑,醋酸格拉默(治疗多发硬化),瑞舒伐他汀,度罗西汀,芬太尼贴剂,口服吗啡,盐酸羟考酮,美替洛尔,螺内酯。

患者属肥胖, BMI 36;HR62 次 /min;BP 140/75mmHg。

气道检查发现牙列缺失,颈部后仰不受限,张口度大于 30mm,Mallampati 评分 3,甲颏间距大于 60mm。

无气管移位表现。

双肺清。可闻及正常心音。

左下肢呈上运动神经元征。颈部增强 CT 显示一形状不规则的包块累及会厌、会厌谷、双侧杓状会厌襞,并扩展至真声带和前联合(图 15-3)。在左侧 Ⅱ 区和 Ⅲ 区有数个可疑的淋巴结,与 PET 检查中的高摄取相关。

外科临床记录显示经鼻内镜发现声门上肿块累及会厌、双侧杓状会厌襞,并扩展至真声带。经直达喉镜活检诊断为 T4N2M0 型鳞癌。他接受了一个疗程的化疗,肿瘤略有缩小。拟行手术为全喉切除加双侧颈廓清加经食道穿刺术。

术前

评估

包括评估合并症的严重程度和范围以及考虑在术前如何使全身情况最优化。

心血管

患者在放置涂层支架后接受阿司匹林和氯吡咯雷二重治疗达到 1 年。按照 ACC/AHA 指南,阿司匹林持续使用以保护支架[15]。阿司匹林持续使用可以预防冠脉支架堵塞,但有增加手术出血的风险;权衡利弊,决定阿司匹林在整个围术期持续使用。

考虑到术前需要做心脏病学检查,参照 ACC/AHA 指南,大的头颈部手术归类于中度危险手术[12]。该患者因为肥胖和继发于多发性硬化的右室功能减弱,其功能容量较低。如果严格按照 ACC/AHA 指南,该患者只要简单地控制心率,不必做进一步检查。但是,患者就此咨询心血管医生,心血管医生嘱其做负荷心脏超声检查。负荷心脏超声表明射血分数达 55%,没有发现明显的心肌缺

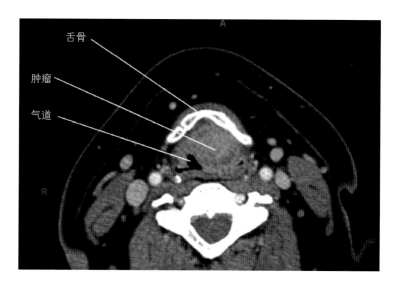

图15-3　增强CT提示在颈部舌骨水平的声门上肿瘤

血。目前的药物治疗将患者的血压控制在理想水平。

疼痛

该患者使用的阿片类剂量较大,制定术后镇痛方案时应予以考虑。

准备

18G 留置针开放左手背静脉,标准监测 +5 导联心电图。

准备清醒纤维喉镜引导插管(见第 6 章:清醒插管术)

局麻下左侧桡动脉穿刺置管。

抽血样查血型交叉配血。

术中

瑞芬太尼以 0.02μg/(kg·min)速度输注。

清醒状态下用纤维支气管镜插入 6.5 气管导管(ETT)。

诱导剂量丙泊酚 140mg。

维库溴铵 4mg。

瑞芬太尼增加到 0.05μg/(kg·min)。

异氟烷吸入维持。

眼睑闭合。

舒芬太尼负荷剂量 5μg,维持剂量 0.25μg/(kg·h),停用瑞芬太尼。

掉转患者 180°。

放置感温尿管。

下肢覆盖充气加热毯。

左下肢隐静脉置入 14G 静脉留置针 IVI,连接液体加温器。

经 IVI 输注乳酸林格液 1 000ml。

给予抗生素(氨苄西林 / 舒巴坦 1.5mg)。

测定动脉血气和血红蛋白浓度基础值。

根据血压、心率、尿量、收缩压变异度监测缓慢输注 1 000ml 贺斯。

术者行气管切开后置入 6.5 ETT,并缝线固定于胸壁。

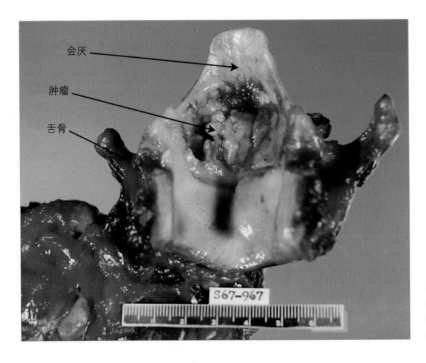

会厌

肿瘤

舌骨

S67-967

图15-4 全喉切除加颈廓清术后的整块标本 图片由密歇根大学健康系统耳鼻喉科提供。

术者确认蓝色套囊在气管造口处可见以避免支气管内插管,呼气末二氧化碳恢复,潮气量满意,气道压力小于 $30cmH_2O$。

术者继续喉切除及颈廓清操作。

切除病理组织送病理(图 15-4)。

术者行气管造口。

苏醒

停用舒芬太尼足够的时间以使自主呼吸恢复满意,但仍保留残余的镇痛作用。

停用异氟烷。

患者恢复 0 度平卧位(头部靠近麻醉机)。

通过气管造口用气管内吸痰管轻柔地吸引。

自主呼吸恢复,辅以压力支持通气。

逐渐减小压力支持,患者可维持足够潮气量,可以听从指令,拔出 ETT。

保持供氧,监测脉搏血氧饱和度转运至 PACU。

术后

在 PACU 密切监护患者:

- 从麻醉状态恢复。
- 维持呼吸循环稳定，液体平衡，体温控制。
- 提供及时精确的镇痛和抗呕吐治疗。

- 使用阿片PCA。
- 观察术野和球囊负压引流，完全恢复后转运患者至下一个恢复单元。

临床要点

- 颈廓清及喉切除术指目的在于切除肿瘤和其主要转移途径的系列外科手术步骤。手术范围取决于肿瘤范围。颈廓清是头颈肿瘤的常见术式，目的是去除转移灶和阻断转移路径。

- 喉癌治疗的三个主要目的：切除肿瘤，预防转移及复发，尽量保护器官功能（发声和吞咽等）。

- 部分喉切除术试图切除肿瘤且保留器官功能。局限性病变可以通过激光手术和微创手术治疗。

- 全喉切除术指切除全部喉组织，在颈部成型气管造口。食管与口咽的连续性不受影响。术中需在食管和气管之间行造口术(食管气管穿刺，TEP)以便放置人工喉。

- 在造口封闭时，人工喉使得空气可以进入咽腔和口腔，从而保留发声。

- 颈部放疗是面罩通气困难和Glidescope气管插管困难的独立危险因素。

- 持续动脉压监测显示的收缩压变化可指导输液。可以根据颈廓清范围选择中心静脉通路。

（李晓葵 译　李天佐 校）

参考文献

1. R. Siegel, E. Ward, Brawley O, Jemal A. Cancer statistics, 2011: the impact of eliminating socioeconomic and racial disparities on premature cancer deaths. *CA Cancer J Clin* 2011;**61**:212-236.

2. Elwood JM, Pearson JC, Skippen DH, Jackson SM. Alcohol, smoking, social and occupational factors in the aetiology of cancer of the oral cavity, pharynx and larynx. *Int J Cancer* 1984;**34**:603-612.

3. Hoffman HT, Porter K, Karnell LH, *et al.* Laryngeal cancer in the United States: changes in demographics, patterns of care, and survival. *Laryngoscope* 2006;**116**(Suppl 111): 1-13.

4. Pfister DG, Laurie SA, Weinstein GS, *et al.* American Society of Clinical Oncology clinical practice guideline for the use of larynx-preservation strategies in the treatment of laryngeal cancer. *J Clin Oncol* 2006;**24**:3693-3704.

5. Robbins KT, Shaha AR, Medina JE, *et al.* Consensus statement on the classification and terminology of neck dissection. *Arch Otolaryngol Head Neck Surg* 2008;**134**:536-538.

149

6. Kheterpal S, Martin L, Shanks AM, Tremper KK. Prediction and outcomes of impossible mask ventilation: a review of 50,000 anesthetics. *Anesthesiology* 2009;**110**:891-897.

7. Aziz MF, Healy D, Kheterpal S, *et al.* Routine clinical practice effectiveness of the Glidescope in difficult airway management: an analysis of 2,004 Glidescope intubations, complications, and failures from two institutions. *Anesthesiology* 2011;**114**:34-41.

8. American Society of Anesthesiologists Task Force on Management of the Difficult Airway. Practice guidelines for management of the difficult airway: an updated report by the American Society of Anesthesiologists Task Force on Management of the Difficult Airway. *Anesthesiology*

2003;**98**:1269-1277.

9. Doyle DJ. Awake intubation using the GlideScope video laryngoscope: initial experience in four cases. *Can J Anaesth* 2004;**51**:520-521.

10. Dimitriou VK, Zogogiannis ID, Liotiri DG. Awake tracheal intubation using the Airtraq® laryngoscope: a case series. *Acta Anaesthesiol Scand* 2009;**53**:964-967.

11. Suzuki A, Kunisawa T, Takahata O, *et al.* Pentax-AWS (Airway Scope®) for awake tracheal intubation. *J Clin Anesth* 2007;**19**:642-643.

12. Fleisher LA, Beckman JA, Brown KA, *et al.* ACC/AHA 2007 Guidelines on perioperative cardiovascular evaluation and care for noncardiac surgery. *J Am Coll Cardiol* 2007;**50**: 159-242.

13. Coriat P, Richer C, Douraki T, *et al.* Influence of chronic angiotensin-

converting enzyme inhibition on anesthetic induction. *Anesthesiology* 1994;**81**:299-307.

14. Rooke GA, Schwid HA, Shapira Y. The effect of graded hemorrhage and intravascular volume replacement on systolic pressure variation in humans during mechanical and spontaneous ventilation. *Anesth Analg* 1995;**80**:925-932.

15. Fleisher LA, Beckman JA, Brown KA, *et al.* 2009 ACCF/ AHA focused update on perioperative beta blockade incorporated into the ACC/AHA 2007 guidelines on perioperative cardiovascular evaluation and care for noncardiac surgery: a report of the American College of Cardiology Foundation/ American Heart Association task force on practice guidelines. *Circulation* 2009;**120**:169-276.

头颈部皮瓣重建外科的麻醉

第16章

引言

以游离或带蒂皮瓣形式进行组织移植是一种常用的外科技术,通过这种技术,由筋膜、皮肤、脂肪、功能性肌肉或神经及其所构成的自体组织可以被旋转或移植到别处,并且具有血运支持。利用血管显微外科技术可以将移植物转移(游离皮瓣)或旋转(带蒂皮瓣)到机体新部位,从而永久重建机体解剖缺损。头颈外科患者采用游离皮瓣的好处包括较高的复杂缺损重建成功率[1],血管化皮瓣修复污染缺损可以增加创面愈合率,更好的外观,更好地隔离重要脏器如颅内结构与消化道,改善重要结构的功能(例如舌的辅助吞咽功能)以及更好的术后放疗耐受性等。因此这些治疗措施在某种程度上成为常规,特别是在第三、第四级医疗机构。为了使麻醉更加安全和恰当,麻醉医生需要清楚地了解这些外科操作过程和对麻醉管理潜在的影响,例如仔细全面的困难气道管理,包括气道受压情况下进行气管切开;患者体位;皮瓣供区与受区情况;术中监测的选择;手术时间的长短与患者体温维持;皮瓣血供;制定术后护理治疗及其级别的计划。对于吸烟和酗酒的老年患者还需要考虑一些基础疾病的影响。

皮瓣的外科背景和临床类别

皮瓣可以据其血供进行分类。通过皮瓣旋转将皮瓣及其血管完好移植称为带蒂皮瓣。如果皮瓣移植自远隔部位,并且其血管与受区血管重新吻合,这称为微血管游离组织移植物或"游离"皮瓣。一般情况下,带蒂皮瓣用于修复临近缺损,同时不存在功能缺损。与费时费力的游离皮瓣相比,带蒂皮瓣存活率高且可在较短时间内完成。过去20年,微血管游离组织移植取得长足的进步[2]。由于较高的成功率、已具备利用其他部位相似组织代替头颈部组织的技术以及三维复杂重建技术突破了带蒂皮瓣的内在或解剖限制,目前游离皮瓣可以用来完成许多复杂的重建修复[3]。对于大部分患者来说,皮瓣的供区与受区相互分离,这就意味着在取皮瓣的同时可以处理受区,从而大大节省了手术时间。这种所谓的"双团队"策略也使得外科医生将个人的精力全部集中在手术的某一方面,从而手术过程更短,这样使得加班手术减少,外科医生也不至于过度疲劳并提高了职业满意度。

肌皮瓣是最常用的带蒂皮瓣,如胸大肌皮瓣和背阔肌皮瓣。前者常用于咽侧壁缺损重建、全喉切除后咽缺损重建及颈部皮肤缺损重建。当进行根治性颈廓清术时颈总动脉受损采用大隐静脉移植时,多采用肌肉瓣覆盖颈总动脉。就头颈部肿瘤患者的外科治疗和麻醉管理而言,所有的带蒂皮瓣并不增加困难,因为其均与受损或缺如组织相

151

邻,并可在较短时间内完成。同时由于皮瓣的血管完好无损,所以其中的血管问题并不重要。

游离组织移植重建技术为重建外科医生提供了更丰富的组织供区选择。供体组织的数量、质量、可利用程度和提供血运的支持血管结构,以及组织供区的特点是考量皮瓣选择的重要因素。在最终决定皮瓣是否合适时,还需要考虑很多因素,例如皮肤软组织容量及颜色、相应血管的长度及直径、神经分布情况、可提供骨组织长度及可用性、供区所在部位和潜在疾病或并发症的影响等。供区可能出现的并发症包括功能损失和外观改变。

对于头颈外科患者来说,能够从游离皮瓣获得最大收益的患者均具有一定的特征。这些典型患者均存在创面或伤口愈合不良(由于放化疗、局部肿瘤复发、之前的外科修复不良等),下颌弓缺陷或咽食管缺损。头颈外科中最常用的“游离皮瓣”包括以下几种。

筋膜皮瓣

这类皮瓣多用于修复中小程度软组织损伤。前臂桡侧和股前侧方筋膜皮瓣是这类皮瓣中最常用的。由于这两种皮瓣均远离损伤部位,故允许两组外科人员同时操作。

肌皮瓣

这类皮瓣用于覆盖较大的缺损。主要有两个供区:腹直肌和背阔肌肌皮瓣。两者均有较大直径的血管,故可形成充分的蒂。肌皮瓣的皮肤可以覆盖相对较大的头颈部皮肤缺损,如头皮缺损。其肌肉部分是封闭潜在缺损的良好组织,如脑脊液漏。背阔肌肌皮瓣多在侧卧位取得,因此应用相对较少。

血管骨皮瓣

这类皮瓣主要用于口下颌缺损。有几种供区选择:腓骨皮瓣、前臂桡侧骨皮瓣、肩胛骨皮瓣和髂脊腹内肌骨皮瓣。肩胛骨皮瓣在手术过程中需要多次变换体位,而且不能两组外科医生同时操作,故延长了手术时间[4]。由于前臂桡侧供区可以提供高质量骨,主要用于颚骨重建。髂骨脊皮瓣由于可提供较多骨组织及其可靠性,在20世纪90年代早期较为流行,但是由于其膨胀性最近在美国逐渐减少使用。腓骨皮瓣毋庸置疑是用于口下颌重建的最常用皮瓣,占到骨皮瓣中的50%~80%[5]。

对于机体不同解剖部位血运的清晰掌握、技术的提高和正规的训练,使得皮瓣重建外科充分发展并创造出更加丰富的皮瓣为重建外科所利用。在大部分显微血管外科实施的重建手术中,皮瓣的存活率平均达到95%或更高。目前显微血管外科技术被认为是许多缺损修复的标准技术,因此就需要麻醉医生更加熟悉头颈外科主要的皮瓣,以及适用于这些病例的麻醉管理技术。

需要进行头颈部肿瘤切除和重建的患者的预后取决于患者本身、肿瘤和其他治疗等多种因素,但是大范围联合切除和皮瓣重建也并不少见,手术常常需要8~14h,而患者仅有30%~60%的长期治愈率。这有几个原因。首先,患者本身往往希望得到治愈的机会而不管手术常常只是最佳治疗的重要组成部分,同时还需要进行术后放疗。其次,未经治疗的头颈部肿瘤在6~18个月内破溃,如果患者未死亡,这会产生局部非常难于处理的问题,包括瘘、溃疡、严重的耳痛、局部疼痛和组织坏死。这一切都使得手术治疗是更好的选择,即使是在失去治疗机会的情况下也是这样,因为手术治疗可以改变患者死亡的方式,允许患者有更多的时间同家属共处、去梦想地旅游等。最后,皮瓣重建技术的成熟使得手术对外观和功能的影响非常小,手术的成功率很高,患者的恢复也很快,不需要很长的恢复期就可以恢复日常生活,这些都使范围很大的手术越来越多地开展。

麻醉决策
术前评估和准备

在头颈外科中,能得益于游离皮瓣的患者多是肿瘤患者。显微血管外科技术也应用于创伤、先天缺损、先期感染或二期组织重建。一般来说,创伤患者趋于年轻,较少伴有慢性疾病情况。急诊情况如由多发创伤造成的中毒综合征、颅内高压或多器官功能不全将直接影响临床治疗。例如创伤患者或许存在脊柱失稳带来的急性气道问题或气胸可能,气胸可能会在手术中期成为临床主要问题。这些修复性治疗可以择期进行,但必须在伤后一段时期内完成,而这又取决于急性或慢性并发症的情况(如医源性肺炎、深静脉血栓、急性营养不良、肺栓塞、院内感染、长时间住院或 ICU 治疗等)。与此相反,上消化道肿瘤患者多为老年患者,且可能有长期吸烟、酗酒或其他一些不良嗜好。这些患者还常常因为慢性疼痛进行阿片类药物治疗。较为常见的一些基础疾病包括:动脉粥样硬化、冠心病、心律失常、高血压、COPD、糖尿病、慢性肾功能不全、营养不良或恶病质等,同时还存在与肿瘤相关的栓塞并发症的倾

向。这些患者在考虑游离皮瓣重建之前,可能还需要放化疗[6]。还有一些患者为进行放疗需要游离皮瓣重建。

全面的术前评估是必须的。这在第三章中已经讲述。推荐使用美国麻醉医师协会制定的原则和指南。同时在麻醉前还要关注 ENT 患者所使用化疗药物的毒性(血液系统,心、肺和肾的毒性)。

这里还有一些在游离皮瓣实施前需要关注的放疗所引发的问题。颈部放疗使得软组织瘢痕化,给建立人工气道造成困难(颈部活动度降低)。纵隔放疗可以导致剂量依赖性心包炎、心包积液和(或)冠心病的快速进展,甚至心力衰竭。所以对于纵隔放疗的患者,无论年龄大小,均要仔细对缺血性心脏病进行评估。由于愈合不良,放疗后还会增加瘘形成的风险。愈合不良可导致各种感染并发症、营养不良、需要使用肠外营养,增加病死率。

麻醉医生一般会面临两种情况的游离皮瓣修补:急诊和择期。与游离皮瓣相关的急诊一般是因为血肿形成或动静脉血栓形成导致的游离皮瓣缺血。

除了需要关注患者同时存在的多种基础疾病以外,与组织移植相关的麻醉还要特别注意:

(a)充分考虑并准备困难气道管理,在气道受压时可能需要气管切开。

(b)体位及组织供受区的综合情况。

(c)术中监测的选择。

(d)手术时间的长短和体温的调控。

(e)皮瓣的灌注情况。

(f)制定术后护理治疗及其级别的计划。

与外科团队的交流沟通十分重要,这将有助于处理以下很多问题。

153

气道管理

游离皮瓣重建需要全麻。气管插管(经口、经鼻或气管切开)可以保证气道安全。许多需要广泛切除皮瓣重建的肿瘤以及术前的放疗使得建立人工气道十分困难,在这种情况下,清醒插管技术是安全建立人工气道所必须的。同时许多设备可用于清醒插管,灵活的纤维内镜就十分有帮助,因为其可以在肿瘤附近逐渐引导直视声门。

如果在术中或术后48h内可能出现上呼吸消化道局部组织严重肿胀,例如舌或舌根癌切除,那么在手术之初就应行气管切开。对于这些患者来说,术后气管插管脱出将有致命的风险,因为再次插管十分困难,即使并非不可能。另外经口或经鼻插管干扰肿瘤切除时,也应在手术之初行气管切开,如声门上喉肿瘤。由于肿瘤造成上气道阻塞,一些患者往往在入手术室前就已经气管切开了,如声门上肿瘤。

识别气管切开的急性和慢性并发症十分重要,要熟悉各种处理气管切开的器械。在游离皮瓣重建的麻醉过程中,很有可能面临紧急的气管切开相关的并发症。

一般在术后7~21d时,如果患者气道通畅,同时没有明显肿胀,可以拔除气管切开套管。局部将在1周内愈合,瘢痕很小。

体位

头颈外科手术患者多为仰卧位,但在组织供区取组织时可能常常要变换体位。最佳的体位应该是便于必要的监测并充分暴露头颈部和皮瓣的供区。通常需要两组护理团队和无菌区以保证在切除病灶的同时取皮瓣。空间必须足够大,保证两组人员不会互相干扰,也不会污染无菌区。麻醉机可以位于患者足侧,也可远离一侧,这取决于当时的情况以及患者的安全(图16-1、图16-3)。

应该将患者充分垫起,防止压疮发生,还要使用下肢驱动设备预防血栓形成。

监护

外科操作区避让给患者监护带来困难,包括但不限于:放置心电图的电极片要远离组织供受区、妥善放置并固定呼吸回路以确保安全等。

了解手术部位和手术操作对于是否放置静脉或动脉导管是十分重要的。周全的计划并且与外科团队进行交流也是非常重要的。

心电图电极

心电图电极要远离组织供区,但不应干扰心肌缺血和心律失常的监测。连接好后获取基线标准,以便在手术过程中进行比较从而获得变化趋势。

中心静脉压监测

因为可能影响带蒂皮瓣的静脉回流,一般不鼓励使用颈内静脉导管。对大部分手术来说,锁骨下静脉导管可能更合适,但是如果必须开放中心静脉通路时,股静脉置管或外周置入的中心导管(PICC)是更好的选择。中心静脉导管(中心静脉通路开放,中心静脉压监测)在优化血流动力学管理的同时,要防止潜在的并发症发生,如PICC引起的深静脉血栓和股静脉置管引起的感染等并发症,所以必须牢记中心静脉导管的风险、效益比。有时使用外周静脉压监测取代中心静脉压监测[7]。这些数值与趋势结合其他参数,如血压、心率、输液量、尿量和收缩压变异系数,可综合评价患者的容量状态。

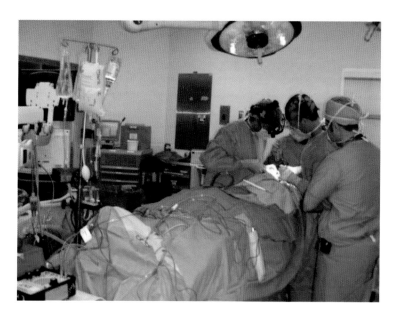

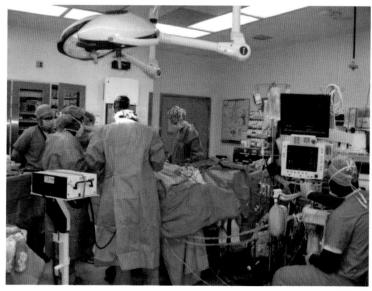

图16-1　长时间耳鼻喉科皮瓣移植手术的手术室布局　麻醉与外科设备如图放置，保证外科医生很方便地移动到患者头部或皮瓣供区。可以旋转麻醉机同时连续观察到外科术野、机械通气和患者监护仪。

呼吸管路

如同任何其他全麻一样，所有帮助判断呼吸管路突然脱落或大量泄漏的报警，以及氧传感器都应该进行检测，保证其工作正常。呼吸管路也应该足够长，以确保麻醉机在远离外科手术区域处安全地固定，这样可以保证外科医生、设备和显微镜有足够的空间。

所有接头处均应旋紧，以确保无菌治疗巾覆盖时不会发生脱管。

体温调控

虽然食管体温监测在其他外科手术中广泛应用，但对于头颈外科皮瓣移植可能并非最佳选择。为了减少头颈部的监测线和

155

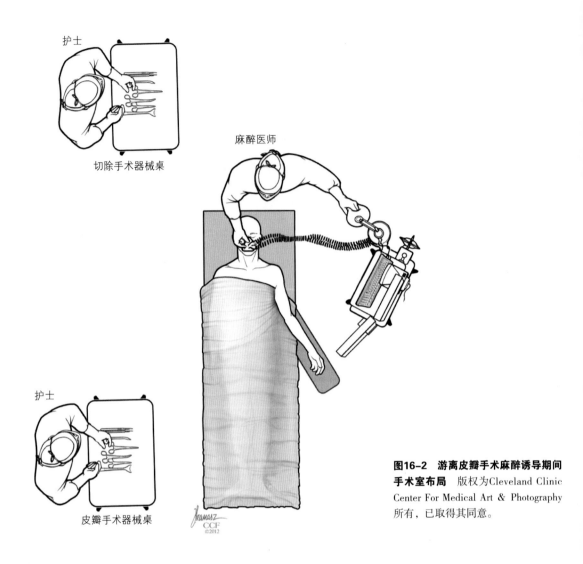

护士

切除手术器械桌

麻醉医师

护士

皮瓣手术器械桌

图16-2　游离皮瓣手术麻醉诱导期间手术室布局　版权为Cleveland Clinic Center For Medical Art & Photography 所有，已取得其同意。

电极，多选用腋窝体温监测探头。皮肤体温监测可能不准确，于是临床上多用膀胱或直肠体温监测。在游离皮瓣手术麻醉中常常会发生明显的低体温[8]。低体温可能导致皮瓣血管痉挛甚至缺血。术中的低体温还会增加失血、伤口感染等风险，并引起药代动力学改变，从而改变麻醉药物和其他药物的效果，进一步增加病死率[9]。在显微血管外科的麻醉管理中，防止低体温的发生尤

为重要。在这类手术中，由于较多的体表皮肤暴露在外科手术区域，故类似于Baird Hugger™这样的气动加温设备效果并不好，仅有较小面积的皮肤暴露时可以应用这样的加温设备。所以建议使用其他方法来防止低体温。在身体下放置表面加温毯、对输入的液体和血制品加温、增高手术室内温度、使用辐射加热器等方式的联合应用可以防止低体温发生。

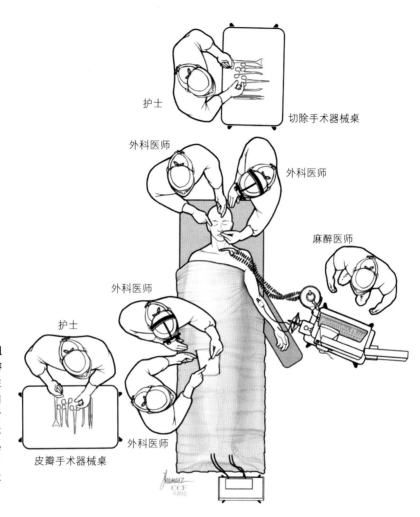

护士

切除手术器械桌

外科医师

外科医师

麻醉医师

外科医师

护士

外科医师

皮瓣手术器械桌

图16-3　同时进行取组织、肿瘤切除的耳鼻喉科游离皮瓣手术手术室布局　注意麻醉机和麻醉医生的方向与站位,可以同时看到患者监护仪、静脉输液和2个术野。版权为Cleveland Clinic Center For Medical Art & Photography所有, 已取得其同意。

麻醉管理
全麻诱导

对于确定没有困难气道或存在困难气道已经清醒插管的患者来说,静脉诱导是安全的。对于已经气管切开或在局麻下刚行气管切开的患者来说,吸入诱导也是十分安全的。

麻醉维持

平衡麻醉技术是较好的选择,头颈部肿瘤患者游离皮瓣外科中较少用到局麻方式。

吸入或全静脉麻醉都是合适的,并无太多资料显示哪种麻醉技术更好,但是基本的麻醉目标如镇静、镇痛等必须达到。

术区无体动是至关重要的,尤其是应用显微血管外科技术解剖血管结构时;但是如果外科需要神经监测时,就不能使用肌松剂。也可以通过加深麻醉来实现术区无体动。持续泵入阿片类药物如芬太尼、舒芬太尼或瑞芬太尼也可以达到无体动,同时还增强镇痛效果。

在颅骨切开术平衡麻醉中,瑞芬太尼被

157

用于不使用肌松剂来防止体动的前瞻性研究中[10]。发现在 $0.1 \sim 0.21\mu g/(kg \cdot min)$ 剂量时就可以达到无体动。在 $0.13\mu g/(kg \cdot min)$ 时体动的机会约为50%，在 $0.21\mu g/(kg \cdot min)$ 时体动可能性约为20%，但是在 $0.13 \sim 0.17\mu g(kg \cdot min)$ 时会出现心动过缓和低血压等副作用。

瑞芬太尼的特性和半衰期特点使其在刺激性非常强烈的外科手术中很适宜滴定给药，但是由此带来的血流动力学问题（心动过缓和低血压）以及镇痛效应短的特点使其在游离皮瓣外科中应用并不理想。当停止输入后其术后镇痛效果也基本停止。因此还是建议使用其他阿片类药物如芬太尼和舒芬太尼，这些药物可以提供较长时间的术后镇痛效果，也可以在不使用肌松剂的情况下达到无体动的要求。

作者倾向于使用 $2\mu g/(kg \cdot h)$ 的芬太尼进行滴定。这一剂量的芬太尼可以保证无体动，血流动力学平稳，无心动过缓和低血压，同时也便于按照时间限制（如突然延长或终止手术）进行调节。这一剂量的芬太尼在停止泵入后自主通气恢复较快，并不延迟拔管。对于许多延迟苏醒（这在游离皮瓣重建手术中很常见）的患者，如果在麻醉苏醒前30min停止芬太尼泵入，患者多可平稳恢复且无明显疼痛，自主呼吸也可完全恢复而不延迟拔管。值得注意的是，泵入芬太尼较瑞芬太尼或舒芬太尼更加节省费用。

由于皮瓣重建手术的时间较长，在切皮前使用抗生素的基础上，还必须每隔4~6h追加预防性抗生素。

液体管理

精确的静脉液体治疗（晶体液或胶体液）以及避免低容量和低血压对于维持内环境稳定、防止皮瓣缺血十分重要。相反，太多的液体一旦重新分布，将增加皮瓣组织内水肿，从而影响皮瓣的血运和存活。一些外科医生推荐使用右旋糖酐调节血液流变学来防止血栓形成。右旋糖酐可以在术中使用，持续到术后48h。

目前缺少关于如何选择皮瓣重建手术中静脉液体的资料。对于皮瓣外科手术患者，既没有晶体液也没有胶体液的前瞻性研究。液体主要是维持血管内容量。胶体液维持血浆容量的效果较好，因为其扩散至组织间隙较少，同时产生胶体渗透压维持血管内的液体量。晶体液也作为维持液体使用，低渗液应该避免。苯肾上腺素、去甲肾上腺素、血管加压素等血管活性药在显微血管重建中不建议使用。血管加压素可以使微血管痉挛，产生和加重移植组织缺血。当出现持续性低血压如循环性休克时，需要进行彻底全面的血流动力学评估和有创监测，还可能需要使用血管活性药物。一项回顾性研究比较了术中使用和不使用血管加压素的皮瓣手术患者，发现两者移植组织的预后并无区别，这些研究者再次指出术中要谨慎使用血管加压素[11]。

输血治疗

由于头颈外科医生会非常仔细地注意出血和进行精细的解剖分离，这类患者术中很少会发生突然出血；长时间的渗血会造成贫血。一些患者表现为代偿性的慢性贫血状态，所以有时需要输入红细胞，目的是为了维持器官灌注和保证移植物充分的血流灌注。考虑到全身基础疾病情况和向移植物输送氧的能力，较为合适的血细胞比容是25~30。因为会影响血液流变学，更高的血细胞比容并无更好的效果。

避免血液黏稠度过高可以降低血管内血栓形成的风险,故输血维持血细胞比容在 30以上并无必要。

皮瓣灌注注意事项

关于麻醉、血管活性药物和输血对移植皮瓣灌注的影响要综合考虑,更多信息可以参考第 23 章。

麻醉苏醒

全麻苏醒应该是平稳的。要降低出血、吻合血管断流和因血肿形成导致皮瓣移植失败的风险,就要避免血压的剧烈波动,尤其是高血压患者。苏醒期的躁动也需要避免,因为这可能会导致引流管、气切套管、甚至皮瓣的移位。

与麻醉维持阶段一样,苏醒阶段同样需要避免高血压、心动过速或持续低血压的发生,这有助于移植物存活。

一般情况下,在手术结束后设定脱机参数,大部分患者可以脱离机械通气,但在游离皮瓣重建的患者中,拔管与否应该与外科协商后决定。即使某些患者在临床上完全具备脱离机械通气的指征,以下几个临床因素在拔管决定中也需要考虑:

(a)再次插管的可能性及术后可能存在的困难气道。

(b)新移植物植入后出现严重水肿的可能性。

(c)个体化监测的需要。

(d)由于技术困难而可能出现的外科并发症和再次手术的可能性。

(e)术中出现医源性并发症,需要术后入 ICU 进行机械通气。

总之,长时间手术、延迟苏醒、自主呼吸无力或者需要气道保护等情况通常需要在恢复期延迟拔管或避免过早脱离机械通气。如果在手术室拔管,必须过程平稳,尽量减少血流动力学剧烈波动、剧烈咳嗽、过度紧张和其他任何可能给患者带来危险和影响移植物存活的临床情况(如低氧血症)。

术后治疗计划

个体化的治疗计划有利于决定是否进行术后机械通气支持。即使有些患者在手术结束时适合安全拔管,他们也能从术后机械通气和镇静中获益。例如一些精神分裂症、严重精神紧张或幽闭恐惧症患者,术后可能出现精神错乱和躁动,这直接造成对移植物存活的观察有困难。术后对移植物需要频繁严密观察的需求,促进了一些医疗中心建立专业治疗单元,防止发生移植物相关并发症的延迟识别。一些专业治疗中心具备机械通气的条件以及更高的护患比例以完成患者的术后治疗。

术后监护

皮瓣重建手术患者的术后监护目的与其他一些头颈外科手术相类似。总体内环境稳定与良好的脏器功能是确保康复和移植物存活的基础。对于皮瓣的监测观察是术后的重中之重。一般通过视诊(总体观察颜色、张力、肿胀和毛细血管充盈情况)可以实现对皮瓣的观察评估,可能的话使用多普勒超声可以评估皮瓣暴露处皮缘来观察皮瓣情况。在术后 24~48h 内每小时都应进行这些检查,接下来的 3~5d 每隔 4h 左右进行这些检查。早期发现问题要及时再次手术探查,必要时再次重建血运。在所有皮瓣移植中约 10% 需再次探查,这其中 50% 可以成功挽救皮瓣。更多的侵入性监测如激光多普勒流速仪、

159

经皮脉氧仪、彩色多普勒超声、pH值监测或其他有创监测设备均可用于皮瓣监测,但都可能导致意外发生,如皮瓣吻合血管断流或者假阳性造成不必要的再次探查。由于皮瓣移植的成功率在95%以上,故使用过多的侵入性监测并非好主张。术后7~21d内,如果患者气道通畅且无明显肿胀,可以拔除气切套管,多在其后1周气道愈合,仅留有很小的瘢痕。

游离皮瓣移植患者的术后抗凝治疗仍有争议。并无对照研究证实这些接受特别抗凝策略的患者将受益。虽然对于手指或手臂外伤皮瓣移植的患者进行抗血小板治疗效果较好,但现有较多关于显微血管游离组织移植的对照研究并不能证实这一益处。某些研究机构推荐术后48h以25ml/h速度输入右旋糖酐40,并于术后第一天晨给予81mg阿司匹林,连续21d,但如果存在抗凝禁忌证如颅内病灶,则不应使用抗凝治疗。

并发症

在游离皮瓣重建患者的治疗中可能会出现一些并发症,这相应地增加了术后病死率。以下为显微血管外科麻醉中常出现的一些并发症。

术中

游离皮瓣重建麻醉中常发生的并发症:

低血压:低血压常发生在全麻诱导阶段,多与低容量有关。应进行全面的血流动力学评估,查找低血压的原因。常见低血压的原因包括心律失常、心肌缺血、低容量、过敏反应和药物副作用。在游离皮瓣重建过程中,出血是低血压的常见原因,虽非活动性出血但持续存在且难以计量。

低体温:对于游离皮瓣重建手术来说,预见并防止低体温的发生是麻醉管理的关键。这类手术中手术时间长、供受区手术部位大量热量丧失可能是低体温的主要原因。在这些患者缺乏保温措施会导致严重低体温和强烈血管痉挛,增加皮瓣缺血的风险。在身体下方放置表面气动加温毯、加热输入液体和血制品、增加手术室温度、使用辐射取暖器等措施联合使用可以防止低体温的发生。

呼吸管路失误:游离皮瓣手术麻醉中,为保证组织供受区的无菌环境,呼吸管路一般被无菌单覆盖。所以呼吸管路要足够长,保证呼吸机可以安全地远离外科操作区但又靠近患者气道。呼吸管路需要有良好的顺应性以便调节潮气量,同时还需要有良好的灵活性,以便改变患者体位时不至于脱管。呼吸管路泄漏并导致患者通气不足时如不能及时发现后果将是致命的。麻醉机与患者气道之间的所有连接处必须牢固,保证在最终体位变动和准备手术前是完全封闭的。

血管内导管移位:在旋转患者或体位变动时,动静脉内的导管及其导管连接处均存在脱离和移位的可能。建议将所有的导管固定在皮肤上防止打折扭曲、移位、阻塞及输注药物外渗。无论使用何种麻醉技术,在麻醉给药前必须确定静脉内导管在位通畅。所有静脉输液部位必须容易接近,方便判断其是否通畅或采取血标本。

术后

全麻后恢复阶段也可出现多种并发症。此阶段最常见的术后并发症包括低氧血症、高碳酸血症、心律失常、酸血症、过度镇静、无法控制的疼痛、低血压或高血压、焦虑、苏醒期精神错乱、低体温、寒颤、恶心和呕吐。这些问题可用麻醉药物的药效动力学解释。恢复阶段要及时关注并发症的症状和体征,因为许多并发症如果不及时处理将出现"滚雪球"效应(例如上气道梗阻和呼吸不足不能自行解除,除非被发现并及时处理)。

与游离皮瓣移植相关的一些并发症包括低体温和由于缺血或血肿导致的皮瓣移植失败。如前所述,低体温是一种潜在并发症,能引起血管痉挛使移植物发生缺血。在麻醉恢复阶段积极复温是治疗低体温的有效方法,但最好的方法还是防止低体温的发生。游离皮瓣移植最怕出现的并发症是血肿形成或移植血管血栓导致的皮瓣缺血[12]。为防止血栓发生,许多外科中心建议使用小剂量肝素或右旋糖酐40。目前缺少资料证实何种措施才是防止血管血栓的最有效的预防方法。早期发现皮瓣缺血迹象并及时干预可能挽救皮瓣。

总结

耳鼻喉科皮瓣重建手术时间长、有风险且复杂,但可以安全地实施。此类手术的麻醉管理包括全面认真的困难气道相关准备,如气道受压时气管切开,充分考虑患者体位,了解外科供受区操作部位特性,精确选择术中监测项目,关注手术时间长短和体温调控,保证皮瓣灌注,制定术后护理治疗及其级别的计划。对于一些长期吸烟或饮酒的老年患者,还需考虑同时存在的基础病情况。与耳鼻喉科医生进行清晰的交流有助于计划和实施以上措施以确保最佳临床效果。

病例分析

男性舌癌患者,62 岁,拟行舌切除、颈部淋巴结清扫、游离背阔肌肌皮瓣重建术。既往病史及药物治疗史包括:华法林治疗慢性房颤;赖诺普利治疗高血压;COPD-气肿型;吸烟史;酒精滥用史;2 型糖尿病口服降糖药及注射 SQ 甘精胰岛素。术前进行过 5 周放疗,并且在过去几个月里由于舌体肿大而不能吃固体食物。现在仍然每日吸烟、喝伏特加。

患者诉 7 周前因呼吸吞咽困难被送到急诊,过去几周中已经不能吞咽固体食物,饮水也十分困难。否认发热、胸痛及活动后呼吸困难。

推测患者巨大的舌体可能造成困难气道,故使用纤维支气管镜行清醒插管。插管时 1mg 咪达唑仑静脉注射,追加至 3mg 进行镇静,同时 50μg 芬太尼静脉注射。使用标准喷雾器喷 4% 利多卡因,同时 2% 利多卡因凝胶涂于 10 号 Williams 气道背侧以行局部麻醉。另外,将注射器连接 MADgic® 导管,于下咽部和声门上区喷 4% 利多卡因。

给予 70mg 丙泊酚、100μg 芬太尼和 40mg 罗库溴铵进行麻醉诱导。诱导后置入动脉导管和 18G 静脉导管。连接压力传感器间断测量外周静脉压力,代表容量状态。Foley 尿管导尿同时放置直肠温度探头。下肢穿抗血栓弹力袜并在除手术组织供受区外的皮肤应用气动加温毯。以 2μg/(kg·h) 的速度泵入芬太尼。麻醉诱导后不再给予肌松剂。用七氟烷与空氧混合气和芬太尼泵入维持麻醉。

实施气管切开,用井字形无菌加强气切套管代替经口插入的 ETT。

液体维持使用乳酸林格液,同时给予 Hextend® 和 5% 白蛋白作为胶体液补充术中血液丢失。胶体液的使用可以减少输入晶体液的总量,目的是为了减轻全身和移植部位局部的水肿。术中监测动脉血气分析,并当血细胞比容为 26% 时给予 1u 的红细胞。

预计苏醒前 30min 停止芬太尼泵入,接着停止七氟烷吸入,此后患者逐渐苏醒。使用6号Shiley气切套管替代ETT,套管使用缝线和系带固定,同时使用Trach Collar面罩提供氧气。后该患者被送入恢复室,接着再监测观察移植物情况3h后患者被转入下一个治疗单元继续观察治疗。

临床要点

- 对于该手术组织供区和外科操作步骤的了解是十分重要的,避免在术野中放置颈内静脉导管或在组织供区的桡动脉或外周静脉置管。
- 良好的体位以及在受压部位放置垫子在这样长时间的手术中十分重要,在避开外科操作区域的同时要便于患者和术区的监测。

- 维持正常体温是避免低体温及相关并发症的基础。
- 维持正常容量和大约30%的血细胞比容,确保合适的氧输送能力以确保移植物的灌注。
- 胶体液的使用可以减少输入晶体液的总量,目的是为了减轻全身和移植部位局部的水肿。
- 在显微血管重建术中不建议使用血管活性药如苯肾上腺素、去甲肾上腺素和血管加压素。血管加压素可以引起强烈血管痉挛导致移植物缺血或加重缺血。
- 细致的术后护理治疗计划可以使得患者与移植物的监测与专业治疗单元及其工作人员的能力相匹配。

（熊　军 译　李天佐 校）

参考文献

1. Wehage IC, Fansa H. Complex reconstructions in head and neck cancer surgery: decision making. *Head Neck Oncol* 2011;**3**:14.
2. Clymer MA, Burkey BB. Other flaps for head and neck use: temporoparietal fascial free flap, lateral arm free flap, omental free flap. *Facial Plastic Surg* 1996;**12**(l):81-89.
3. Girod DA TT, Shnayder Y. Free tissue transfer. In Flint P HB, Lund V, Niparko J, Richardson M, Robbins KT, Thomas J, eds. *Cummings Otolaryngology Head & Neck Surgery*, Vol. 2, 5th edn. Philadelphia: Mosby Elsevier;2010. pp. 1080-1099.
4. Coleman SC, Burkey BB, Day TA, *et al*. Increasing use of the scapula osteocutaneous free flap. *Laryngoscope* 2000; **110**(9): 1419-1424.
5. Burkey BB, Coleman JR Jr. Current concepts in oromandibular reconstruction. *Otolaryngol Clin North Am* 1997;**30**(4):607-630.
6. Correa AJ, Burkey BB. Current options in management of head and neck cancer patients. *Med Clin North Am* 1999;**83**(1):235-246, xi.
7. Munis JR, Bhatia S, Lozada LJ. Peripheral venous pressure as a hemodynamic variable in neurosurgical patients. *Anesth Analg* 2001; **92**(1): 172-179.
8. Robins DW. The anaesthetic management of patients undergoing free flap transfer. *Br J Plastic Surg* 1983;**36**(2):231-234.
9. Sessler DI. Mild perioperative hypothermia. *N Engl J Med* 1997;**336**(24): 1730-1737.
10. Maurtua MA, Deogaonkar A, Bakri MH, *et al*. Dosing of remifentanil to prevent movement during craniotomy in the absence of neuromuscular blockade. *J Neurosurg Anesthesiol* 2008;**20**(4):221-225.
11. Chen C, Nguyen MD, Bar-Meir E, *et al*. Effects of vasopressor administration on the outcomes of microsurgical breast reconstruction. *Ann Plastic Surg* 2010;**65**(1):28-31.
12. Esclamado RM, Carroll WR.The pathogenesis of vascular thrombosis and its impact in microvascular surgery.*Head Neck* 1999;**21**(4):355-362.

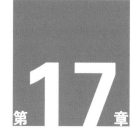

甲状腺手术和甲状旁腺手术的麻醉

第17章

引言

欲行甲状腺手术的患者大多数有甲状腺癌、有症状的甲状腺肿、甲亢药物治疗失败或甲亢不能行药物治疗。2011 年美国国家肿瘤中心估计有 37 000 名女性和 11 000 名男性诊断为原发性甲状腺癌。这在女性常见肿瘤中排列第五位,但是癌症死亡率低于 2%。乳头状和滤泡状甲状腺癌分别占病例的 80% 和 15%,早期识别和外科切除可被完全治愈。髓样甲状腺癌可产生降钙素或合并其他内分泌腺病或家族性髓样癌。原发性甲状腺癌最少见的形式是未分化癌,不管手术与否,预后都不良。(http：// www.cancer.gov/cancertopicswyntk/thyroid; accessed Oct. 28, 2011)

甲状腺手术的术前评估

欲行甲状腺手术的患者有一些特殊问题会影响麻醉。除了和麻醉相关的常规注意事项外,要特别关注甲状腺功能的评估、甲状腺的位置和大小、甲状腺与气管及周围相邻血管结构的关系,以及是否并存多发性的内分泌瘤(MEN1 或 MEN2)。

甲状腺功能

除了极少数情况外,甲状腺手术为择期手术。甲状腺功能亢进的症状和体征是非特异性的,但是包括以下症状:神经紧张、怕热、出汗、心动过速、易疲劳、失眠、无力、震颤、腹泻和体重减轻。患者可以有贫血、白细胞减少、血小板减少和凝血疾病。Graves 病的患者还可以有突眼症状。患者术前可通过内科药物治疗以达到甲状腺功能正常的目标,减少甲状腺危象的风险。可在术前几周使用放射性碘治疗或抗甲状腺药物(丙基硫氧嘧啶和甲硫咪唑)。另外,卢戈液可帮助减少碘吸收,减少腺体血管。术前准备是否就绪可通过症状的缓解以及体重和心率恢复正常来判断。抗甲状腺药物可以导致粒性白细胞减少、肝炎、未分化贫血和狼疮样症状。

未控制好的甲状腺功能亢进患者欲行急诊外科手术时可能有房颤、充血性心力衰竭和(或)心肌缺血的表现。这类患者必须接受抗甲状腺药物、激素和 β 受体阻滞剂治疗。麻醉医生必须做好处理甲状腺危象的应急准备,甲状腺危象与恶性高热极相似。在这样的病例,必须滴定式应用 β 受体阻滞剂如艾司洛尔来控制心率,特别是急性心力衰竭的患者。交感神经系统应激症状应该依靠完善的麻醉使反应最小,要避免使用拟交感药物。挥发性麻醉药的需求不变,但丙泊酚因为清除率和分布容积增加导致药物输注量需求增加。在控制不良的高血压患者、心血管状态较差的患者或预期手术时间较长的患者需进行直接动脉压监测和密切监护。甲状腺的切除不会引起甲状腺素水平的即刻消除，因为 T4 的半衰期是 7d。可以停用抗甲状腺药物治疗，但是 β 受体阻滞剂需要持续应用至术后。

在一些患者中，甲状腺功能低下也是一个问题。但是，一个未经治疗的甲减患者需要行紧急甲状腺手术的情况相当少见。需要牢记，伴有不稳定性冠心病的甲状腺功能减退患者因其不可避免地会出现心肌缺血，可能不能耐受全量的甲状腺素替代治疗。

气道困难

有声嘶、声音改变的表现或既往有纵隔手术、颈部手术或再次甲状腺手术的患者可能需要外科医生实施诊断性的喉镜检查（或电视频闪喉镜），需要和相关的诊断性影像资料一起检阅。大多数欲行甲状腺手术的患者通气困难或插管困难的额外风险不高[1,2]。必须进行常规的气道评估。在少部分甲状腺增大的患者，可能会出现面罩或声门上气道通气困难、气管插管困难，甚至紧急建立外科气道困难。甲状腺增大常合并喉移位、喉水肿、气管压迫和血管前部的颈部肿物。必须考虑到任何潜在气道梗阻的位置或多发位置，因为相应的管理方式也都不同。

对有吞咽困难、平卧位呼吸困难、声音改变或喘鸣症状的患者，麻醉医生需要警惕有气道受累和诱导后可能出现气道处理困难。

胸骨后甲状腺肿和气管压迫或上腔静脉综合征的患者，建议使用的诱导原则包括：应用神经肌肉阻滞剂和直接喉镜做静脉诱导；吸入诱导；清醒纤维支气管镜辅助气管插管[3]。处理方式取决于个体病例的具体特征和麻醉和外科团队的技术力量[3,4]。

巨大甲状腺肿和胸骨后甲状腺肿可以出

现喉移位和气管压迫。成人喘鸣可提示气道狭窄直径减少大于 50% 或直径小于 4~5mm。即使没有喘鸣也不能排除明显气道狭窄的可能。

对于严重的气道狭窄的患者，在颈部螺旋 CT 资料基础上应用多帧的 3D CT 和高分辨率的可视喉镜来进行术前气道评估应该有益处。良性甲状腺肿的气管压迫可通过放置气管内插管使气道狭窄段开放。

胸骨后甲状腺肿

对胸骨后甲状腺肿（ retrosternal goiter, RSG ）的定义目前没有全球认可的统一观点，虽然通常以多于 50% 的肿物在胸腔入口下来量化胸骨后甲状腺肿。大多数是来源于颈部甲状腺的增生，但也有极少数情况是位于纵隔的原发性胸内甲状腺肿。这种情况下通常需要手术治疗，因为药物治疗基本不能阻止肿物的生长，并且监测是否恶变也较困难。

最常见的症状是呼吸系统症状（呼吸困难、窒息、不能舒适睡眠），声嘶和吞咽困难。少见的症状包括紧急的气道梗阻、上腔静脉综合征和 horners 综合征。仰卧位先兆晕厥症状非常少见但是预示着血管受压。临床症状和术前 CT 影像显示的气管和食管移位、气管后扩张和气管压迫程度的相关性非常好。

怀疑有胸骨后甲状腺肿的患者在术前通常应该实施颈部和胸部的 CT，以评估气管是否有偏移和压迫以及甲状腺肿的大小和纵隔扩张的情况。在大部分胸骨后甲状腺肿的患者，颈部入路可成功切除甲状腺肿物，但在高风险的患者有可能需要胸骨切开。需要胸骨切开的因素包括异位的甲状腺肿，与周围纵隔组织粘连，既往有甲状腺手术史，恶性肿物,甲状腺腺体大和甲状腺扩张到主动脉弓或气管隆突以下或后纵隔。

上腔静脉压迫

上腔静脉(superior vena cava,SVC)综合征是由于静脉高压导致的面部、颈部、黏膜充血和颅内压增加导致的头痛和精神状态改变。抬高双上肢可因为颈静脉的受压导致面部充血(Permbertons 征)。SVC 的阻塞会导致气道水肿、依赖自主呼吸维持静脉回流和血流动力学不稳定。呼吸困难和声嘶可提示存在声带水肿。

多发性内分泌腺肿瘤综合征

由于腺瘤或增生导致的甲状旁腺机能亢进是多发性内分泌腺肿瘤 1 综合征(multiple endocrine neoplasia syndrome,MEN 1)最常见的症状。MEN 1 最常并发的肿瘤是甲状旁腺瘤、垂体腺瘤、胰腺肿瘤(胃泌素瘤和胰岛素瘤)和皮肤肿瘤(血管纤维瘤、胶原纤维瘤和脂肪瘤)。

髓样甲状腺癌常与 MEN 2 综合征并发,又分为三个亚型:2A 型常合并发生嗜铬细胞瘤与甲状旁腺功能亢进;2B 型常并发嗜铬细胞瘤、黏膜神经瘤、肠内神经节细胞瘤、马凡综合征;第三种亚型是家族性甲状腺髓样癌(familial medullary thyroid carcinoma,FMTC)。

甲状腺手术的麻醉技术

患者通常仰卧位,双臂放在身体两侧,在肩胛骨之间放置一个沙垫,头部舒适地放在充气垫上,使头尽量向后仰伸。反转的 Trendelenburg 体位(头高脚低 15°~25°)可以帮助静脉引流和外科入路。眼球突出的患者要特别注意眼保护。像大多数头颈外科手术一样,在手术过程中接近气道受限,因此气管内导管必须牢固地固定好,并放置牙垫防止受压。

在甲状腺手术时,虽然喉罩(laryngeal mask airway,LMA)和其他的声门上气道装置已经用于自主呼吸和间歇正压通气,但是通常使用的还是气管插管、应用肌肉松弛剂的全身麻醉。这种方式可运用纤维支气管镜来评估喉返神经功能,减少清醒期的咳嗽和痉挛,可能减少颈部血肿的风险。必须提前与外科团队联合做好准备应对术中喉痉挛和喉罩移位的情况。也曾经成功地使用安定镇痛复合局部麻醉完成手术[7]。

外科医生经常在局麻药中混入 1:200 000 的肾上腺素,切皮前皮下注射,来减少出血和达到术后镇痛的效应。对乙酰氨基酚、非甾体类抗炎药物或弱阿片类药物通常就足以使大多数患者术后舒适。双侧颈浅丛阻滞可以降低阿片类药物的用量,但极少使用。这些患者术后恶心呕吐的发生率较高,而恶心呕吐又增加术后颈部血肿的风险。可适当地联合应用 5-HT$_3$ 受体拮抗剂和地塞米松 4~8mg,其中地塞米松还有助于减少气道水肿。关伤口之前常需要 Valsalva 动作 15~20s 来评估止血效果和淋巴系统的完整性。

麻醉后平稳的清醒和恢复很重要。在麻醉清醒阶段要尽量减小气道操作和头颈部移位以避免痉挛。咽部吸引唾液应在深麻醉下进行。拔除气管导管时,患者可以在完全清醒或(在一些特殊情况下)在较深的麻醉程度下进行,理想的体位是半坐位。作者更乐于在患者能听从指令时,应用“无接触”的清醒技术拔除气管导管。深麻醉下拔管减少咳嗽、抵抗和痉挛的发生率,但是可能增加气道梗阻和误吸的风险[8,9]。Bailey 操作可作为

165

一种选择(见病例研究),在患者仍处于神经肌肉阻滞和深麻醉状态下使用声门上气道装置来代替气管导管[8]。麻醉深度、氧饱和度、通气支持和分泌物的隔离都在可控范围内(虽然这种技术有很多优势,但被认为是"高风险的患者采用高风险的手段",最好在低风险的患者练习以训练这一必备技能)。

现在有一些药物方法来抑制呛咳,使苏醒期平稳度过。这些方式可常规应用,或在苏醒期呛咳发病率高的患者(如吸烟者)或有颈部血肿高危因素的患者使用。非甲状腺手术中全凭静脉麻醉(total intravenous anesthesia, TIVA)显示在苏醒期呛咳发生率更低[10~12]。插管前在导管套囊表面涂上利多卡因,拔管前5min静脉给予利多卡因或是套囊内注射碱化利多卡因都能减少拔管时的呛咳[12]。在拔管期间小剂量的瑞芬太尼输注(0.01~0.05μg/(kg·min),可以降低呛咳但不延长苏醒时间[14]。

甲状腺手术并发症

术后呼吸窘迫

颈部手术术后的呼吸窘迫可能会危及生命,需要紧急的专业处理。在提供支持治疗的同时,需要尽早考虑鉴别诊断以便作针对病因学的治疗。快速出现的早期的甲状腺手术并发症包括颈部血肿、喉返神经损伤导致的声带麻痹、气管软化、气胸、气道水肿和甲状腺危象。接下来,需要关注血肿、淋巴瘘、气管食管损伤和低钙血症的发生。和甲状腺手术非特异性相关的广义的鉴别诊断也应引起注意。

颈部血肿

文献报道甲状腺切除术术后血肿的发生率是0~1.6%,大部分发生在术后4h之内,几乎所有的均发生在24h以内[15~17]。在以下情况下血肿形成的风险增加,双侧手术、Graves病、合并颈廓清术、恶性肿瘤、抗血小板或抗凝治疗的病例。颈部血肿可能通过直接压迫喉部结构导致致命性的气道压迫。

颈部血肿可以表现为颈部疼痛、受压、肿胀、引流量过多、声音变化、吞咽困难、喘鸣、呼吸困难和躁动。进展到气道梗阻的症状是多变的,需要高度警觉和早期采取干预措施。如果梗阻进一步进展,低氧和躁动毫无疑问会影响到预后。

救助生命的干预措施实施的顺序、时间和位置取决于患者的位置、症状的严重程度以及可用的资源。权宜的治疗策略例如抬高床头、氦/氧吸入、喷肾上腺素、类固醇激素可能有效,但一定不能延误确切的治疗。如果患者处于极度危险(濒死)状态或者无法立即建立气道,那么应立即实施拆除缝线和清除血肿。清除血肿也许可以帮助一些患者减轻直接的血肿压迫,但不能解决喉周水肿导致的气道梗阻。

如果时间允许,可在清醒表麻、非常慎重的镇静下进行内窥镜下的评估。这种方式一般可以很好地耐受,风险小,可提供喉部位置及水肿情况的信息,以帮助制定最合理的气道管理计划。颈部血肿的患者有很多诱导和插管方法,包括吸入诱导、清醒支气管镜或可视喉镜插管和局麻下气管切开术。每种技术都有局限性,外科医生需要做好充分的建立外科气道的准备,以防气管插管和通气失败发生气道完全梗阻。

插管技术的选择依赖于临床环境、可利用的资源和当地专家的经验。即使一个可控性很好的尝试也不能被推荐作为技术规范。作者认为在面临致命性的梗阻、氧饱和度过低时,直接或可视喉镜可能是最快捷的技术。面临部分气道梗阻时,吸入麻醉诱导也许不能提供足够的麻醉深度来使用气道工具。挣扎、低氧、不配合的患者和清醒状态的患者对喉镜检查专家的技术是极端的考验,但在一些中心,纤维支气管镜引导下插管是可供选择的方式。在某些病例中,准备建立紧急的外科气道(但是有潜在的困难)是谨慎的选择。

甲状腺危象

甲状腺危象是罕见的由甲亢控制不良导致的致命性的恶化。由于控制不良的甲亢加上撤药、创伤、感染、内科疾病、静脉注射放射性造影剂、胺碘酮或手术而引起,死亡率可达20% ~ 30%[18]。临床表现通常发生在术后,包括极度的焦虑、发热、呕吐、呼吸急促、心动过速、心血管不稳定、心力衰竭、脱水、电解质紊乱(低钾、高钙、低钠、低镁)、呼吸性和代谢性酸中毒、意识改变、肝衰竭。在临床诊断时,要注意几个重要的鉴别诊断,包括恶性高热、脓毒血症、嗜铬细胞瘤、转移性类癌、抗精神病药恶性综合征和血清素激活综合征。这种情况的发生可能是由于促甲状腺素受体抗体过度刺激甲状腺合成和分泌 T3、T4[18]。

甲状腺危象的处理包括[18]:

(1)阻断交感神经反应(β 受体阻滞剂)。

(2)阻断甲状腺激素分泌(PTU 或甲巯咪唑)。

(3)阻断甲状腺激素释放(地塞米松、碘番酸、氯卡胺酸或 Lugors 液)。

(4)阻断 T4 转化为 T3(β 受体阻滞剂、PTU、碘番酸、氯卡胺酸、类固醇激素)。

(5)支持措施(纠正电解质及液体失衡、

解热和主动降温、治疗心力衰竭、供氧、通气)。丹曲林和硫酸镁也可以有效使用。

甲状腺切除术后气管软化

甲状腺切除术后气管软化(post-thyroidetomy tracheomalcia, PTTM)的定义为:因为长时间的气管外在性压迫,压迫的甲状腺肿移除之后,气管直径动态性萎陷至少 50%,但因为缺少一个普遍通用的定义、甲状腺疾病的多样性和治疗患者的医疗机构的差异性,真实的气管软化的发生率很难确定[19]。在 12 个回顾性调查的研究中,Bennett 等发现在 1969 例患者中有 5 例(0.3%)出现了气管软化,Lacoste 等报道在超过 3 000 例甲状腺切除术的患者中无一例气管软化发生[20]。Bennett 等因而得出结论:CT 影像资料高估了困难气管插管的严重性,PTTM 的风险被夸大[21]。针对这一问题存在很多的观点[3],但是近年来更提倡应用支气管镜来检测识别动态的气道萎陷[22]。临床诊断 PTTM 的存在是通过外科医生触诊以及气管导管拔出后的阻塞症状,但是这样的患者可能还未达到诊断标准就已经出现需要紧急干预的表现。已经确认 PTTM 的高危因素有:长期的甲状腺肿、气管压迫和胸骨后扩张。拔管后通过声门上气道装置行支气管镜检查可以在自主呼吸时观察到胸内气管的萎陷。如果声门上气道装置已经成功地放置,这种技术可控制麻醉深度、保证氧浓度、隔离分泌物,至少可以在平静呼吸时由临床医生评估呼吸窘迫的严重性。

喉返神经(recurrent laryngeal nerve, RLN)麻痹

喉返神经支配喉内肌群的运动和喉的感觉。单侧的 RLN 麻痹通常可以较好地耐

167

受,但是会出现声嘶、呼吸急促和非感染性咳嗽,迟发型误吸也可能发生。双侧RLN麻痹通常更凶险,表现为早期喘鸣和呼吸乏力,常需要紧急的再次气管插管。

一些外科医生建议术前评估声带情况,因为声带功能异常可能无明显症状。常规术中辨别喉返神经和良好的外科操作技术可以最大程度地降低神经损伤的风险。RLN麻痹大多数发生在完整的神经,而不是切断的神经,发生率分别为3.45%和0.45%[20,23]。神经损伤的机制很多,包括由于牵拉、包埋、热损伤和切断导致的缺血、挫伤和拉伸[23]。永久的神经损伤发生率低于1%[23],暂时的神经损伤发生率在3%～4%[23,24],通常在2～6周之内恢复。神经损伤的风险随着以下情况增加:恶性肿瘤[25]、解剖结构变异[26]、二次手术[24]和操作者经验不足。虽然双侧RLN麻痹很少见,但是这种损伤的主要原因还是甲状腺切除术。

术中神经监测简单安全,但是是否能有效降低RLN损伤还有待探讨[27,28]。在有神经损伤的高危因素患者(如二次癌症手术)或患者已有对侧RLN麻痹时进行术中神经监测可能更有意义。一个2006例的调查发现:13.8%的美国内分泌外科医生常规使用术中电生理监测,而有23.9%的医生是有选择地使用的[28]。

喉返神经可被直接刺激或是通过迷走神经刺激。可以通过环杓关节或声带活动的视诊和触诊来评估刺激反应。此外,使用硅胶材质的、带有表面或嵌入式电极的螺旋加强气管内导管可将电极准确地放置在声带上,以提供喉内表面的肌电图(EMG)记录[29](如Medtronic医疗科技公司的NIM™ EMG气管内导管,明尼阿波利斯,明尼苏达州,见图17-1和图17-2)。假阴性反应一可能是由于声带接触不良(气管导管位置不佳、电极或气管导管移位、气管导管过小或头颈部位置改变),麻醉过深,肌肉麻痹,局麻润滑剂,延长或重复的电刺激下神经肌肉疲劳。这些气管导管的外径比同样内径的

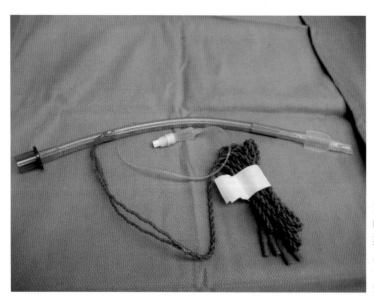

图 17-1 Medtronic医疗科技公司的 NIM™ EMG气管内导管 明尼阿波利斯,明尼苏达州,图片提供:Basement Abdelmalak医学博士。克利夫兰医学中心在授权下重印在《医学艺术和摄影》。专利权利保留到2002年。

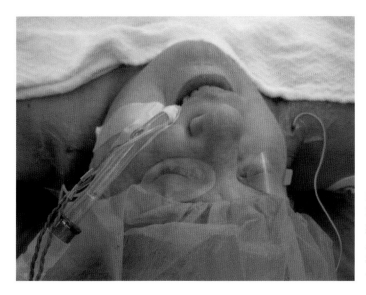

图 17-2　Medtronic医疗科技公司的 NIM™ EMG气管内导管　明尼阿波利斯，明尼苏达州，图片提供：Basement Abdelmalak医学博士。克利夫兰医学中心在授权下重印在《医学艺术和摄影》。专利权利保留到2002年。

标准导管外径大接近 1mm。在可视喉镜下可以方便地确认暴露电极放置是否合适。这样的气管导管价格更高，需要管芯，不能在神经肌肉阻滞时使用，如果过度充气时可能导致套囊疝。

术后评估喉返神经完整性可以通过直接喉镜、可视喉镜或纤维喉镜（可在有、无声门上气道）[25]明视下观察声带活动度来判断。单侧喉返神经麻痹可用支持性治疗，但有一些外科医生倾向于立即二次探查术。

低钙血症

虽然持续的低钙血症不常见，但短暂的低钙血症是甲状腺全切术后最常见的并发症，在这类手术中发生率接近 5.4% ~ 20%，取决于手术方式的不同[30,31]。低钙血症的原因可以是术中甲状旁腺腺体的直接损伤、腺体的血供阻断或腺体切除。对存在术后低钙血症高风险的患者，如颈正中切口甲状腺全切术的患者，可以考虑甲状旁腺的自体移植。

有医源性的甲状旁腺功能减低风险的患者应在术后持续监测钙离子水平（或白蛋白调整的总钙水平），直到钙离子浓度显示甲状旁腺功能未受损伤。甲状腺手术后甲状旁腺激素水平正常也可以预示血钙正常。

术后低钙血症通常发生在 24h 后，表现为口周发麻、抽搐或痉挛，如果不进行处理可发展为惊厥或室性心律失常。临床症状包括在袖带充气阻断血流时发生腕痉挛（Trousseau 征），在面神经的腮腺分支轻触可使面部抽搐（Chvostek 征），心电图上表现为QT 间期延长。术后早期出现低钙血症症状或血钙水平持续降低的患者需要立即接受治疗。有症状的患者、血清钙低于 1.75mmol/L（7.0mg/dl）或钙离子水平低于 0.9mmol/L（3.6mg/dl）的患者可以在口服替代之后缓慢静脉滴注 10% 葡萄糖酸钙 1g。

甲状旁腺手术

原发甲状旁腺功能亢进的病因可以是良性的甲状旁腺腺瘤（85%）、多腺体增生（15%）和甲状旁腺癌（<1%）。大部分原发性甲状旁腺功能亢进的临床表现是高钙血症，而经典的"呻吟、抱怨、腹痛症状"并不多

169

见。大多数患者有轻微或非特异性的症状和体征,包括骨骼肌乏力、肾结石、多尿、烦渴、肾衰竭、贫血、消化性溃疡、呕吐、胰腺炎、高血压、PR间期延长、QT间期缩短、全身性骨质疏松、骨痛、心智功能下降、人格改变和情绪紊乱[32]。还有其他情况可以导致高钙血症,如转移性骨肿瘤、维生素D中毒、奶碱综合征、结节病和长时间的骨折外固定。钙离子和尿钙增高合并甲状旁腺激素增加可确诊甲状旁腺功能亢进。

对原发性甲状旁腺功能亢进的患者,手术干预是唯一的治疗手段。外科手术风险低且明显有效,因此即使是无症状的患者也被推荐手术。有明显高钙血症的患者在术前需要补液、呋塞米、二磷酸盐(帕米磷酸盐或羟乙基磷酸盐)等内科处理。对难治的或严重的高钙血症可使用普卡霉素、糖皮质激素、降钙素或透析治疗。在围术期避免低通气(可以导致钙离子增加)、维持容量及尿量都是至关重要的。高钙血症可引起心律失常,改变神经肌肉阻滞剂的敏感性。

继发性甲状旁腺功能亢进是由于原发疾病导致的低钙血症(常见于慢性肾衰竭)而引起的甲状旁腺增生。首要的处理是控制上述的原发疾病。内科治疗或透析不能解除骨痛、瘙痒、乏力或不能控制钙、磷水平时可建议行甲状旁腺切除术[32]。继发性甲状旁腺功能亢进的患者更有医学挑战性。他们需要术前对上述原发疾病进行评估,术后还有发生"骨饥饿综合征"的风险,"骨饥饿综合征"急性起病,可导致严重的低钙血症,常伴发低镁血症和低磷血症。

虽然微创甲状旁腺切除术(minimally invasive parathyriodectomy, MIP)正在逐渐被接受,传统甲状旁腺切除术仍然是通过正中切口进行,同时行双侧颈淋巴清扫术。在传统手术中,一旦瘤体被发现,一般不会再进行正常腺体的探查,虽然有些外科医生试图将少量甲状旁腺组织移植到自体其他部分以后彻底切除所有甲状旁腺。

微创甲状旁腺切除术可以在局麻下进行,因为皮肤切口小、住院时间短、短暂低钙血症的发生率低、并发症发生率低和成功率相对较高。术前对异常的甲状旁腺定位是通过司他比锝99m成像,同时在甲状旁腺切除术术中使用定位切除甲状旁腺,同时每间隔5min进行甲状旁腺激素(parathyriod hormone, PTH)采样检测。如果术中甲状旁腺切除后5min、10min、15min的静脉或动脉血中的甲状旁腺激素(iPTH)比基础值降低超过50%,即认为切除术有治疗效果。如果iPTH水平没有下降50%,外科医生可以在患者醒来之前重新探查颈部去寻找第二个瘤体或额外增生的组织[33,34]。

MIP手术有几种可能的辅助操作,包括影像引导下γ探针、影像辅助方法和腔镜技术。非常小的腺瘤和定位异常的腺瘤如纵隔或气管后的腺瘤不适合做B超检查。对于要同时进行甲状腺手术、合并多腺甲状旁腺疾病、术前定位不清或以前有过甲状旁腺手术史的患者,MIP手术并不适合[34]。

病例研究
术前评估

一名拟行择期甲状腺全切手术的42岁女性患者,主诉颈部肿物逐渐增大6个月伴最近平卧位呼吸困难,无声音改变,无吞咽困难,无吞咽痛,无甲亢或者甲减的症状。体格检查:身高155cm,体重100kg(BMI指数40kg/m²),Pembertons征阳性(即将手臂

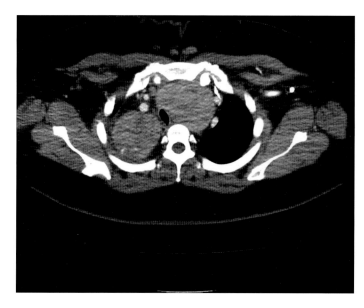

图 17-3　甲状腺肿物 CT显示在胸骨后可见一个大的甲状腺肿物，压迫胸廓内的气管，导致气管右偏。增强图像可见左头臂静脉受压，并且在胸壁前部可见侧枝循环血管。

抬高超过头部可以看到面部充血及颈静脉扩张表现）。口咽部结构为 Mallampati 3 级，甲颏距离为 7cm，上下门齿间距为 4cm，颈围 38cm。术前内镜显示喉部右偏且右侧声带活动性减弱。甲状腺功能和血液学检查在正常范围。颈部增强 CT 可见一个大的异构甲状腺从舌骨上一直延伸到前纵隔主动脉瓣水平，总共约 20cm，气管右偏，且在声门下约 6cm 处可见气管压缩最窄处约 5mm，头臂静脉和上腔静脉也受到压迫（图 17-3 ）。

麻醉诱导

诱导和插管方案是与耳鼻喉科和胸外科医生共同协商后做出的计划。A 方案是镇静下表面麻醉由支气管镜辅助插管。B 方案是静脉诱导下使用喉镜或硬质支气管镜进行气管插管。

在半卧位行股静脉穿刺置管及左桡动脉穿刺置管，同时进行标准的麻醉监测。硬质支气管镜、2 个单位的红细胞和外科团队备用。

麻醉医生在患者右侧，患者保持坐位，通过鼻导管吸氧，静脉泵入瑞芬太尼 0.05 μg /（kg·min）镇静，联合静脉输注咪达唑仑 1mg，同时监测心血管和呼吸系统的稳定性。2% 利多卡因凝胶和 2% 利多卡因等比例混合后加糖进行糖化后（ Pacey's Paste，图 17-4 ）应用于口咽。局部麻醉充分之后，将 5% 利多卡因软膏涂于喉镜前段镜片加强麻醉效果，然后慢慢沿患者的舌头推进直到无明显反射。通过成人支气管镜，预先加热好的直径 6.5mm 螺旋钢丝增强型气管导管很容易地通过气道狭窄处。用 40mg 碱化利多卡因进行套囊注入[12]。在维持自主呼吸的同时逐渐增加七氟醚浓度。然后调整手术床使患者呈仰卧位，在确保手控正压通气可以耐受后，应用罗库溴铵和机械通气。

麻醉维持

全身麻醉用七氟烷联合芬太尼维持。麻醉清醒前使用格拉司琼及地塞米松预防术后恶心呕吐（PONV）并减少术后气道水肿。通过颈部切口及胸骨正中切开切除胸骨后甲

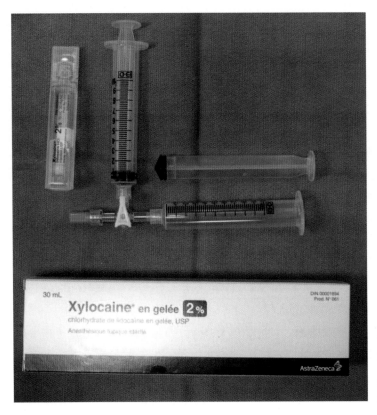

图 17-4 Paceys胶（Dr. John A.Pacey命名） 由5ml 2%利多卡因与5ml利多卡因凝胶通过一个三通管混合而成的凝胶。这种黏稠的悬浮液可以通过糖或少量的人工甜味剂糖化，是通过导管应用于口咽后部。

状腺肿物和异位前纵隔甲状腺肿物，出血很少，术中进行喉返神经的识别及保护。缝合伤口前，通过 Valsalva 动作来评估静脉止血情况及淋巴系统的完整性。

麻醉清醒及恢复

在手术结束时，进行 Bailey 操作[9]。充分吸除口咽部分泌物。通过食管引流型喉罩（双管喉罩，Proseal LMA）的引流管放置鼻胃管。在肌肉松弛的深麻醉下，使用可视喉镜确保胃管在气管后正确地放入食管。食管引流型喉罩放置在胃管前，待喉罩位置满意后，可放松气管导管套囊并拔出气管导管。喉罩上附着一个气管支气管转换器，接支气管镜来确认喉部情况。自主呼吸恢复后，给予肌松拮抗剂，评估没有气管软化，观察喉部

活动情况。患者意识恢复后，使用双管喉罩耐受性较好，拔除时呛咳反射较轻。然后患者被转运至麻醉恢复室并拍胸片。患者在恢复室度过平静的 60min 后，转运至监护病房。术后血钙从术前的 2.45mmol/L（正常值 2.2~2.6mmol/L）降至最低值 1.96mmol/L（术后 6h）。通过补充，在术后第 5 天出院时达到正常。每日补充左旋甲状腺素片 0.15mg。

临床要点

- 除极少数情况外，几乎所有的甲状腺手术都是择期手术。手术前的准备包括改善症状、恢复体重及控制心率。

- 有一小部分患者因为肿大的甲状腺可导致面罩或声门上气道通气困难。

- 患者有吞咽困难、平卧位呼吸困难、声音变化和喘鸣时，麻醉医生应该警惕气

道受累和在麻醉诱导后可能出现的困难气道。

- 针对胸骨后甲状腺肿导致气管受压或上腔静脉综合征的患者，曾提出过几个诱导策略，包括应用神经肌肉阻滞剂和直接喉镜做静脉诱导、吸入诱导和清醒状态下纤维支气管镜引导下气管插管，具体的方案将取决于病患的个体情况和临床工作人员的技能。

- 上腔静脉综合征可能导致气道水肿、静脉回流依赖于自主呼吸以及血流动力学不稳定。在这种患者，呼吸困难和声音嘶哑症状可以提示存在声带水肿。手术出血往往是随着中心静脉压的增加而增多。静脉通道应考虑建立在腿部而不是胳膊，同时应考虑监测有创血压。

- 深麻醉下拔管减少了咳嗽、呛咳和痉挛的发生率，但增加了气道阻塞和误吸的风险。

- Bailey操作，即在患者仍然处于神经肌肉阻滞和深麻醉状态下由声门上气道代替气管内插管的一种装置，可以起到一定帮助作用。此时，麻醉深度、氧浓度、通气支持和分泌物都在可控范围。虽然这种技术有一系列优势，但它应被视为"高风险患者的高风险措施"，最好先在低风险患者加以锻炼以提高必要的技术。

- 对甲状腺切除术后颈部血肿，如果患者是在紧急情况下或者不能立即开放气道，应即刻进行缝线拆除与血肿清除。血肿清除可通过减轻血肿的直接压迫来帮助一些患者，但不能解决因喉周水肿而引起的气道阻塞。

- 甲状腺危象的处理措施包括：
  阻断交感神经的反应（β受体阻滞剂）
  阻断甲状腺激素的合成（PTU或甲巯咪唑）
  阻断甲状腺激素释放（地塞米松、lopanoic酸或卢戈液）。
  阻断 T4 向 T3 转换（β受体阻滞剂、PTU、lopanoic酸、类固醇）。
  支持措施（纠正电解质体液失衡、退烧药和积极降温、治疗心脏衰竭、吸氧和维持通气）。有选择性地使用丹曲林钠和硫酸镁。

- 一种硅胶材质的螺旋钢丝增强气管内导管，带有表面或嵌入的电极，插管时可将电极准确地放置在声带水平，由此可以提供喉内肌表面的肌电图记录（例如美敦力Xomed NIM™肌电图用气管内管，明尼阿波利斯，明尼苏达州）。

- 如果发生术后低钙血症，通常是24h后，表现为口周发麻、抽搐或痉挛，如果不处理可发展为惊厥或室性心律失常。临床症状包括在袖带充气阻断血流时发生腕痉挛（Trousseau征），在面神经的腮腺分支的轻触可使面部抽搐（Chvostek征），心电图上表现为QT间期延长。

（石　嵩译　李天佐校）

参考文献

1. Amathieu R, Smail N, Catineau J, et al. Difficult intubation in thyroid surgery: myth or reality? *Anesth Artalg* 2006;**103**(4):965-968.

2. Farling PA. Thyroid disease. *Br J Anaesth* 2000;**85**(l):15-28.

3. Cook TM, Morgan PJ, Hersch PE. Equal and opposite expert opinion. Airway obstruction caused by a retrosternal thyroid mass: management and prospective international expert opinion. *Anaesthesia* 2011; **66**(9):828-836.

4. Radauceanu DS, Dunn JOC, Lagattolla N, Farquhar-Thomson D. Temporary extracorporeal jugulosaphenous bypass for the peri-operative management of patients with superior vena caval obstruction: a report of three cases. *Anaesthesia* 2009;**64** (ll):1246-1249.

5. Mackle T, Meaney J, Timon C. Tracheoesophageal compression associated with substernal goitre. Correlation of symptoms with cross-sectional imaging findings. *J Laryngol otol* 2007;**121**(4):358-361.

6. White M, Doherty G, Gauger P. Evidence-based surgical management of substernal goiter. *World J Surg* 2008;**32**(7): 1285-1300.

7. Spanknebel K, Chabot JA, DiGiorgi M, *et al.* Thyroidectomy using local anesthesia: a report of 1,025 cases over 16 years. *J Am Coll Surg* 2005;**201**(3): 375-385.

8. Koga K, Asai T, Vaughan RS, Latto IP. Respiratory complications associated with tracheal extubation. Timing of tracheal extubation and use of the laryngeal mask during emergence from anaesthesia. *Anaesthesia* 1998;**53**(6):540-544.

9. Nair I, Bailey PM. Use of the laryngeal mask for airway maintenance following tracheal extubation. *Anaesthesia* 1995;**50**(2):174-175.

10. Hans P, Marechal H, Bonhomme V. Effect of propofol and sevoflurane on coughing in smokers and nonsmokers awakening from general anaesthesia at the end of a cervical spine surgery. *Br J Anaesth* 2008;**101**(5):731-737.

11. Hohlrieder M, Tiefenthaler W, Klaus H, *et al.* Effect of total intravenous anaesthesia and balanced anaesthesia on the frequency of coughing during emergence from the anaesthesia. *Br J Anaesth* 2007;**99**(4):587-591.

12. Estebe JP, Gentili M, Le CP, Dollo G, Chevanne F, Ecoffey C. Alkalinization of intracuff lidocaine: efficacy and safety. *Anesth Analg* 2005;**101**(5): 1536-1541.

13. Minogue SC, Ralph J, Lampa MJ. Laryngotracheal topicalization with lidocaine before intubation decreases the incidence of coughing on emergence from general anesthesia. *Anesth Analg* 2004;**99**(4):1253-1257.

14. Aouad MT, Al-Alami AA, Nasr VG, *et al.* The effect of low-dose remifentanil on responses to the endotracheal tube during emergence from general anesthesia. *Anesth Analg* 2009;**108**(4):1157-1160.

15. Rosato L, Avenia N, Bernante P, *et al.* Complications of thyroid surgery: analysis of a multicentric study on 14,934 patients operated on in Italy over 5 years. *World J Surg* 2004;**28**(3): 271-276.

16. Bononi M, Bonapasta SA, Scarpini M, *et al.* Incidence and circumstances of cervical hematoma complicating thyroidectomy and its relationship to postoperative vomiting. *Head Neck* 2010;**32**(9):1173-1177.

17. Rosenbaum MA, Haridas M, McHenry CR. Life-threatening neck hematoma complicating thyroid and parathyroid surgery. *Am J Surg* 2008;**195**(3):339-343; discussion 43.

18. Nayak B, Burman K. Thyrotoxicosis and thyroid storm. *Endocrinol Metab Clin North Am* [Review] 2006;**35**(4):663-686, vii.

19. Abdel Rahim A, Ahmed M, Hassan M. Respiratory complications after thyroidectomy and the need for tracheostomy in patients with a large goitre. *Br J Surg* 1999; **86**(l):88-90.

20. Lacoste L, Gineste D, Karayan J, *et al.* Airway complications in thyroid surgery. *Ann Otol Rhinol Laryngol* 1993;**102**(6):441-446.

21. Bennett A, Hashmi S, Premachandra D, Wright M. The myth of tracheomalacia and difficult intubation in cases of retrosternal goitre. *J Laryngol Otol* 2004;**118**(10):778-780.

22. Lee C, Cooper RM, Goldstein D. Management of a patient with tracheomalacia and supraglottic obstruction after thyroid surgery. *Canadian J Anaesth* 2011;**58**(11):1029-1033.

23. Snyder SK, Lairmore TC, Hendricks JC, Roberts Jw Elucidating mechanisms of recurrent laryngeal nerve injury during thyroidectomy and parathyroidectomy. *J Am Coll Surg* 2008;**206**(1): 123-130.

24. Chan W-F, Lang BH-H, Lo C-Y. The role of intraoperative neuromonitoring of recurrent laryngeal nerve during thyroidectomy: a comparative study on 1000 nerves at risk. *Surgery* 2006;**140**(6):866-873.

25. Maroof M, Siddique M, Khan RM. Post-thyroidectomy vocal cord examination by fibreoscopy aided by the laryngeal mask airway. *Anaesthesia* 1992; **47**(5):445.

26. Nemiroff PM, Katz AD. Extralaryngeal divisions of the recurrent laryngeal nerve: surgical and clinical significance. *Am J Surg* 1982;**144**(4):466-469.

27. Angelos P. Recurrent laryngeal nerve monitoring: state of the art, ethical and legal issues. *Surg Clin North Am* 2009;**89**(5):1157-1169.

28. Sturgeon C, Sturgeon T, Angelos P. Neuromonitoring in thyroid surgery: attitudes, usage patterns, and predictors of use among endocrine surgeons. *World J Surg* 2009;**33**(3):417-425.

29. Johnson S, Goldenberg D. Intraoperative monitoring of the recurrent laryngeal nerve during revision thyroid surgery. *Otolaryngol Clin North Am* 2008;**41** (6): 1147-1154.

30. Pattou F, Combemale F, Fabra S, *et al.* Hypocalcemia following thryoid surgery: incidence and prediction of outcomes. *World J Surg* 1998;**22**(7):718-724.

31. Bacuzzi A, Dionigi G, Del Bosco A, *et al.* Anaesthesia for thyroid surgery: perioperative management. *Int J Surg* 2008;**6** Suppl l:S82-85.

32. Mihai R, Farndon JR. Parathyroid disease and calcium metabolism. *Br J Anaesth* 2000;**85**(l):29-43.

33. Chen H, Pruhs Z, Starling JR, Mack E. Intraoperative parathyroid hormone testing improves cure rates in patients undergoing minimally invasive parathyroidectomy. *Surgery* 2005;**138**(4):583-587; discussion 7-90.

34. Monchik JM, Barellini L, Langer P, Kahya A. Minimally invasive parathyroid surgery in 103 patients with local/regional anesthesia, without exclusion criteria. *Surgery* 2002;**131**(l): 502-508.

阻塞性睡眠呼吸暂停手术的麻醉

引言

阻塞性睡眠呼吸暂停（OSA）是一种睡眠相关的呼吸障碍，表现为尽管努力持续呼吸，仍出现周期性的、部分或全部的上气道梗阻。这是由于在睡眠时咽腔气道出现重复性塌陷或局部塌陷，从而引起窒息（完全性气道梗阻）、低通气（部分梗阻导致低氧血症）以及用力呼吸导致的觉醒（RERAs - 部分气道梗阻导致觉醒，但没有明显的低氧血症）。流行病学调查显示 OSA 的发生率女性大概为 2%，男性为 4%[1]。

典型的 OSA 患者是在膈肌持续运动过程中表现出气道梗阻，虽然尝试着持续吸气，但动脉氧饱和度仍下降。这种低氧血症导致睡眠中的部分觉醒，之后气道突然开放，呼吸开始并伴随短暂的过度通气，之后又开始了下一个循环。这些事件将引起阵发性的睡眠相关的低氧血症和高碳酸血症。疾病的严重程度取决于睡眠中每小时呼吸事件的发生率，称为 RDI 或呼吸障碍指数[2]。中枢性的睡眠呼吸暂停，是大脑呼吸控制中枢在睡眠中失平衡的结果，中枢对二氧化碳分压的变化失去反应。在窒息发生期间，没有吸气动作，没有胸壁运动，在间歇期也没有气道梗阻。窒息发生后会出现过度通气。心力衰竭或卒中可引起中枢性的睡眠呼吸暂停。

OSA 可引起睡眠障碍和白天困倦，其后果是导致对患者自己或对其他人的伤害，特别是在驾驶过程中。更为严重的远期后果包括：交感张力增加、缺血性心脏病、高血压、快速心律失常、认知功能恶化、肺动脉高压、肺心病、充血性心力衰竭、心血管意外、卒中和猝死，这些都是呼吸暂停引起的病理生理改变。在严重病例，长期低氧血症会导致肺动脉高压和红细胞增多症，儿茶酚胺水平的增加可引起系统性高血压。据国际睡眠障碍研究协会的统计，每年美国有 3 800 例心血管死亡病例是由于 OSA[3]。成人 OSA 患者，未经治疗者的 15 年死亡率是 30%[4]。OSA 本身就会造成术后并发症的增加，而且是发病率和死亡率增加的独立危险因素[5,6]。

OSA 的临床特征包括：颈围增加（男性 > 43.2cm，女性 > 40.6cm）、体重指数 ≥ 30kg/m^2、Mallampati 评分是 3 或 4、下颌后缩、巨舌、扁桃体增生、悬雍垂肿大、硬腭高而窄、同时伴有或不伴有鼻腔异常[7]。

持续正压通气（CPAP）是 OSA 患者的首选治疗手段，但如果患者不能耐受，可以考虑手术治疗。

诊断

通过临床病史和整晚的睡眠监测或者多导睡眠图（PSG）即可诊断 OSA。如果出现白天困倦、鼾声很大、呼吸中断或因喘息和窒息而觉醒,应怀疑有 OSA。临床表现不能预测 OSA 的严重性,因此需要客观的实验室检查。多导睡眠图可以监测睡眠中胸壁的运动、呼吸力学、心率、血压、动脉氧饱和度、脑电图、眼电图和下颌肌电图。睡眠中的阻塞性事件以窒息低通气指数(AHI)或呼吸障碍指数(RDI)来记录,美国睡眠医疗协会最近建议使用 RDI 来确定睡眠窒息的严重性。RDI 是指睡眠过程中每小时发生的窒息、低通气和睡眠中用力呼吸引起觉醒的次数。而 AHI 的定义是,整个睡眠过程中每小时发生的窒息和低通气的次数。如果 RDI 大于每小时 15 次或每小时大于 5 次,同时患者有清醒时无意识的睡眠发作、白天困倦、睡眠后仍感疲劳、疲乏、失眠、觉醒、屏气、喘息、窒息或同床的人描述有鼾声或呼吸中断,就可以确定 OSA 了。OSA 依 RDI 分为轻度、中度或重度[7]。

轻度:RDI 5~14

中度:RDI 15~29

重度:RDI >30

内科治疗

呼吸道正压(PAP)被认为是 OSA 患者的首选治疗手段。PAP 治疗是尝试通过使用持续气道正压(CPAP)、双相间歇性气道正压(BiPAP)或者自动触发正压(APAP)来维持一个足够通畅的气道,可以通过口、鼻或者口鼻联合的渠道应用。所有严重的 OSA 患者都可以选择 PAP 治疗。PAP 可能具有潜在的减少心律失常、稳定血压和改善血流动力学的作用,还可以预防心血管意外、改善生存率[8]。

口腔矫治器(OA)也可以使用。口腔矫治器可以通过扩张上呼吸道、增加上气道肌肉张力而改善气道通畅程度。可用于不能耐受 CPAP 的轻度至中度的 OSA 患者。

OSA 患者的行为疗法包括减肥、体位疗法以及睡觉前避免镇静剂和酒精。

外科治疗

尽管是治疗 OSA 的首选,但患者经常不能很好地耐受 CPAP,有超过 50% 的 OSA 患者不能够耐受,患者转而尝试外科矫正手术来治疗。伴有可以外科矫正的解剖结构梗阻者或者对 PAP 或 OA 不耐受或耐受差的患者可以考虑手术治疗。当解剖上的梗阻影响其他治疗时也可以作为一种辅助治疗手段[4]。

内科治疗失败或希望手术治疗的患者应首先评估是否适合手术。手术前必须确认 OSA 的诊断和严重程度,因此术前一定要进行 PSG 检查 。理想的结果是临床症状和体征消失,睡眠、AHI 和氧饱和度恢复正常[9]。手术指征取决于睡眠呼吸暂停的严重程度、症状、合并症以及梗阻的解剖位置。应详细向患者说明术式的选择、手术目的、风险、优势和可能的并发症。手术可以一次完成也可分阶段进行[4]。

手术成功率不一致,患者很难获得完全的治愈。手术成功的定义为:AHI 小于 20/ h 以及术后 AHI 降低 50% 或更多。手术治愈的定义为:AHI<5/h[4]。任何形式的 OSA 手术后,患者都应接受后续的评估,包括客观测试和残余症状的临床评估[9]。

解剖学上,阻力可以发生在以下四个部位的任何地方:位于鼻腔内、位于上腭水平(1 型)、位于上腭和舌根(2 型)或仅位于舌根(3 型)[10]。OSA 患者与对照组患者相比,上腭的肌肉和脂肪含量增加[11]。为了减少梗阻，这些部位的任何一处都可能是手术的目标所在。手术治疗涉及改善上呼吸道的梗阻，偶尔会进行完全的上呼吸道改道（气管切开术）（表 18-1）。

表18-1 OSA患者的手术方式及麻醉选择

解剖位置	手术方式	麻醉
鼻腔	鼻中隔成形术，功能性隆鼻术，鼻甲切除术，鼻息肉切除术	局麻±镇静或全麻，声门上气道或气管插管
口、口咽、鼻咽	UPPP，UPF，扁桃体、腺样体切除	气管插管全麻
下咽部	GA，舌减容手术	气管插管全麻
喉部	会厌成形术，舌骨悬吊术	气管插管全麻
全气道	MMA，上下颌扩张	经鼻气管插管全麻
气管	气管切开	局麻±镇静或全麻，声门上气道或气管插管

经鼻入路

三个解剖区域（鼻翼软骨、鼻闸区、鼻中隔和鼻甲）导致的鼻腔阻力增加和 OSA 有关[12]。以减轻 OSA 症状为目的的鼻外科手术包括鼻中隔成形术、功能性隆鼻术、鼻甲切除术和鼻息肉切除术。鼻中隔成形术和鼻甲切除术是最常见的鼻腔手术。经过鼻科手术后对 OSA 的改善可能很小，但是它能够改善 AHI 并可能降低 CPAP 所需的压力[13,14]。

口、口咽和鼻咽入路
悬雍垂腭咽成形术

悬雍垂腭咽成形术（UPPP）包括移除多余的软腭、咽部组织和悬雍垂以试图增宽口咽的入口，扁桃体也常被切除。早期并发症像伤口裂开、出血和感染很少见。晚期并发症包括：腭咽闭合不全、后鼻孔分泌、咽部不适、吞咽疼痛、舌麻木、气道狭窄和吞咽困难[12]。据报道，手术成功率在 40%～60%，如手术只涉及口咽部梗阻而不涉及下咽部，手术治愈率约 16%[4]。新开发的技术像组织保留技术也有着类似的结果。

悬雍垂腭瓣（UPF）

这种手术是改良的 UPPP，仅有限地切除悬雍垂使其向上悬挂于软硬腭交界处。UPF 和 UPPP 手术的效果没有明显差别，但是 UPF 组疼痛轻于 UPPP 组[12]。

激光辅助悬雍垂成形术

这是一种可以在诊室进行的操作，使用 CO_2 激光对软腭进行重塑。这不作为治疗 OSA 的一种选择[9]。

舌射频消融术

使用射频能量减小舌根体积。这种方法是其他治疗方法的辅助手段，并不是治疗 OSA 的主要措施[4]。

177

扁桃体切除术、腺样体切除术

请参照第32章了解更多关于扁桃体和腺样体切除术的内容。

下咽入路
舌前提、稳定术
舌肌前提术（GA）

这种手术是将舌根前拉以试图减少由于舌造成的气道梗阻。经常与UPPP和舌骨悬吊术一同实施。在口内对下颌骨颏部包括舌骨结节进行长方形截骨，将这块骨头前移、旋转使骨部分重叠并用钛螺钉固定。这样，附着舌肌的舌骨结节向前插入而下颌骨则没有前移，结果使舌前移。并发症包括感染、血肿、舌肌损伤、下颌牙感觉异常[12]。

舌缩小术

舌体积可以通过部分舌切除术、舌消融术或舌扁桃体切除术来减小。

喉入路
会厌成形术
舌骨悬吊

舌骨紧邻下颌骨下方，参与维持上呼吸道的通畅。从颈外切口确认舌骨，然后向前移位，即向前固定在甲状软骨上或悬吊于下颌骨。并发症包括感染、血肿和吞咽困难。该手术经常同UPPP或GA一起进行[12]。

全气道入路
上下颌骨前移（MMA）

主要由于颌面部骨骼畸形导致的OSA可以考虑行MMA。MMA使整个上呼吸道扩张。下咽和(或)腭咽腔狭窄这类解剖畸形可以从中得到改善。手术的设计是扩大腭咽部气道而不直接对咽组织进行操作[15]，在口内行上下颌骨截骨。A Le Fort发明了下颌骨矢状劈开截骨术，上下颌骨被前移，并用钛板钛钉或移植骨稳定。下颌骨前移导致舌和舌骨肌向前，上颌骨前移导致腭帆和腭咽肌向前。上下颌骨前移后可能会继发短暂的迷走神经介导的心动过缓[16]。这是治疗OSA最有效的手术方式，手术成功率为86%，治愈率为43%[4]。术中失血量在100~500ml。并发症包括感染、出血、咬合畸形和永久的麻木[12]。

上下颌骨扩张

在上颌牙牙根之上，上颌中切牙牙根之间，下颌中切牙牙根之间截骨。放置牵引器3个月。

它提供了上下颌骨的稳定性，允许缓慢扩张直到新生骨骨化。该术式创伤较MMA小，但是治疗周期延长[12]。

气管切开术

气管切开术是第一个被报道用于治疗OSA的方法，但是现在很少使用。气管切开术是完全的上呼吸道改道，是最有效的治疗手段，但是患者很难接受。现在只用于作为围术期临时的气道保护措施(病态肥胖患者)，或者严重肥胖患者长期治疗手段，或用于其他治疗方法都失败的颅面畸形患者[12]。并发症包括感染、组织坏死、出血、复发性气管炎、肉芽肿、吻合口狭窄和气管无名静脉瘘形成[4]。

多种入路联合

上面提到的任何外科治疗手段都可以单独、联合或分阶段进行。通常患者要先进行

UPPP／UPF 和 GA／HA／射频舌根减容术，在 4～6 个月的治疗周期后，通过 PSG 评估结果。如果 OSA 仍然存在，可以考虑进行 MMA 作为第二阶段手术。联合手术的成功率是 66%[4]。

OSA手术的麻醉管理

术前处理

理想的麻醉管理开始于术前的个体化评估，这有助于患者的风险分级和优化管理[1]。

病史和物理检查

应全面了解患者的病史和实验室检查，以评估疾病的进程和伴随疾病的情况。伴有 OSA 的患者，常见伴随疾病列于表 18-2。这些伴随疾病在麻醉和手术前应尽可能得到改善，其中一些伴随疾病是 OSA 引起的慢性缺氧和高碳酸血症的直接结果。伴有明显合并症者，应咨询心脏或呼吸科专家以确保安全。

OSA 患者应根据术前合并症进行针对性的实验室检查。术前 EKG 检查可以显示心力衰竭、心室肥大、心律失常或高血压。胸部 X 线检查可见心脏增大或之前存在的肺部疾病。

如果怀疑有右心衰或肺动脉高压，应进行超声心动图检查。如果患者有慢性低氧血症，全血细胞计数可显示红细胞增多症。应该有基础代谢方面的专业人员对任何电解质异常，特别是用利尿剂治疗高血压者进行评估。除非患者进行长期抗凝治疗或有出血异常的病史，否则不必进行凝血的专业评估。

气道评估

术前全面的气道检查是最重要的，OSA 患者可能存在气管插管或通气困难，他们具有与引起困难气道相同的上气道解剖异常。睡眠打鼾和 OSA 是已证实的困难面罩通气的独立风险因素[17]，其困难插管的发生率是对照组患者的 8 倍[18]。OSA 患者常伴有（表 18-1）扁桃体和悬雍垂肿大、声门位置高、下颌后缩或小下颌、鼻堵、颈粗、Mallampati 评分高（表 18-2）和甲颏距离短（表 18-3）[2]。如果有既往麻醉记录应仔细回顾，特别要了解有无通气或气管插管困难，以及与该次手术期间是否有体重和影响气道的因素发生改变。应告知患者有清醒插管的可能性。

表18-2　OSA患者的合并症

循环系统	呼吸系统	代　谢	神经系统	其　他
耐药性高血压	哮喘	2型糖尿病	卒中	酗酒
充血性心力衰竭，肺心病	肺动脉高压	代谢综合征		胃食管反流症
缺血性心脏病		甲减		
房颤，心律失常		病态肥胖		

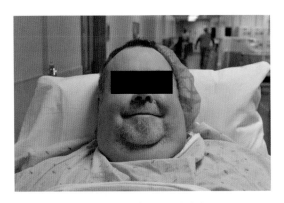

图18-1　OSA患者的典型表现　图片来在 B.Abdelmalak 医生，经允许再印刷。Cleverland临床中心医学艺术图片 2012版权所有。

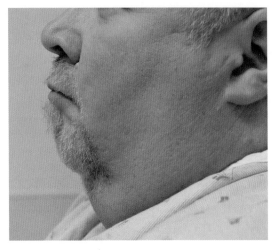

图18-2　OSA患者的侧面像　可见甲颏距离短。图片来 在 B.Abdelmalak医生，经允许再印刷。Cleverland临床中 心医学艺术图片2012版权所有。

手术评估

　　术前 ENT 科评估应包括直接观察和鼻 咽纤维喉镜检查，评估引起 OSA 的解剖异 常[12]。纤维喉镜可以使术者了解从鼻腔到 声门的全部气道情况。

　　Muller 方法（鼻腔、口腔关闭时用力吸 气）可以观察到阻塞的水平和阻塞的程度。

　　CT 扫描可以提供良好的气道和骨质的 不同显影，MRI 有助于评估上颚、舌根和咽 后壁。这些检查有时在术前是必须做的[10]。

预防误吸

　　肥胖患者由于腹内压高、胃容量大、胃内 pH 低而存在误吸的风险。诱导前应考虑使 用抗酸药、质子泵抑制剂和促进食管运动的 药物。

术前镇静

　　患者在无人监护的情况下应避免使用术 前镇静。OSA 患者使用镇静药后，有发生气 道梗阻和窒息的高风险。镇静剂一定要在有 监护的条件下使用。

术中管理

　　有关 OSA 患者的麻醉技术、镇痛药物选 择、气道管理和防止气道水肿，应有一些特殊 考虑。

麻醉技术的选择

　　可靠的气管内插管全麻更为适合，因为 镇静可能引起气道阻塞，以及有手术部位出 血误吸的风险。在未确保气道安全的情况 下，血液或分泌物刺激声门还有发生喉痉挛 的风险。OSA 患者容易发生气道塌陷、睡眠 剥夺且对缺氧和高碳酸血症的反应迟钝，这 使得他们对镇静药、阿片制剂和吸入麻醉剂 的呼吸抑制作用十分敏感。药物降低了大脑 的觉醒反应，可能会加重不良呼吸事件的发 生率，导致缺氧或高碳酸血症[2]。OSA 患者 口服或胃肠道外途径使用阿片类药物时，术 后低氧血症的发生率是使用非阿片制剂者 的 12~14 倍[19]。有研究显示，与使用 1.7 μg/ kg 芬太尼的患者相比，术中使用 2.9 μg/kg 芬太尼的患者出现拔管后梗阻和拔管相关 问题的情况更多见[20]。但是，手术操作的 痛刺激比较强，如果使用短效麻醉性镇痛药， 在 PACU 还要额外使用镇痛剂，导致离院延

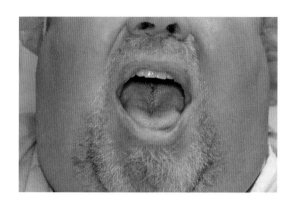

图18-3　Mallampati评分4级的OSA患者口咽部可看到的图像　图片来在 B.Abdelmalak医生，经允许再印刷。Cleverland临床中心医学艺术图片2012版权所有。

迟。在手术开始的时候使用长效的镇痛药是明智而谨慎的选择，这样在手术结束时既不会延迟拔管，在恢复室还能保持一定的镇痛作用。因为有上述顾虑，选择术中药物时应仔细考虑。还可考虑应用非麻醉性镇痛药或短效作用的镇痛药。麻醉维持可采用全凭静脉麻醉，如输注丙泊酚维持，其起效快，作用消除迅速。短效的麻醉性镇痛药如瑞芬太尼或阿芬太尼也可以使用。吸入麻醉剂地氟烷停药后作用消除迅速，可考虑用于麻醉维持，而其他的吸入麻醉剂，只要根据它们的溶解性在手术结束前恰当的时间停药也是安全的。

气道管理

　　如前文所述，OSA 患者常伴有困难气道，应依据相应的流程处理。患者的口咽或下咽部软组织肥厚，在诱导时可能导致明显的气道梗阻。患者可能伴有下颌或上颌发育不全、巨舌、舌扁桃体、悬雍垂肥大、咽部组织增生、颈围增粗、声门高、气道长，导致直接喉镜暴露声门困难。让患者头—肩形成斜坡以及利用"嗅花位"有助于显露声门。使用恰当型号的面罩，诱导前密闭吸入 100% 的纯氧 3min，以确保足够的预氧合。有时可能需要借助口咽或鼻咽通气道进行双人面罩通气。如果存在气管插管困难或通气困难，应考虑清醒插管。如果直接喉镜暴露困难，视频喉镜可能会有所帮助[21]。应时刻遵循 ASA 困难气道指南的流程[22]。行 MMA 手术的患者需要经鼻气管插管。舌根射频消融术和激光辅助悬雍垂成形术经常作为辅助治疗，但是如果只做这些治疗，通常不需要麻醉。手术结束后，应在完全拮抗肌松剂残余作用、患者完全清醒后拔管，确定患者已具备自主运动、足够的力量和潮气量。如果担心出血，手术医生可能会要求深麻醉下拔管，因为苏醒期的呛咳可能会加重出血，但深麻醉下拔管应非常谨慎，尽管减少呛咳是有益的，但存在一系列气道失控和喉痉挛的风险。即使是之前容易气管插管和通气的患者，术后气道的创伤可引起水肿、出血，与之前的气道状况可能大相径庭。通过气管交换管拔管是一个不错的选择。苏醒前应进行胃内吸引，因为手术部位的出血可能会聚集在胃内造成胃激惹从而导致反复发作的恶心和呕吐，这是造成误吸的一个潜在危险因素。鼻腔填塞会加重睡眠窒息，鼻腔术后应注意避免，可以使用鼻中隔缝合、夹板固定或在恰当的位置放置鼻中隔导管或鼻咽通气道[2]。

预防气道水肿

　　上气道手术后的气道水肿应引起关注，尽管少见，但可引起气道梗阻导致再插管或气切，通常见于术后几小时内，可能是由于气道手术本身或者反复尝试插管造成的。尽管还存在争议，但全身应用激素，可以减少气道水肿；可在术前开始使用，并持续在术后使用几次，地塞米松每 6～12h 使用 10～15mg。

抗生素可防止感染引起的水肿,可在围术期使用。术后也可使用冰袋减少水肿[2]。

术后管理

OSA 的术后并发症包括呼吸事件、感染、心血管事件和出血。利用退伍军人事务部国家外科质量改善计划(NSQIP)部门的数据,有一项前瞻性队列研究统计了1991～2001 年 3130 个伴有或不伴有合并症行 UPPP 术的患者的术后并发症。他们发现,在 30d 内发生的包括死亡在内的严重并发症的发生率是 1.6%。死亡的发生率是0.2%,呼吸系统并发症是 1.1%,心血管并发症 0.3%,出血 0.3%。

下列问题应特别注意。

术后镇痛

如前文所述,由于阿片类镇痛药和镇静药会降低呼吸的驱动力而导致致命性的低氧血症,因此最好将它们的剂量减至最低。要提醒患者可能出现术后不适。轻度疼痛者可以口服阿片类药物、对乙酰氨基酚或曲马多,最好使用液体剂型的,也可以静脉使用小剂量的短效阿片制剂,如芬太尼。非甾体类抗炎药具有引起血小板功能障碍和出血的潜在风险,应谨慎使用。伴有镇静作用的止吐药(如氯丙嗪)可引起术后气道梗阻,应避免使用。

氧合和处置

OSA 患者术后可能出现反弹性的 δ 波或快动眼睡眠增加,以及更为严重的睡眠窒息倾向,这些常出现于术后第一个 24～48h[24,25]。AHI 指数也常在术后明显升高,在术后第 3 天达到高峰,直至第 7 天晚上才恢复至术前水平[26]。多数严重的并发症都发生在术后第一个 24h。因此 ASA 指南规定,OSA 患者术后监测时间应比没有 OSA 患者平均延长 3h。

OSA 患者在术后无刺激、吸入空气的情况下,发生最后一次气道梗阻和低氧血症后应再监测 7h[1],但是这个指南并不十分合理,因为手术不是首选的治疗手段,大多数患者在术后还是会持续出现睡眠窒息[2]。UPPP手术气道并发症的发生率为 1.4%～10.3%[20,27]。尽管 OSA 手术后呼吸系统并发症的发生率高,但 ICU 只适合用于最严重的 OSA 患者[20,28]。一项研究提示,大多数 OSA 患者不必进行 ICU 监护,应进行个体化的评估,考虑患者的并存疾病、气道狭窄程度、同时进行了几项手术以及潜在的手术水肿情况。同时行UPPP 及其他手术步骤者,特别是同时行鼻腔手术的患者术后并发症的发生率更高[27]。

患者术后应持续吸氧,直到他们吸空气时也能维持基础的氧饱和度,但要记住的是,吸氧可能会延长呼吸暂停再发作的时间,当使用脉搏氧饱和度监测时吸氧也可能会延误发现肺不张、短暂的窒息和低通气。住院期间,患者应持续进行脉搏血氧饱和度监测,直到他们恢复基线水平。这些不一定要在 ICU 进行,可以在二级病房或通过远程监护完成。脉氧监测应持续使用,直到吸空气时氧饱和度维持在 90% 以上。间断的血氧监测没什么益处,不建议使用。除了下颌和上颌的整形手术(因为有潜在的皮下气肿的风险),大多数上气道手术后可以使用气道正压通气装置[2]。

依据 OSA 患者围术期管理的 ASA 操作指南,气道手术如 UPPP 不建议在门诊进行[1]。至于离院计划,合理的目标是患者的活动的血氧饱和度、呼吸事件的频率和低氧血症的严重程度在离院时应至少好于基础水平[2]。

术后体位

OSA 患者侧卧位、俯卧位或者坐位睡眠时，呼吸暂停、低通气的发生率通常比仰卧位睡眠时要少。虽然没有足够的文献指导我们选择患者的术后体位，但大多数认为应当避免仰卧位。在恢复期，患者应置于非仰卧位。

术后出血

患者可能有术后出血的倾向，特别是在切除扁桃体后。良好的血压控制以及术前术后尽可能避免使用 NSAIDS 药物，对减少出血可能有帮助。

小结

OSA 患者进行外科 OSA 手术给麻醉医生带来了许多挑战。这些患者通常合并心血管和呼吸系统疾病，其气道条件也非常具有挑战性。术前调控内科合并症至最佳状态，术中谨慎管理气道，减少镇静镇痛药物的使用，术后气道水肿、出血和呼吸系统并发症都应当考虑到，患者术后应持续监测，直到他们恢复到基础水平。

病例分析——OSA 手术的麻醉

术前管理

耳鼻喉科医生对一名 40 岁的男性患者进行 UPPP 和 OSA 评估。这名患者经 PSG 诊断，有严重的 OSA 病史，不能很好地耐受 CPAP 治疗，目前寻求外科手段来治疗。

患者体重 160kg，BMI 为 50。生命体征情况：血压 140/75mmHg，心率 63 次 /min，吸空气时血氧饱和度 96%。既往有 2 型糖尿病病史，口服降糖药物；有高血压病史，应用 ACEI 及 β 受体阻滞剂控制良好；有吸烟史；耳鼻喉科医生进行纤维鼻咽镜检查发现口咽部组织过度肥厚，有塌陷的可能。

体检发现患者有病态肥胖，心血管系统、呼吸系统、神经系统正常。术前检查包括全血细胞计数（CBC）和基础代谢检查（BMP），结果均正常。EKG 显示正常窦性心律。气道评估显示开口度正常、Mallampati 评分 4 分、巨舌症、咽腔广泛的软组织增生、甲颏间距正常但是颈围增粗。除了 2 年前行胆囊切除术时损坏了一颗牙齿和感到咽喉痛外，没有发生过其他麻醉并发症。医生要求他戒烟，并且在术日早晨停用 ACEI 和口服降糖药，但是继续服用 β 受体阻滞剂。

术中管理

麻醉医生在手术日清晨访视患者，基于患者的气道情况和曾经在气管插管时损伤过牙齿，提示存在困难气道，决定使用纤维支气管镜引导清醒气管插管。患者进入手术室监测生命体征后，给予了 1mg 咪达唑仑。格隆溴铵 0.2mg 抑制腺体分泌。右美托咪定镇静，负荷量 1μg/kg，20min 内给完，随后以 0.5μg/（kg·h）持续输注。4% 利多卡因雾化吸入进行气道表面麻醉。

经纤维支气管镜成功插入了 ID7.5 气管导管，随后使用丙泊酚、芬太尼和罗库溴铵进行麻醉诱导，麻醉维持使用空气、氧气和地氟烷，间断给予小剂量的芬太尼。静脉给予抗生素，给予地塞米松 8mg 以预防 PONV 和降低术后气道水肿。手术过程顺利。拔管前静脉给予利多卡因预防呛咳，使用了昂丹司琼作为止吐剂。患者的神经肌肉功能完全恢复。当患者恢复了自主呼吸、有足够的潮气量和呼吸频率、可以有力地抬头和对指令有反应后，拔除了气管导管。患者进入恢复室后，在坐位以每分钟 10L 的流量用普通面罩吸氧。

183

术后管理

在恢复室，患者主诉6~10分的疼痛，静脉给予小剂量芬太尼和羟考酮、对乙酰氨基酚后有所缓解。记录患者嗜睡、间歇性呼吸暂停、呼吸道梗阻、血氧饱和度减低至80%左右的情况。使用CPAP面罩可以使呼吸暂停和低氧有所改善。随后患者被转运至ENT二级病房进行CPAP治疗并远程持续监测血氧饱和度。术后第1天，患者更加清醒，有轻微疼痛，白天没有呼吸暂停或者低氧发生，不再依赖CPAP面罩而是通过鼻导管以2L/min的流量吸氧。当天晚些时候，当他吸空气能维持96%的血氧饱和度时，停止吸氧。夜间仍然使用CPAP面罩，没有低氧血症发生。术后第2天患者可以离院，口服药物止痛。

并发症

正如病例所描述的，尽管患者进行了外科手术治疗希望治愈OSA症状，但在术后早期，呼吸暂停和低氧血症可能持续存在，甚至加重。术后由于可能出现δ波或快动眼睡眠的反弹，以及更严重的睡眠呼吸暂停倾向，使得AHI较术前会有明显的增加，在术后第3天达到高峰。因此，术后的前几天必须持续监测血氧饱和度，谨慎使用静脉镇静剂，并可以考虑应用CPAP治疗。

临床要点

- OSA严重、长期的后果包括交感神经张力增加、缺血性心脏病、高血压、快速心律失常、认知功能减退、肺动脉高压、肺源性心脏病、充血性心力衰竭、心血管意外、卒中和猝死。
- 伴有下列临床特征者，患OSA的可能

性增加：颈围增加（男性>43.2cm，女性>40.6cm）、体重指数≥30kg/m²、Mallampati评分为3或4分、下颌后缩、巨舌、扁桃体悬雍垂肥大、硬腭高而窄和（或）鼻腔异常。

- 依据呼吸障碍指数（RDI），OSA分为3级：
  - 轻度：RDI 5~14
  - 中度：RDI 15~29
  - 重度：RDI 30 或更高
- 导致OSA和困难气道的上气道异常通常相似，OSA患者困难气管插管的比例是对照组的8倍。打鼾和OSA都是困难面罩通气的独立风险因素。
- 应考虑预防误吸。术前没有监护的情况下应避免使用镇静药。
- 确保气道安全的气管插管全麻是更合适的选择，避免了手术出血的误吸以及镇静可能造成的气道梗阻。如果气道没有密闭，血和分泌物刺激声门还可能引起喉痉挛。
- 全身应用激素可以降低手术和（或）气管插管引起的气道水肿，术前和术后都可以使用。
- 术后最好尽可能减少阿片和镇静药的剂量，因为两药抑制了呼吸的驱动力；这种情况下通常使用对乙酰氨基酚或曲马多。非甾体类抗炎药具有引起血小板功能障碍和出血的潜在风险，应谨慎使用。伴有镇静作用的止吐药（如氯丙嗪）可引起术后气道梗阻，也应避免使用。
- 术后OSA患者的AHI指数比术前明显升高，在术后3d达到峰值，7d恢复至术前水平。大多数并发症发生在术后24h内。ASA指南规定，OSA患者术后监测时间应比其他患者长3h。
- 住院期间，患者应持续监测脉搏血氧饱和度（需要时就吸氧）直到他们回到基础水平。

- OSA患者术后应持续监测直至恢复基础状

态。严重的OSA患者需要在ICU治疗。

（范雪梅 译 李天佐 校）

参考文献

1. Gross JB, Bachenberg KL, Benumof JL, et al. Practice guidelines for the perioperative management of patients with obstructive sleep apnea: a report by the American Society of Anesthesiologists Task Force on Perioperative Management of patients with obstructive sleep apnea. *Anesthesiology* 2006;**104**(5): 1081-1093; quiz 117-118.

2. Mickelson SA. Anesthetic and postoperative management of the obstructive sleep apnea patient. *Oral Maxillofac Surg Clin North Am* 2009;**21**(4):425-434.

3. Office GP. *National Commission on Sleep Disorders Research. Wake up America; A National Sleep Alert* Government Printing Office; 1993.

4. Holty JE, Guilleminault C. Surgical options for the treatment of obstructive sleep apnea. *Med Clin North Am* 2010;**94**(3):479-515.

5. Liao P, Yegneswaran B, Vairavanathan S, Zilberman P, Chung F. Postoperative complications in patients with obstructive sleep apnea: a retrospective matched cohort study. *Can J Anaesth* 2009;**56**(11): 819-828.

6. Marshall NS, Wong KK, Liu PY, et al. Sleep apnea as an independent risk factor for all-cause mortality: the Busselton Health Study. *Sleep* 2008;**31**(8):1079-1085.

7. Epstein LJ, Kristo D, Strollo PJ Jr, et al. Clinical guideline for the evaluation, management and long-term care of obstructive sleep apnea in adults. *J Clin Sleep Med* 2009; **5**(3):263-276.

8. Seet E, Chung F. Obstructive sleep apnea: preoperative assessment. *Anesthesiol Clin* 2010;**28**(2):199-215.

9. Aurora RN, Casey KR, Kristo D, et al. Practice parameters for the surgical modifications of the upper airway for obstructive sleep apnea in adults. *Sleep (Rochester)* 2010; **33**(10): 1408-1413.

10. McMains KC, Terris DJ. Evidence-based medicine in sleep apnea surgery. *Otolaryngol Clin North Am* 2003;**36**(3):539-561.

11. Stauffer JL, Buick MK, Bixler EO, et al. Morphology of the uvula in obstructive sleep apnea. *Am Rev Respir Dis* 1989;**140**(3):724-728.

12. Li KK. Surgical therapy for adult obstructive sleep apnea. *Sleep Med Rev* 2005;**9**(3):201-209.

13. Friedman M, Tanyeri H, Lim JW, et al. Effect of improved nasal breathing on obstructive sleep apnea. *Otolaryngol Head Neck Surg* 2000;**122**(l):71-74.

14. Verse T, Maurer JT, Pirsig W. Effect of nasal surgery on sleep-related breathing disorders. *Laryngoscope* 2002;**112**(l):64-68.

15. Caples SM, Rowley JA, Prinsell JR, et al. Surgical modifications of the upper airway for obstructive sleep apnea in adults: a systematic review and meta-analysis. *Sleep (Rochester)* 2010;**33**(10):1396~1407.

16. Jaffe R, Samuels S. *Anesthesiologist's Manual of Surgical Procedures*, 4th edn. Philadelphia: Lippincott Williams & Wilkins; 2009.

17. Kheterpal S, Han R, Tremper KK, et al. Incidence and predictors of difficult and impossible mask ventilation. *Anesthesiology* 2006;**105**(5):885-891.

18. Siyam MA, Benhamou D. Difficult endotracheal intubation in patients with sleep apnea syndrome. *Anesth Analg* 2002;**95**(4):1098-1102.

19. Bolden N, Smith CE, Auckley D, Makarski J, Avula R. Perioperative complications during use of an obstructive sleep apnea protocol following surgery and anesthesia. *Anesth Analg* 2007; **105**(6): 1869-1870.

20. Esclamado RM, Glenn MG, McCulloch TM, Cummings CW. Perioperative complications and risk factors in the surgical treatment of obstructive sleep apnea syndrome. *Laryngoscope* 1989;**99**(11):1125-1129.

21. Marrel J, Blanc C, Frascarolo P, Magnusson L. Vidoelaryngoscope improves intubating conditions in morbidly obese patients. *Eur J Anesthesiol* 2007;**24**(12): 1405-1409.

22. ASA Task Force on Management of the Difficult Airway: Practice guidelines for management of the difficult airway, an updated report. *Anesthesiology* 2003;**98**:1269-1277.

23. Kezirian EJ, Weaver EM, Yueh B, et al. Incidence of serious complications after uvulopalatopharyngoplasty. *Laryngoscope* 2004;**114**(3):450-453.

24. Johnson JT, Sanders MH. Breathing during sleep immediately after uvulopalatopharyngoplasty. *Laryngoscope* 1986;**96**(ll):1236-1238.

25. Troell RJ, Powell NB, Riley RW, Li KK, Guilleminault C. Comparison of postoperative pain between laser-assisted uvulopalatoplasty, uvulopalatopharyngoplasty, and radiofrequency volumetric tissue reduction of the palate. *Otolaryngol Head Neck Surg* 2000; **122**(3) : 402-409.

26. Chung F, Liao P, Fazel H, et al. Evolution of sleep pattern and sleep breathing disorders during first seven nights after surgery - a pilot study. *Sleep (Rochester)* 2009; **32**(Suppl. S):A217-218.

27. Mickelson SA, Hakim I. Is postoperative intensive care monitoring necessary after uvulopalatopharyngoplasty? *Otolaryngol Head Neck Surg* 1998;**119**(4):352-356.

28. Haavisto L, Suonpaa J. Complications of uvulopalatopharyngoplasty. *Clin Otolaryngol Allied Sci* 1994; **19**(3):243-247.

第19章 颈动脉体瘤切除术的麻醉

引言

正常的颈动脉体是一小簇化学受体,位于颈总动脉分叉的后方(图 19-1 和图 19-2),感受动脉氧分压和血中 pH 的变化,从而影响呼吸的频率和深度,对心率的影响较小。Albrecht von Haller 在 1743 年首次从解剖上对颈动脉体进行描述[1]。

颈动脉体的血供主要来自颈总动脉或颈外动脉,其神经支配主要受舌咽神经的感觉支支配,还有一小部分受迷走神经和交感神经的颈上神经节支配。

颈动脉体瘤也被称作副神经节瘤,是血管源性肿瘤,起源于化学受体细胞,在胚胎时期由神经嵴区细胞发育而来。

尽管颈动脉体瘤很罕见,全球发病率只有 1 : 30 000,却占了头颈部副神经节瘤的 60%[2]。

颈动脉体瘤分为三种类型:家族型、散发型和增生型。

增生型通常在慢性缺氧的条件下形成,因此在慢性阻塞性肺部疾病、紫绀型先心病和居住在高海拔地区(>1 525m)的人群中常见。

在所有病例中都应考虑到是否有副神经节瘤家族史,尤其是存在双侧肿瘤时。

颈动脉体瘤在临床上通常表现为无痛性颈部包块。体格检查时这种无痛的、类似

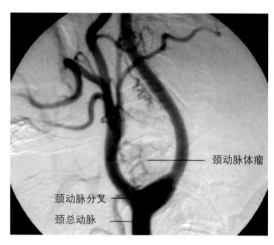

图19-1　颈动脉造影　显示颈动脉体瘤引起颈内动脉和颈外动脉的扩张。

橡胶质地的、随脉搏搏动的肿块很容易水平向移动而不是垂直向移动(Fontaine 征)。尽管颈动脉体瘤大多是良性的,但也有恶性的,并有 2% ~ 9% 的转移率。恶性的颈动脉体瘤通常发生在 30 ~ 60 岁的人群中,大多是家族型的[3]。大的颈动脉体瘤(直径 > 5cm)可能导致一过性或永久性的颅神经损害,通常危及到迷走神经[1]。大多数颈动脉体瘤是没有功能的,但也发现了一些分泌去甲肾上腺素、肾上腺素、血清素和组胺的颈动脉体瘤。

Shamblin 等人根据肿瘤的大小和包绕颈内动脉的程度发明了一套系统方法来区分这些肿瘤。肿瘤不压迫也不包绕

186

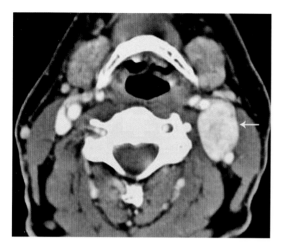

图19-2 CT扫描证实颈动脉分叉处的颈动脉体肿瘤

双侧颈动脉是 Shamblin Ⅰ 级,肿瘤压迫颈动脉是 Shamblin Ⅱ 级,肿瘤包绕颈动脉是 Shamblin Ⅲ 级[4]。

颈动脉体肿瘤手术

外科切除是唯一可以治愈颈动脉体瘤的手段,巨大的或复发的颈动脉体瘤或局部淋巴结有转移的恶性颈动脉体瘤可采用放射治疗。外科手术治疗颈动脉体瘤存在损伤主要血管结构和脑神经的风险。术前血管栓塞也许能够减少血液丢失,便于外科切除,减少手术时间和并发症发生率。

术前准备

术前准备过程中应常规对心功能进行评估,牢记颈动脉体瘤切除术是中等风险手术。非心脏手术的心脏风险评估是基于心源性猝死和非致死性心肌梗死的发生率(中等风险外科手术 1%～5%)以及用于围术期评估的 ACC/AHA 指南。

气道管理

术前气道评估应该关注颈部放射性治疗

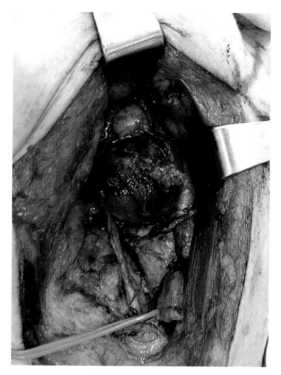

图19-3 颈动脉体瘤切除

史,它有可能降低组织顺应性,增加组织疏松性,也可能增加插管困难。大的颈动脉体瘤可能引起咽壁的明显压迫,使常规的喉镜和内镜检查变得困难。当大的双侧颈动脉体瘤存在时,这种情况尤其突出。

值得一提的是,颈动脉体瘤有纵向生长的趋势,曾有报道提示颈动脉体瘤长到颅底(头侧扩展)导致颌下空间的顺应性下降。在考虑肿瘤向颅底生长的病例中,为了充分暴露术野可能需要做下颌关节分离,同时要考虑经鼻气管插管。

当气道评估发现是一个插管困难和(或)通气困难患者时,在麻醉诱导前就应考虑保证气道的安全。

将术前已经存在的脑神经功能缺陷和声带活动性的评估(迷走神经受累)记录在案是非常重要的。术前影像学检查包括CT、

187

3DCT、MRI 和 MRA，它们有助于评估肿瘤包绕主要血管的程度（颈内静脉通畅度）和肿瘤在颅内延伸的情况，提示是在后颅窝还是中颅窝的硬膜外。偶尔会发生颅内高压，可能是静脉窦受阻或是脑积水或是巨大的肿瘤占据颅腔所致。

尽管大多数颈动脉体瘤是没有分泌功能的，但正确的病史采集很重要，要识别患者是否有分泌儿茶酚胺（高血压、出汗）或血清素（腹泻、头疼）的肿瘤并启动实验室检测（去甲肾上腺素、5- 羟色胺、花生四烯酸、血清素）。要对患者做血型鉴定和筛选以确保术中可以得到血制品。

术前评估不但有助于优化患者的术前合并症状态，也有助于制定麻醉方案来减少围术期并发症。

术中管理目标

颈动脉体手术的术野是一个神经和血管高度集中的区域，因此术中提供充分的镇痛、血压控制和患者制动是最重要的。由于颈神经损伤或卒中是这个手术潜在的并发症，因此麻醉管理应达到快速苏醒以便进行神经系统检查的目的。预防苏醒期的咳嗽和躁动在防止血肿形成方面同样重要，由于解剖位置的特殊性，血肿在术后会带来严重的并发症和病死率。当颈动脉需要被钳夹，修复和重建时，维持合适的脑灌注和脑保护也是麻醉需要考虑的问题。

麻醉监测

除了标准的监测，有创动脉压监测以及开放大的静脉通路是很有必要的。颈动脉体瘤富有血液供应，它和颈动脉系统紧密相连并邻近颈静脉系统，可导致急性大出血，尤其

是在大的颈动脉体瘤或者向头侧颅内延伸的颈动脉体瘤。中心静脉通路的使用应由患者的合并症决定。股静脉和肘静脉通路优选，因为广泛的颈廓清手术和同侧水肿使得头颈部的静脉回流需要依赖对侧的颈内静脉。在放置中心静脉导管之前，应对包绕着颈内静脉和上腔静脉的肿瘤进行评估（影像）。如果颈动脉体瘤侵犯了颈内静脉而不是上腔静脉，对侧的颈内和颈外静脉可被用来作为中心静脉用。如果颈内静脉和上腔静脉都被颈动脉体瘤侵犯了，可以用股静脉。

术中需要导尿，并且气动保温毯应放置在下肢来维持正常的体温。

如果术中颈动脉需要被阻断，监测脑灌注是否足够可通过周期性地评估在局麻下行颈动脉体瘤切除术患者的神经功能，或者在全麻下通过使用脑电图、体感诱发电位、动脉末端压力测定或通过经颅多普勒测定大脑中动脉血流速度。然而到目前为止，以上的神经监测方法都不能改善患者的神经功能预后。

血流动力学观察

术中血流动力学管理的目标是维持正常的基本血流动力学，避免血压和心率的极端变化。这具有挑战性尤其是在诱导后未进行手术刺激时（诱导后低血压）和强烈手术刺激时（外科操作时高血压），这可能需要短效抗高血压药（硝酸甘油、尼卡地平、律维地平、艾司洛尔）和升压药（去氧肾上腺素、麻黄碱、阿托品）直到外科刺激达到一个稳定的状态。血容量不足的患者，尤其是同时伴有左心室肥大和舒张功能受限时，更容易导致血压方面的血流动力学波动，应该考虑适当地补充液体。尽管轻度的低血压可以

减少血液丢失,但血流动力学应关注通过维持正常的术中心率、血压和心输出量来维持重要器官(心、脑、肾和肝脏)的灌注。降压技术有脑低灌注的风险尤其是在颈动脉夹闭时,并且在器官功能受损时是禁忌的。当准备进行颈动脉夹闭时,维持一个正常血压的高值对通过对侧脑血管的分支来维持远端同侧脑灌注压更适合。

对颈动脉窦进行外科操作可以造成心动过缓、低血压、甚至心脏骤停,当上述情况发生时,应停止外科操作。当存在心动过缓时,阿托品是有效的。相反,在麻醉诱导或肿瘤操作过程中出现显著的高血压和心脏骤停,应怀疑以前是否有未诊断的颈动脉体瘤或共存的颈外嗜铬细胞瘤。从生理和药理学观点来看,功能性颈动脉体瘤的麻醉管理和嗜铬细胞瘤的麻醉管理相似,也包括术前使用 α 和 β 交感神经阻滞剂。

头颈部位置高于心脏水平有助于防止出血,但应注意如果大的颈静脉不小心被分离出来,这种体位增加了静脉空气栓塞的风险。维持足够的血容量和正压通气可以降低这种并发症的风险。

大多数患者几乎不需要输血。然而由于术中出血速度快而且量大,因此至少应备有2 单位的交叉配血。在直径大于 6cm 的肿瘤或颈动脉大部分被肿瘤包绕的情况下,应考虑自体血回收技术。

麻醉的维持
全身麻醉

静脉麻醉复合吸入麻醉技术是最常用的平衡麻醉技术。由于肿瘤的解剖位置是神经高度密集的,因此充分的术中镇痛是麻醉管理的重要方面。为了方便术中识别神经,需

要避免神经肌肉阻滞剂的应用,这就使得以阿片类药物为主的麻醉技术更加占据优势。强效的阿片类合成药如芬太尼或舒芬太尼,如果给予一个负荷量后持续输注,有助于维持稳定的血流动力学、耐受气管插管和平稳苏醒。也可以持续输注合成的超短效瑞芬太尼,它具有高效、便于靶控和起效迅速的特点,因此可以实现平稳和快速的苏醒。不管选择什么麻醉方法,都应努力预防苏醒期的呛咳和躁动,因为这有可能诱发出血、血肿形成或者缝合线裂开。

当采用颈动脉分流时,应避免使用笑气,因其可导致大脑远端循环血管内潜在的小的空气栓子扩大。

需要颈动脉交替钳闭时,生理和药理学方面的管理对改善患者神经功能预后很重要,在颈动脉手术也是如此。在颈动脉交替钳闭时应维持一个正常偏高的血压以便增加对侧脑灌注。应维持正常的 CO_2,因为低 CO_2 可引起脑动脉血管收缩,而高 CO_2 可导致"窃血现象"的发生,即血流从舒张的缺血区血管转移到其他正常的脑区。因为高血糖和高温会降低神经功能,应尽量避免。大多数全麻药(依托咪酯和氯胺酮除外)有预防局部脑缺血的作用。在颈动脉阻断前给予巴比妥类药物能预防局灶性脑缺血损伤,但这种潜在的优势应和其导致的严重心血管抑制和苏醒延迟相权衡。在吸入麻醉药中,异氟烷和七氟烷能显著降低脑血流使其低于脑电图出现缺血变化时的脑血流。

区域麻醉

颈动脉体瘤切除术可以在区域麻醉下完成。因为患者的合作很重要,因此术前对患者详细地解释(知情同意)确保患者了解麻

189

醉和手术管理的步骤是很必要的。使用区域麻醉的决定应由患者的意愿、是否有合并症以及外科医生对手术和麻醉医生对区域麻醉技术的熟练程度来决定。

颈动脉手术的区域麻醉需要阻滞C2～C4,在颈浅丛和颈深丛阻滞的情况下可以成功地完成颈动脉手术,而颈部硬膜外麻醉或局部浸润麻醉(或以上这些方法联合)不常见。颈浅丛阻滞是优先选择的技术,因为很容易操作,并且和颈深丛或颈部硬膜外阻滞技术相比,发生严重并发症的概率小;颈深丛和颈部硬膜外阻滞易引起局麻药进入蛛网膜下腔和血管内、霍纳综合征以及喉返神经和迷走神经的阻滞[14]。当颈深丛和颈浅丛联合阻滞时,同侧膈神经一过性麻痹的发生率是55%[15]。在不存在严重的呼吸功能不全或对侧膈肌麻痹的情况下,单侧膈肌的短暂麻痹是可以耐受的。

术中麻醉效果不完善在区域阻滞技术中比较常见,增加局部浸润麻醉或者镇静是必要的。鉴于颈动脉体肿瘤是血管源性的,因此警惕麻醉药进入血管是很重要的。最后,切口位置高或短颈的情况下可能需要下颌回缩以获得足够的术野暴露。然而,在三叉神经支配区,以上的技术都不能提供这一区域的完全麻醉。

区域阻滞用于颈动脉体手术的主要优势是当需要交替钳闭颈内动脉时可以持续进行神经功能敏感性监测[18]。另外一个优势是可以用于高风险的心脏病患者,这时全身麻醉是尽量避免的[19]。其他一些有报道的区域麻醉的优势包括降低了分流的需要、降低了费用以及与全身麻醉相比避免了潜在的术后认知功能下降和血压波动。区域阻滞的劣势包括不能很好地控制气道以及患者可能会

有体动。此外,在交替钳闭颈动脉时发生急性神经功能变化(如卒中或癫痫)或者患者发生未预见的躁动和紧张时可能需要在条件并不完善的情况下进行紧急气道处置和改为全身麻醉。当采用区域阻滞技术时,药理学的脑保护是不可行的。

颈动脉阻断和脑保护

对于大的三级肿瘤或当颈内动脉不慎被损伤时,需要做颈动脉钳闭、重建或损毁。

在颈动脉钳闭过程中,颈内动脉分流是为了维持脑血流的稳定,以防缺血性卒中的发生。在利用颈动脉分流方面存在很大的差异[21]。一些外科医生不使用颈动脉分流,他们认为,颈动脉分流发生栓塞性卒中或内膜剥脱的风险虽然很小但很严重[22],而且容易发生技术性的并发症如颈动脉打结或阻断;而另外一些外科医生在需要做颈动脉钳闭时常规使用颈动脉分流[21]。大多数外科医生会有选择地使用颈动脉分流。

在区域麻醉下进行手术时,是否要分流取决于颈动脉钳闭后患者的神经功能检查(清醒患者的金标准)的变化,根据这些变化可以推测发生脑缺血的可能性。

在全身麻醉下进行手术时,是否做选择性分流取决于颈动脉钳闭后是否发生 EEG 或体感诱发电位(SSEP)的变化、大脑动脉血流速度的下降或者下肢远端动脉血压的降低。

术中 EEG 是全身麻醉下行手术最常用的监测方式[23]。在交替钳闭颈内动脉时 EEG 显示的高频信号减弱或低频活动出现可以提示脑灌注不足,但其局限性是不能探测皮质下的脑组织缺血变化[24],这就需要依靠个人使用经验和理解了。另外,麻醉深度

和温度的变化可能会出现类似缺血的改变而导致不必要的分流。

SSEP 具有监测皮质下深部结构的优势，在鉴别患者基础 EEG 变化上有优势。遗憾的是，研究还没发现 SSEP 在颈动脉交替钳闭时对于识别脑缺血具有明显的优势。另外，SSEPs 也受麻醉技术、深度和温度的影响。

基于灌注压是脑血流的重要决定因素这一认识，远端颈动脉压力（颈内动脉远端的压力）已经被用来评估在颈动脉短暂阻断期间大脑的耐受性和血流。研究显示远端颈动脉压力在识别那些在颈动脉交替钳闭形成缺血 EEG 变化的患者中有特异性，但不敏感。颈动脉残端压力 <45mmHg 已经被用来作为颈动脉分流的阈值。

经颅多普勒技术可用于测量大脑中动脉的血流速度，随后被作为颈动脉交替钳闭期间脑血流的指示信号。和动脉压监测一样，该技术对于识别那些可能从分流中获益的患者的敏感性差，而且它也是操作者依赖的，在 20% 的患者中可能发现不了声窗。然而，在检测栓子上具有优势，这可以提醒手术医生停止进一步的操作避免引起卒中。尽管很多方法都可以用来监测术中神经功能，但没有一种方法可以改善神经功能预后。

并发症

颈动脉体瘤切除术的术后并发症在表 19-1 中列出。值得提出的是，包绕脑神经的类型可能导致术后气道阻塞，其发生的机制包括术前肿瘤侵犯、术中神经损伤或损毁，以及术后组织水肿导致神经麻痹。另外，术后出血会导致颈部血肿的迅速扩大以致呼吸道受压。

进行双侧颈动脉体瘤切除术的患者，对

侧颈动脉进行过手术的患者在术后应持续监测氧合、通气和血流动力学，因为双侧颈动脉手术可以导致机体丧失对进行性缺氧发生的通气反应，导致呼吸暂停事件的发生[26]。

表19-1　颈动脉体瘤切除术术后并发症

脑血管
　卒中（缺血或栓塞）
　脑神经受损：舌咽神经（Ⅸ），迷走神经（Ⅹ），
　舌下神经（Ⅻ）受损引起气道梗阻或误吸

气道阻塞
　声带麻痹（迷走神经）
　外科手术过程中由于颈部操作导致气道水肿
　术后出血导致膨胀性颈部血肿

肺（尤其是双侧颈动脉手术）
　低氧诱发的通气反应消失
　呼吸暂停发作
　吸入性肺炎（胃排空延迟）

心血管（尤其是双侧颈动脉手术）
　压力感受器敏感性下降
　一过性压力感受器功能丧失
　血压波动增大
　体位性低血压
　高血压
　病窦综合征

胃肠道
　延长胃排空
　术后肠梗阻

总结

颈动脉体瘤切除术的围术期麻醉管理包括全面的术前气道评估、患者合并症的优化以及提示分泌性肿瘤的症状的识别。不管是区域阻滞还是全身麻醉，围术期管理的目的是维持稳定的血流动力学和维持终末器官的灌注，为急性大出血做准备，利用监测方式来识别、避免和处理脑缺血，平稳地处理突发事件。在术后阶段，应预见、诊断和迅速处理可能发生的并发症。行双侧颈动脉体瘤手术的

191

患者术后应在重症监护病房持续监护。

病例分析

一个 61 岁的男性患者进行右侧颈动脉体瘤手术后被送到术后恢复室。他的病史包括稳定型冠心病、高血压和慢性阻塞性肺疾病（COPD）。他的外科手术史包括阑尾切除术和颈椎融合术。他用药史包括阿司匹林、阿伐他汀和氨氯地平。

在手术室，以丙泊酚、芬太尼和罗库溴铵进行平稳的麻醉诱导后，插入 8.0 气管导管，麻醉维持使用七氟醚和持续输注瑞芬太尼，然后经左侧桡动脉置入动脉导管。在患者右侧颈动脉被短暂阻断的过程中，远端颈动脉残端的压力是 55mmHg，颈动脉交替钳闭时没有行颈动脉分流；总的颈动脉交替钳闭的时间是 8min，患者术中血流动力学接近其术前水平。

麻醉苏醒时，瑞芬太尼停止输注后，患者出现严重的高血压（190/115mmHg），需要静脉给予冲击量的硝酸甘油和静脉滴注拉贝洛尔。在被送到术后恢复室时，血压是 150/80mmHg。

到达术后恢复室 30min 后，术后恢复室护士注意到患者切口处有点肿。紧接着患者开始诉说气短，尽管已增加了供氧。外科主刀医生和麻醉医生被召集到患者面前。

讨论

尽管患者术后出现呼吸困难可能是多因素引起的，但手术切口出现水肿应提醒围术期护理人员有颈部血肿扩大的可能。该患者术后呼吸困难的另一个原因可能是心脏（心肌缺血或急性高血压引起的急性肺水肿）、肺（肺不张或者 COPD 恶化）或神经损伤相关

的（复发性喉神经损伤）。

术后颈部血肿的管理方案见表 19-2。

该患者虽然已经严格控制血压，但颈部血肿仍持续扩大，因此患者被转运到手术室进行外科探查。在对气道进行表面麻醉以后实施了清醒纤维支气管镜引导气管插管。随后一个小的出血血管被控制了，在手术室进行唤醒试验来评估患者神经功能状态，随后患者被转运到重症监护病房，几个小时以后拔除气管导管。之后无特殊状况发生。

表19-2　颈部血肿的术后管理

1. 对出血部位加压止血
2. 通知外科和手术人员（寻求帮助）
3. 考虑逆转残余的抗凝物质
4. 加紧血压控制

可能的预后：

A. 血肿不扩大
　　和外科医生交流
　　标记血肿的边缘以便尽早识别血肿的进一步扩大
　　密切观察并在重症监护病房持续监测8~12h

B. 血肿持续扩大没有气道受压
　　在恢复室或迅速转到手术间后，对气道局部麻醉后，清醒气管插管，然后全身麻醉探查伤口引流血肿
　　术后评估神经功能状态
　　考虑保持患者气管导管直到气道水肿反应消退

C. 颈部血肿迅速扩大，气道进行性受压（呼吸困难，喘鸣，气道受阻）
　　紧急气管插管（ASA法则）
　　不能插管、能通气：使用面罩，口或鼻通气道，喉罩：考虑紧急外科颈部血肿吸引，然后进一步保障气道安全
　　不能插管、不能通气：外科气道
　　评估血肿和伤口探查
　　神经功能评估
　　保持气道术后安全

临床要点

- 颈动脉体瘤增生型主要是由慢性缺氧形成的，因此在患有COPD、先天性紫绀

型心脏病或居住在高海拔区的患者中比较常见。

- 大部分颈动脉体瘤是没有功能的，但也有分泌去甲肾上腺素、肾上腺素、血清素和组胺的肿瘤。

- 颈部放射治疗史可以降低组织顺应性，增加组织疏松性，同样也增加了插管的困难。大的颈动脉体瘤往往使常规的喉镜和内镜检查变得困难，尤其是存在大的双侧颈动脉体瘤时。

- 颈动脉体瘤的手术野是神经和血管高度密集的区域，因此提供足够的术中镇痛、血压控制和患者制动是最重要的。

- 颈动脉窦的外科操作可能会引起反射性心动过缓、低血压甚或心脏骤停。当以上情况发生时，应立即停止手术操作。当心动过缓持续存在时，阿托品是有效的。反过来，在诱导或操作肿瘤时，如果出现显著的高血压和心动过速，应该怀疑是否为之前未被发现的具有分泌功能的肿瘤。

- 因为脑神经损伤或卒中是这类手术的潜在并发症，麻醉管理应达到快速苏醒的目标以便进行早期神经功能检查。预防苏醒期咳嗽或紧张的技术对于预防血肿的形成是很重要的。

- 除了标准的监测，有创动脉压监测和建立大的静脉通路也是很重要的。使用大的中心静脉通路应由患者的情况决定。

- 在局部麻醉下行颈动脉体瘤切除术的患者，可以通过进行周期性的神经功能检查来评估脑灌注是否充足；全麻的患者可以从 EEG、SSEP、动脉压或者经颅多普勒测量大脑中动脉血流速度中得到提示。然而目前来说，没有任何一种神经功能监测技术可以改善神经功能预后。

（赵晓燕　译　李天佐　校）

参考文献

1. Kruger AJ, Walker PJ, Foster WJ, *et al.* Important observations made managing carotid body tumors during a 25-year experience. *J Vasc Surg* 2010;**52**:1518-1524.

2. Mitchell RO, Richardson ID, Lambert GE. Characteristics, surgical management, and outcome in 17 carotid body tumors. *Am Surg* 1996;**62**:1034-1037.

3. Connolly RAJ, Baker AB. Excision of bilateral carotid body tumours. *Anaesth Intens Care* 1995;**23**:342-345.

4. Luna-Ortiz K, Rascon-Ortiz M, Villavicencio-Valencia V, Herrera-Gomez A. Does Shamblin's classification predict postoperative morbidity in carotid body tumors? A proposal to modify Shamblin's classification? *Eur Arch Otorhinolaryngol* 2006;**263**:171-175.

5. Sajid MS, Hamilton G, Baker DM on behalf of Joint Vascular Research Group. A multicenter review of carotid body tumour management. *Eur J Vasc Endovasc Surg* 2007;**34**:127e130.

6. Fleisher L. *et al.* ACC/AHA 2007 guidelines on perioperative cardiovascular evaluation and care for noncardiac surgery: executive summary: a report of the American College of Cardiology/American Heart Association Task Force on practice guidelines (writing committee to revise the 2002 guidelines on perioperative cardiovascular evaluation for noncardiac surgery). *Circulation* 2007;**116**:1971-1996.

7. Jensen NF. Glomus tumors of the head and neck: anesthetic considerations. *Anesth Analg* 1994;**78**:112-119.

8. Rerkasem K, Rothwell PM. Routine or selective carotid artery shunting for carotid endarterectomy (and different methods of monitoring in selective shunting). *Cochrane Database Syst Rev* 2009 Oct 7;(4): CD000190.

9. Newland MC, Hurlbert BJ. Chemodectoma diagnosed by hypertension and tachycardia during anesthesia. *Anesth Analg* 1980;**59**:388-390.

10. Stoneham MD, O Warner. Blood pressure manipulation during awake carotid surgery to reverse neurological deficit after carotid cross-clamping. *Br J Anaesth* 2001;**87**(4):641-644.

11. Messick JM Jr, Casement B, Sharbrough FW, *et al.* Correlation of regional cerebral blood flow (rCBF) with EEG changes during isoflurane anesthesia for carotid endarterectomy: critical rCBF. *Anesthesiology* 1987;**66**:344-349.

12. Grady RE, Weglinski MR, Sharbrough FW, *et al.* Correlation of regional cerebral blood flow with ischemic electroencephalographic changes during sevoflurane- nitrous oxide anesthesia for carotid endarterectomy. *Anesthesiology* 1998;**88**:892-897.

13. Guay J. Regional anesthesia for carotid surgery. *Curr Opin Anaesthesiol* 2008;**21**:638-644.

14. Pandit JJ, Satya-Krishna R, Gration P. Superficial or deep cervical plex-

us block for carotid endarterectomy: a systematic review of complications. *Br J Anaesth* 2007;**2**:159-169

15. Emery G, Handley G, Davis MJ, *et al.* Incidence of phrenic nerve block and hypercapnia in patients undergoing carotid endarterectomy under cervical plexus block. *Anaesth Intensive Care* 1998;**26**:377-381.

16. Davies MJ, Silbert BS, Scott DA. Superficial and deep cervical plexus block for carotid artery surgery: a prospective study of 1000 blocks. *Reg Anesth* 1997;**26**:377-381.

17. Brooker CD, Lawson AD. Convulsions following bupivacaine infiltration for excision of carotid body tumour. *Anaesth Intensive Care* 1993;**21**:877-878.

18. Lawrence PF, Alves JC, Jicha D, *et al.* Incidence, timing, and causes of cerebral ischemia during carotid endarterectomy with regional anesthesia. *J Vase Surg* 1998;**27**:329-337.

19. Jones HG, Stoneham MD. Continuous cervical plexus block for carotid body tumour excision in a patient with Eisenmenger's syndrome. *Anaesthesia* 2006;**61**:1214-1218.

20. Erickson KM, Cole DJ. Carotid artery disease: stenting vs endarterectomy. *Br J Anaesth* 2010;**S1**:i34-i49.

21. AbuRahma AF, Mousa AY, Stone PA. Shunting during carotid endarterectomy. *J Vase Surg* 2011;**54**:1502-1510.

22. Salvian AJ, Taylor DC, Hsiang YN, *et al.* Selective shunting with EEG monitoring is safer than routine shunting for carotid endarterectomy. *Cardiovasc Surg* 1997;**5**:481-485.

23. Isley MR, Edmonds HL Jr, Stecker M. Guidelines for intraoperative neuromonitoring using raw (analog or digital waveforms) and quantitative electroencephalography: a position statement by the American Society of Neurophysiological Monitoring. *J Clin Monit Comput* 2009; **23**(6):369-390. Epub 2009 Sep 16.

24. Rowed DW, Houlden DA, Burkholder LM, *et al.* Comparison of monitoring techniques for intraoperative cerebral ischemia. *Can J Neurol Sei* 2004;**31**: 347-356.

25. Jacob T, Hingorani A, Ascher E. Carotid Artery Stump Pressure (CASP) in 1135 consecutive endarterectomies under general anesthesia: an old method that survived the test of times. *J Cardiovasc Surg (Torino)* 2007;**48**(6):677-681.

26. Timmers HJLM, Karemaker JM, Wieling W, *et al.* Baroreflex and chemoreflex function after bilateral carotid body tumor resection. *J Hypertens* 2003;**21**:591-599.

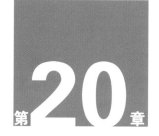

食管憩室切除术的麻醉

引言

1874 年，Zenker 和 Von Ziemssen 2 人首次报道了食管憩室，是咽黏膜通过下咽后壁形成的疝，是一种获得性的疾病，典型病例多见于 60～100 岁的老年人[1]。据报道经胃肠道钡餐检查，其发现率约为 1/800[2]。

由于食管憩室的部位特殊，在手术的任何阶段（术前、术中或术后）都有误吸的潜在风险，因此这类患者的麻醉处理有特殊的困难。在本章节我们将探讨此类手术的麻醉。

此年龄段患者围术期心血管风险高，血流动力学波动可能较大，需要进行有创监测。

解剖特点

在解剖上，憩室通过被称为"Killians 裂开"（位于下咽后壁的下括约肌下部和环咽肌上方之间的部位）的结构而形成。准确地说，薄弱的部位是位于环咽肌斜向和水平向纤维之间，目前认为食管憩室是环咽肌痉挛或功能失调的结果[3]。

临床表现

食管憩室患者通常表现为吞咽困难、异物感、口臭、咳嗽，以及未消化的食物反流（多发生于平卧位），后者是非常典型的症状，几乎可以作为确诊依据。胸部钡餐透视显示上纵隔增宽[4]。颈部 X 线检查结果提示气体

聚集于 C5 和 C6 颈椎的前部。

通过钡餐检查能够确定诊断（图 20-1），显示为食管后壁近端的一个囊袋，憩室颈部略高于环状软骨水平，通过内镜可见上述部位的憩室，其中含有未消化的食物[4,5]。

外科治疗

外科治疗的目标是分离环咽肌，去除引起症状的憩室。外科治疗效果确切，可以治愈，大多数患者可以终身不再有症状。

开放手术

- 经颈部径路外科手术：颈侧部入路切开暴露憩室，可以行囊袋切除（憩室切除术）或椎前筋膜高位缝合（憩室固定术）。这些手术方式通常与环咽肌切开术结合（通过手术减弱环咽肌的张力以预防复发）。

内镜治疗

内镜治疗过程与开放手术有所不同，皮肤没有切口，患者在手术当日或次日即可离院回家。

- Dohlman手术：使用双瓣（双叶片）内镜暴露憩室，将一个叶片置于憩室内，另一个叶片在颈段食管。在直视下，将位于憩室和食管之间的正常食管壁切除（通常使用二氧化碳激光）[6]。
- 内镜下分隔食管憩室切除：不切除多余

195

（A）

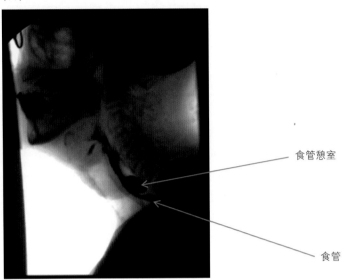

食管憩室

食管

（B）

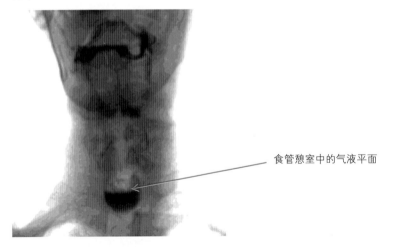

食管憩室中的气液平面

图20-1 （A）食管憩室，食管（B）食管憩室中的气液平面 （A）改良的食道钡餐检查，食管憩室的侧位像。（B）改良的食管钡餐检查，食管憩室的正位像。翻印许可，克利夫兰医疗中心的医疗艺术和摄影 ®2012。保留所有权利。

的下咽黏膜，部分分离环咽肌。经口置入双瓣内镜，暴露环咽肌。与Dohlman过程相似，将一个叶片置入食管憩室，另一个叶片置于颈段食管。使用内镜订书钉将把食管憩室和食管分隔的正常壁变小，可以预防食物存留在憩室中[7]。

· 内镜谐波手术刀技术[8]。

麻醉处理
术前考虑

对于此类患者术前需要关注的问题有：

（1）憩室多发生于老年患者，此年龄段的患者冠状动脉疾病很常见，术前需要评估疾病的严重程度。

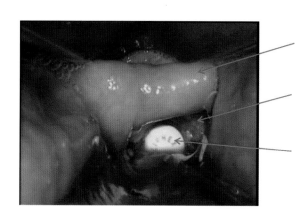

肥厚的环咽带

食管憩室

雷贝拉唑片

图20-2　术中内镜（Weerde 憩室内镜） 发现一个完整的药片存留在食管憩室中。获得俄亥俄州克利夫兰的克利夫兰医疗中心头颈外科Joseph Scharpf医生的授权使用图像。

（2）憩室内容物为碱性，因此吸入后不会导致酸相关的吸入性肺炎[4]。尽管如此，在此类患者反复发作的吸入性肺炎或者肺脓肿并不少见[9]。可能是因为来自于食管憩室的吸入物含有口腔病原体，因此可能导致感染性的并发症。

（3）此类患者常见营养不良。

对于非住院手术必须进行全面的术前评估，要牢记这一手术是择期性质的。另外，除了常规的术前评估（不包含在本章节中）以外，需特别强调上述三点。

手术当天

术前禁食对于任何全身麻醉的诱导都是很重要的，对于食管憩室的患者尤为重要，即使术前禁食时间超过常规的 6h 也不能保证憩室排空。应该避免口服术前药，因为术前药可能存留于憩室中（图 20-2）并可能被吸入肺内。由于憩室内容物为碱性，使用抗酸剂或 H_2 受体阻滞剂是没有价值的[4,5,11]。

手术间准备

术前手术间的准备要考虑手术的特点（开放或内镜）以及是否使用激光等。如果手术使用激光就意味着在使用激光的过程中要遵守全球通用的激光手术麻醉安全协议，包括使用抗激光气管内导管，以及必要的避免气道内燃烧的警示。更多的关于激光手术麻醉处理的讨论详见第 25 章。

麻醉诱导

麻醉诱导阶段主要保证气道安全又不增加误吸的危险。降低憩室内容物反流的危险。

（1）术前通过外压排空憩室[5]；但这种方法在临床实践中并不常用，效果并不确切，可能引起医源性的反流和误吸[5]；

（2）麻醉诱导期保持患者头高位[4]。

对于此类手术，麻醉诱导和插管方式的不同选择见下，同时对于每种技术的优缺点进行了讨论。

清醒插管

清醒插管可以保留气道反射，提供自然对抗反流憩室内容物的保护作用，因此是非常合理的选择[9]。在钡餐透视下可以看到，此方法对于处理大的延伸到纵隔和（或）开口超过环状软骨的食管憩室特别有意义，但需要考虑以下几项。

197

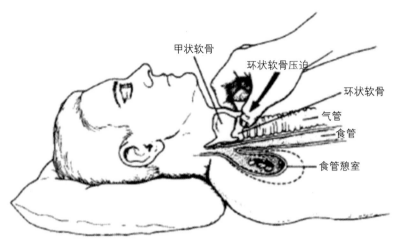

图20-3 在环状软骨压迫中，憩室和环状软骨的解剖关系（图复制于Thiagarajah S, Lear E, Keh M. 食管憩室的麻醉。A&A 1990；70：109-11，获得Woliters Kluwer Health的授权）

首先，保证充分的气道表麻；应该努力进行声门上区域的表麻，尽量减少气管内使用局麻药（避免经气管阻滞）以维持气道保护性反射，但是应该强调的是这仅仅是理论上的考虑。许多临床医生认为使用超过常规剂量几倍的局麻药时患者才可能丧失保护性反射。另一个考虑是经气管注射会诱发咳嗽，伴随着用力，理论上可能引起憩室内容物反流和潜在的误吸[12]。

清醒插管可以在多种气道处理设备和方法的辅助下完成；然而，纤维支气管镜似乎是损伤最小的。

快速诱导，使用或不使用环状软骨压迫

几十年来，关于使用环状软骨压迫是否能够预防接受全麻的饱胃患者发生误吸一直存有争议。使用环状软骨压迫需要考虑几个因素，包括憩室的大小以及憩室开口的解剖位置。详细的术前钡餐检查结果以及与术者进行讨论，对于判断使用环状软骨压迫是有效还是有害是有帮助的。环状软骨压迫方法仅建议用于食管憩室颈部低于环状软骨水平的患者（图20-3）。

但是在大多数情况下，食管憩室的颈部高于环咽肌水平，因此环状软骨经常是低于食管憩室的颈部[4]。显而易见的就是环状软骨压迫可挤压憩室导致憩室内的压力增加，使内容物反流进入下咽部，增加误吸的风险，因此更加危险。

如果憩室大，延伸至纵隔，其开口在环状软骨水平，憩室的颈部低于环状软骨，这种情况下环状软骨压迫能够闭合开口，保护性地对抗反流。

因此，对于大多数憩室较小的食管憩室患者，采用环状软骨压迫可能增加而不是降低反流的风险[4,13]。

采用头高位的平稳诱导

采取30°头高位的平稳诱导可能是更安全的选择[4,12]。避免咳嗽和用力是关键。充分预给氧后，静脉给予催眠剂、阿片类药物和（或）利多卡因，面罩通气给氧可有可无，通常可以保证平稳的诱导。

给予非去极化肌松剂，待完全肌松后进

行气管内插管。必须立即将单腔气管内导管的套囊充气,以保证套囊密闭气道。氯化琥珀胆碱是传统的快速诱导用药,但是在此类患者诱导使用是有顾虑的,因为如果单独使用,不预先使用小剂量的非去极化肌松剂,可能引起肌肉收缩,憩室受压,导致不良结果[12]。

术中

反流和误吸多发生在麻醉诱导期和插管过程中,然而,在成功地进行平稳插管后仍有可能发生[5]。可能是由于在外科手术的探查中,单腔气管导管套囊周围的液体可能渗漏。因此,建议将湿纱布缠绕于气管导管周围,能够预防外科手术中的误吸[5]。术后将患者置于半坐位以及避免过度镇静也可以降低风险。

憩室穿孔

可能发生于困难插管时的盲探插管,也可能发生于盲探经鼻插入胃管。推荐的方法是在外科医生充分暴露憩室后在明视下插入胃管。如果不小心切断大血管,可能导致失血和气栓,颈动脉鞘收缩可能刺激压力感受器,导致快速性心律失常或心动过缓[5]。

其他方法

这类手术可以在区域阻滞(颈深丛和颈浅丛)下完成[14]。区域阻滞因保留了保护性气道反射,具有降低误吸风险的优点。患者清醒,能够和手术医生合作,能够按指令吞咽,允许外科医生在操作中观察病变。憩室修复后,在还未缝合切口前,放入一些明胶,这样手术医生能够在直视下确保完全纠正[15]。目前大多数的食管憩室切除术仍在全麻气管内插管下完成。

另一个方法近年来在临床实践中逐渐流行,不需要进行憩室切除,由内镜医生或胃肠病学家在可折叠的内镜辅助下,使用内镜针刀和电烧,进行环咽肌切开而完成手术,也不需要进行全身麻醉。这个操作过程通常是在中度镇静(使用咪达唑仑、哌替啶或芬太尼)下完成,需要术前对患者进行选择。这种治疗方法的可能优点包括:避免全身麻醉气管内插管,可以在非住院手术中心完成,术后可以早期恢复进食。局部注射 1:10 000 的肾上腺素可以减少出血,由于环咽肌切开导致的咽后壁贯穿,可以使用内镜夹将其闭合。这是一种相对较新的方法,首次报道于 1995 年,是开放性外科手术和硬质内镜引导下环咽肌切开术的替代方法。成果数据仅限于这个阶段。然而,初步数据提示这是一个相对安全的手术,与传统的外科手术相比,具有相似的成功率,而且复发率低、并发症少[16,17]。

术后问题

颈部手术期望平稳拔管,患者清醒,肌松完全恢复,避免颈部血肿压迫气道。虽然在其他章节中描述了达到此目标的各种方法,本章作者采用的麻醉技术是,给予全量的长效麻醉剂,如在切皮时给予氢吗啡酮(0.01 ~ 0.02mg/kg),5min 后如果血压平稳,再给予氢吗啡酮 0.4mg。采用这个方法,患者能够平稳苏醒,没有太多的咳嗽或用力。在麻醉后恢复室(PACU)的护理应该包括采取半坐位,对于食管憩室患者在没有切除憩室前进行其他手术更应该如此。大多数的外科医生要求术后相当长时间使用经鼻胃管,依靠重力引流。需证实外科手术切除的伤口愈合后患者才可以开始进食。

并发症

- 瘘管
- 穿孔
- 喉返神经损伤
- 颈部血肿
- 感染
- 吸入性肺炎
- 死亡(罕见)

食管憩室患者接受其他外科手术

因为在术中和术后阶段反流和吸入性肺炎的风险大,因此食管憩室患者接受其他择期外科手术时应特别重视。如果可能,则在进行其他手术前考虑切除憩室以预防潜在的误吸风险。

总结
食管憩室——是、否或可能

总之,食管憩室是一个谜,麻醉医生在每一例麻醉诱导前都可能需要做出判断,是、否或可能存在食管憩室。需要强调的是术前禁食、10°~30° 头高位平稳诱导或清醒插管。相关的围术期评估应该包括详细的心血管检查以及营养状态评估和最优化。禁忌的做法是:使用抑酸剂作为术前药,当憩室的颈部高于环状软骨时采用环状软骨压迫以及盲探经鼻插入胃管。采用区域阻滞技术(颈浅丛或深丛)时,患者清醒并可以保留气道保护性反射,但由于实施困难失败率差异很大。另外,患者的接受程度也有所不同。

总而言之,食管憩室患者的麻醉涉及内、外科多种问题交织在一起。因此,相对简单的手术并不意味着麻醉管理也是简单的。

病例分析

79 岁男性,有食管憩室的症状,准备外科手术切开进行憩室切除和环咽肌切开术。

术前评估

- 术前合并症:慢性阻塞性肺疾病(COPD),在家夜间吸氧,氧流量为 2L/min,吸空气时基础的脉搏血氧饱和度为93%~95%。糖尿病,口服用药治疗控制满意。高血压,药物治疗满意。
- 气道:Mallampatti分级为Ⅲ级,甲颏距离为2.5指,颈部活动度良好,颈围45.7cm,牙齿完整。
- 主要生命体征:血压150/78mmHg,心率85次/min,体重150kg,身高 180cm。BMI 46.29kg/m^2。

术中

手术当日晨,患者禁食大于8h。入手术室前经静脉给予咪达唑仑1mg作为术前药。采用标准的ASA监测。患者被置于头高10°~20°仰卧位,通过鼻导管吸氧(流量4L/min)。采用清醒插管,因为术前评估认为可能存在困难气道,保留患者的自主气道反射避免发生误吸。

麻醉诱导采用50μg芬太尼和1mg咪达唑仑。首先,采用4%利多卡因雾化吸入进行气道表麻,麻醉口咽黏膜,然后置入Ovasappian 呼吸道。此时,再经静脉给予1mg咪达唑仑以增强清醒插管时的镇静深度。使用MADgic®导管,通过已经完成气道塑型的Ovasappian 呼吸道(类似曲棍球棒的形状),用2ml 的4%利多卡因局喷。因为局麻药到达声带上表面和上位气管黏膜,最后一次局喷可诱发少许咳嗽。

纤维支气管镜(FFB)套上 7.5 Parker® 尖端可弯的导管(FFB 预先浸入热盐水瓶中可以避免起雾)通过 Ovasappian 呼吸道导入。一旦暴露声带,FFB 通过声门,进入 6.4cm,然后将气管内导管导入气管,之后退出 FFB,气管内导管套囊充气后连接麻醉环路。确认 $ETCO_2$ 后,给予全身麻醉,丙泊酚 120mg,芬太尼 150μg。将七氟醚罐开到 2.5%。再给予肌松剂罗库溴铵 80mg。将 Ovasappian 呼吸道从气管内导管外剥除丢弃,使用胶带固定导管。

目前认为,如果通过气道评估认为患者不是困难气道,则全身麻醉采用 150μg 芬太尼,40mg 利多卡因(减轻丙泊酚的注射痛),250mg 丙泊酚分次注入,然后再给予罗库溴铵 100mg,正压通气和插管。患者采用快速顺序诱导,未采用环状软骨压迫,因为术前影像资料提示憩室的颈部高于环状软骨。在这种情况下,环状软骨压迫可能压迫挤压憩室的内容物,增加了反流和误吸的风险。只有对于憩室的颈部低于环状软骨,以及憩室不是很大的情况才推荐使用环状软骨压迫。

麻醉维持采用七氟醚和空氧混合吸入,间断静脉推注罗库溴铵维持肌松,芬太尼静脉镇痛。在直视下完成经口胃管置入。手术切除采用颈部切开入路,切除憩室后,咽壁的缝合线要经过漏气实验证实。

手术结束,患者清醒,能够应答,充分拮抗肌松后再拔出气管内导管。

术后护理

患者术后入 PACU,进行胸部 X 线检查确认无任何急性改变。在 PACU 中采取半坐位,禁食。术后 2h,脉搏血氧饱和度稳定,生命体征平稳,达到离开 PACU 标准后送回病房。

临床要点

- 麻醉诱导前禁食不能保证憩室内容物排空。应该避免使用口服术前药,因为术前药可能存留在憩室内。
- 全麻诱导的选择包括清醒插管、采用环状软骨压迫快速诱导以及采用头高位快速诱导。然而,对于食管憩室患者,麻醉诱导过程中采用环状软骨压迫仅推荐用于憩室颈部在环状软骨水平或低于环状软骨的患者。
- 食管憩室穿孔可能发生于困难气道插管,或盲探经鼻置入胃管。
- 在进行其他择期手术前切除食管憩室是一个明智的选择。因为食管憩室增加了围术期反流和吸入性肺炎的风险。

（林　娜译　李天佐校）

参考文献

1. Zenker F, Von Ziemssen H, Krankheiten O. Handbuch der speciellen Pathologie und Therapie. *Supplement Leipzig: Vogel* 1874;7, Part 1:50-87.
2. Dorsey JM, Randolph DA. Long-term evaluation of pharyngoesophageal diverticulectomy. *Ann Surg* 1971; **173**(5):680-685. Epub 1971/05/01.
3. Last R. *The Pharynx*, Anatomy, *Regional and Applied.* Edinburgh: Churchill Livingstone; 1973.pp. 643-649.
4. Aouad MT, Berzina CE,Baraka AS. Aspiration pneumonia after anesthesia in a patient with a Zenker diverticulum. *Anesthesiology* 2000;**92**(6): 1837-1839.
5. Thiagarajah S, Lear E, Keh M. Anesthetic implications of Zenker's diverticulum. *Anesth Analg* 1990;**70**(1): 109-111.
6. Verhaegen VJ, Feuth T, van den Hoogen FJ, Marres HA, Takes RP. Endoscopic carbon dioxide laser diverticulostomy versus endoscopic staple-assisted diverticulostomy to treat Zenker's diverticulum. *Head Neck* 2011;**33**(2): 154-159. Epub 2010/09/18.
7. The UC Davis Health System Cf-VaS. Available from: http:// www.ucdvoice.org/zenkers.html.
8. May JT, Padhya TA, McCaffrey TV. Endoscopic repair of Zenker's diverticulum by harmonic scalpel. *Am J Otolaryngol* 2011. Epub 2011/

02/11.

9. Payne WS, King RM. Pharyngoesophageal (Zenker's) diverticulum. *Surg Clin North Am* 1983;63(4):815-824.

10. White IL. Severe complication of a Zenker's diverticulum with endoscopic diverticulotomy rescue. *Laryngoscope* 1981;**91** (5):708-719. Epub 1981/05/01.

11. Baron SH. Zenker's diverticulum as a cause for loss of drug availability: a "new" complication. *Am J Gastroenterol* 1982; 77(3):152-153.

12. Cope R, Spargo P. Anesthesia for Zenker's diverticulum. *Anesth Analg* 1990;**71**(3):312.

13. Estafanous F. *Anesthesia for Pulmonary and Mediastinal Surgery*, 2nd edn. Philadelphia: Lippincott Williams & Wilkins; 2001.

14. Naja ZM, Al-Tannir MA, Zeidan A, *et al.* Bilateral guided cervical block for Zenker diverticulum excision in a patient with ankylosing spondylitis. *J Anesth* 2009;**23**(l):143-146. Epub 2009/02/24.

15. Adams CF. Regional anesthesia for repair of Zenker's diverticulum. *Anesth Analg* 1990;**70**(6):676.

16. Case DJ, Baron TH. Flexible endoscopic management of Zenker diverticulum: the Mayo Clinic experience. *Mayo Clinic Proc* 2010;**85**(8):719-722. Epub 2010/08/03.

17. Tang SJ, Jazrawi SF, Chen E, Tang L,Myers LL. Flexible endoscopic clip-assisted Zenker's diverticulotomy: the first case series (with videos). *Laryngoscope* 2008;**118**(7):1199-1205. Epub 2008/04/11.

腮腺手术的麻醉

第21章

引言

人体有三大唾液腺,腮腺是其中最大的1个,其余2个为下颌下腺和舌下腺。腮腺位于两颊,外耳前下方,形状像倒立的金字塔,基底自颧弓延伸,顶部覆盖并包围下颌角。因其位置浅表,易被触诊到。分泌的唾液经腮腺导管流到开口于上颌第二磨牙相对处颊黏膜上的腮腺乳头。

腮腺被腮腺筋膜(PGF)的浅层和深层包绕。腮腺筋膜浅层较厚,覆盖腮腺,自咬肌上延伸至颧弓。腮腺浅筋膜与腮腺间有较松的间隙,因而易于分离。腮腺深筋膜较薄,在腮腺深叶下方[1]。

面神经(颞外支)从茎突旁穿过,到达腮腺后方。面神经穿过腮腺,行走于腮腺浅叶和深叶之间,在此分成两大部分,浅表为颞面支,深部为颈面支[2]。由于面神经非常重要,腮腺手术中需要对其进行保护,下文将详细描述。

耳大神经(GAN)是另一重要的临近结构,自胸锁乳突肌后缘穿出,行走于颈阔肌下至下颌三角,在此分为三支。此三支通常在腮腺浅筋膜中穿行,然而有些分支可能穿透筋膜至腮腺实质[3-5]。腮腺手术中耳大神经分支受损可能是术后常见的耳垂麻木的原因。

腮腺病理学

腮腺肿物是腮腺常见的病变,需要手术治疗。所幸的是大多数腮腺肿瘤为良性。最常见的为多形性腺瘤(也称为良性混合瘤,60%~70%),其次为 Warthin 肿瘤(也称为乳头状囊腺淋巴瘤,14%~20%)[6]。多形性腺瘤手术治愈率很高,然而若不治疗,长时间后会有小部分恶变[6]。多形性腺瘤常源于浅叶,深叶发生率只有10%[7]。组织学上,多形性腺瘤被完整或部分包膜包裹。包膜本身可能存在病变如卫星小结或假足[7]。1950年前,通常对多形性腺瘤行囊内摘除术以最大程度地减少面神经损伤,但复发率高达23%~31%,即使在术后多年也可能复发[1]。所以虽然仍存在争论,目前认为肿瘤无包膜、切除不完整及肿瘤种植转移可能是复发的因素。考虑到这些因素,近来常行腮腺浅叶切除术[7]。

Warthin 肿瘤是腮腺第二大良性肿瘤,占腮腺肿瘤的14%~30%,有包膜,生长缓慢,恶变率低(0.3%),因而常行保守治疗,但手术仍是最广泛的治疗方式(腮腺浅叶切除术或肿瘤摘除术)[8]。

腮腺恶性肿瘤有黏液表皮样癌、多形性腺瘤恶变等。腮腺切除术是常见的治疗方式,其他治疗方式包括放疗和化疗。

203

涎腺结石是常见的大唾液腺阻塞性疾病,能导致反复感染和涎管炎。下文将简单介绍涎石病的处理及麻醉方式。

手术注意事项

浅叶腮腺切除术

腮腺良性肿瘤最常见的手术处理方式是全腮腺浅叶切除术或部分腮腺浅叶切除术并行面神经分离,可以最大限度地切除肿瘤并确保腮腺切缘干净。手术过程首先要找到面神经并向前分离其分支,这样肿瘤周围正常腮腺组织的边缘被保留。麻醉后患者取仰卧位,头过伸,向健侧旋转确保患侧向上暴露。通常行 S 型切口,也称 Blair 切口。自耳前延伸至下颌骨边缘。皮瓣提升至腮腺前缘,充分暴露腮腺。寻找到面神经分支并仔细保护。面神经一侧的腮腺部分被切除[1]。有各种改良的手术方式在此不予详细介绍。

面神经监测

因为面神经在解剖上紧挨着腮腺而且其功能非常重要,所以在腮腺手术中面神经损伤是常见而较为严重的并发症。据报道,术后短暂性面神经瘫痪发生率达 20%~40%,而永久性瘫痪发生率为 0~4%[9],因而在术中行面神经监测非常重要。20 世纪 70 年代,最早的监测技术依靠机械性探测面肌运动,但随之很快因其需要较大的阈上刺激而被淘汰。1979 年,Delgado 发明了更为敏感的电生理刺激和肌电记录技术[10]。此后,这一技术不断改进并被广泛应用于各种手术如神经外科及耳外科手术。Rea 等在 1990 年首次把这一技术应用于腮腺切除术[11]。目前有许多品牌的面神经监测仪,配置有多个导联。电极通常置于面神经支配的

四个区域内(额部、颧骨部、颞部及下颌边缘)来监测面神经支配的两组肌肉,如眼轮匝肌和口轮匝肌[9]。应用单极或双极探针行间断电刺激,相应地监测对持续神经刺激产生的肌电活动,同时产生视觉和听觉信号。为消除干扰信号(背景杂音),需要在对侧眼、口轮匝肌处放置额外电极。值得注意的是,随着麻醉深度增加,非特异性信号的幅度降低[12]。术者利用此技术可以识别面神经及其分支,描绘其走行,评估神经的完整性及功能。电极置于面部中线,导线置于术野对侧,以此来减少对术野的干扰。尽管这些技术非常精确和准确,许多医生仍使用神经刺激器直接观察面肌运动。

腮腺切除术麻醉

术前评估

如普通手术一样,对腮腺手术行术前评估需重视患者既往病史。头颈部肿瘤常与酗酒及抽烟有关。应仔细询问患者头、颈、面部手术史及放疗史。需调查患者既往插管史,与外科医生一起阅读和研究门诊纤维喉镜检查结果及 CT 或 MRI 影像学结果来讨论如何建立气道。

患者的体检着重于肿瘤对气道的压迫及颞下颌关节的活动性,其他关注点包括张口度、颌下空间顺应性、甲颏间距、脖围、颈部活动度。既往放疗史被认为是与面罩通气困难相关的独立危险因素[13]。有趣的是曾报道全麻后出现腮腺肿大,称为"麻醉性腮腺炎"[14]。

术中管理

在腮腺切除术中,麻醉医生很难接触到患者头部,且外科术野紧贴气道。在精细操

作部分如显微外科操作中需完全制动。因为这些原因，腮腺手术需要全身麻醉及气管插管。尽管有报道在局部麻醉下也能进行腮腺切除术，但患者的舒适性也需要考虑。

在腮腺切除术的麻醉中，肌松剂的应用是一个重要的问题。肌电图监测需要神经信号能通过神经肌肉接头，因此肌松药对神经肌肉接头的影响要尽可能降到最低。另一方面，肌松剂普遍应用于全麻中，尤其是用来辅助气管插管，减少喉及气管损伤，因而插管时需要避免长效肌松药。

琥珀酰胆碱是普遍应用的短效去极化肌松药，起效快（30~60s），由血浆假性胆碱酯酶迅速代谢，因而在正常人群中持续时间短（通常小于10min）。然而在一些具有遗传性非典型性假性胆碱酯酶的患者中（杂合体，1/50，或纯合子，1/3 000），神经肌肉阻滞时间可能持续 20~30min 至 4~8h。在此情况下，肌松不能被拮抗，因为胆碱酯酶抑制剂会进一步抑制假性胆碱酯酶，异常延长肌松阻滞时间。琥珀酰胆碱的其他副作用包括心动过缓（尤其在小儿中）、肌颤、肌痛、血钾增高（通常在正常人群中增高 0.5~1mmol/L，但在烧伤、挤压伤、截瘫或肾功能衰竭患者中可能增高至致命水平）以及眼内压和颅内压增高等，这些副作用在用药之前都需考虑到。

米库氯铵是非去极化肌松剂，持续时间短（95% 恢复时间为 14min）。与琥珀酰胆碱相似，米库氯铵也为血浆假性胆碱酯酶代谢，其作用在有非典型性假性胆碱酯酶患者中也会延长。然而，当肌松部分恢复时，胆碱酯酶抑制剂能拮抗米库氯铵的肌松作用。Thiede 等研究米库氯铵在 21 例行腮腺切除术患者中的应用[15]，使用单次剂量（0.2mg/kg 静脉注射）来插管，4 个成串刺激监测发现拇内收肌恢复至 4/4 的平均时间为 19.7min，而从切皮至发现面神经时间为 31.6~61.2min。尽管他们的患者在术后都没有出现短暂性面神经麻痹，在记录距切皮最早的时间（21min），仍有 14.3% 患者 TOF 低于 2/4，因而存在风险。根据以往报道，考虑到眼轮匝肌的恢复早于拇内收肌[16]，可能更少患者存在风险。在最坏的情况下，也就是最快切皮而米库氯铵恢复最慢时，EMG 记录的假阴性不能被排除，应仔细考虑。北美已不再使用米库氯铵，而其他地方仍在使用。

必须牢记浅麻醉和术中知晓非常危险，能导致严重的并发症，尤其是在缺乏肌松剂的情况下。足够的麻醉深度和制动可以通过应用相对大剂量的阿片类药物和吸入药的平衡麻醉技术来达到。麻醉维持可采用瑞芬太尼、舒芬太尼或芬太尼联合吸入异氟醚或地氟醚。在一些血流动力学不平稳的患者中，阿片类联合吸入麻醉药行深麻醉可能导致明显的心血管抑制。Kizilay 等探讨了部分神经肌肉阻滞技术在面神经监测中的作用[17]。在小规模耳科手术中，他们发现应用阿曲库铵使肌松程度保持在完全肌松程度的 50% 时可以保证有效的面神经监测。他们的研究成果能否应用于腮腺手术仍然没有被证实。已有文献报道，在组织学上，面神经远端不同于中枢端（桥脑角及迷路段），面神经远端被更致密的神经外膜包裹，因而有更高的刺激阈。

有趣的是，随着麻醉深度的增加，非特异性面神经肌电图信号幅度减弱，这可能被用来监测麻醉深度。Jellish 等人比较了面神经肌电图及 BIS 监测在颅面手术及颅骨手术中的应用,麻醉方式为丙泊酚和瑞芬太尼全静脉麻醉或地氟醚吸入麻醉。结果发现,在预测患者术中制动时,面神经监测比 BIS 有更高的阴性预测值。同时也发现全静脉麻醉比地氟醚吸入麻醉血流动力学更平稳[12]。

Sugammadex 的应用可能提供了另一种有趣的、达到短时间肌松效果的策略。Sugammadex 是具有环状分子结构的环糊精化合物。环间脂溶性的腔隙能与氨基甾类化合物如罗库溴铵和维库溴铵这些常见的非去极化肌松药结合。罗库溴铵或维库溴铵被包围后不能在神经肌肉接头弥散,导致药物浓度梯度逆转,解离已结合的罗库溴铵及维库溴铵分子,从而有效地终止肌松作用[18]。在 Sasakawa 等报道的病例中[19],使用 0.6mg/kg 的罗库溴铵进行全麻插管后,迅速用 2mg/kg 的 Sugammadex 进行拮抗,面神经刺激能有效进行。由于其过敏反应,FDA 尚未批准 Sugammadex 上市。

对于有家族遗传性恶性高热病史[20]或肌萎缩病史[21]的患者,若行腮腺切除手术,有报道在用氯胺酮单次静注或丙泊酚 - 氯胺酮单次静注后以 0.2% 丁卡因表麻行清醒插管,随后用全静脉麻醉维持,可用氯胺酮泵入或丙泊酚—氯胺酮泵入,辅以芬太尼镇痛。

腮腺切除术的并发症

由于可能存在颈部手术史、放疗史、术中出入量大、术中气道操作、组织水肿及麻醉药残余等诸多因素,腮腺切除术及根治性颈廓清术后的气道控制会非常具有挑战性。气管导管的拔除必须在气道通畅有保障的情况下进行。这类手术后如果出现呼吸困难,要考虑到术后血肿增大的问题。

如上所述,腮腺手术术后并发症还包括由于面神经损伤导致的短暂或永久性面瘫、耳大神经损伤导致的耳垂麻木。Frey 综合征是另一种并发症,表现为患者进食后患侧出现"味觉出汗综合征(gustatory sweat)",可能是由于腮腺副交感神经错误再生至汗腺导致[22]。已尝试数种不同的手术技术来减轻或治疗这种并发症。

阻塞性腮腺唾液分泌障碍疾病

腮腺导管结石形成(涎腺结石)及导管狭窄是阻塞性腮腺唾液分泌障碍的常见原因。通常可在局麻下行导管扩张术或切开术来治疗。导管结石可能需要行导管切开术,反复发作病例或间质间结石则需行唾液腺切除术(如腮腺切除术)。导管结构异常可行导管搭桥或唾液腺成形术[23]。这些手术需要全身麻醉,可能也需经鼻插管。

近年来,随着现代技术的发展和特制小光缆内镜的应用,一些微创手术如体外短波碎石术、涎腺内镜术、激光体内碎石术和视频辅助传统结石切除术等都应用于临床并有很高的成功率。这些微创手术转变了处理阻塞性唾液分泌障碍疾病的传统方式,可局麻下在门诊进行,必要时辅助安定镇痛术[23]。

病例分析

一位女性患者拟行左腮腺切除术和根治性颈廓清术。既往病史有病态肥胖、糖尿病、高血压、哮喘、阻塞性睡眠呼吸暂停和严重的颈髓病。既往曾行颈椎融合术(C5 ~ C6)。

术前评估

患者精神状态无异常,体重指数(BMI)38,血压 160/85mmHg,呼吸 22 次 /min,吸空

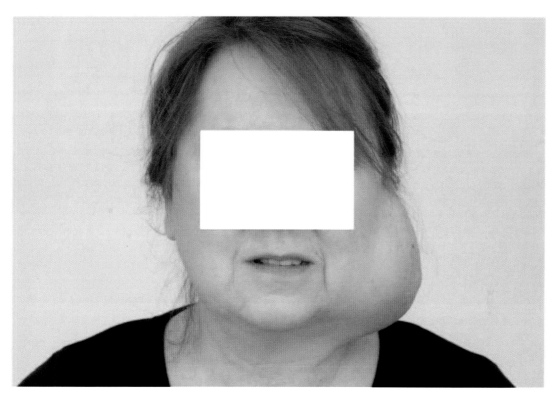

图21-1　左侧较大的腮腺肿瘤延伸到颈部　注意患者某些体征提示可能存在困难气道，比如下颌退缩以及甲颏间距较短。

气下血氧饱和度（SpO_2）92%。气道检查显示：Mallampati 分级 3 级，甲颏距离短（小于6cm），颈部活动受限，脖围40cm，左腮腺肿物严重压迫面颈部，如图 21-1。颈部 MRI结果如图 21-2。

合并症

2 型糖尿病
阻塞性睡眠呼吸暂停
哮喘
颈髓病

麻醉方案

患者仰卧位，行 ASA 常规监测，记录无创动脉血压、心率、血氧饱和度、呼末二氧化碳、呼吸、体温及镇静评分。术前静脉给予0.2mg 格隆溴铵以减少分泌物并增加局麻药效果。静脉给予 1mg 咪达唑仑镇静，而后泵入瑞芬太尼 0.05μg/（kg·min）。吸氧后用含4% 利多卡因的小容量喷雾器对气道进行表麻，并利用多端口装置强化口腔内表麻。通过纤维支气管镜的工作通道用 1% 利多卡因对声带强化表麻，而后在纤维支气管镜引导下经口插入内径 7.0mm 的气管导管。插管后，将患者头颈部置于最舒适体位。以丙泊酚进行诱导，以七氟醚吸入和瑞芬太尼 0.1 ~ 0.2μg/（kg·min）泵注维持麻醉。术中未使用肌松药以保证面神经监测。手术历时 6h,苏醒前用气囊泄露试验对气道进行评估显示气囊无泄漏。经口纤支镜检查发现气道水肿严重。

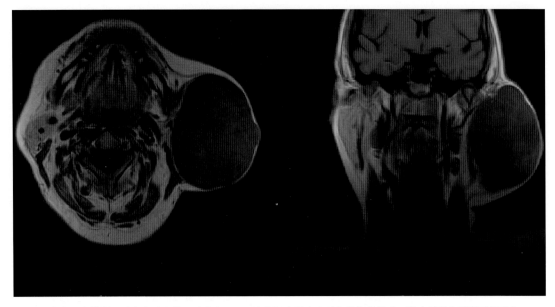

图21-2 患者颈部横断面（左）及冠状面（右）MRI 注意腮腺肿瘤和咽旁结构的关系，肿瘤累及左侧颞下颌关节。

患者保留气管导管转入术后恢复室。几小时后，确认气囊泄露试验阳性而且气道水肿减轻，考虑到肥胖、短甲颏距、既往颈椎融合术史及广泛颈部手术等各种危险因素，计划拔管时使用交换管作为临时过渡措施。该患者在恢复室成功拔管并移除交换管。

临床要点

- 对于腮腺手术，尽管有局麻下手术的个案报道，通常需要进行全身麻醉及气管插管。

- 尽管轻-中度增大的腮腺对气道的影响很小，但巨大的腺体会延伸至颈部导致气道变形和气道管理困难。

- 考虑到面神经的重要性，对其进行保护是腮腺手术的核心目标，通常需要进行肌电图监测并避免使用肌松药。

- 可通过平衡麻醉，利用大剂量阿片类药物和吸入麻醉药达到足够的麻醉深度并制动。浅麻醉及患者体动会导致严重的并发症，尤其是在没有肌松药的情况下。

（奚春花 译 李天佐 校）

参考文献

1. Hegazy MA, El NW, Roshdy S. Surgical outcome of modified versus conventional parotidectomy in treatment of benign parotid tumors. *J Surg Oncol* 2011;**103**:163-168.

2. Laing MR, McKerrow WS. Intraparotid anatomy of the facial nerve and retromandibular vein. *Br J Surg* 1988;**75**:310-312.

3. Colella G, Rauso R, Tartaro G, Biondi P. Skin injury and great auricular nerve sacrifice after parotidectomy. *J Craniofac Surg* 2009;**20**:1078-1081.

4. Zumeng Y, Zhi G, Gang Z, Jianhua W, Yinghui T. Modified superficial parotidectomy: preserving both the great auricular nerve and the parotid gland fascia. *Otolaryngol Head Neck Surg* 2006;**135**:458-462.

5. Porter MJ, Wood SJ. Preservation of the great auricular nerve during parotidectomy.*Clin Otolaryngol Allied Sci* 1997;**22**:251-253.

6. Biorklund A, Eneroth CM. Management of parotid gland neoplasms.

Am J Otolaryngol 1980;**1**:155-67.

7. Emodi O, El-Naaj IA, Gordin A, Akrish S, Peled M. Superficial parotidectomy versus retrograde partial superficial parotidectomy in treating benign salivary gland tumor (pleomorphic adenoma). *J Oral Maxillofac Surg* 2010;**68**:2092-2098.

8. YooGH, Eisele DW, Askin FB, DribenJS, Johns ME. Warthin's tumor: a 40-year experience at The Johns Hopkins Hospital. *Laryngoscope* 1994;**104**:799-803.

9. EiseleDW, Wang SJ, Orloff LA. Electrophysiologic facial nerve monitoring during parotidectomy. *Head Neck* 2010;**32**:399-405.

10. Delgado TE, Bucheit WA, Rosenholtz HR, Chrissian S. Intraoperative monitoring of facial muscle evoked responses obtained by intracranial stimulation of the facial nerve: a more accurate technique for facial nerve dissection. *Neurosurgery* 1979;**4**:418-421.

11. Rea JL. Use of a hemostat/ stimulator probe and dedicated nerve locator/monitor for parotid surgery. *Ear Nose Throat J* 1990;**69**:566, 570, 573.

12. JellishWS, Leonetti JP, Buoy CM, *et al.* Facial nerve electromyographic monitoring to predict movement in patients titrated to a standard anesthetic depth. *Anesth Analg* 2009;**109**:551-558.

13. Kheterpal S, Martin L, Shanks AM, Tremper KK. Prediction and outcomes of impossible mask ventilation. A review of 50,000 anesthetics. *Anesthesiology* 2009;**110**:891-897

14. Reilly DJ. Benign transient swelling of the parotid glands following general anesthesia: "anesthesia mumps". *Anesth Analg* 1970;**49**:560-563.

15. Thiede O, Klusener T, Sielenkamper A, *et al.* Interference between muscle relaxation and facial nerve monitoring during parotidectomy. *Acta Otolaryngol* 2006;**126**:422-428.

16. Caffrey RR, Warren ML, Becker KE Jr. Neuromuscular blockademonitoring comparing the orbicularis oculi and adductor pollicis muscles. *Anesthesiology* 1986;**65**:95-97.

17. Kizilay A, Aladag I, Cokkeser Y, *et al.* Effects of partial neuromuscular blockade on facial nerve monitorization in otologic surgery. *Acta Otolaryngol* 2003;**123**:321-324.

18. Baldo BA, McDonnell NJ, Pham NH. Drug-specific cyclodextrins with emphasis on sugammadex, the neuromuscular blocker rocuronium and perioperative anaphylaxis: implications for drug allergy. *Clin Exp Allergy* 2011.

19. Sasakawa T, Iwasaki H, Kurosawa A, *et al.* A case report: a normal dose of rocuronium achieved the desired effect in a short time after the administration of sugammadex during reoperation. *Masui* 2011;**60**:621-624.

20. Wadhwa RK, Tantisira B. Parotidectomy in a patient with a family history of hyperthermia. *Anesthesiology* 1974;**40**:191-194.

21. Yasuda T, Otomo N, Matsuki A, *et al.* Total intravenous anesthesia for two patients complicated with myotonic dystrophy. *Masui* 1999;48:181-184.

22. Sood S, Quraishi MS, Bradley PJ. Frey's syndrome and parotid surgery.*Clin Otolaryngol Allied Sci* 1998;**23**:291-301.

23. Nahlieli O, Baruchin AM. Endoscopic technique for the diagnosis and treatment of obstructive salivary gland diseases. *J Oral Maxillofac Surg* 1999;**57**:1394-1401.

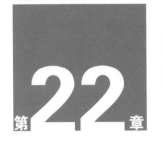

上颌骨、唾液腺、下颌骨和颞下颌关节手术的麻醉

第22章

上颌骨

引言

上颌骨手术属于跨专业学科,涵盖耳鼻喉科学和口腔颌面外科学两大专业技术领域。本章节主要探讨无创性上颌骨手术和内镜下上颌窦手术的相关问题。上颌是由2块对称的上颌骨融合在一起而形成,这两块骨头通过硬腭的中缝融合在一起,形成上颌。上颌骨的体部参与构成了口腔的顶部、眶壁底部以及鼻腔的底部和侧壁。上颌窦位于上颌骨体内,是最大的副鼻窦[1]。

外科手术

上颌骨切除手术包括诸多术式——上颌骨全切除术、上颌骨部分切除术(次全切除术)以及上颌骨局部切除术。上颌骨局部切除术的定义为:手术切除上颌骨窦腔的其中一个壁。上颌骨内侧壁切除术就是上颌骨局部切除的一个例子。上颌骨次全切除术的定义:切除上颌骨窦腔的2个壁。上颌骨全切术的定义:上颌骨整体切除[2]。上颌骨切除术的适应证包括:腭部肿瘤、鼻腔和鼻窦病变、唾液腺病变、真菌感染性疾病(黏膜真菌病)、乳头状瘤、血管纤维瘤以及肉芽肿病变。上颌骨切除还有可能是由于颅底病变的治疗需要而施行[3]。内镜下上颌骨切除术的优点包括:可以对开放手术技术难以到达的筛窦和蝶窦进行治疗,外表不留瘢痕,无骨性鼻结构损伤以及不会损害上颌骨前部的支撑结构[4]。

麻醉管理

术前评估

除了在第3章讨论过的术前评估的总体原则以外,对于本章节所涉及手术病种的麻醉,其术前评估还包括全面的出凝血功能的评估。详尽的术前问诊包括:肝脏疾病、以前所接受的手术是否有严重的出血史、抗血小板以及抗凝血药物治疗、中草药治疗以及家族的血液病史。基本的实验室筛查包括:血球压积、血型和相关筛查。影像学检查包括:MRI和CT成像,有助于对气道进行评估,利于气道管理方案的计划和成功施行。

如果需要保持患者清醒来开放气道,术前与患者就气道管理的相关问题进行讨论是非常必要的。同样地,如果术后有很大的可能性需要继续机械通气或者气管切开,那么此类问题和相关事项也需要与患者在术前进行沟通和讨论。如果病情需要进行有创动脉置管测压,一定要在术前向患者解释其中的原因和重要意义。

耶和华见证会的教徒由于其教义禁止信徒接受输血,所以对于术前患有贫血、术中可能有较多出血以及可能选择心血管复苏的患者,需要与其在术前进行详尽的讨论。

术中管理

以上手术类型均需要在全身麻醉下进行。通常都需要有创动脉置管测压,以利于控制性低血压的实施和血球压积的连续测量。在需要进行脑神经监测和 SSEPs(体感诱发电位)监测的病例,术中应该选择短效肌肉松弛剂。

气道的管理通常采用经口腔气管内插管,而且常常不会有技术困难。偶尔,由于肿瘤生长的大小和部位,经口腔气管内插管可能会出现困难和问题。为了确保气道的安全,在此类情形下通过经鼻腔气管插管或者气管切开来管理气道具有切实可行的临床价值。气管内插管后,导管应该用胶带固定于下唇,并且固定于手术切口的对侧,以免影响术野,增加切口感染的概率。如果病患存在困难气道,保持患者清醒下开放气道的技术可以确保气道安全。

手术结束后,进行胃减压可以将进入胃内的血液吸除,避免术后误吸等相关不良事件。如果上颌骨切除术的手术时间比较长,那么开放 2 条粗大的静脉通路、进行输血输液的加温、给予保温设施以及留置 Foley 导管(导尿)等措施是必要的。

手术结束后,在转运那些保留有气管导管的患者时,可以使用丙泊酚输注来防止高血压发作和血肿形成,尤其是那些施行了皮瓣重建术的病例,使用药物控制血压尤为重要。

术后管理

保持血压正常稳定对于防止出血过多和血肿形成是至关重要的措施。如果所施行的手术范围较大、局部有水肿形成或者进行了皮瓣重建术,对于此类患者,术后通过气管导管或气管筒进行自主通气或控制通气比立即拔管更为安全。

如果对术后顺利拔除气管导管有顾虑的

话,使用过渡性技术和工具来进行气管导管的拔除是需要事先考虑和准备的。对于困难气道患者,气管导管拔出后仍然能够持续保留气道开放的路径,这一点尤为重要。比如通过气管内更换管芯来实施气管导管的拔除就是一种很好的选择。具体方法是:首先将气管内导管更换管芯置入气管导管内,然后顺着管芯将气管内导管拔除,而管芯仍然保留在气管内。在气管内导管拔除后,这种管芯在气管内还可以继续保留长达 72h[5]。也就是说,通常情况下,上颌骨切除术后的气道管理并非想象的那么棘手[6]。

脑神经 Ⅴ、Ⅵ、Ⅶ、Ⅸ、Ⅹ 以及脊髓中脑束的颈髓部分可能参与了头面部和颈部急慢性疼痛的发生[7]。这些疼痛的特点可以是伤害性疼痛(躯体疼痛或内脏疼痛),也可能是神经病理性疼痛(爆发性疼痛和刺痛)。疼痛的管理采用多模式镇痛,多模式镇痛包括:药物治疗、中草药治疗、生理疗法和介入性疼痛治疗技术等。癌性疼痛对于阿片类药物的治疗反应良好,然而神经病理性疼痛对于三环类抗抑郁药物,以及抗惊厥类药物的治疗反应更佳。镇痛管理应当遵循 WHO 的指南以及美国疼痛协会的指南来进行。非甾体类抗炎镇痛药物、阿片类镇痛药物,以及辅助药物构成的三阶梯疼痛治疗方法包含在 WHO 疼痛治疗方案的基本框架内。辅助类药物增强了镇痛药物的疗效,减少了能够导致疼痛恶化的其他症状。辅助药物有如下种类:三环类抗抑郁药物、抗惊厥药物、大麻素类、抗痉挛药物、二磷酸盐类、α 肾上腺素类药物、类固醇和降钙素[8,9]。

对头颈部疾病相关的慢性疼痛治疗管理可产生多种结局。比如,采用神经松解术和神经消融术可以破坏疼痛信号传递而减轻疼痛,但是可能导致运动功能损害。应当注意的是,慢性疼痛以及与之相伴随的相关改变可能表现为反射性的交感神经性营养不良。三叉神经阻滞复合反复星状神经节阻滞法在缓解慢性疼痛方面具有一定疗效。脑神经Ⅴ、Ⅸ、Ⅹ的神经根切断术以及伽马刀治疗也可产生多种结果。目前,脊髓刺激器已经用于头面部疼痛的治疗,其疗效已有了令人可喜的报道[10,11]。

并发症

上颌骨切除术的并发症如下:

1. 出血——在上颌骨切除术中可能会发生严重的失血。当切除上颌骨的前后壁时会出现大量失血。通常翼状血管丛是血液大量丢失的原因。

2. 在上颌骨切除术中,如果眶壁受到侵犯,可能需要行眼眶重建。如果眶内容物受到肿瘤侵犯,那么需要施行眶内容物挖除术。与之相关的眼科并发症还包括:眼球内陷、复视、眼睑外翻、睑缘炎、结膜炎、暴露性角膜病、溢泪以及视神经萎缩。

3. 吞咽障碍也可能出现,尽管这是能够被大多数患者接受的并发症。

4. 上颌骨切除术患者,构音改变很常见,主要是由于硬腭的构音功能丧失以及语音共鸣增强所致。

5. 感染以及多发颅神经麻痹也可发生。在上颌骨切除术中,视神经、三叉神经的上颌支以及蝶腭神经最容易受损。

6. 放射性白内障、视力丧失、听力丧失、垂体功能不全、脑坏死、鼻腔结痂以及额窦黏液囊肿形成均可见于上颌骨切除术后。

7. 上颌骨切除术后的气道管理通常没有困难,脑脊液漏也并不常见。据报道,在游离皮瓣重建术后的患者,仅7.7%需要接受气管切开术。

8. 慢性面部疼痛综合征也可发生,相关内容如上所述。

结论

上颌骨切除术对于麻醉医生的麻醉管理水平是一个考验和挑战。麻醉管理涉及的问题包括大量失血的管理、脑神经监测,以及在脑神经监测的同时如何管理气道,所有这些难题均对麻醉医生的能力提出挑战。手术的成功取决于良好的沟通和协作。麻醉医生、耳鼻喉科医生,甚至包括整形科医生之间良好的沟通和协作是手术成功的保证。上述关于上颌骨切除手术患者的围术期管理原则有助于加强沟通协作,并为患者提供最佳的治疗计划。

唾液腺
简介

唾液腺由一对腮腺、一对颌下腺、一对大的舌下腺和许多小的唾液腺组成。唾液腺的功能是分泌产生浆液性分泌物、黏液性分泌物和消化酶,具有润滑、清洁和抑菌的作用[13]。大约80%的唾液腺肿瘤发生于腮腺,而且通常是良性肿瘤。50%~60%的颌下腺肿瘤也属于良性肿瘤[14]。

多形性腺瘤占所有唾液腺肿瘤的大约2/3。恶性肿瘤包括黏液表皮样癌和腺细胞癌。这些恶性肿瘤能够造成溃疡和神经损坏,从而导致麻木感和面神经麻痹[15]。

对于腮腺手术的麻醉管理,请读者参阅第21章相关内容。本章节主要对第21章中没有详述的唾液腺的相关知识进行补充。以下内容主要是关于颌下腺的知识。

手术治疗

唾液腺的手术治疗有一定的技术难度。手术部位靠近血管、神经及唾液腺的解剖变异、既往的手术史、感染,以及放射治疗等因素均为手术治疗增加了难度。颌下腺手术的适应证包括:瘤样增生性病变、对药物治疗不敏感的慢性难治性涎腺炎以及腺体内部阻塞性结石性病变。良性肿瘤通常深埋在腺体组织中,需要单纯切除腺体;而恶性肿瘤却可以侵及周围组织,所以,恶性肿瘤的手术治疗除腺体切除之外,还需要对颌下三角区内组织进行清扫切除[16]。

麻醉管理

术前评估

术前要进行全面的体格检查和相应的实验室检查,明确患者的所有合并症,并且在术前把患者的合并症调整到满意状态。麻醉医生和术者要充分沟通讨论神经肌肉阻滞剂的使用计划以及出血的可能性。在术中,手术台经常远离麻醉医生,所以要充分考虑呼吸回路的固定以及静脉管路的固定和延长问题。颌下腺手术操作属于常规的"洁净"手术。对于感染病例,有关抗生素使用的问题需要在术前进行讨论。

术中管理

瘤样增生性病变通常位置固定而且常偏离正中线。在这类病例,病变对气道的影响通常不需要有太多顾虑。如果经术前讨论需要使用抗生素,则抗生素的使用时机应该在手术切皮前 30min 到 1h 之内。对于术中需要进行神经功能监测的病例,要谨慎使用肌肉松弛剂以免干扰神经功能的监测。患者可能出现面动脉和面前静脉受损而导致出血风险。有创动脉置管测压并非必须,但是留置粗大的静脉通路是事先应该考虑实施的。麻醉的苏醒应当尽量平顺,尽可能避免呛咳来预防潜在的颈部血肿形成。

术后管理

术后应当给予恰当的镇痛药物。若非出现了术中并发症,否则经过麻醉恢复室的患者应当回到普通病床进行术后康复。

并发症

颌下腺切除术可能出现下列并发症:

1. 由于面动脉和面前静脉损伤所致的出血。

2. 有 2%~9% 的患者可能发生术后感染。

3. 神经损伤:面神经的下颌缘支受损可以导致下唇功能受限;舌神经受损可以导致同侧舌前 2/3 部分的感觉丧失,有 3%~6% 的病例可能出现这类神经损伤;舌下神经损伤可导致同侧舌麻痹。

4. 其他的并发症还包括口腔干燥、中毒性休克综合征、味觉性出汗和颌舌神经受损[16]。

结论

唾液腺切除术对外科医生和麻醉医生都提出了技术上的挑战。这类手术的麻醉管理主要涉及到面部运动功能的保留问题,这就必须允许外科医生在术中持续监测运动神经的完整性。了解外科医生的需求,同时还要保证患者的安全,这是麻醉医生临床管理的基本思路和内容。唾液腺切除术是外科医生和麻醉医生完美协作的典范。

下颌骨

简介

下颌骨和颞下颌关节(TMJ)手术需要多

213

个外科专业的专家来评估,可能包括耳鼻咽喉科专家和口腔颌面外科及整形科医生,具体情形主要取决于手术的范围。这部分内容主要涉及下颌骨和颞下颌关节手术的相关知识。

下颌骨由下颌骨体和 2 个下颌支组成,共同构成了下颌。下牙列的牙齿生长于下颌骨体上缘的牙槽嵴内。四边形的下颌支从下颌骨体向侧上方延伸。下颌支的上端有 2 个隆突,前面的叫喙状突,后面的叫髁突。

颞下颌关节是一个滑膜关节,由一个关节盘将整个关节腔分为两个部分。上部与颞骨形成关节结构,下部与下颌骨的髁突形成关节结构[1]。

外科手术

下颌骨的手术种类从病理活检术到根治性下颌骨切除术(表 22-1)。比较严重的下颌骨发育不全通常都在手术切除病变后初期进行重建术。下颌骨发育不全的修复术需要选择螺钉、骨折镶片以及重建需要的附带骨性结构的带蒂皮瓣,这些附带骨性结构的带蒂皮瓣是来源于肋骨、肩胛骨、锁骨、颅盖骨或者是来源于腓骨、髂骨嵴、肩胛骨、前臂桡骨或者锁骨的游离骨皮瓣[17]。手术治疗导致的

表22-1 各种下颌骨手术的适应证

下颌骨手术	适应证
双侧矢状劈开骨切除术 BSSO	下颌骨发育不全、牙齿错位咬合
BSSO和下颌骨下缘骨切除术	面部不对称
双侧下颌骨回缩术	下颌骨前突、下颌骨过长、下颌骨不对称
上下颌前移术	阻塞性睡眠呼吸暂停
根治性下颌骨切除术及下颌骨重建术	晚期肿瘤(鳞癌并发侵及骨质)牙源性肿瘤、骨肉瘤、软骨肉瘤

软组织缺损需要软组织来替代修复,这种用来修复的软组织主要指肌肉皮瓣(胸大肌或者斜方肌皮瓣)或者游离的带有小血管的复合组织移植体。这类手术还需要解决手术缺损的稳定性问题,包括上下颌关节固定、骨性结构移植或者面部骨性结构的外固定[18]。

麻醉管理

术前评估

对于没有合并症的患者而言,常规的病史和体格检查就足以完成术前评估。详尽地询问患有头颈部癌或者既往有过放射治疗的患者的病史,有助于气道管理的合理选择。另一方面,对存在合并症而且运动耐力减低的患者,需要考虑有创监测。回顾以前的麻醉史、实验室检查、研究影像学检查以明确疾病的范围,这些都是至关重要的。术前必须与手术医生和患者及患者家属讨论气道管理的相关问题、可能的并发症以及术后的相关处理。术前 30min 使用止涎剂是许多麻醉医生都采用的一种管理方法,尤其是对于那些可预见的困难气道患者。对这类患者,气道管理的措施之一是采用经鼻腔气管插管。用血管收敛剂收缩鼻腔黏膜可以尽可能减少鼻腔插管导致的鼻腔黏膜出血。将咪达唑仑镇静剂用于焦虑的患者可以达到有效的抗焦虑作用。

术中管理

在手术进行的不同阶段,可能面临不同的问题,可以随时暂停手术以便于达成最后的共识来满足手术需求。比如就以下问题:患者体位、肌肉松弛剂的使用、手术步骤、抗生素的再次使用、手术间温度、是否可能使用红细胞以及成分输血等,在手术过程可以进行沟通并讨论确定最终方案。如果患者的张口度正常,可以选择在全身麻醉下借助直接喉镜或者

可视喉镜辅以 Magill 钳进行经鼻腔气管内插管。还可以在助手使下颌前移和拉出舌体的辅助配合下进行经鼻腔纤维支气管镜插管。如果预见到患者属于困难气道,那么清醒状态下气管插管是非常谨慎明智的选择。

如果患者已行气管切开术,将气切导管拔除后经气管造口处置入加强的气管内导管,并将气管导管缝合固定于不干扰手术野的恰当部位,从而可以最大程度地减少因胶带固定所致的术野污染问题。至少要保留 2 条粗大的静脉通路,并将输液管路延长以便于术中的液体管理和药物输注。如果需要对血流动力学改变作出快速反应,有创动脉直接测压是最基本的选择,尤其对于那些有多种合并症的患者而言,严密的监测具有更加重要的价值。

通常需要复合使用吸入麻醉药物来进行术中的麻醉管理。在正颌手术操作过程中,使用控制性低血压技术维持平均动脉压在 60mmHg 左右可以减少手术野的出血。对于手术时间超过 3h 的手术,需要放置 Foley 导尿管、进行输液加温以及对患者实施保温措施。止吐药物的使用可以降低术后恶心呕吐的发生率。

如果患者达到拔除气管导管的标准,而且没有出血以及气道水肿的顾虑,可以考虑手术结束后在手术间拔除气管导管[5]。对于那些有合并症的患者,需要考虑延迟气管内拔管的时机。如果拔管失败需要再次插管,此时气管切开术也许是正确而有效的选择;同样,如果气管导管留置时间需要超过 7d,也需要行气管切开术。

术后管理

大的重建手术的术后管理涉及在监护病房的机械通气管理以及移植皮瓣的活性监测。在术后恢复期,需要给患者吸入加湿的氧气。抬高患者头部、放置冰袋于手术部位可以减少正颌手术的肿胀。提供镇痛药物来缓减术后疼痛也是必需的。

并发症

BSSO 可能出现如下相关并发症:

1. 下颌后静脉、下牙槽血管受损以及罕见的面部血管受损导致的出血可以在术中得到有效控制。如果血液进入胃内可能导致术后恶心呕吐。诱导期放置鼻胃管便于拔管前将进入胃内的血液充分吸除,而且鼻胃管应该保留到术后。

2. 一旦发生面部水肿,采用局部放置冰袋、应用皮质激素以及抬高头部等措施来进行处理。

3. 面部的感觉缺失可能与术中下牙槽神经、舌神经以及面神经的直接损伤和间接挤压有关。患者可能出现暂时的下唇和下巴麻木。

4. TMJ 功能障碍会导致术后张口受限,时间可长达 6 个月之久。

5. 拔除气管导管后出现再次气管插管困难的原因可能有出血、TMJ 功能障碍和面部水肿。使用过渡性导管交换器来拔管可以有效降低再次气管内插管的难度[5]。

结论

正颌手术中有几个难点和重点:严密地控制血压以提供清晰的术野,拔管时可能面临水肿和血肿形成的风险,以及预防性处理术后恶心呕吐。关于下颌骨癌患者的根治和重建手术的麻醉管理,将在本章末尾的病例中进行讨论。

颞下颌关节

简介

在正常人群中，颞下颌关节（TMJ）功能障碍的发病率为 20%～25%。手术适应证为 TMJ 关节内病变比如骨性关节炎、滑膜炎、关节纤维化、关节强直、难治性关节疼痛以及上下门齿间距缩短。颞下颌关节的关节镜手术优于关节切开术，主要原因是关节镜手术具有微创和术后快速恢复的优点。严重的 TMJ 功能障碍者可能出现疼痛症状和上下门齿间距显著减小。有些患者是在喉镜检查中因张口受限而首次被确认患有 TMJ 功能障碍[19,20]。

手术方式

TMJ 功能障碍的手术干预方式包括：关节穿刺、关节镜、关节成型和开放性关节手术。如果关节间隙足够大，便可施行关节镜手术操作，否则需要进行关节切开术。此外，对于肿瘤患者也需要施行关节切开手术。

麻醉管理

TMJ 手术患者的年龄通常在 20～40 岁，可以在门诊完成。关节镜手术可以采用耳颞神经阻滞复合镇静来完成。大多数手术操作在鼻腔气管内插管的全身麻醉下完成，经鼻腔气管插管便于手术医生评估下颌骨的位置，同时不受气道管理的干扰[21]。留置单腔 18G 静脉导管足以满足手术和麻醉管理的需要。患者取仰卧位，手术操作台远离麻醉医生，为术者提供良好的术野。

术前评估

术前评估的关键是气道评估，此外还需关注鼻孔和鼻腔的通畅程度。值得注意的是，如果存在鼻中隔偏曲，孔径较小的鼻孔对应较大的鼻咽部开口。最理想的方法是使用鼻内镜来检查鼻腔内部结构，还可以排除鼻息肉，以确保被选择鼻腔的通畅。在紧急繁忙的情况下实施鼻内镜检查是不太适宜的。临床上常通过询问患者哪侧鼻孔更容易呼吸来替代鼻内镜检查评价鼻腔的通畅程度。指导患者比较两侧鼻腔的通畅程度的具体方法是：请患者自己用手指将一侧鼻翼向鼻中隔方向按压并堵塞鼻孔，用对侧鼻腔呼吸，感受鼻腔的通畅程度；用同样的方法检查对侧鼻腔的通畅程度，从而选择更加通畅的鼻腔进行气管插管。

用血管收缩药物收敛鼻腔黏膜血管以进一步准备患者的鼻腔。以下是可供选择的几种药物：0.05% 苯肾上腺素鼻腔喷雾、0.05% 羟甲唑啉鼻腔喷雾、4% 可卡因。羟甲唑啉的半衰期最长，可达到 12h，可以保持患者的鼻腔黏膜处于良好的收缩状态直到拔管期。如果需要在患者清醒状态下进行鼻腔气管插管，可以考虑在手术前 30min 给予止涎剂（格隆溴铵或者阿托品）。

术中管理

需要对鼻腔黏膜进行进一步的准备。具体方法是，在鼻腔插管前 3～5min，将浸满混合有 0.25% 苯肾上腺素的 4% 可卡因或 4% 利多卡因的类似棉棒的涂药器插入鼻腔，对鼻腔黏膜进行局部麻醉并收缩鼻腔黏膜的血管。小提示：如果鼻腔能够容纳 4 根棉棒通过，表示其大小可以允许 7.5 气管导管通过。此步骤既可以在患者清醒时实施也可以在患者全身麻醉诱导后实施。可以选择如下种类的气管内导管：鼻腔 RAE 导管、标准的装配有可弯曲金属接合器的气管内导管或者加长的有加强装置的气管内导管。我们曾采用一种特别的方式来保护患者的眼睛和鼻部，并确保鼻腔气管内导管的安全通畅，如图 22-1 所

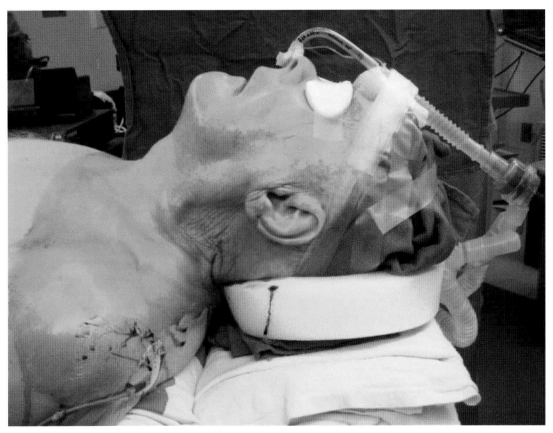

图22-1　鼻腔插管的安全措施包括：双眼使用润滑剂，黏合眼部并敷料和眼垫覆盖　插管前在温水中软化鼻腔RAE导管。凡士林纱布放置于鼻部气管导管周围以最大程度降低ETT挤压导致的鼻腔坏死。在使用胶带安全固定ETT之前，将头部用毛巾包裹并将手术用的海绵放置于恰当位置，胶带围绕头部周径缠绕固定ETT。头置于泡沫橡胶圈上来衬垫头部。

示。由于手术医生通常会施行耳颞神经阻滞以及手术部位的局部浸润麻醉，所以患者在术后仅需要少量的阿片类药物来镇痛。在手术结束时，手术医生可能会将 2mg 的地塞米松和（或）透明质酸钠注射到关节间隙[21,22]。

术后管理

术后恢复期需要减轻关节的过度负荷、炎症、疼痛以及最大限度减少关节活动[23]。注射肉毒杆菌毒素 A（Botox）可以显著减轻术后疼痛[21]。

并发症

TMJ 手术可能发生如下并发症：

1. 耳科学的相关损伤（发生率 8.6%）：主要涉及血块和鼓膜穿孔。

2. 外耳道撕裂伤、部分听力丧失以及眩晕。

3. 神经学损伤（发生率 1.7%）：可能涉及脑神经 V 和脑神经Ⅶ的损伤。

4. 心律失常以及反射性心动过缓。

5. 肺水肿。

217

结论

TMJ 的关节镜手术是一类有效的微创技术,可以减少疼痛,改善下颌的活动范围,而且可以非常安全地在门诊完成。

病例分析：下颌骨癌手术的麻醉管理

一位 82 岁的男性病患,身高 175cm,体重 85kg,ASA Ⅲ级,诊断为口腔疣状癌。拟施行左侧下颌骨癌切除术,同时实施游离皮瓣重建和骨质镶片固定术。

术前评估

- 患者伴发如下疾病：口腔癌、肥胖、高血压、阵发性室上性心动过速（几年前服用美托洛尔和维拉帕米药物转复治愈）、高血脂、胃食管反流（用药控制、无症状）、贫血、关节炎、颈椎病、多动腿综合征以及良性前列腺增生。
- 手术史：大面积局部切除口腔软组织损伤、左侧下颌骨清创术、根治性牙槽切除术、疝的网片修补术以及TURP。
- 气管插管史：全身麻醉,使用MacIntosh 4#镜片经口插入7.5口腔RAE ETT；另一次尝试Cormach-Lehane暴露分级为2级,用Glidescope大号镜片视野良好,经口插入7.5 ETT。没有尝试面罩通气。
- 气道检查：气道分级MP Ⅲ级,上下门齿间距5cm,甲颏间距5cm,左下颌骨余有6颗牙齿,颈部伸展性严重受限。

麻醉诱导

手术当日,确认已经禁食禁饮。在术前准备区域,麻醉诱导前 30min,静脉给予术前药物格隆溴铵 0.2mg。待患者进入手术间后常规静脉给予咪达唑仑 2mg。麻醉医生和手术医生讨论气道管理的相关问题和计划、手术步骤和术后恢复的地点。

给予患者常规标准监测后,经面罩给予 100% 氧气吸入。接着开始全身麻醉诱导：给予 150μg 芬太尼和 150mg 丙泊酚之后,在给予 120mg 司可林之前给予 10mg 罗库溴铵,以达到去颤搐作用。通过胸廓起伏和二氧化碳描记波形可以明确面罩通气无困难。使用喉镜 Glidescope（Verathon, Canada）经右侧鼻腔置入 ID 7.5mm 的经鼻腔 RAE 气管导管（ETT）。除了在明视下见气管导管通过声门可以确认气管插管成功以外,还可以通过观察胸廓起伏、双侧呼吸音是否存在以及二氧化碳描记波形来判断气管插管是否成功。特别需要注意的是,在诱导开始后,用浸有 0.25% 苯肾上腺素和 4% 利多卡因混合药物的棉棒对鼻腔进行几分钟局部麻醉和准备。不推荐使用 Glidescope 管芯来进行鼻腔插管。依照以下步骤来准备气管内插管：

（1）ETT 在温水中预热,并用润滑胶润滑。

（2）套囊充气一次而且避免过度充气,测试套囊的完整性之后完全抽吸掉里面的气体。在插管期间,当 Glidescope 和 ETT 放置于口咽部时,将套囊充气以便于抬升 ETT 斜面接近声门口。当导管通过声门时,将套囊放气置入导管。Magill 钳也是有助于直接引导气管导管插入声门的可选工具之一。麻醉诱导插管成功后,在手术医生放置 Foley 导尿管的同时,麻醉医生采用 20G 穿刺针进行右侧桡动脉置管测压,并开放另外一路加有延长管的较粗的静脉通路。手术间需要保温,仔细地为患者放置体位垫。尤其重要的是,请手术医生在鼻部气管导管周围包绕凡士林纱布以避免鼻部受压而导致缺血坏死（如图 22-1）。将头部用蓝色手术巾进行包裹,将外科刷手海绵置于头部中心部位,并将 ETT 固定于海绵上。然后用胶带环绕头部并将 ETT 安全固定。这一步骤可以避免整个手术中 ETT 在鼻部产生压力从而减少局部受挤压致缺血坏死的发生。

麻醉维持

使用 1.7% ~ 2.2% 七氟烷维持全身麻醉,间断给予肌肉松弛药物和阿片类镇痛药物。此病例手术进行了 12h,无意外事件发生,总失血量 600ml。静脉给予地塞米松 10mg 预防术后恶心呕吐,并减轻术后气道水肿。

麻醉苏醒和恢复

在手术结束后,给予患者总量 700μg 芬太尼和 4mg 盐酸氢吗啡酮进行镇痛;术后患者按计划转入 ICU,并继续保留气管内导管及机械通气,静脉持续输注 50μg/(kg·min)丙泊酚。术后的气管内插管和镇静持续到气道水肿消退以及移植皮瓣成活。

在术后第 7 天,由于上呼吸道梗阻致 2 次拔管均失败,患者接受了气管切开术。

可能发生的并发症

- 对于共用气道的手术,需要特别关注气道的安全,使用加长的延长管为外科医生提供操作空间,同时也便于麻醉医生为患者使用药物进行治疗管理。此外,患者的双眼需要用油膏给予润滑,用胶带黏合眼睑并用眼垫敷料覆盖眼部。由于手术器械靠近面部,这些预防保护措施非常必要。

其他并发症

- 出血是潜在的并发症。在手术过程中,反复评估静脉通路的通畅是非常必要的。有创动脉置管测压可以及时监测心血管系统的变化,也便于监测患者的代谢状态。

- 长期的鼻腔插管所致的鼻腔坏死。预防措施主要是在鼻部气管导管周围覆盖凡士林纱布,以及用无张力法固定气管导管以防止鼻部受压。

- 使用柔软、温暖的 ETT 以及使用血管收缩药做鼻腔准备可以最大程度地减少鼻腔插管所致的鼻出血。

- 皮肤损坏:由于本患者是老年病例,而且是可预见的长时间手术,所以在突出的骨性结构部位都需要垫敷料。在此病例中,因为患者的双上肢在手术期间被固定后均不易触及,所以使用了可粘贴固定的脉搏氧饱和度探头替代指夹式探头。当患者的上臂被包裹固定于身体两侧时,静脉通路也被手术单所覆盖,所以保持静脉通路通畅非常重要。

临床要点

- 偶尔会因为肿瘤范围较大而出现经口腔气管内插管存在困难,需要考虑经鼻腔气管内插管或者气管切开来确保气道的安全。

- 使用柔软而温暖的 ETT 以及用血管收缩药对鼻腔黏膜进行准备,可以最大程度地减少经鼻腔气管内插管所致的鼻腔出血。

- 如需要经鼻腔行气管内插管,气管导管的选择包括几类:鼻腔 RAE 导管、标准的配有可弯曲金属接合器的气管内导管或者加强导管。

- 血液流入胃腔可以导致术后恶心呕吐。在拔除气管导管前,应经鼻胃管吸除胃内血液,并且保留鼻胃管直到术后恢复期。

- 对于某些病例,患者术后经 ETT 自主呼吸、控制通气可能比术后立即拔管要安全得多,尤其是在那些施行了皮瓣移植或者有潜在气道水肿的病例。

- 手术操作台经常远离麻醉医生,因此需要重视麻醉呼吸管路的连接固定以及静脉通路的延长。

- 颌下腺切除术可能发生下列并发症：来源于面动脉和面前静脉损伤的出血、面神经下颌缘支损伤（导致下唇歪斜）、舌神经损伤（导致同侧舌前2/3感觉丧失）以及舌下神经损伤（导致同侧舌麻痹）。
- 在正颌手术过程中经常使用控制性低血压技术将平均动脉压控制于60mmHg左右以最大程度地减少术野出血。
- 面部水肿可能在这类病例中发生，对于面部水肿的处理可以使用局部放置冰袋、使用皮质类固醇激素以及抬高头部来预防处理。

（岳建英 译　李天佐 校）

参考文献

1. O'Rahilly R. Head and neck. In Gardner E, Gray D, O'Rahilly R, eds. *Anatomy*. Philadelphia: W.B.Saunders; 1975. pp. 558-559, 665-667.

2. Spiro RH, Strong EW, Shah JP.Maxillectomy and its classification. *Head Neck* 1997;**19**(4):309-314.

3. Carrau R. *Maxillectomy*. 2011; available from: http://emedicine. medscape.com/article/1890955-overview. Accessed June 1, 2011.

4. Bhatki A, Goldberg A.Complications of surgery of the paranasal sinuses. In Eisele D,Smith R, eds. *Complications in Head and Neck Surgery*, 2nd edn. Philadelphia: Mosby/Elsevier;2009. pp. 543-558.

5. Cooper RM. Extubation and changing endotracheal tubes.In Hagberg C, ed. *Benumof's Airway Management*. Philadelphia: Mosby Elesevier; 2007. pp. 1146-1180.

6. Lin HS, Wang D, Fee WE, Goode RL, Terris DJ. Airway management after maxillectomy: routine tracheostomy is unnecessary. *Laryngoscope* 2003;**113**(6):929-932.

7. Practice guidelines for cancer pain management. A report by the American Society of Anesthesiologists Task Force on Pain Management, Cancer Pain Section. *Anesthesiology* 1996;**84**(5):1243-1257.

8. Straker T. Pain Management for head and neck surgery. In Eisele D, Smith R, eds. *Complications in Head and Neck Surgery*, 2nd edn. Philadelphia: Mosby/Elsevier;2009. pp. 189-194.

9. Martins TL, Kahvegian MA, Noel-Morgan J, *et al.* Comparison of the effects of tramadol, codeine, and ketoprofen alone or in combination on postoperative pain and on concentrations of blood glucose, serum cortisol, and serum interleukin-6 in dogs undergoing maxillectomy or mandibulectomy. *Am J Vet Res* 2010;**71**(9): 1019-1026.

10. Carpenter RL, Rauck RL.Refractory head and neck pain.A difficult problem and a new alternative therapy. *Anesthesiology* 1996;**84**(2):249-252.

11. Iwade M, Fukuuchi A,Kawamata M, *et al.* [Management 17. of severe pain after extended maxillectomy in a patient with carcinoma of the maxillary sinus]. *Masui* 1996;**45**(l):82-85.

12. Little J, Bumpous J.Complications of maxillectomy.In Eisele D, Smith R, eds.*Complications in Head and Neck Surgery*, 2nd edn.Philadelphia: Mosby/Elsevier;2009. pp. 577-580

13. Butt FY. Benign diseases of the salivary glands. In Lalwani AK, ed. *Current Diagnosis & Treatment in Otolaryngology - Head & Neck Surgery*, 3rd edn. McGraw-Hill; available from: http:// accessmedicine.com/content.**20** aspx?aid=55766963.

14. Lustig L, Schindler R. Ear, nose and throat disorders. In McPhee SJ,Papadakis MA, eds. *Current Medical Diagnosis and Treatment 2012*. McGraw-Hill; available from: http://accessmedicine.com/ content.aspx?aid=2356.

15. Durso S. Oral manifestations of disease. In Fauci AS, Braunwald E, Kasper DL, eds. *Harrison's Principles of Internal Medicine*,18th edn. 2011; available from: www. accessmedicine.com/ content. aspx?aID=9097184.

16. Gillespie M, Easel D.Complications of surgery of the salivary glands. In Eisele D, Smith R, eds. *Complications in Head and Neck Surgery*. Philadelphia: Mosby/Elsevier; 2009. pp. 221-250.

17. Rassekh CH, Seikaly H. Oropharyngeal cancer. In Bailey BJ, Johnson JT, eds. *Head & Neck Surgery - Otolaryngology*, 4th edn, Philadelphia: Lippincott Williams & Wilkins; 2006. pp. 1686-1687.

18. Lutcavage GJ, Finkelstein MW. Sarcomas of the jaw in oral and maxillofacial surgery. In Robert M, edr. *Oral and Maxillofacial Surgery*, 2nd edn. St. Louis:Saunders Elsevier; 2009. pp. 680-706.

19. Small RH, Ganzberg SI,Schuster AW. Unsuspected temporomandibular joint pathology leading to a difficult endotracheal intubation. *Anesth Analg* 2004;**99**(2):383-385.

20. Patane PS, Ragno JR Jr,Mahla ME. Temporomandibular joint disease and difficult tracheal intubation. *Anesth Analg* 1988; **67**(5):482-483.

21. Donlon W. Temporomandibular disorders and surgery. In Bailey BJ, Johnson JT, eds. *Head & Neck Surgery - Otolaryngology*, 4th edn. Philadelphia: Lippincott Williams & Wilkins; 2006. pp. 631-643.

22. Furst IM, Kryshtalskyj B, Weinberg S. The use of intra- articular opioids and bupivacaine for analgesia

following temporomandibular joint arthroscopy: a prospective, randomized trial. *J Oral Maxillofac Surg* 2001;**59**(9): 979-983

23. Israel HA. Part I: The use of arthroscopic surgery for treatment of temporomandibular joint disorders. *J Oral Maxillofac Surg* 1999;**57**(5):579-582.

24. Tsuyama M, Kondoh T, Seto K, Fukuda J. Complications of temporomandibular joint arthroscopy: a retrospective analysis of 301 lysis and lavage procedures performed using the triangulation technique. *J Oral Maxillofac Surg* 2000;**58**(5):500-505.

面部移植的麻醉

第23章

引言

目前面部移植（图23-1）仍然是一种罕见的手术，全世界总共只有15例全脸或部分面部移植。每例手术在手术适应证和移植组织的类型和范围方面都有其特殊性。有一例病例报告详细描述了面部移植手术中发生凝血功能障碍的麻醉管理[1]，可是缺乏关于面部移植麻醉管理的系统描述。根据美国最早开展面部移植手术的2家医院的经验和3家国际医学中心的初步资料（个人交流），本章将概述适用于这种独特复杂的手术操作的麻醉处理。

获取多器官捐赠者面部组织时的管理

多器官捐赠者的麻醉管理细节已在文献中阐述[2-5]。传统器官获取的原则同样适用于面部移植，但是对于复杂多样的面部移植器官的获取来说，必须牢记，由于外科操作的复杂性和耗时较长，面部移植器官的获取必须在其他器官获取之前完成。在长时间的操作过程中，维持足够的组织灌注和捐赠者血流动力学的稳定对即将获取的移植物和器官的质量有很大的影响[6]。

因为每例面部移植都各有不同，所以移植物获取计划的具体细节极其重要，在很多情况下，需要在解剖实验室实施"模拟获取"以使外科操作细节具体化。首先，对捐赠者

行气管切开以避免对外科术野的干扰[6]。在解剖移植物过程中，与获取团队的沟通非常重要。神经刺激器通常用来确定面神经的运动分支，为此肌松药应避免使用，直至解剖和分离神经完成。为了获得静止的外科术野，可以使用吸入麻醉药复合阿片类药物（如芬太尼、瑞芬太尼或舒芬太尼）输注或全凭静脉麻醉（TIVA）。由于麻醉中经常发生低血压，需要通过血管内容量扩张和（或）血管活性药物支持循环功能。但必须认识到，大剂量的血管收缩药会使外科医生在组织解剖时很难辨认小的面部血管，并且血管收缩会影响组织灌注。因此，血管内液体输注可能是更好的方法，是维持血压的一线方法。脑死亡捐赠者在到达手术室时通常已处于药物性循环支持状态，所以在长时间的面部移植物解剖过程中，为了避免损害任何用于获取的器官，维持足够的灌注压就更具有重要性[6]。

接受者的术前评估

对于面部移植患者的麻醉前评估是进行移植手术前的重要环节。与其他手术患者的评估类似，主要目的是判断可能对手术结果产生不利影响的临床情况，并使之改善[6]。基于不同面部移植中心的经验，并没有一致的术前试验，而是对于不同的患者及他们的相关疾病制定不同的方案。对于面部移植手

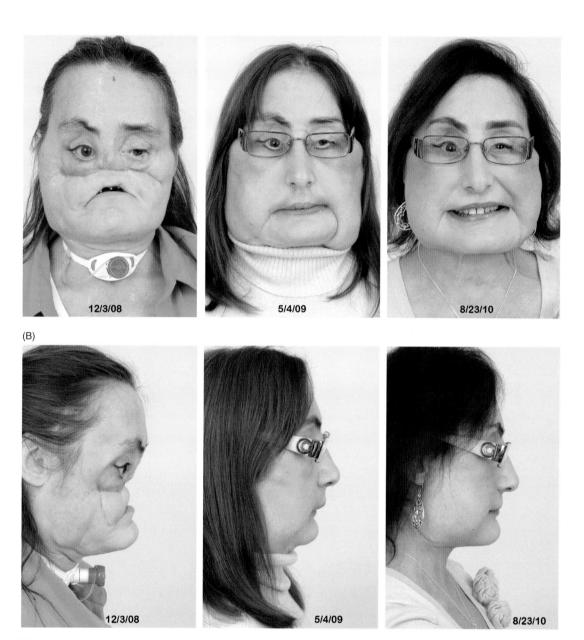

图23-1　Connie Culp女士在克利夫兰医院进行2次面部移植手术前后的照片　1期手术于2008年12月进行（主刀医生为 Maria Siemionow医生）。

术的患者是否适合进行手术目前尚无统一标准；然而已有的共识是患者须能够充分耐受较长时间的麻醉和手术。患者应不患有对围术期产生不利影响的重大疾病。

麻醉前评估首先应对病史进行系统回顾并进行体格检查。对于所患疾病的评估有助于判断患者的手术风险并有助于制定移植术前的相关检查。因为可能会对气道建立的计

223

划实施产生重大的影响,所以对于面部创伤情况以及既往重建效果的仔细评估极其重要[6]。大部分接受面部移植术的患者在过去的面部重建术中已经实施过数次全身麻醉,因此多加留意以前的麻醉记录尤其是手术中的气道管理情况对于麻醉方案的制定很有帮助。必须确定患者以前是否有血流动力学不稳或者心脏相关疾病。为了排除明显的冠状动脉及心脏瓣膜病变,心脏相关检查包括超声心动图是有必要的。一些中心对于进行肝脏移植手术的患者也进行同样的心脏相关检查[6]。应该明白,面部移植术是选择性的手术,也就是并非拯救生命性质的手术;患者可能存在未发现的心脏相关疾病,在手术中存在的相关风险应该仔细衡量。对于气道功能的评估主要在于肺的储备能力,包括胸片和肺功能的检查。

由于关系到术中气道管理计划的制定,对于患者的气道情况应该仔细评估。所有准备接受面部移植术的患者均有严重的面部缺陷,会影响到上呼吸道,使得面罩贴合以及全身麻醉诱导后的经面罩正压通气变得困难或者无法施行。光导纤维支气管镜下经口清醒气管插管是保证气道的最好选择,但应该明白,由于解剖结构的变异,可能会使得口腔内的局部操作受限。在经口气管插管之后,术者将行气管切开,以便气管导管可以避开术野[6]。一些患者可带有气切造口(带或不带有气管造口导管),气切造口可以与加强气管导管相连,导管固定于胸壁。对于头部和颈部影像学检查(CT,磁共振成像)的回顾有助于判断气道解剖情况及制定气道管理方案。在某些患者中,使用纤维支气管镜评估气道有助于显示远端气道情况,对于移植术中制定气道保护方案也有所帮助[6]。

术中管理
监护

由于大多数接受面部移植的患者并没有重大的伴随疾病,因此大多数患者使用标准ASA监护[7]和有创动脉压监测并开放中心静脉就足够了。维持足够的血管内容量对于捐赠者和接受者都很重要,这样才能保证足够的移植物灌注,中心静脉压力的变化趋势以及对于液体冲击的反应有助于评估液体状态。进行机械通气的患者,监测心脏收缩压力随着呼吸运动的周期性变化来指导"目的导向"的治疗可能是有所帮助的[8],但该结论在进行面部移植术的患者中尚未被报道。

气道管理

在获取组织时捐赠者是带有气管导管(经口或经鼻)[6],为了避免影响术野也可能已行气管切开。为了避免导管打折,通常需要使用加强型气管导管。接受捐赠者的气道管理要根据面部创伤程度和性质来确定;许多患者已行气管切开术,因此气道管理也就限于在气管造口处插入合适的加强型气管导管[6]。如果气管造口受压发生闭合,术者应该在局麻下进行造口扩大来放置气管导管。没有气管造口的接受捐赠者首先需要行清醒经口纤维支气管镜下气管插管,然后行气管切开,随后插入加强型气管导管。

血管通路

面部移植手术的持续时间比较长,出血较多,因此会在短期内需要输注多种血液成分。对已进行过13例面部移植术的5个医学中心的初步调查发现,手术持续时间从14~24h(平均19h)。失血量根据接受移植者的病理情况有所不同。进行复苏时输注的红细胞量在 2～60 个单位(平均 20.5 个单位），而输注的新鲜冰冻血浆量则在 0～60 个单位（平均 14.5 个单位）。有 2 个医学中心放置了较粗的中心静脉导管以便进行高容量复苏治疗（信 息 来 自 A.Gilton,M.Colomina,I.Lopez,J.Cywinski 和 T.Edrich）。另外，一些较粗的外周静脉导管也可作为快速复苏的静脉通路。在 ICU，如果外周静脉通路受限的话，中心通路对于监控和调节中心静脉压非常有用。面部受伤的性质和程度、以前进行过的整复术，以及手术切除的计划都有助于判断术中失血的风险及是否需要特殊的血管通路。中心静脉通路的定位选择需要与手术团队进行商议。为了避开手术区域，锁骨下静脉穿刺优于颈内静脉穿刺。然而，无论经颈内静脉置管或者经锁骨下静脉置管都可以补充经移植物丢失的大量液体，并能避免静脉血栓形成。在一些病例中，如果常规的中心静脉通路不太适合[6]，那么股静脉可能是唯一的中心静脉穿刺点。由于面部移植术后即刻就要进行免疫抑制治疗，感染风险有所增加。因此，中心静脉穿刺的严格无菌操作变得极其重要[6,9]。可以在超声引导下进行中心静脉穿刺以减少不必要的反复穿刺，并且减少并发症的风险（如损伤动脉、气胸）[6,10]。

麻醉的选择（吸入麻醉或全凭静脉麻醉）

在文献中关于长时间大范围手术的麻醉选择的相关资料较少。不管是吸入麻醉还是全凭静脉麻醉（TIVA）均可应用；然而，由于氧化亚氮长时间使用所带来的不良反应，避免其使用是有道理的[11]，尽管没有确切的证据来量化其风险。肌松剂是平衡麻醉的组成

部分，但是在某些手术步骤需要行神经监测时则应该避免使用[6]。输注瑞芬太尼有利于减少这种情况下的体动反应，但是遗憾的是，瑞芬太尼的使用经常会导致低血压和心动过缓（较大的输注速度）。吸入麻醉与全凭静脉麻醉相比，对于防止术中知晓更加可靠。由于进行面部移植手术的患者无法通过脑电频谱来监测麻醉深度，因此复合吸入麻醉剂较为有利。最后，如下文所示，复合吸入麻醉剂的麻醉方式可以改善外周组织的灌注[6]。

组织移植手术的麻醉药物选择非常重要，可以影响到移植的结果。以往一些经验证实，一些麻醉药物可以改善游离皮瓣微循环的血流，以及大血管和微血管吻合处的血流[12]。氟烷在改善游离皮瓣微循环中的作用已经在动物模型中得到广泛深入的研究，尤其是毛细血管后小静脉[13]。因此我们也可以推断其他的卤化吸入麻醉药也有类似的作用[14]。通过实验室研究发现，卤化吸入麻醉药能够通过减少微循环中白细胞数量，以及减少黏附于血管壁和迁移出血管的白细胞数量来增加游离皮瓣的成活率。这些白细胞可能是导致再灌注损伤的潜在因素，损伤与脱颗粒作用导致的促炎症反应介质的释放有关。由于白细胞脱颗粒和黏附于血管内皮造成血管内皮水肿，这将导致血流灌注受损时毛细血管的血流减少。其他的卤化吸入麻醉药也能提供类似的微循环保护作用，尽管这种作用很小[6,13,15,16]。

在一些游离肌皮瓣的实验模型中，输注丙泊酚可造成显著的血管内皮水肿，并减少游离白细胞的数量和穿过毛细血管后微静脉的淋巴细胞数量[17]。同时，黏附于血管壁和迁移出毛细血管后微静脉的白细胞数量及淋巴细胞数量显著增加。移植物再灌注造成白

细胞释放促炎症介质,激活氧自由基,由于这些原因,对进行多组织移植的患者长时间应用丙泊酚输注并非理想方案。实验模型说明,丙泊酚输注的免疫调节机制是造成淋巴细胞活性的抑制[6,17,18]。

来自动物模型的实验资料表明,阿片类药物能够减小骨骼肌小动脉的直径,通过多普勒流速仪测定血液流速发现降低了游离皮瓣的血流量[13,19]。

液体管理

面部移植术中液体管理的目标和原则,同涉及到微血管游离皮瓣的其他长时间手术类似。移植物灌注是否充足很难直接评估;然而,仔细监测患者的尿量、中心静脉压的改变以及正压通气过程中收缩压的改变(脉搏压力变化)能够指导术中液体管理。当使用羟乙基淀粉时应注意凝血系统受损的风险;然而,其他胶体(白蛋白)对于维持足够的血容量是有所帮助的[20]。

血液制品的输注

尽管输血指南在文献中已经很好地阐述,对接受面部移植术的患者,血液成分输注却应该高度个体化,并且以临床情况为指导[21-23]。一般情况下,并不为健康或无症状患者输注红细胞,直到血红蛋白降至大约70g/L。然而,在一些急性失血的情况下,在达到这个指标前就会输注血液制品以避免出现严重贫血和凝血性疾病(一些面部移植手术曾经有所报道)。另外,在面部移植术的患者中,输注红细胞的最低血红蛋白标准有所提高,以提供充足的移植物携氧能力[6]。应该避免血细胞比容过高,因为过高的血细胞比容可以影响血液流变学性质

和微循环。凝血异常性疾病可以造成微血管出血和血肿形成,是引起术后并发症的潜在原因,因此患者的凝血情况必须要仔细检查,尤其是伴随大量血液丢失的患者(>血容量)。一些试验可以提供整体凝血状况的评估,比如血栓弹力描记图(TEG)以及Sonoclot,可以帮助决定输注哪种凝血成分,纠正正在进行中的凝血异常。在一般人群中,并没有资料支持给予INR<2.0的患者输注新鲜冰冻血浆。然而,面部移植术患者的阈值可以降低,因为手术出血以及凝血异常将是灾难性的。是否要输注血小板应该根据临床情况而不是简单地以血小板计数作为判断依据。然而,血小板计数如果大于$100 \times 10^9/L$[21],一般不输血小板。输注血液制品应该仔细地评估风险并且谨慎使用[23]。输血相关性急性肺损伤(TRALI)是最常见的威胁生命的并发症[24],输血相关性移植物抗宿主反应(TA-GVHD)和免疫调节异常是比较重要的其他相关并发症。

血管升压药物

交感神经 α-受体激动剂(例如去氧肾上腺素或去甲肾上腺素)在临床上常用于治疗低血压;但是,在一些外科微血管手术(例如面部移植术)中,应避免使用此类药,因为血管收缩会减少移植物的组织灌注。同时,血管收缩使得外科医生在获取移植物的手术阶段很难判断和掌握小血管的结构[6]。

肌松药

在捐赠者和接受者手术的不同阶段都可能使用肌松药,在显微吻合(血管、神经等)时静止的外科术野是很重要的。然而,捐赠者和接受者手术都需要使用神经刺激器来辨

别不同的神经,这时候需要保留神经肌肉接头的传导。因此短效肌松药(如罗库溴铵和阿曲库铵)比长效肌松药(如泮库溴铵)更适合。与外科团队的沟通有利于选择恰当的肌松药剂量和给药时机[6]。

术后镇静

大多数面部移植手术中,在外科操作结束时将加强的气管内导管更换为气管造口导管,接受者在术后通过这个导管进行机械通气。术后镇静和机械支持视情况而异,在一些情况下,为了避免由于患者移动导致的移植物机械性损伤,术后镇静是必不可少的[6]。很多方法都可获得足够的镇静:丙泊酚复合阿片类药物(如芬太尼)输注,也可以输注右美托咪定,取决于预期需要术后镇静和机械通气的时间长短。镇静应逐渐减量以避免兴奋、咳嗽和肌张力过高,这些都可能严重损害移植组织[6]。

麻醉团队

面部移植手术的麻醉通常由麻醉团队来实施,团队由一个或多个主治医生和住院医生和(或)具备资格的注册麻醉护士(CRNA)组成。长时间的操作和不可预料的手术时间经常需要多个团队参与,为了在不同团队之间平稳安全地交接,良好的沟通和病历书写是至关重要的。

为面部移植接受者接受后续的外科操作提供麻醉管理

接受者可能需要一些与面部移植相关或无关的后续外科操作。一些病例的移植物包括上颌骨和下颌骨结构,这时气道管理可能是很大的难题,可以想象气管插管时置入

直接喉镜的力量会破环没有完全愈合的骨结构。与面部移植外科医生进行商讨有助于明确管理气道的最安全的方法。某些病例气管造口已经愈合,而且直接喉镜破坏骨结构的风险也较高,可以考虑局麻下重新行气管切开,另一个方法是借助纤维支气管镜行清醒插管[6]。

总结

面部移植是一种罕见的手术,最好通过麻醉团队、外科医生和移植协调者的合作共同完成。每例移植手术都需要针对特定患者制定周密细致的计划。气道的建立常涉及气管切开。有时建立静脉通路的部位和类型应该斟酌,比如存在快速血容量丢失的风险时,以及担心出现一些并发症如面部移植物血液引流障碍导致的静脉淤滞时。无论是捐赠者还是接受者,液体管理对于保证良好的移植物灌注都尤其重要;避免使用直接血管收缩药是正确的选择[6]。此外,在捐赠者和接受者手术的一些阶段应避免使用肌松药,以利于用神经刺激器识别神经。面部移植手术时间长,操作复杂,需要多个麻醉团队共同完成。

临床要点

- 虽然至今没有是否可以接受面部移植的具体标准,但普遍的观点认为,只有当患者的条件非常适合进行一次长时间的麻醉和手术时才考虑进行面部移植。而且,面部移植是一种选择性的而不是挽救生命的手术。
- 面部移植手术时间会很长,并有大量的血液丢失,需要在相对短的时间内输入多种血液制品。
- 在没有气管造口的情况下,借助光导纤维支气管镜经口清醒插管可能是保证接

227

受者气道安全最好的选择。插管成功后，外科医生将进行气管切开。为了避免干扰外科术野，应先给捐赠者做气管切开。

- 面部移植物的获取必须在其他器官获取之前完成。在这一长时间的操作过程中维持足够的组织灌注会对获得材料的质量产生很大影响。可能需要通过血管内容量扩张来维持血压。

- 在解剖移植物时与获取团队的沟通很重要。因为要经常使用神经刺激器来确认面神经，所以肌松药应该在神经解剖完成之后再应用。

- 大多数病例使用标准的ASA监测、有创动脉压监测和中心静脉通路就已足够。锁骨下静脉优于颈内静脉通路，可以避免侵犯外科术野。操作中严格执行无菌

操作，因为面部移植后立即使用免疫抑制剂。

- 由于这些患者不适于做麻醉深度的脑电监测，所以当吸入麻醉和TIVA都可以使用时，前者可能更具优势。如果手术时间长，避免使用氧化亚氮是正确的。

- 在手术操作的一些阶段要使用神经刺激器，这时肌松药应避免使用。

- 游离皮瓣灌注相关问题，如输血阈值、避免使用血管加压药，以及容量监测和复苏也同样适用于面部移植接受者。

- 多个麻醉团队可能参与麻醉管理，所以良好的沟通和病历书写在不同团队交接时很重要。

- 大部分面部移植接受者术后处于加强看护状态，通过气管造口进行机械通气，并需要一定时期的镇静。

（崔　旭　译　李天佐　校）

参考文献

1. Pomahac B, Pribaz J, Eriksson E, *et al.* Three patients with full facial transplantation. *N Engl J Med* 2011 Dec 28. [Epub ahead of print] PubMed PMID: 22204672.

2. Hevesi ZG, Lopukhin SY, Angelini G, *et al.* Supportive care after brain death for the donor candidate. *Int Anesthestol Clin* 2006;**44**:21-34.

3. Venkateswaran RV, Patchell VB, Wilson IC, *et al.* Early donor management increases the retrieval rate of lungs for transplantation. *Ann Thorac Surg* 2008;**85**:278-286.

4. Shah VR. Aggressive management of multiorgan donor. *Transplant Proc* 2008;**40**:1087-1090.

5. DuBose J, Salim A. Aggressive8. organ donor management protocol. *J Intensive Care Med* 2008;**23**:367-375.

6. Cywinski JB, Doyle DJ, Kusza K. Anesthetic care for face transplantation. In Siemionow MZ, ed. *The Know How of Face Transplanta-tion*. London: Springer; 2011. pp. 95-102.

7. American Society of Anesthesiologists (2005) Standards for basic anesthetic monitoring. American Society of Anesthesiologists. http://www. asahq.org/publicationsAnd-Services/ standards/02.pdf; available from http://www.asahq.org/publicationsAndServices/standards/ 02.pdf. Accessed May 14, 2010.

8. Marik PE, Cavallazzi R, Vasu T, *et al* Dynamic changes in arterial waveform derived variables and fluid responsiveness in mechanical-ly ventilated patients: a systematic review of the literature. *Crit Care Med* 2009;**37**:2642-2647.

9. Maki DG, Kluger DM, Crnich CJ. The risk of bloodstream infection in adults with different intravascular devices: a systematic review of 200 published prospective studies. *Mayo Clin Proc* 2006;**81**:1159-1171.

10. Gann M Jr, Sardi A. Improved results using ultrasound guidance for central venous access. *Am Surg* 2003;**69**:1104-1107.

11. Renard D, Dutray A, Remy A, *et al* Subacute combined degeneration of the spinal cord caused by ni-trous oxide anaesthesia. *Neurol Sci* 2009;**30**:75-76.

12. Adams J, Charlton P. Anaesthesia for microvascular free tissue trans-fer. *Br J Anaesth (CEPD Reviews)* 2003;**3**: 33-37.

13. Kusza K, Siemionow M, Nalban-toglu U, *et al.* Microcirculatory response to halothane and isoflu-rane anesthesia. *Ann Plast Surg* 1999;**43**:57-66.

14. Sigurdsson GH, Banic A, Wheatley AM, *et al* Effects of halothane and isoflurane anaesthesia on micro-circulatory blood flow in muscu-locutaneous flaps. *Br J Anaesth* 1994;**73**:826-832.

15. Hagau N, Longrois D. Anesthesia for free vascularized tissue transfer. *Microsurgery* 2009;29:161-167.

16. Liu X, Peter FW, Barker JH, *et al.*

Leukocyte-endothelium interaction in arterioles after ischemia and reperfusion. *J Surg Res* 1999; **87**:77-84.

17. Kusza K, Blaszyk M, Siemionow M, *et al*. Alteration in peripheral microcirculatory haemodynamics of muscle flaps during propofol infusion anaesthesia. *Anesth Intens Care* 2002;**34**:187-193.

18. Holzmann A, Schmidt H, Gebhardt MM, *et al*. Propofol- induced alterations in the microcirculation of hamster striated muscle. *Br J Anaesth* 1995;**75**:452-456.

19. Brookes ZL, Brown NJ, Reilly CS. The dose-dependent effects of fentanyl on rat skeletal muscle microcirculation in vivo. *Anesth Analg* 2003;**96**:456-462.

20. Marx G, Schuerholz T. Fluid induced coagulopathy: does the type of fluid make a difference? *Crit Care* 2010;**14**:118.

21. American Society of Anesthesiologists Task Force on Perioperative Blood Transfusion and Adjuvant Therapies. Practice guidelines for perioperative blood transfusion and adjuvant therapies: an updated report by the American Society of Anesthesiologists Task Force on Perioperative Blood Transfusion and Adjuvant Therapies. *Anesthesi-ology* 2006;**105**:198-208.

22. Triulzi DJ. The art of plasma transfusion therapy. *Transfusion* 2006;**46**(8):1268-1270.

23. American Society of Anesthesiologists Committee on Transfusion Medicine. *Questions and Answers About Blood Management*, 4th edn. American Society of Anesthesiologists; 2008; http://www.asahq.org/publicationsAndServices/ transfusion.pdf.

24. Bux J. Transfusion-related acute lung injury (TRALI): a serious adverse event of blood transfusion. *Vox Sang* 2005; **89**(1):1-10

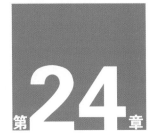

气道内视镜检查的麻醉

第24章

引言

手术概述

内视镜或"三镜"包括硬质喉镜、支气管镜、食管镜,主要用于评估患者头颈部恶性肿瘤,明确肿瘤范围,获得组织活检诊断,探查同期原发肿瘤或寻找治疗后复发的病变。其他内视镜检查的适应证有声带病变及咽、喉、舌部位病变。

全麻诱导时,患者取"Jackson position"体位,颈部屈曲、头部伸展,充分暴露喉腔。为达到这个体位,需垫肩及用头圈固定头部。如果患者由于关节炎、屈曲畸形导致颈部不能伸展,或有诸如颈椎不稳定、脊髓型颈椎病等颈部伸展禁忌证时,往往不能正确放置喉镜[1],此时应考虑使用纤维支气管镜。

闭合患者眼睛,用口腔保护器或折叠纱布保护其上颌牙齿;置入喉镜,外科医生完成咽部和声门上喉部的检查;暴露并检查声带。紧接着将喉镜换成硬质支气管镜,引导硬质支气管镜通过舌根、会厌下及声带进入气管。通常食管镜检查会随之进行,除非由于检查后出血导致视野不清晰从而推迟活检检查[2]。有时喉镜被悬挂固定,这样可以解放医生的双手进行手术操作,必要时可应用手术显微镜。

设备

硬质喉镜是由金属管、工作管道及连接在"L"或"C"型固定手柄上的光源(图24-1)组成。工作管道是手术器械、吸引及喷射通气的通路。有多种不同的喉镜可以应用,它们之间的重要区别在于形状、前唇及工作管道大小不同。前联合镜就是一个例子。

硬质支气管镜是个锥形金属管,比硬质喉镜长(40cm)且细;标准成人型硬质支气管镜的直径在7~9mm之间。其近端通常有三个连接开口——工作管道和内镜部分连接开口、光源连接开口及麻醉环路连接开口。工作管道上可移动的目镜启开时允许外科器械通过,关闭时允许通气。

麻醉管理

术前评估

麻醉医生应考虑一些有关行内镜检查患者的特殊问题:

1. 病理学是什么?

2. 是否有预期的通气困难、插管困难或环甲膜穿刺困难?

3. 是否有一些合并症?

4. 外科医生对于气道管理的偏好?

如能知道一些潜在的病变,对于麻醉医生来说是非常重要的。声门上部病变可能阻塞气道,妨碍通气,使喉部暴露困难。声门下部病变可能妨碍气管导管或硬质支气管镜的通过。应特别注意到受压或受侵犯的气道、血管或神经。

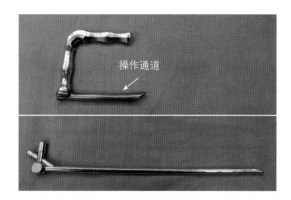

图24-1　硬质喉镜和支气管镜　上图:Holinger前联合喉镜。下图:7.5的硬质支气管镜。

超过 80% 的喉癌发生于 40~75 岁男性患者[3]。许多行内镜检查的患者有吸烟史和（或）酗酒史。肺部疾病或肥胖造成肺顺应性下降，可能会干扰喷射通气。患者通常合并心血管疾病，内镜检查时伴随的交感神经刺激可能会使其病情恶化。尤其需要注意到反流性疾病及其潜在的误吸风险。严重酗酒或口腔肿瘤导致的吞咽困难可引起肝脏疾病、营养不良及电解质紊乱。

术中管理

气道设备的选择、通气方法及麻醉技术是很重要的，但并无一套对于所有的患者或病变来说都适合的气道设备、通气方法及麻醉技术。

内镜检查过程中，麻醉医生和外科医生目标不同，但必须共享气道。麻醉医生必须利用气道输送氧气，排出二氧化碳，提供麻醉并保护气道，防止污染及误吸。外科医生则需要一个稳定、通畅的手术视野，有充足的时间来进行诊断、评估和干预。除了技术的选择，术中麻醉医生与外科医生不断地沟通也是很重要的。

建立何种气道？

传统的气管内导管（ETT）应用在内镜检查过程中，会影响视野及入喉的操作。内镜检查中有三种气道选择：无管技术、声门上气道及改良 ETT（如显微喉管）。

无管技术指使用球囊及面罩，或通过硬质喉镜实施通气。声门上气道可在手术开始前、外科医生准备置入喉镜时应用，或者在手术结束后、为使患者平稳苏醒时应用[4]。显微喉管（MLT）为较长的聚氯乙烯气管内导管，具有高容量及低压套囊。与标准 5 号 ETT 管相比，5 号 MLT 管更长（320mm），有相同内径（5.0mm）及外径（6.9mm），具有更大容量的套囊，可堵塞住成人气管。MLT 管在杓状软骨之间能够清晰地观察到前 2/3 声门，抬起上移后可以观察到声门的后部。尽管如此，即使再小直径的 MLT 管亦会影响手术视野，特别是在喉后联合部位[5]。当内镜联合激光手术时，任何一种气管内导管的存在都增加了气道燃烧的风险。

困难气道

对于气道存有已知或可疑困难的行内镜术患者来说，有三个主要选择，即清醒插管、预防性环甲膜穿刺置管或清醒气管切开。与耳鼻喉科医生进行探讨及术前鼻内镜上呼吸道检查可有助于决策的制定。

如果选择清醒插管，即使是小心置入的 ETT 也可能会位于手术视野，妨碍喉镜或完全阻挡硬质支气管镜。不过，手术医生可在术中前后左右移动 ETT，这不应视为一绝对禁忌证。

另一方法是在诱导前放置经气管喷射通气导管。有几种特制导管可用，包括 13G Ravussin 喷射通气导管[7]（VBM Medical,Germany）或者 15G Cook 经气管喷射通气导管（Cook Critical Care,Bloomington,IN），均为金属加强抗折型[8]。局麻下经环甲膜置

231

入喷射通气导管,并用二氧化碳波形图确认,然后对患者实施麻醉诱导。如果存在任何气道建立或通气困难,导管可允许临时供氧,通常同时选择手术气管切开,建立一个更安全更永久的气道。缺点是有出血风险,置管穿过肿瘤下面,还有肿瘤种植的可能。极为重要的是要务必确保导管在气道内,避免皮下气肿。

一些行内镜检查的患者可能发生紧急气道梗阻,这种情况下最安全的方法是在进一步内镜评估前于局麻下进行气管切开。

何种通气技术?

通气技术可理解为"开放"和"密闭"2个系统。密闭系统通过有套囊的气管内导管通气。无气管导管的开放系统在内镜手术中更为常用(表24-1)。

表24-1　内镜术通气方式优缺点

技　术	优　点	缺　点
自主通气	• 理想外科路径	• 无气道保护 • $ETCO_2$测量不准确 • 声带会突然活动 • 麻醉深度控制困难 • 喉痉挛风险
间歇呼吸暂停	• 手术视野无阻挡 • 无需喷射通气 • 无声带运动 • 麻醉医生熟知	• 反复插管导致水肿 • 间歇通气和间歇手术
通过MLT正压通气	• 控制通气 • 预防误吸 • 监测$ETCO_2$ • 可使用吸入麻醉,无手术室污染	• 阻碍手术视野 • 激光使用存在气道燃烧风险 • 可能遮挡声带病变
声门上喷射通气	• 外科医生认为最佳路径——尤其适于后联合病变	• 不能监测$ETCO_2$ • 声带随每次喷射运动 • 误吸和气压伤风险 • 潜在肿瘤种植可能 • 需全凭静脉麻醉
声门下喷射通气	• 有些可监测$ETCO_2$ • 比声门上通气更有效 • 声带极少运动	• 比声门上通气有更大气压伤风险 • 需全凭静脉麻醉
经气道喷射通气	• 诱导前放置,协助困难气道管理	• 导管可能打折、阻塞、移位 • 出血 • 气压伤 • 肿瘤种植
高频喷射通气	• 气道峰压较低 • 与IPPV相比,较少危及血流动力学变化 • 稳定的手术视野 • 极佳手术条件 • 兼容激光使用	• 需要专用的通气机 • 气体潴留和气压伤风险

自主通气

尽管患者自主呼吸消除了人工通气相关的困难，但这是一个有挑战性的技术。要使不用肌松剂的患者喉部制动需要较深的麻醉，而深麻醉可能会导致呼吸暂停或者心血管系统不稳定。

在用直接喉镜前，实施标准静脉诱导或吸入诱导，并用利多卡因减轻气道反应。经鼻放置于鼻咽部截短了的气管导管允许气体吹入或将麻醉环路连接到硬质喉镜侧臂实现气体运输。此外，可通过静脉麻醉滴定来保持自主呼吸。

自主呼吸的一个优点在于能评估气道动力学变化，便于评估声带运动和气管软化。

正压通气

使用显微喉管时，正压通气可以常用方式进行。也可将麻醉环路连接到硬质喉镜侧臂实现正压通气，但支气管镜周围大量漏气需要使用高流量新鲜气流来补偿。此外，当工作管道开放时，支气管镜近端也有漏气发生。

喷射通气

喷射通气指通过狭窄的套管或针头输送高压气体。每次注入的气体释放时会携带空气，增加了喷入气体的容量[5]，稀释吸入氧浓度至 0.8 ~ 0.9[9]。当气流喷出细长的管子时，周围携带的气体发生压力下降，此为所谓的文丘里效应。中心墙壁高压氧经过减压阀，再经过手动触发器进一步调整，压力由 50psi 减到 20 ~ 50psi。短管通过鲁尔锁连接喷射通气套管。手动按压手持设备上的喷嘴或控制阀可排出气体。有两种便携式喷射机，Sanders 喷射机和 Manujet III 喷射机。成人通气通常用 20psi 即可实现。务必谨慎使用尽可能低的压力实现胸廓膨起。

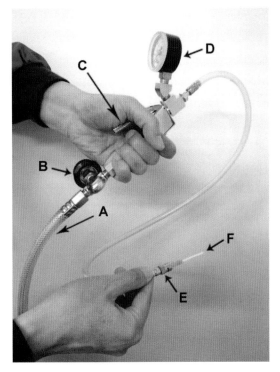

图24-2　人工喷射通气机的经典组成 （A）高压氧气管，（B）压力调节器，（C）手动开/关触发器，（D）压力表，（E）鲁尔锁，（F）14G套管。

喷射通气可以在声门上、声门下或经气管实现。

声门上通气

声门上通气通过喷射套管，经由侧槽或沿着喉腔长轴夹住的针头，连接到喉镜近端得以实现[10]。相对简单点的设备需要麻醉医生手持喷射导管于工作管道近端。重要的是手术医生把喉镜对准声带，麻醉医生把喷射导管对准喉镜轴线。如果这些操作有失误就可能导致无效通气或者胃扩张。按压手动喷射机喷嘴触发器，可使双肺扩张膨起，要确保在下次喷气前有足够的时间充分呼气以避免气体潴留。

声门下通气

在直接喉镜下将一细管置入声门下

233

5～7cm, 实施声门下喷射通气。这种细管有几款, 包括 Hunsaker monjet(MedtronicXomed,Jacksonville,FL,USA) 管和 Ben-jet (Baldwin Medical,Melbourne,Australia) 管。Hunsaker monjet 管长 33cm, 外径 2.9mm, 含有完整导线来监测呼末 CO_2 [11]。Ben-jet 管长 30cm, 近端有鲁尔锁连接。这两种管远端有花瓣样结构, 使管在气道内居中。与声门上通气相比较, 声带运动较少, 因此很少需要暂停通气; 然而由于气体排出需要依赖上呼吸道, 这就增加了气体潴留的风险, 尤其见于上呼吸道阻塞的患者中。

经气管通气

经气管喷射通气用喷射通气套管实施, 见困难气道管理章节。

高频喷射通气

高频喷射通气(HFJV)需要专门的通气设备来实施高频率呼吸, 这种呼吸频率在手术中不常应用。通常, 高频喷射通气机设置频率大约 100 次 /min, 驱动压力 30psi, 吸气时间 30%～50%。HFJV 可以通过硬质喉镜侧臂在声门上实施。高频喷射通气期间气体交换通过几种机制实现, 包括分子扩散和心源性混合[9]。此外, 气道中心气体和外侧气体之间速度的差异, 在 HFJV 期间变得更加明显, 使气体快速流入气道中心。

HFJV 优点为, 由于使用小潮气量, 声带运动少, 术野稳定。这同样也适应于肺顺应性差的患者, 以及在手术结束后至自主呼吸恢复期间使用[12]。

喷射通气的缺点是, 需要专门设备, 有潜在并发症如气胸、纵隔积气和皮下气肿。如果套管和(或)喉镜没有对准, 就可能发生胃扩张或破裂。如果没有加湿过程, 气道黏膜就会干燥。在胸壁和肺顺应性差的患者中,

低频通气进行气体交换比较困难。活动或带蒂肿瘤像球阀一样会阻塞呼气, 从而导致气体潴留和气压伤[10]。此外, 还有肿瘤种植和乳头状瘤掉入气管支气管树的潜在风险。

窒息通气

在这种方式下, 外科医生和麻醉医生轮流使用气道。在拔管并把气道交付与外科医生前, 麻醉医生给患者插管及过度通气。当需要再次通气时, 麻醉医生再次插管或者使用皮囊、面罩通气, 循环复始。由于窒息期间有一个畅通无阻的、不动的手术视野, 因此在某些情况下窒息通气是优先选择的。窒息通气明显的缺点是由于反复插管有潜在的气道水肿的风险。

表 24-1 总结了内镜中不同通气方式的优点及缺点。

使用何种麻醉剂?

内镜术是一种简单而强刺激性的手术, 需要深麻醉, 抑制血流动力学反应, 稳定的手术视野, 快速苏醒及较早恢复气道保护性反射。诱导前给予止涎剂(例如格隆溴铵 0.2mg 静脉注射或肌内注射)可以减少分泌物。在进一步的气道处理前, 通常选择常规静脉麻醉诱导和局麻药(如 4% 利多卡因)喷于声带并用。需要与外科医生确认局麻对他们拟行的手术是否有影响。

全凭静脉麻醉与挥发性气体吸入麻醉

如果选择使用显微喉管的密闭系统, 挥发性气体可通过麻醉环路运输。自主呼吸患者挥发性气体的运送则是通过经鼻孔置于鼻咽部的截短了的气管内导管来完成的。当通过硬质喉镜侧臂通气时, 挥发性麻醉气体也能使用, 但有污染手术室的情况发生, 麻醉深度会随挥发性气体运输中断而发生变化, 且

限制了呼气末麻醉药浓度的监测。

对于内镜检查来说,更可靠的是使用催眠药和阿片类药物的全凭静脉麻醉技术。丙泊酚结合阿芬太尼或瑞芬太尼是个理想的选择。全凭静脉使用丙泊酚和瑞芬太尼,与使用阿芬太尼相对比,有卓越的恢复迅速的特点[13]。阿芬太尼负荷剂量 $50\,\mu g/kg$,输注剂量 $1\,\mu g/(kg\cdot min)$。瑞芬太尼负荷剂量 $1\,\mu g/kg$,输注剂量 $0.25\,\mu g/(kg\cdot min)$。两组皆结合丙泊酚负荷剂量 $2mg/kg$,输注剂量 $100\,\mu g/(kg\cdot min)$。

已有研究探讨催眠药和阿片类药物之间平衡的问题,来观察丙泊酚和瑞芬太尼各自剂量是否影响苏醒恢复。"丙泊酚优势组"麻醉丙泊酚 $100\,\mu g/(kg\cdot min)$+瑞芬太尼 $0.15\,\mu g/(kg\cdot min)$ 与"瑞芬太尼优势组"麻醉[丙泊酚 $50\,\mu g/(kg\cdot min)$+瑞芬太尼 $0.45\,\mu g/(kg\cdot min)$]进行了对比,两种方式都令人满意,两组间无差异[14]。

采用熵(GE Healthcare,Helsinki,Finland)或脑电双频指数(BIS, Aspect Medical Systems,MA,USA)监测有助于优化麻醉深度,减少知晓风险。

其他药物,包括局麻药和 β 受体阻滞剂可用来减少血流动力学反应。直接喉镜下局喷利多卡因到喉和上段气管,可减少硬质支气管镜置入导致的血压和心率上升[15],同时也减少喉痉挛的风险。

短效 β 受体阻滞剂如艾司洛尔已被应用到整个内视镜检查中,以控制心率和血压的升高[16]。

肌松药物

内镜术十分简短,然而肌松药的药效在术中消退可能导致创伤。除了用于最简短的手术,琥珀酰胆碱的作用时间一般不足以完成手术,但可以使用重复剂量 $0.3\sim0.5mg/kg$ 或持续输注 $100\,\mu g/(kg\cdot min)$。如果总剂量小于 $4\sim6mg/kg$,出现二相阻滞是不可能的[17]。此外可以选用中效非去极化肌松药,包括米库氯铵 $0.25mg/kg$、罗库溴铵 $0.6mg/kg$ 或顺阿曲库铵 $0.15\sim0.25mg/kg$。

在内镜检查中监测神经肌肉阻滞程度最好选择外周神经,其起效和失效特性与喉很相似。眼轮匝肌神经肌肉阻滞起效很快,类似于喉,因此是个很好的监测选择[18]。

止吐药和地塞米松

恶心和呕吐是恢复室停留时间延长的常见原因,应注意预防性给予止吐药。如果选择给予地塞米松,还有额外的好处,可减少使用器械导致的术后气道水肿。

提示和技巧

- 当应用全凭静脉麻醉时,靠近麻醉医生一侧要有可靠的静脉通路,方便监测而且触手可及。
- 如果有明显的合并症,应考虑动脉置管以密切监测血流动力学和进行血气分析以设置适当的通气参数。
  如有可能,可选择经皮 CO_2 监测。
- 麻醉医生应位于床头的一侧,便于实施喷射通气,观察患者胸部是否充分起伏和气体呼出,也便于观察麻醉监测仪器(图24-3)。
- 通过输液泵输注丙泊酚和瑞芬太尼或阿芬太尼来滴注给药。
- 任何其他可能需要的药物如其他的肌松药应准备好,且触手可及。

术后护理
苏醒阶段

苏醒阶段管理有几种方式。内镜手术结

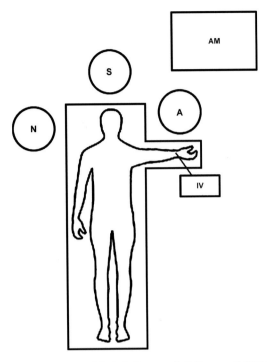

图24-3 经典内镜检查设置 AM:麻醉机；S：外科医生；A:麻醉医生；N：外科护士；IV：静脉输液架及静脉输液袋。

束时，如果使用了非去极化肌松药，则拮抗肌松，停用静脉麻醉药或挥发性麻醉药。患者可通过皮囊、面罩或置入声门上气道来管理，直到自主呼吸恢复。

此外，对于困难气道患者，外科医生可在直视下通过喉镜、支气管镜放置探条或插管器[19]，然后退出喉镜，将气管导管套在插管器上，确保苏醒期间气道安全。如果使用 benjet 或 monjet 管进行声门下通气，需要时将其保留原位实施通气。在极端的情况下，如气道被肿瘤阻塞或出现其他病理因素时，可能需要行术中气管切开术以防术后气道梗阻。

如预计会发生术后疼痛，可给予小剂量长效阿片制剂，如芬太尼 25~100μg 静脉注射。通常可用对乙酰氨基酚和非甾类抗炎药

替代。

并发症

发生在内镜术期间的并发症包括心律失常、通气不足引起的高碳酸血症及出血[17]。气管支气管树可能发生的直接损伤包括撕裂伤、大出血、杓状软骨脱位[1]。大多数并发症于苏醒期或术后早期变得明显，包括牙齿损伤、眼外伤及唇舌损伤。外科操作可能导致的水肿和出血会引起喉痉挛或气道阻塞[17]。颈部伸展相关的神经系统损伤，尤其对于寰枢椎不稳的患者来说，是灾难性的后果。如果疑有气胸或纵隔积气，术后应行胸部 X 线检查。

总结

尽管内镜术通常很短暂，但并非微不足道的手术，可发生肺部、心血管或气道并发症，要求麻醉医生亲自实践，熟悉外科需求、气道和通气技术，精通手术刺激期间的麻醉深度维持，警惕并发症进展，与外科医生持续沟通交流。

病例分析

男，60 岁，进行性声嘶 6 个月，拟行内镜检查和声带活检。既往有高血压史、吸烟史和慢性阻塞性肺病史。服用药物有比索洛尔、雷米普利和吸入沙丁胺醇。患者身高 175cm，体重 70kg，术前血压 160/100mmHg，心率 64 次/min。气道检查示 Malampatti 评分 3 级，张口度及甲颏距离正常，牙列不齐。ECG 示左室肥大，肺功能试验示 FEV1/FVC 比值 60%。ENT 医生鼻内窥镜诊断：左声带后 1/3 处有 4mm 病变，怀疑为声门癌。CT 颈部扫描未发现任何其他

可疑结节或病变。

术前评估总结如下,患者单发左声带病变,怀疑为癌,无明显扩散,不可能存在插管困难。外科医生更偏好无气管插管,通过硬质喉镜喷射通气,手术期间需要声带固定。

在手术室内,予以标准监测,建立静脉通路。预吸氧后,氧饱和度由吸室内空气时的 94% 提高到 100%。气道设备包括喉罩(LMA)、Glidescope 视频喉镜、纤维支气管镜皆可利用。用咪达唑仑 1mg、芬太尼 100μg、丙泊酚 150mg、罗库溴铵 35mg 静脉诱导后,置入 4 号 LMA。开始输注丙泊酚 100μg/(kg·min)和瑞芬太尼 0.25μg/(kg·min)。通气 2min 后,移除 LMA,患者垫肩辊,位于头伸展位,置入硬质喉镜,其末端恰好位于声门上方。墙式氧气经过手动喷射通气机及其连接的 14 G 套管后减压,由 50psi 减至 20psi。患者由位于硬质喉镜工作管道内的 14G 套管间断喷射通气。血氧饱和度维持在 92%~100%。根据血流动力学变化滴定输注丙泊酚和瑞芬太尼。

支气管镜和食管镜术后,从左声带损伤部位取 4 个活检,然后止血。在撤离硬质喉镜之前,外科医生于声带上喷洒 4% 利多卡因,以减少喉痉挛风险。

撤离硬质喉镜后,置入 LMA,重新机械通气。神经刺激显示 4 个成串刺激衰退时给予新斯的明 2.5mg 和格隆溴铵 0.4mg,停止静脉麻醉。给予地塞米松 4mg 和格拉司琼

1mg 以止吐及减轻术后肿胀。患者恢复自主呼吸和意识以后平稳拔除 LMA。患者于当天晚些时候返回家中。

临床要点

- 尽管内镜术历时短暂,但非微不足道的手术,可能发生严重的肺部、心血管或气道并发症。

- 声门上病变可阻塞气道、妨碍通气及使喉暴露极度困难。声门下病变可能阻碍气管导管或硬质喉镜通过。应注意受压或受侵的气道、血管或神经。

- 并无一套对于所有的患者或病变来说都适用的气道设备、通气技术及麻醉方法。

- 内镜术有三种通气选择:无管技术(气囊和面罩,或通过硬质喉镜),声门上气道(可于手术开始前外科医生准备置入喉镜时,或在手术结束后为使苏醒平稳时使用)以及改良的气管内插管(例如显微喉管——MLT)。

- 如果选择使用显微喉管的封闭系统,挥发性麻醉药可通过麻醉循环系统输送。颇受青睐的内镜麻醉技术为使用静脉催眠剂(如丙泊酚)和阿片类(如瑞芬太尼)药物的全凭静脉麻醉技术。

- 采用全凭静脉麻醉时尤其重要的是,靠近麻醉医生一侧须有可靠的静脉通路,便于监测而且容易触及。

- 如有明显的合并症,应考虑动脉置管以便于血流动力学监测和血气取样。如有需要,可选择经皮 CO_2 监测。

(柴　芳译　李天佐校)

参考文献

1. Pereira K, Hessel A. Performance of rigid bronchoscopy. In Hagberg C, ed. *Benumof's Airway Management*, 2nd edn. Philadelphia: Mosby Elsevier; 2007. pp. 631-639.

2. Hillel A, Sie K. A reliable method to maintain an airway after bronchoscopy. *Laryngoscope* 1988;**98**:1353-1355.

3. Feldman MA, Patel A. Anesthesia for eye, ear, nose and throat surgery. In Miller RD, ed. *Miller's Anesthesia*, 7th edn. Philadelphia: Churchill Livingstone/Elsevier; 2009. pp. 2357-2388.

4. Nair I, Bailey PM. Review of uses of the laryngeal mask in ENT anaesthesia. *Anaesthesia* 1995;**50**:898-900.

5. Borland L. Airway management for CO_2 laser surgery on the larynx: venturi jet ventilation and

237

alternatives. *Int Anesthesiol Clin* 1997;**35**:99-106.

6. Rosenblatt W, Ianus AI, Sukhupragarn W. Preoperative endoscopic airway examination provides superior airway information and may reduce the use of unnecessary awake intubation. *Anesth Analg* 2011;**112**:602-607.

7. McLellan I, Khawaja S, Thomas A. Percutaneous trans-tracheal high frequency jet ventilation as an aid to difficult intubation. *Can J Anaesth* 1988;**35**:404-405.

8. Rosenblatt W, Benumof J. Transtracheal jet ventilation via percutaneous catheter and high- pressure source. In Hagberg C, ed. *Benumof's Airway Management*, 2nd edn. Philadelphia: Mosby Elsevier; 2007. pp. 616-630.

9. Evans E, Biro P, Bedforth N. Jet ventilation. *CEACC Pain* 2007; 7:2-5.

10. Crockett D, Scamman F, McCabe B, *et al.* Venturi jet ventilation for microlaryngoscopy: technique, complications, pitfalls. *Laryngoscope* 1987;**97**:1326-1330.

11. Vadodaria B, Cooper C. The anesthetic management of a case of severe upper airways obstruction due to an enlarging subglottic benign polyp. *Eur J Anaesthesiol* 2001;**18**:766-769.

12. Babinski M, Smith RB, Klain M. High-frequency jet ventilation for laryngoscopy. *Anesthesiology* 1980;**52**:178-180.

13. Wuesten R, Van Aken H, Glass P, *et al.* Assessment of depth of anesthesia and postoperative respiratory recovery after remifentanil-based versus alfentanil-based total intravenous anesthesia in patients undergoing ear-nose-throat surgery. *Anesthesiology* 2001 ;**94**:211 -217.

14. Hackner, Detsch O, Schneider G, *et al.* Early recovery after remifentanil-pronounced compared with propofol-pronounced total intravenous anaesthesia for short painful procedures. *Br J Anaesth* 2003;**91**:580-582.

15. Gaumann D, Tassonyi E, Fathi F, *et al.* Effects of topical laryngeal lido-caine on sympathetic response to rigid panendoscopy under general anesthesia. *J Oto Rhino Laryngol Relat Spec* 1992;**54**:49-53.

16. Ayuso A, Luis M, Sala X, *et al.* Effects of anesthetic technique on the hemodynamic response to microlaryngeal surgery. *Ann Otol Rhinol Laryngol* 1997;**106**:863-868.

17. Kaplan MJ, *et al.* Otolaryngology - head and neck surgery. In Jaffe R, Samuels SI, eds. *Anesthesiologist's Manual of Surgical Procedures*, 4th edn. Philadelphia: Lippincott Williams & Wilkins; 2009. pp. 173-185.

18. Donati F, Meistelman C, Plaud B. Vecuronium neuromuscular blockade at the adductor muscles of the larynx and adductor pollicis. *Anesthesiology* 1991;**74**:833-837.

19. Nekhendzy V, Simmonds P. Rigid bronchoscope-assisted endotracheal intubation: yet another use of the gum elastic bougie. *Anesth Analg* 2004;**98**:545-547.

耳鼻喉科激光手术的麻醉

第25章

引言

激光在耳鼻咽喉手术(表 25-1)、整形手术(如消除红色胎记)、妇科手术(如治疗子宫内膜异位症)、眼科手术(如眼底手术)以及其他手术中都非常有价值[1,2]。不同种类的激光产生不同波长(颜色)的光(光子),根据不同的临床情况选择使用(表 25-2)。

在耳鼻喉科手术中使用最广泛的是二氧化碳激光。它可以进行精细的切割,同时进行非常精确的凝血,以减少手术中的出血。特别适用于切除阻塞性的喉肿瘤,切除舌扁桃体,烧灼血管瘤以及切除小的口咽部恶性病变。二氧化碳激光既可用于精确切割,也可通过调整光束范围大小进行组织汽化。由于二氧化碳激光可以良好地吸收组织中的水分产生的远红外线(10 600nm 波长),因此它可以进行有效的组织汽化。

另一种耳鼻喉科手术常用的是 Nd:YAG 激光(掺钕钇铝石榴石),波长为 1 064nm。这些光子很难被水吸收,因此可以比二氧化碳激光更深地穿透组织。另外,Nd:YAG 产生的光(光子)可以通过可弯曲的石英纤维传导,这个石英纤维可连接到纤维支气管镜上,用以治疗气管支气管的病变。

激光物理学

以下是简要的激光物理学知识。"激光"

表25-1 一些需要激光的耳鼻喉科手术

鼻部
    鼻甲切除
    鼻中隔成型
    切除鼻腔梗阻、息肉、粘连
    切除鼻赘(肥大性酒渣鼻)
    治疗瘢痕和大的结痂
口咽、咽部
    乳头瘤、白斑和血管瘤的汽化
    肿瘤手术(如部分舌切除)
    激光辅助的悬雍垂切除
    扁桃体切除
喉部
    声带囊肿和肉芽肿切除
    会厌切除
    声带切除术
    勺状软骨切除术
气管支气管树
    治疗气管狭窄
    切除结节、囊肿、肿瘤和纤维瘤
耳部
    镫骨手术
    鼓膜切开术
    胆脂瘤

英文称为 LASER ,其全名为"light amplification by stimulated emission of radiation"。激光控制高能量的原子释放出同轴的单色光(光子)。这个概念要追溯到爱因斯坦时代,在 1960 年,美国物理学家 Theodore Maiman 第一次用一块红宝石制造出了激光。

激光与我们日常生活中接触到的光有很

239

表25-2　临床用到的不同激光类型

种　类	气体、固体	波长（nm）	颜　色	可否通过光学纤维传导
氦、氖	气体	633	红	+
氩	气体	500	蓝-绿	+
二氧化碳	气体	10 600	不可见（远红外）	−
红宝石	固体	695	红	+
Nd:YAG	固体	1064	不可见（近红外）	+
KTP	固体	532	绿	+

波长的单位为纳米(nm)。10^9nm=1m
氩激光在一定波长产生蓝-绿相干光，但大部分的能量在波长为488nm和514nm之间。
Nd:YAG是掺钕钇铝石榴石的简称
KTP是磷酸氧钛钾的简称

大的不同[3,4]。常规情况下的光由很多颜色组成，也叫做多色光。另外，普通光是非相干的，也就是说它包含很多种光波而且它们的方向各不相同。激光不同于普通光在于①激光是单频的（只包含一种特殊波长的光）；②是相干的（每个光子都同步运行）；并且③方向相同，形成一个很紧凑的光束，随着光的延伸也不会扩散。

如果我们给一个原子加载能量，电子就会离开它的基态能量水平而达到一个超常态水平。当电子回到基态水平时，它们以光子的形式释放能量——一个光粒子。如果被释放的光子遇到了另一个带有超常态电子的原子时，就会"激发"另一个光子的释放；这个新释放出来的光子就会和激发光子产生相同的振荡频率和方向[3,4]。

激光的分类是以赋予能量的原子命名的。例如，如果是二氧化碳原子被激发就成为二氧化碳激光，从这个激光发射出来的光子的波长为10 600nm。这个波长位于远红外线范围内，是不可见的。相反，氦氖激光发射出的光子波长为633nm，在人眼看来是红色。由于二氧化碳激光是不可视的，它通常与氦氖激光一起使用以便使光束有目标性。表25-2列出了其他种类的激光及其特性。

激光的防护

外科激光含有很高的能量，因此有可能引起组织意外损伤和手术室火情。光滑外表的仪器还可能将激光反射到其他非目的的部位引起损伤。为了警告过路者激光正在使用，工作人员必须将警告标志放在手术室外（图25-1），并用不透光物遮盖手术室的窗户以防止偏离的激光束照射出去（图25-2）。

其次，偏离的激光束可能点燃外科敷料。由于患者面部周围有很高浓度的氧气，可能使这一区域发生燃烧，用面罩和鼻导管供氧时要提高警惕。气道内也是可燃的，这点在第11章有详细论述。

再次，必须防止可能导致的眼部损伤，二氧化碳激光可能严重损伤角膜，Nd:YAG激光可能损伤视网膜。为减少这样的风险，可以将患者的眼睑用胶布封闭，并在上面放置湿纱布来保护患者的眼睛，而操作者要佩戴护目镜。针对每一种激光都有相应的护目镜，可以过滤掉这种激光特定波长的光子。例如，过滤532nm波长（KTP激光）的护目镜表面看上去是橘黄色的，对防护释放1060nm波长能量的Nd:YAG激光效果稍差一些。二氧化碳激光的护目镜含有不透远红外线的成

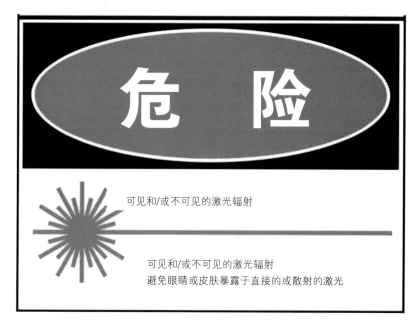

可见和/或不可见的激光辐射

可见和/或不可见的激光辐射
避免眼睛或皮肤暴露于直接的或散射的激光

图25-1　使用激光手术时的警告牌

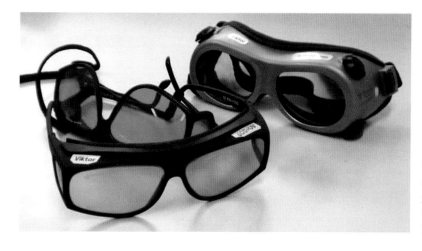

图25-2 三种类型的激光护目镜　来自：http://en.wikipedia.org/wiki/image:Laser_googles.jpg(Author Han-Kwang)under a Creative Commons Share Alike lice-nse.

分。来自光子的能量集成,激光束依赖于它们的波长,短波光子(紫外光范围)比长波光子(红外光范围)有更多的能量。

除了注意偏射激光造成的危害即眼睛的损伤和灼伤以外,临床医生还应该注意燃烧和由于疏忽造成的组织损伤或血管穿透伤引起的气栓。

最后,我们应注意 ANSI 标准的 Z136.3 (在医疗设备中激光的安全使用)提供给我们这方面更多的信息和相关事项。EN207 是相关的欧洲标准的激光防护镜。

具有激光防护功能的气管导管

在激光手术出现后不久,外科医生就意识到可能会发生的特殊危险,即普通气管导管会因激光束而燃烧。过去,用金属丝螺旋缠绕在导管上或类似的"保护"措施以防止因激光的高能量引起导管燃烧[3,4]。现在,已

241

表25-3　一些临床使用的抗激光气管导管种类

名　称	描　述	应　用
Laser Flex	尖端带有Murphy眼的，带有螺旋形不锈钢外套的双囊导管。更多信息登录http://www.cardinal.com/us/en/distributedproducts/ASP/43168-45.asp	CO_2, KTP激光
Laser-Shield II	用铝包裹的硅胶管外包一层特氟龙。更多信息登录http://www.medtronicent-techcomms.com/inserts-web/68E1503_B.pdf	CO_2, KTP激光
Lasertubus	软白橡胶外被铝箔和可吸收的海绵。双囊。更多信息登录http://www.myrusch.com/images/rusch/docs/A20C.pdf	CO_2, KTP激光
Sheridan Laser-Trach	外带铝箔片的红橡胶并有保护黏膜表面和声带不受损伤的外层设计。更多信息登录http://www.orsupply.com/product/Hudson-RCI-Sheridan-Laser-Trach-Endotracheal-Tubes/6951	CO_2, KTP激光

经有很多为此目的而设计的气管内导管[5]（表25-3,图25-3）。常见的是将抗激光导管的套囊中注入生理盐水,作为燃烧的额外保护措施。一些医生在盐水中加入亚甲蓝来帮助查看套囊是否被穿透。应该注意,在套囊里加入生理盐水后会轻度延长套囊的放气时间。最后,将浸泡过盐水的纱布小心地放在套囊周围可以提供进一步的保护;这些纱布必须保持湿润以避免燃烧,并且在手术结束后当然要特别注意将所有填入的纱布取出。

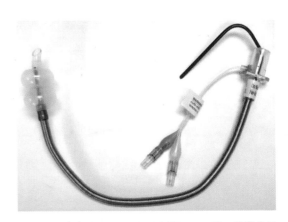

图25-3　来自Cardinal Health的Laser-Flex抗激光导管　注意特殊的双囊设计。一些医生喜欢将囊内注入稀释的亚甲蓝溶液,这样,意外漏出的激光将套囊打破后可以很快被发现。

麻醉技术

图25-3来自Cardinal Health的Laser-Flex抗激光导管。注意特殊的双囊设计。一些医生喜欢将囊内注入稀释的亚甲蓝溶液,这样,意外漏出的激光将套囊打破后可以很快被发现。

麻醉的选择应根据临床需要。全静脉麻醉(TIVA)在耳鼻喉科激光手术中比较常用,而且特别适用于未插管或高频喷射通气的患者。当患者插管后,虽然通常使用瑞芬太尼持续输注,标准速度:0.05~0.1μg/(kg·min),吸入麻醉药如七氟烷也是使用较多的。最常使用的是全静脉麻醉,同时避免使用吸入麻醉药。传统的全静脉麻醉药包括丙泊酚500mg(50ml)加入1mg瑞芬太尼配成60ml溶液。瑞芬太尼的兴奋迷走效应特别适用于因支撑喉镜的刺激引起的心率增快。用咪达唑仑、芬太尼、丙泊酚和罗库溴铵诱导,常规丙泊酚初始剂量为100μg/(kg·min),然后调整剂量达到临床要求。注意,使用以上丙泊酚剂量时相应的瑞芬太尼剂量是 0.2 μg/（kg·min）。一些医生喜欢将两种药物分别泵入，这样可以分别控制和调整两种药物的速度。我们认为我们的方法更简单一些，而且经受了时间的考验，其优点包括减少操作者的失误以及需要更少的仪器和空间。

这类手术除了格隆溴铵外通常不使用术前药；为了减少可能发生的气道燃烧，在使用激光时避免使用氧化亚氮。另外，将氧气浓度减小到能够维持动脉血氧饱和度即可。详细的阐述请见第 11 章气道燃烧。

在很多喉激光手术中，气道的处理通常都是一个挑战。要强调外科医生和麻醉医生共同研究并制定处理方案的重要性。首先，气道的病理状态给插管和通气带来困难，一个重要的问题是在全麻时是否应进行清醒插管。另一个问题是全麻过程中是否应该让患者保留自主呼吸，并辅助通气，就像前纵膈肿物的病例需要的那样。针对患者的情况，耳鼻喉科医生和麻醉医生团队有必要讨论不同临床治疗方法对患者的好处和不利方面，准备可能使用到的仪器，并对两个团队进行培训。

为了保证手术部位制动，肌松药经常会使用。在美国，由于环糊精（sugammadex）还不能使用（撰写此文章时），气道有潜在困难的患者首先使用司可林，因为它起效快、作用时间短。如果患者在给药后不能插管或通气，使用它是个安全的方法。在欧洲，很多医生会使用让患者感觉舒适一些的罗库溴铵，如果给药后患者不能通气或插管，则立即使用环糊精进行拮抗。很多医生在这种情况下会简单地选择清醒插管。

这种情况下拔管也很有挑战性。一些病例由于静脉给予右美托咪定减少了水肿的风险，但有时拔管后会出现喘鸣，因而需要再插管。为了避免出现这种情况，我们经常使用消旋肾上腺素吸入或 70% 氦气和氧气的混合气体吸入。如果考虑患者在拔管后可能需要再次插管，使用换管器是有必要的。每个临床医生对"安全"拔管的条件的认识是有差异的。

有一些病例在外科手术过程中是不需要气管插管的。其优点是减少了气道燃烧的风险（没有可燃的气管导管在术野处），而且喉部结构能看得清楚。缺点是没有气道的保护会引起误吸，以及无法进行辅助通气。在这样的病例中，常规用前接合喉镜联合应用全静脉麻醉和喷射通气。在其他病例中使用一般喉镜和一根 5 号显微喉管，术中间断拔出气管导管进行短暂的无通气操作。

空气污染的情况

激光，特别是二氧化碳激光导致组织汽化挥发形成的烟雾，经常使人感到不愉快，有时甚至是危险的。因此建议在术野边放置吸引器，并佩戴可以过滤细小颗粒的口罩，特别是在汽化的组织中存在病毒颗粒的时候（图 25-4）。

术后需要考虑的问题

激光手术即使术后安全地拔了管，一段时间后也会出现气道问题。激光手术后如果出现了急性的呼吸窘迫，应考虑以下一些问题：①组织水肿（使用 Nd∶YAG 激光后）；②残留的肌松药或麻醉药的作用；③呼吸道分泌物；④气胸；⑤出血；⑥纵隔气肿。当然延迟的并发症也有发生，如感染或（和）因气道分泌物或肺不张引起的肺炎，或延迟的水肿（见病例研究）。

243

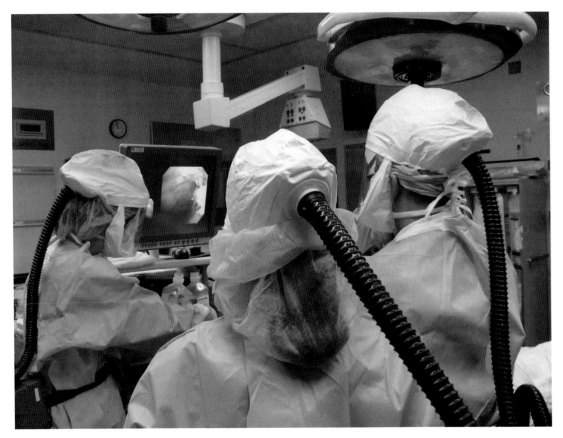

图25-4　空气过滤面罩　考虑到感染性人类乳头瘤病毒（HPV）会混杂在激光烧灼产生的烟雾中，一些医生使用带电池的空气过滤面罩，如上图所示。这样的系统包括一个鼓风机、电池、头部部件和一个呼吸管道，看起来很恐怖。

总结

耳鼻喉科激光手术的麻醉存在特殊的风险，像可能发生插管和通气困难，需要预防气道燃烧，经常使用的全静脉麻醉（TIVA）以及在喉乳头瘤手术时，病毒释放到空气中需要对医生进行适当的防护。通常使用特殊的抗激光气管导管。全静脉麻醉通常使用丙泊酚复合瑞芬太尼。应考虑到组织水肿的可能性（特别是 Nd：YAG 激光使用时），此外，气胸、出血以及纵隔气肿也会在术后出现。

病例研究

Abdelmalak 等人[6]报道了一个使用 Nd：YAG 激光成功行气管狭窄手术的患者，术后 4h 出现呼吸暂停。在手术结束后给患者拔管时没有遇到任何问题。出现呼吸暂停被认为是由于激光的深度穿透引起的组织热损伤导致了延迟的气道狭窄。以下是从报告中给出的解释：

术后 2h 患者开始咳嗽。之后 1h 出现呼吸喘鸣并伴有上呼吸道梗阻，行吸氧和支气管扩张剂喷雾治疗。1h 后气道梗阻越来越严重，气体交换不足。几分钟后患者反应迟钝，氧饱和度下降到 80%，心率降到 40 次 /min，血压 60/46mmHg。经面罩控制通气较困难。为了维持足够的氧合，行气管内插管。6.0mm 内径导管在激光手术部位通过时有阻力。吸入氧浓度 100%，氧饱和度逐渐增至 100%。心率和血压逐渐恢复到基础水平。患者后被送到 ICU 行通气支持。每 6h 静脉给予甲泼尼松。第 2 天拔管，继而出院。

教学录像

　　以下是一些耳鼻喉科激光手术的教学录像，读者可能会感兴趣：

激光切除声带小结

http://www.youtube.com/watch?v=RGSU4i10-PO

勺状软骨切除术

http://www.youtube.com/watch?v=ZZvRp8KhbIM

喉乳头状瘤

http://www.youtube.com/watch?v=kRI9AVheKdQ

鼻激光手术

http://www.youtube.com/watch?v=Qio2cJI11X0

临床要点

- 外科激光释放大量的能量，有可能造成意外的组织损伤（如当激光意外地从光滑的仪器表面反射的时候）。

- 激光可能意外地在手术室引燃（偏离的激光可引燃外科敷料），特别是在未插管的患者面部周围有高浓度的氧的时候。

- 可能的眼部的损伤，二氧化碳激光可引起严重的角膜损伤，Nd:YAG 激光可导致眼底损伤。为减少这种风险，应该将患者的眼睑用胶带黏合并在眼睑上放置湿纱布，而术者应该佩戴防护眼镜。

- 有几种特殊的激光安全性气管导管。常见的是将激光安全性导管的套囊用盐水填充作为防止燃烧的补充措施。一些术者将套囊里加入一些亚甲蓝以便判断套囊泄露的情况，但注意套囊内加入液体后会延迟放气的时间。

- 耳鼻喉科激光手术常用全静脉麻醉（TIVA）技术，用肌松药保证术野制动。

- 一些患者使用右美托咪定后可以减少水肿的发生。特别要注意 Nd:YAG 激光手术后组织水肿的延迟发生。

- 拔管后可能会出现喘鸣而需要再插管，为了避免这种情况，我们通常使用吸入消旋肾上腺素或使用 70% 氦气和氧气的混合气体。当考虑到拔管后有再插管可能时，使用换管器拔管是一个明智的选择。

（李　梅译　李天佐　校）

参考文献

1. Rampil IJ. Anesthetic considerations for laser surgery. *Anesth Analg* 1992;**74**:424-435.

2. Sheinbein DS, Loeb RG. Laser surgery and fire hazards in ear, nose, and throat surgeries. *Anesthesiol Clin* 2010;**28**(3):485-496. PubMed PMID: 20850079.

3. Absten GT. Physics of light and lasers. *Obstet Gynecol Clin North Am* 1991;**18**(3):407-427. PubMed PMID: 1956663.

4. Van Der Spek AFL, Spargo PM, Norton ML. The physics of lasers and implications for their use during airway surgery. *Br J Anaesth* 1998;**60**:709-729.

5. Lai HC, Juang SE, Liu TJ,Ho WM. Fires of endotracheal tubes of three different materials during carbon dioxide laser surgery. *Acta Anaesthesiol Sin* 2002;**40**(1):47-51. PubMed PMID: 11989049.

6. Abdelmalak B, Ryckman JV, Al-Haddad S, Sprung J. Respiratory arrest after successful neodymium: yttrium-aluminum-garnet laser treatment of subglottic tracheal stenosis. *Anesth Analg* 2002;**95**(2): 485-486. PubMed PMID: 12145077.

喉成形术的麻醉

第26章

引言

喉支架手术（laryngeal framework surgery, LFS）是嗓音外科学（phonosurgery, PS）中一个非常活跃、发展迅速的领域，主要目的是改善或恢复声音。在 20 世纪 70 年代由 Isshiki 系统地阐述了喉支架手术的概念，此后这一手术逐渐被大家所接受，并取得了许多新进展。然而，对于相关的术语、手术类型和手术分类，即便是这一领域的专家也会感到困惑，人们也因此难以比较不同研究机构和不同作者的研究结果。目前人们已经在试图建立一个实用的嗓音外科学分类体系和更为精确的定义列表[1,2]。

2001 年，欧洲喉科学学会的嗓音外科学委员会发布了一份关于 LFS 的分类和命名法的征求意见稿[1]。描述 LFS 的常用术语包括[1,2]：喉支架手术、喉成形术和甲状软骨成形术。喉支架手术是指修复喉的支撑结构和改善其功能的嗓音外科手术。喉成形术（Laryngoplasty, LPL）经常被用作 LFS 的同义词，尽管它的范围不如 LFS 那么广，但也许更适合日常实践。"注射喉成形术"是指某些使声带扩增的注射技术，但它实际上并不是真正的 LFS，本书将在其他章节谈到这一手术。甲状软骨成形术（Thyroplasty, TPL）是 LPL（或 LFS）中的一个特殊的亚组，包括了那些为了改变声带的位置或长度而重

建甲状软骨的手术。

一般来说，根据手术目的可以把 LFS 分为四个主要的类型[1,2]：

- 接近型喉成形术（声门关闭不全矫正术）：注射喉成形术、内移型甲状软骨成形术、杓状软骨内收术、杓状软骨固定术。
- 扩张型喉成形术（声带过度内收或双侧声带麻痹矫正术）：单侧甲状软骨成形术、声带外展术。
- 松弛型喉成形术（治疗病理性声带紧张或声音过度高亢的手术）：缩短性甲状软骨成形术。
- 紧张型喉成形术（治疗病理性声带松弛或声音过度低沉的手术）：环甲软骨接近术、延长性甲状软骨成形术。

在上述这些手术中，通过改变声带的位置和（或）张力从而改善声带的振动性运动，减少气流的湍流或改变音调[1,2]。通常会联合进行不同类型的喉成形术以达到改善功能的最佳效果。

最常见的手术是治疗声门关闭不全的声门缩窄术（接近型 LPL），声门关闭不全可以表现为发音困难和（或）误吸的症状。尽管大部分的注射物都只是暂时的，注射术仍是最常见的使声带内移的手术。可以使用不同的技术和植入物（如硅橡胶、Gortex、羟基磷灰石、钛、软骨）来使关闭不全的声带相互靠近[3-5]。

单侧声带麻痹（Unilateral vocal fold paralysis，UVFP）是进行喉成形术（Ⅰ型甲状软骨内移术伴或不伴杓状软骨内收术或杓状软骨固定术）的最常见的病因。单侧声带麻痹因声门关闭不全导致发音功能异常并增加了误吸的风险。UVFP 最常见的原因是迷走神经或喉返神经损伤，也可以由组织萎缩、瘢痕或环杓关节固定引起声门闭合不全，症状包括声嘶、吞咽困难、误吸、咳嗽无力和反复发生的肺炎。在单侧声带麻痹的病因中，新生物是第一位的，最常见的是非喉部的恶性肿瘤（肺部、纵隔恶性肿瘤，脑肿瘤或其他肿瘤脑转移，颈部肿瘤）。胸部、心脏、甲状腺和颈部手术是 UVFP 的第二大原因，这也是双侧声带麻痹的第一大原因。还有相当一部分患者找不到明显的病因即诊断为原发性声带麻痹，这是一种排除性诊断。此外，还有一部分患者是由创伤（包括插管损伤）、脑血管意外和感染引起的[6,7]。

术前评估

外科医生对声带麻痹患者的术前评估包括很多方面，包括主观的和客观的方法。对语音质量进行评价的客观测试包括发声气流测量、声学参数、感音分析和最大发声时间（maximum phonation time，MPT）测量。MPT 是一种操作非常简单的测试，且可以很好地进行术前和术后对比，在镇静状态下还可以在术中应用以评估手术效果。

视频喉镜检查是评估声带病理状态的一种重要的手段，可以帮助检查声带的解剖结构、位置、振动和功能。通过内窥镜远端的摄像头，还可以看到发声时声带的运动和振动。

喉成形术是一种永久性的手术，通常用于那些声带功能恢复可能性不大的患者。喉肌电图检查是目前评估声带的神经支配和恢复预后的最好的方法，也用于声带麻痹患者的术前评估。喉肌电图检查有助于区别是神经性的还是其他原因引起的声带麻痹。但即使对那些喉肌电图检查提示预后较好的患者，如果在发病或损伤后一年以内没有恢复的临床证据，那么声带的运动几乎是不可能恢复的。

因为喉成形术是一种功能性手术，很多情况下是否决定手术取决于患者对发声障碍程度的体验，所以术前应用不同的生活质量调查表进行的主观评估是非常重要的。语音障碍指数（Voice Handicap Index，VHI）是使用非常广泛的一种调查表，包括三个亚组（功能、情绪和生理）的共 30 个问题，通常用来比较同一个患者术前和术后的情况，也用来比较不同研究之间的结果[8]。

手术过程（内移型喉成形术：甲状软骨成形术伴、不伴杓状软骨内收或杓状软骨固定术）

手术进行时患者通常取颈部稍伸展的仰卧位，手术开始时给予患者地塞米松（10mg）和抗生素。可以通过面罩或放在口中的鼻导管来给氧。使用局部麻醉药对切口皮肤和甲状软骨下的软组织进行局部麻醉。最常使用的局部麻醉药是含有 1:100 000 肾上腺素的 1% 利多卡因和 0.25% 布比卡因的混合物（50:50 混合）。鼻黏膜用鼻黏膜收敛剂羟甲唑啉喷洒后再以 4% 的利多卡因做表面麻醉。术中可以持续或间断使用纤维喉镜，最好从声带麻痹侧的对侧鼻孔置入纤维喉镜，如果需要在手术全过程中观察喉部的情况，可以用一个静脉输液架把纤维喉镜悬挂固定好（图 26-1）。

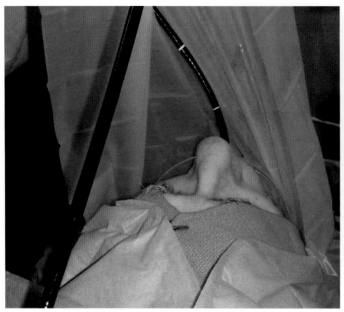
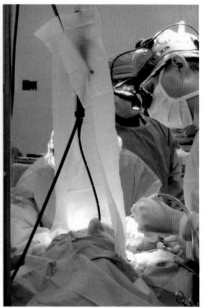

图26-1　在表面麻醉下经鼻置入纤维支气管镜　纤维支气管镜固定悬挂于输液架上，这样在术中就可以看清喉部情况。

首先在甲状软骨的中点附近做一个水平切口，从健侧靠近中线处开始，向对侧横向延伸至患侧的甲状软骨外侧（7~8cm长）（图26-2）。然后分离并暴露甲状软骨，在术野中可以看到甲状软骨的前面，内部的软骨膜保持完整（软骨膜覆盖了甲状软骨的各个方面，主要在软骨后面）。处理硅橡胶假体是手术最关键的部分，需要外科医生有丰富的经验。假体是否合适依赖于术中的综合判断：甲状软骨的大小和角度、患者的声音特点、喉镜下显示的假体所处位置以及声带内移的程度，还有最大发声时间（MPT）。即便有很合适的假体，患者的声音也不会在手术室内就即刻得到改善，因为很多患者在患病期间形成了代偿性的过度发声的习惯，需要慢慢纠正。一些因肺部手术造成声带麻痹的患者或肺储备降低的患者在手术时很难进行发声判断，对于这些患者，声带位于中线位以及MPT的显著改善往往提示手术会有较好的长期效果。

对于轻症患者，可以使用Gortex来进行声带内移术。由于Gortex可以压缩并容易发生移位，所以它的长期效果并不确定。Gortex植入过多或矫枉过正时可能导致挤压而需要再次手术修正。

如果在进行内移型甲状软骨成形术的同时要行杓状软骨内收术，那就需要先把假体移开，在甲状软骨的后部开一个小窗，通过小窗进行缝针并向前牵拉，在与健侧相同水平处的垂直面上使杓状软骨的声带突内旋，然后把假体重新放置好，这样声带的位置就固定了。

最后关闭伤口，放置一个小的引流条（橡胶带），然后轻轻加压包扎。除非有住院的指征，这类手术几乎都在门诊完成。术后3h用纤维喉镜再次检查患者以确定没有出血或血肿，然后患者可以出院回家，第2天复诊再拔

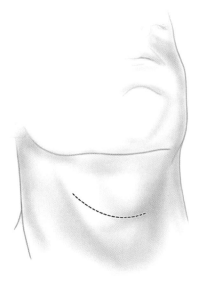

图26-2 手术切口 甲状软骨中点处的手术切口位置,从健侧靠近中线处开始,横向延伸至患侧5～7cm。

除引流条。

喉成形术的监测麻醉管理

喉成形术是一种功能性手术,因此很重要的一点是需要患者在术中保持合作并能够按照外科医生的要求进行发声。尽管这一手术可以在单一的局部麻醉下完成,许多患者还是会感觉到不舒服而需要一定程度的镇静,尤其是在开始注射局麻药物时。对于大多数患者,麻醉医生会在开始局麻注射时用异丙酚诱导一次短暂的深度镇静,随后终止镇静使患者能最大程度地与外科医生进行合作,然后使患者在尽可能浅的镇静状态下能够耐受并完成整个手术过程,这是首选的麻醉方案。

有少数患者可能需要较深的镇静程度,这就给麻醉医生带来很大的挑战,包括要解除患者的焦虑、提供足够的镇静程度和舒适度,与外科医生共享一个气道并合理控制气道,保证患者在术中能够合作发声或在需要时迅速地从镇静状态中恢复。

通常可以使用阿片类药物、苯二氮䓬类药物和异丙酚(单次注射或持续输空)来实施镇静[3,9,10]。但这些药物很难滴定,常常导致镇静不足或镇静过度,很难达到理想的能够发声的合作程度,有些患者甚至发生气道塌陷,造成窒息的危险。

一种 α_2 肾上腺素受体激动剂右美托咪定已经成功地应用于喉支架手术中的镇静[11~13]。它具有独特的抗焦虑、镇静、镇痛和遗忘作用,而对呼吸的抑制作用非常小,这就显著地降低了气道塌陷的风险。右美托咪定产生的镇静作用类似于自然睡眠,患者可以处于舒适的睡眠状态,并在需要时可以很容易被唤醒并发声[14~17]。

Jense 等[11] 报道了 14 例进行喉支架手术的患者单独使用右美托咪定作为镇静药物。其中 12 例患者先接受右美托咪定的负荷剂量(0.2～1 μg/kg),随后持续输注;另 2 例患者未接受负荷剂量,一开始就持续输注。在手术过程中,平均每个患者追加了 3 次单剂量的右美托咪定共 0.32 μg/kg。

Abdelmalak 等[13] 报道了一个行喉支架手术的患者开始时应用负荷剂量的右美托咪定 1 μg/kg,随后以 0.6 μg/(kg·h)的速率持续输注以达到需要的镇静效果。

Busick 等[12] 报道了 3 例应用右美托咪定作为镇静剂来进行喉支架手术的病例,这 3 例患者都辅助应用了阿片类药物和咪达唑仑,其中 2 例还辅助输注了异丙酚。

在这 18 例患者中报道的右美托咪定的副反应很少,即使发生也很轻微。有 1 例患者发生了心动过速,另有 3 例患者发生了心动过缓,这些反应是自限性的,患者也没有自觉症状。在 Busick 的报道中,有 1 例患者同时应用右美托咪定、阿片类药物、咪达唑仑以及持续低剂量的异丙酚输注,在手术接近结束时出现轻度的低血压和心动过缓,但不需要干预治疗;这 3 例患者还发生了短暂的气道梗阻,通过托下颌或减轻镇静程度就可以缓解。

虽然已发表的关于在喉支架手术中应用右美托咪定的文献并不多,但由于这一药物具备独特的镇静作用和呼吸抑制小的特点,对于喉支架手术似乎是一个理想的药物。

喉成形术的全身麻醉

为了达到良好的手术效果,外科医生需要患者在术中能够发声,因此很多外科医生都不接受在喉成形手术中应用全身麻醉。在本章第一作者实施麻醉的超过 1 000 例的患者中,没有一例是为了完成手术而需要全身麻醉。尽管如此,确有极少数患者因无法耐受在镇静状态下进行手术而需要全身麻醉。全身麻醉的优点在于可以提供安静的术野,没有喉反射、咳嗽或吞咽反射。

文献报道中最常见的在全身麻醉下进行的手术是内移型甲状软骨成形术(I 型甲状软骨成形术)[18~22],还有一些伴或不伴甲状软骨成形术的杓状软骨内收术很少使用全身麻醉[23-25]。

文献报道中提及了不同的全身麻醉技术。Bielamowicz 等[23]报道了 26 例脑外科手术后发生迷走神经麻痹的患者,早期在气管插管全麻下行杓状软骨内收术来预防误吸。

在大多数其他病例报道中,行单纯的内移型甲状软骨成形术时都是使用喉罩全麻。在可能发生食管反流的患者,一般都使用 Pro-Seal 喉罩。麻醉药物的选择可以是七氟醚或异丙酚全凭静脉麻醉(间断静注阿片类药物或静脉持续输注瑞芬太尼)。通气方式可以是自主呼吸或正压通气。所有病例都是应用纤维喉镜全程协助手术,这就带来了共享气道的挑战,使用带横膈膜的纤支镜万向接头可以在维持通气的同时为纤维喉镜的操作提供空间。

Griffin 等[19]和 Sproson 等[20]采用了"中断"全麻方法:在外科医生准备填充植入物时,停止使用麻醉药物让患者清醒,拔出喉罩让患者按照外科医生的指令发声,然后再继续使用异丙酚持续输注直到手术结束。

在杓状软骨内收术中,喉罩全麻是否合适与手术方法有关,在某些情况下可能不适用。如果需要切开梨状窝或去除甲状软骨的后面部分,那么喉罩的充气气囊可能会影响外科医生暴露术野。Stow 等[25]建议在切开梨状窝时抽空喉罩的气囊。

至于在全身麻醉下行喉成形术的效果和在局部麻醉(伴或不伴镇静)下手术的效果是否相同这一问题依然没有答案。Buckmire 等[26]比较了两种技术:局部麻醉下行喉成形术(16 例)和在喉罩全麻下行喉成形术(4 例)。

令人惊讶的是,研究发现和标准的局部麻醉组相比,喉罩组的改善效果更好,这些评估参数包括:由一位经验丰富的检查师做出的声音主观评估参数(总体分度、粗糙声、气息声、发声无力、声音紧张度;GRBAS)、声带功能指数(glottal function index , GFI)和声音相关生活质量(voice- related quality of life, VRQOL)。这些资料颠覆了以前认为在术中进行发声测试有助于改善手术效果的传统观念,当然这个结果有可能存在偏倚,因为病例数较少以及外科医生不愿意在局麻下进行这类手术(有 1/4 的患者需要全身麻醉药物)。此外,在喉罩组患者进行注射喉成形术时可以为纤维喉镜操作提供空间从而为确定声带的膨胀程度提供参考,这一点也可能影响了研究结果(因为一些医疗机构在术中常规使用喉镜影像来确定声带的合适位置,这被患者认为是保证他们术后恢复声音的一种保障)。要评价在全身麻醉下行Ⅰ型喉成形术的效果还需要更大规模的研究。

相反,Remade 等报道在扩张型喉成形术和松弛型甲状软骨成形术中无论是在局部麻醉下进行还是在喷射通气或喉罩全麻下进行,效果都是相似的[27],因为和内移型甲状软骨成形术可以在发声时进行调整不同,在这两种手术中,用后部的甲状软骨取代前部软骨这一操作并不能够在发声时进行调整。在这些病例中,直视下控制气道是很重要的。

喉成形术的并发症
早期并发症

Tucker 等[28]在早期报道,内移型甲状软骨成形术的患者中有 10%(60 例中的 6 例)发生了明显的并发症。这 6 个患者因为血肿发生了不同程度的气道梗阻,其中 1 人需要做紧急气管切开。只有 2 例气道梗阻发生在术后 24h 内,还有 4 例都是迟发的(发生在术后 4~7d,遗憾的是作者没有详细描述其他非外科的处理方法)。此外,有 1 个患者在术后第 5 天发生了植入假体的挤出。

另一组研究者(Cotter 等)[29]在为单侧声带麻痹患者进行内移型甲状软骨成形术后没有发现明显的气道梗阻,但他们报道了重要的并发症发生率为 8.6%,主要是假体挤出。另外在 24% 的患者中发现了并不引起

气道梗阻的声带小血肿。相对于早期较高的并发症发生率而言,随着外科技术的改进和经验的增加,这些并发症的发生率已逐渐降低。在作者进行的 1000 例植入硅橡胶的内移型喉成形术中,没有发生需要外科引流的急性血肿病例,只有 3 个患者发生了声带水肿需要入院观察。大多数患者会有不同程度的声带挫伤,但没有明显的水肿或肿胀。

和单纯的内移型甲状软骨成形术相比,伴杓状软骨内收、固定术的内移型甲状软骨成形术或双侧的甲状软骨成形术术后并发症的发生率较高[30,31],这可能是切口比较广泛的原因。正因为如此,一般建议在这类手术后患者要收住入院。尽管气道并发症的发生率极低,但外科医生和麻醉医生还是要随时做好在必要时建立气道的准备。在术后 24h 内可能因为血肿和水肿而发生严重的气道梗阻,并需要进行气管切开。对于缓慢发生的气道梗阻,在进行气管切开以前应用保守治疗如消旋肾上腺素、地塞米松(8~16mg)是合理的。氦氧混合气(氦气和氧气的混合物)可以降低气体密度并减少呼吸做功,可能是有益的;关于氦氧混合气的应用在第 10 章中已经详细讨论。

在内移型甲状软骨成形术后发生喘鸣和呼吸窘迫的病例,上述的保守治疗方法通常就够了[30,32]。偶尔在手术中会发生严重的声带水肿而必须终止手术[22]。

Yumoto 等人[33]发现了另一种引起严重窒息的机制,有 2 个患者在行Ⅰ型甲状软骨成形术(内移型)伴杓状软骨内收术后 1~2d 发生了窒息而需要紧急气管切开,这 2 个患者都有食管手术史并插了胃管。在进食过程中或进食后发生食管反流,由此触发的喉关闭反射被认为是引起严重窒息的最可能的原因。

因为行喉成形术的患者可能发生严重的气道并发症，这类患者是否可以在门诊进行手术需要仔细评估。有些外科医生会常规地让患者观察一个晚上，有些外科医生对不伴杓状软骨内收术的单侧内移型甲状软骨成形术的患者，会在术后 2~3h 重新检查气道后让患者出院。我们的经验是用硅橡胶或 Gortex 行单纯的声带内移手术的患者，极少（<1%）需要住院，在近 20 年里一直是在门诊进行这类手术。

后期并发症

单侧声带麻痹的患者进行伴或不伴杓状软骨内收术的内移型甲状软骨成形术的目的是使不能运动的声带膨胀并向中线靠近，术后声门裂会变窄。因此一定程度的亚临床胸外气道并发症可能在术后随之而来。因为是固定的胸外的梗阻，因此主要影响吸气气流，并和肺功能测定并不一致[34~36]。流量容积环显示在吸气相和呼气相曲线是扁平的，这和固定的胸外梗阻是一致的。Yumoto 等[36] 报道当上气道梗阻存在时，FEV_1/PEFR 指数也会升高：上气道梗阻时呼气流量明显减少，所以呼气流速峰值（peak expiratory flow rate, PEFR）降低而第一秒用力呼气量（forced expiratory volume in 1 second, FEV_1）几乎不变。和单纯的内移型甲状软骨成形术相比，杓状软骨内收术导致的气道梗阻可能更加明显。

总体来说，喉成形术后发生有症状的气道梗阻并不常见，这可能是因为绝大多数患者的活动量并不大，因此他们对通气的需求相对较少。

由于声门裂变小，内移型甲状软骨成形术后的患者对于非气道手术中气道操作引起的气道水肿非常敏感[37]，在手术室或恢复室中可能发生喘鸣，需要消旋肾上腺素雾化吸入、静脉注射激素，在严重的病例可能需要紧急气管切开。气道管理工具也可能引起植入的假体发生移位，这在自主呼吸时也同样会发生，甚至在甲状软骨成形术后数月或数年仍会发生[28,29,39]。

任何麻醉医生都应该意识到这类患者可能发生气道并发症（幸运的是非常少见）。为了减少气道损伤的风险，如果可能的话应尽量选择较小的气管导管，拔管要平稳，完全抽空气管导管的气囊。患者在术后需要给予严密观察[40]。

总结

喉支架手术是一个非常活跃的、发展迅速的领域。和外科医生进行沟通对于理解手术和更好地为麻醉管理做准备是最为重要的。

因为是一种功能性手术，所以很多外科医生更倾向于在局麻下（伴或不伴镇静）进行手术，这样患者可以在术中发声以达到更好的手术效果。

对少数在镇静下仍然不能配合手术的患者可以选择全身麻醉。可以选择各种麻醉技术，如果不需要气管插管，喉罩是最合适的气道管理工具，在喉罩下可以进行连续的喉镜检查。

麻醉医生必须意识到在恢复室或病房都有可能发生少见的但可能是非常严重的气道并发症。对那些既往有喉成形手术史、因为其他手术而需要气管插管的患者，麻醉医生在气道操作时和术后恢复期都要非常谨慎和轻柔。

病例分析

患者是一位 66 岁、身高 185.4cm、体重

79kg 的男性患者,患右侧声带麻痹 1 年半。在做单侧声带麻痹的术前评估时,发现他是因右侧后颅窝脑膜瘤压迫脑干,在脑膜瘤诊断后 1 个月做了脑膜瘤摘除术。后来他做了 2 次声带麻痹的注射术,最后一次离本次就诊已超过 1 年。虽然他在前 2 次注射术后有一定程度的改善,但他还是感觉到明显的发音疲劳。VHI 评分是 65 分,喉镜显示右侧声带不能运动。右侧声带看上去在靠近中线的位置,发音迟缓无力,声门关闭不全。头颅 CT 显示后颅窝残留巨大的脑膜瘤,脑干受到压迫,和术前的 CT 片相比,开颅手术后并没有显著的变化。

外科医生准备为这个患者用硅橡胶做右侧内移型甲状软骨成形术。

术前评估

合并症:高脂血症、胃食管反流、开颅手术后的肺栓塞(在择期手术前 5d 停用华法林)、轻到中度的阻塞性睡眠呼吸暂停,这在第一次手术后因为减去 12kg 体重已经有所改善。

气道:Mallampati 分级 Ⅱ 级、颏甲距离 3 指、没有覆咬合、颈部伸展受限。行脑外科手术时插管和通气顺利。

麻醉管理

手术当天患者禁食 8h。他显得非常紧张,说因为频繁的咳嗽而难以平卧。耳鼻喉科医生希望患者保持清醒以便于发声。术前外科医生为他测定了最大发声时间为 4s。

患者取仰卧位,为了让患者舒适,手术床调整成垂头仰卧位。

按照 ASA 的标准连接好监护仪后,给患者静脉注射 2mg 咪达唑仑、10mg 地塞米松

和 1g 头孢唑林作为术前用药。通过鼻导管给予 4 L/min 的氧气。

外科医生在颈部消毒铺巾,在给患者静注 40mg 异丙酚后,外科医生在局部注射了 20ml 含有 1∶100 000 的肾上腺素的 1% 利多卡因和 0.25% 布比卡因的混合液(50∶50 混合)。然后以 4% 的利多卡因给左侧的鼻孔做表面麻醉,置入纤维喉镜来观察声门的开放情况(图 26-1 和图 26-2)。在切皮前患者都是清醒和合作的。

外科医生开始操作,切开分离完成后进行硅橡胶假体雕刻和植入,要求患者发声并测定最大发声时间,然后再次检查声带的位置,对假体做一些调整。在假体的位置调整满意后,用生理盐水冲洗并缝合伤口,放置一根引流条。在手术过程中,仅给予患者小剂量的芬太尼(共 50mg)以使患者舒适,这可能是因为局麻做得相当完善。患者最后的 MPT 是 42s,声音的改善非常明显。

患者被转入 PACU 进一步恢复,然后收住入院观察一晚。

潜在的并发症

气道水肿

血肿

早期的植入物挤出

临床要点

- 单侧声带麻痹 (UVFP) 是行喉成形术最常见的指征。它导致了声带关闭不全和声带功能紊乱,增加了误吸的风险。
- 在手术开始时一般给予地塞米松 (10mg) 和抗生素。可以通过面罩或放在口中的鼻导管给氧。
- 使用局部麻醉药对切口处皮肤和甲状软骨下的软组织做局部麻醉。

253

- 在手术中可以持续或间断地使用纤维喉镜，如果可能的话纤维喉镜最好从声带麻痹侧的对侧鼻孔通过，如果需要全程观察喉部情况时要把纤维喉镜悬挂好。
- 喉成形术是一种功能性手术，因此让患者在术中保持合作并能够按照外科医生的指令发声就显得非常重要。大多数患者在注射局麻药时用异丙酚诱导一次短

时间镇静后只需要最低程度的镇静就可以很好地耐受整个手术过程。

- 在少数病例中可以采用声门上气道管理工具进行全身麻醉。
- 在术后早期可能因血肿而发生罕见的但是严重的气道梗阻，这需要麻醉和外科团队及时关注和干预。

（蔡一榕 译 李文献 校）

参考文献

1. Friederich G, de Jong FICRS, Mahien HF, Benninger MS, Isshiki N. Laryngeal framework surgery: a proposal for classification and nomenclature by the Phonosurgery Committee of the European Laryngological Society Eur. *Arch Otorhinolaryngol* 2001;**258**: 389–396.

2. Friederich G, Remacle M, Birchall M, Marie JP, Arens C. Defining phonosurgery: a proposal for classification and nomenclature by the Phonosurgery Committee of the European Laryngological Society (ELS). *Eur Arch Otorhinolaryngol* 2007;**264**: 1191–1200.

3. van Ardenne N, Vanderwegen J, Van Nuffelen G, De Bodt M, Van de Heyning P.Medialization thyroplasty: vocal outcome of silicone and titanium implant. *Eur Arch Otorhinolaryngol* 2011;**268**:101–107.

4. Hendricker RM, de Silva BW, Forrest LA. Gore-Tex medialization laryngoplasty for treatment of dysphagia. *Otolaryngol Head Neck Surg* 2010;**142**:536–539.

5. Mesallam TA, Khalil YA, Malki KH, Farahat M. Medialization thyroplasty using autologous nasal septal cartilage for treating unilateral vocal fold paralysis. *Clin Exp Otorhinolaryngol* 2011;**43**:142–148.

6. Rosenthal-Swibel L, Benninger MS, Deeb RH. Vocal Fold Immobility: A Longitudinal Analysis of Etiology over 30 Years. *Laryngoscope* 2007; 117:1864–1870.

7. Ramadan HH, Wax MK, Avery S. Outcome and changing cause of unilateral vocal cord paralysis. *Otolaryngol Head Neck Surg* 1998;**118**:199–202.

8. Jacobson BH, Johnson A, Grywalski C, et al. The Voice Handicap Index (VHI): development and validation. *Am J Speech Lang Pathol* 1997;**6**(3): 66–70.

9. Santhanam S, Templeton L. Superficial cervical plexus block Section 4: Anesthesia for laryngotracheal surgery 252 for vocal cord surgery in an awake pediatric patient. *Anesth Analg* 2004;**98**:1656–1657.

10. Donnelly M, Browne J, Fitzpatrick G. Anaesthesia for thyroplasty. *Can J Anaesth* 1995;**42**(9):813–815.

11. Jense RJ, Souter K, Davies J, Romig C, Panneerselvan A, Maronian N. Dexmedetomidine sedation for laryngeal framework surgery. *Ann Otol Rhinol Laryngol* 2008;**117**(9);659–664.

12. T. Busick, Kussman M, Scheidt T, Tobias JD. Preliminary experience with dexmedetomidine for monitored anesthesia care during ENT surgical procedures. *Am J Therapeutics* 2008;**15**;520–527

13. Abdelmalak B, Guttenberg L, Lorenz RR, et al. Dexmedetomidine supplemented with local anesthesia for awake laryngoplasty. *J Clin Anesth* 2009;**21**(6):442–443.

14. Kamibayashi T, Maze M. Clinical uses of alpha 2-adrenergic agonists. *Anesthesiology* 2000;**93**:1345–1349.

15. Hall JE, Uhrich TD, Barney JA, Arain SR, Ebert TJ. Sedative, amnestic, and analgesic properties of small-dose dexmedetomidine infusions. *Anesth Analg* 2000;**90**:699–705.

16. Ramsay MA, Luterman DL. Dexmedetomidine as a total intravenous anesthetic agent. *Anesthesiology* 2004;**101**:787–790.

17. Nelson LE, Lu J, Guo T, et al. The alpha 2-adrenoreceptor agonist dexmedetomidine converges on an endogenous sleep-promoting pathway to exert its sedative effects. *Anesthesiology* 2003;**98**:428–436.

18. Grunler S, Stasey MR. Thyroplasty under general anesthesia using a laryngeal mask airway and fiberoptic bronchoscope. *Can J Anesth* 1999;**46**(5):460–463.

19. Griffin M, Russel J, Chambers F. General anaesthesia for thyroplasty. *Anaesthesia* 1998;**53**:1202–1204.

20. Sproson E, Nightingale J, Puxeddu R. Thyroplasty type I under general anaesthesia with the use of the laryngeal mask and a waking period to assess voice. *Auris Nasus Larynx* 2010;**37**: 357–360.

21. Karmarkar A, Wisely NA, Wooldridge W, Jones P. Thyroplasty under total intravenous anaesthesia with intermittent positive pressure ventilation. *Eur J Anaesthesiol* 2007;**24**(12):1041–104.

22. Razzaq I, Woolridge W. A series of thyroplasty cases under general anaesthesia. *Br J Anaesth* 2000; **85**(4):547–549.

23. Bielamowicz S, Gupta A, Sekhar LN. Early arytenoid adduction for

vagal paralysis after skull base surgery. *Laryngoscope* 2000; **110**(3 Pt 1):346–351.

24. Tokashiki R, Hiramatu H, Tsukahara K, *et al.* A new procedure of arytenoids adduction combined with type I thyroplasty under general anesthesia using a laryngeal mask. *Acta Oto-Laryngol* 2007;**127**:328–331.

25. Stow NW, Lee JW, Cole I E. Novel approach of medialization thyroplasty with arytenoids adduction performed under general anesthesia with a laryngeal mask. *Otolaryngol Head Neck Surg* 2012;**146**:266–271.

26. Buckmire RA, Bryson PC, Patel MR. Type I Gore-Tex laryngoplasty for glottis incompetence in mobile vocal folds. *J Voice* 2011;**25**(3):288–292.

27. Remacle M, Matar N, Verduyckt I, Lawson G. Relaxation thyroplasty for mutational falsetto treatment. *Ann Otol Rhinol Laryngol* 2010;**119**(2): 105–109.

28. Tucker HM, Wanamaker J, Trott M, Hicks D. Complications of laryngeal framework surgery (phonosurgery). *Laryngoscope* 1993;**103**:525–528.

29. Cotter CS, Avidano MA, Crary MA, Cassisi NJ,Gorham MM Laryngeal complications after type I thyroplasty. *Otolaryngol Head Neck Surg* 1995;**113**:671–673.

30. Abraham MT, Gonen M, Kraus DH. Complications of Type I thyroplasty and arythenoid adduction. *Laryngoscope* 2001;**111** (8):1322–1329.

31. Weinman EC, Maragos NE. Airway compromise in thyroplasty surgery. *Laryngoscope* 2000;**110**(7):1082–1085.

32. Zhao X, Roth K, Fung K. Type I thyroplasty: risk stratification approach to inpatient versus outpatient postoperative management. *J Otolaryngol Head Neck Surg* 2010;**39**(6):757–761.

33. Yumoto E, Samejima Y, Kumai Y, Haba K Esophageal regurgitation as a cause of inspiratory distress after thyroplasty. *Am J Otolaryngol* 2006;**27**(6):425–429.

34. Janas JD, Swenson ER, Waugh P, Hillel A. Effect of thyroplasty on laryngeal airflow. *Ann Otol Rhinol Laryngol* 1999;**108**(3): 286–292.

35. Schneider B, Kneussl M, Denk DM, Bigenzahn W. Aerodynamic measurements in medialization thyroplasty. *Acta Otolaryngol* 2003;**123**(7):883–888.

36. Yumoto E, Minoda R, Toya Y, Miymaru S, Sanuki T. Changes in respiratory function after thyroplastic surgery. *Acta Otolaryngol* 2010;**130**(1):132–137. Chapter 26: *Anesthesia for laryngoplasty* 253

37. Lin HW, Bhattacharyya N. Incidence of perioperative airway complications in patients with previous medialization thyroplasty. *Laryngoscope* 2009;**119**(4):675–678.

38. Ayala MA, Patterson MB, Bach KK. Late displacement of a montgomery thyroplasty implant following endotracheal intubation. *Ann Otol Rhinol Laryngol* 2007;**116**(4):262–264.

39. Rosen CA, Murry T, DeMarino DP. Late complications of type I thyroplasty: a case report. *J Voice* 1999;**13**(3):417–423.

40. Friedlander P, Aygene E, Kraus DH. Prevention of airway complications in thyroplasty patients requiring endotracheal intubation. *Ann Otol Rhinol Laryngol* 1999;**108**(8): 735–737.

255

气管切开术的麻醉

第27章

引言

在过去10年中,麻醉医生在气管切开术中的角色已经有了改变。尽管在手术室内进行气管切开术依然很普遍,但是在重症监护病房进行床旁经皮扩张气管切开术正有不断增长的趋势。对麻醉医生而言,在手术室内为气管切开的患者提供监护是一种传统的方式,然而随着越来越多的研究发现进行床旁经皮扩张气管切开术可以降低死亡率,麻醉医生因此而受到挑战,被要求离开传统的手术室到ICU在床旁协助外科医生,这就增加了另一个所谓的"远程麻醉服务点"。一些接受了良好的重症监护训练的麻醉医生选择给自己的患者实施经皮气管切开术,从而模糊了外科医生和重症监护麻醉医生之间的角色界限。

环甲膜穿刺术和气管切开术是两种建立声门下外科气道的手术。环甲膜穿刺术是一种紧急的手术,直接用针在环甲膜部位穿入;而气管切开术通常需要经过细致的、冗长的颈部组织切开分离才能到达第二和第三气管环。因此大多数的气管切开术都是在相对可控的环境下进行的,可以看成是择期的或急诊的手术。

在很多医疗机构的专业人员中,"气管切开术"和"气管造口术"常常被混用,但前者是指"切开"气管这一手术操作,而后者是指手术所创建的"开口"。

气管切开术有着久远的历史,可以追溯到公元前2000年,在神圣的印度教吠陀经经文里有记载。在使用气管内通气装置以前很长时间,人们就已经开始用气管切开术来保护气道[1]。在19世纪初,作为挽救白喉患者生命的一种方法,气管切开术被广泛地接受[1]。目前使用的"低位"气管切开技术是在1932年由Chevalier Jackson博士提出并标准化的[1]。虽然在1957年Shelden等就首次描述了经皮气管切开术[2],但直到20世纪80年代后期,由一位纽约的外科医生Ciaglia博士和澳大利亚的重症医学专家Griggs博士发表了2篇论文以后这一技术才被广泛使用[3,4]。这些方法经过了一些改进,形成了现代的可以使用市售套件(包括广泛使用的"蓝犀牛"品牌)进行操作的床旁技术[5]。

手术过程

虽然进行气管切开术的指征很多,但它们可分成以下5类:

1. 急性或慢性的上气道梗阻(路德维希咽峡炎,咽后脓肿,阻塞性睡眠呼吸暂停)。

2. 存在慢性误吸或有误吸风险(卒中患者)。

3. 慢性呼吸衰竭(带气管插管的ICU患者)。

4. 支气管分泌物潴留(咳嗽无力,囊性纤维化,重症肺炎)。

5. 一些特殊的头颈部手术需要行气管切开(如舌、口腔、上气道肿瘤,喉切除术)。

虽然没有绝对禁忌证,但以下 3 种情况应被视为相对禁忌证:

1. 未纠正的凝血功能障碍或血小板减少(INR> 1.5 或血小板计数 <50 000)。

2. 喉癌(因为有切口复发的可能性,因此在全喉切除术以前尽可能避免气管切开操作)。

3. 安排择期气管切开术时血流动力学状态不稳定。

进行气管切开术需要在胸骨切迹上 2 ~ 3cm 处做一垂直切口或横向切口。然后切开皮下组织和颈阔肌,拉开带状肌,必要时分离甲状腺峡部,然后可以暴露气管环。根据外科医生的习惯和判断,可以在第二和第三气管环之间或第三和第四气管环之间做水平切口或在相应气管环部位做一个基部在下方的瓣。在一些需要临时取出气管筒的患者,可以用缝线把瓣固定好以便于再次插管。放置好气管筒以后用皮肤缝线和环形固定带固定好。

制造商们宣传在重症监护病房进行床旁经皮扩张气管切开术的优点是缩短手术时间和降低医院成本[5]。但是用这一方法切开气管是相对盲目的,因此选择做经皮扩张气管切开术的患者需要经过严格的评估,以避免在手术室外这样一个相对不易控制的环境中发生可能致命的并发症。颈部肿块患者、既往有颈部手术史的患者、既往有颈部放疗史的患者,以及颈围很大的肥胖患者最好是行外科气管切开术。

和一般的气管切开术相比,使用市售的套件进行微创经皮扩张气管切开术只需要很

小的皮肤切口,很少需要对周围组织进行钝性分离。用支气管镜经气管导管引导进入气管,在第二和第三气管环或第三和第四气管环处透照,在这个部位用一根引导穿刺针穿入气管,置入一根导引钢丝,使用 Seldinger 技术用扩张器扩张,然后在支气管镜直视下置入气管筒,固定方式与一般的气管切开术相同。

最后要提到的是永久性的气管造口术,这项外科技术把气管切开处的气管壁和皮肤缝合在一起,可以建立一个不会塌陷、不会狭窄、不需要导管就可以自行维持畅通的呼吸孔[6]。

麻醉管理

术前评估

保证手术的安全和平稳是麻醉医生的职责。气管切开术的指征非常多,因此患者病情的严重程度差别很大。举例来说,和一个 ICU 内行经皮扩张气管切开术的患者相比,一个在舌切除术前行择期气管切开术的患者伴发的全身合并症很可能要少得多。全面的病史询问和体格检查,包括患者目前的用药、输液、呼吸机的设置(如果是插管患者)都是非常重要的。在这些检查的基础上再决定合适的实验室检查项目。

神经系统

必须做全面的神经系统检查,所发现的任何问题都必须作详细的记录。

呼吸系统

如果患者既往有颈部手术史或放疗史,就需要和外科医生沟通,因为这些情况有可能导致气管切开术中发生一些并发症。

对术前气道就不安全可靠的患者需要进行全面的气道评估,因为大部分这类患者存在潜在的口腔和上气道异常。如果判断为困

难气道,麻醉医生就需要决定是采用清醒气管插管技术(如纤维支气管镜)还是清醒气管切开术来控制气道。

已经进行插管和机械通气的 ICU 患者需要评估通气模式、需要的 FiO_2 和 PEEP。一些特殊的通气模式如反比通气或双水平通气用一般手术室内的麻醉机是无法实现的,需要使用 ICU 的呼吸机。使用这些通气模式的患者和应用高 PEEP (尤其是超过 15 cmH_2O)的患者应考虑在床旁做气管切开术,以避免发生和患者转运相关的并发症。

心血管系统

所有患者都应该评估心脏危险因素,必要时接受进一步检查。

当 ICU 的患者依靠升压药和正性肌力药物维持血流动力学平稳时,在大多数情况下为行气管切开术实施全麻都是安全的。但是当需要重视血流动力学问题时,应该进一步做有创监测或推迟手术至患者平稳后再进行。

胃肠道系统

要确认患者的禁食状态,尤其是接受鼻饲的患者。为了保证胃彻底排空,至少在术前 6h 停止鼻饲,除非胃管一直放置到小肠内。

即使是气管插管的患者,如果合并肠梗阻或小肠阻塞也会增加误吸的风险,因为在放置气管筒的过程中,气管导管的气囊是抽空的。

泌尿系统

ICU 患者中发生急性肾损伤而需要肾脏替代治疗的发生率较高[7],如果患者刚刚完成血液透析,那么要间隔 6h 使电解质达到平衡状态以后才能进行择期的气管切开术。在透析后短时间内由于电解质的转移引起心律失常以及低血压是很常见的。

血液系统

据报道,ICU 患者中凝血功能障碍和血小板减少症的发生率分别为 28% 和 44%[8]。同样,那些正在接受化疗的恶性肿瘤患者发生出血倾向的风险也较高,因此在计划手术日要检查凝血功能和血小板计数。如果发现异常,那就需要使用新鲜冰冻血浆和浓缩血小板来实现 INR <1.5 或血小板计数 > 50 000。

ICU 内的尿毒症患者有可能血小板计数是正常的,但血小板的功能有异常。为了进一步了解情况,可以询问护理人员静脉注射和插入鼻胃管时是否有出血过多,但很少需要做血小板功能测试。

实验室检查

如上所述,在手术当日至少需要检查凝血功能、全血细胞计数和代谢功能。其他实验室检查可以按照病史和体格检查的提示来选择。

术前用药

在清醒的气管切开患者,在使用强效的阿片类药物如芬太尼之外,还可以使用咪达唑仑等抗焦虑药。

在危重患者或评估后认为有困难气道的患者或有可能发生上气道梗阻的患者,术前用药必须非常小心并避免合用。

平时使用激素的患者有可能因使用应激剂量的激素而受益,如在全身麻醉下行气管切开术的患者可以静脉注射氢化可的松 100 mg,每 8h 1 次,共 3 次。

术前是否使用抗生素要咨询外科医生。通常可以在切皮前使用第一代头孢菌素(如头孢唑林 1g,静脉注射)来杀死皮肤菌群。

术中管理

这类手术出血量通常很少,所以留置一根通畅的 18G 静脉针就足够了。大多数的

ICU 患者都有中心静脉通路,在手术中也是可以使用的。

通常使用等渗晶体液(0.9% 的生理盐水或乳酸钠林格液)以 2ml/(kg·h)的速度持续输注作为术中的维持输液。但是大多数 ICU 的患者由于合并不同的病情,往往有不同的维持液体需求量(如低血容量高钠血症的患者需要 5% 的右旋糖酐溶液,而容量过多的患者不需要维持液体),因此在术前和 ICU 医生进行讨论有助于为这些患者选择合适的维持液体和输入速率。

除了标准的 ASA 监测项目以外[9],ICU 患者原有的监测项目也都应该继续监测(如颅内压监测、有创心指数监测等)。

患者的体位取仰卧位,用一个垫肩使颈部伸展将有利于外科手术操作,这是外科医生最常使用的体位。

清醒气管切开术需要外科医生在切开处的皮肤和深部组织注射局麻药进行局部麻醉。为了避免使用的局麻药超过中毒剂量,与外科医生的沟通是非常重要的。整个手术过程可以在最低镇静程度的麻醉监测管理下完成,直到外科医生控制好气道。如果因为患者的某些因素(如过度紧张)单纯进行局部麻醉仍然不够,可以尝试使用右美托咪定静脉输注来提供镇静。另一个方案是把清醒气管切开术变成在睡眠状态下完成的手术,这需要完善的局部麻醉以及用对呼吸影响较小的镇静剂如右美托咪定来实现[10]。清醒气管切开术在某种程度上会使患者、外科医生和麻醉医生都很紧张,因此如果可行的话在睡眠状态下进行的气管切开术是大家更愿意接受的技术。

如果气管切开术需要在全身麻醉下进行,而气道检查提示有困难气道的可能,就应该进行清醒纤支镜插管。

如果预计没有困难气道,患者可以用异丙酚静脉注射诱导,如果患者血流动力学不稳定需要升压药或正性肌力药物维持时可以用依托咪酯静脉注射诱导。

麻醉维持可以用吸入麻醉或全凭静脉麻醉,当手术在重症监护病房的床旁进行时,全凭静脉麻醉更有优势。

应用肌肉松弛剂可以便于气管插管,在气管切开术中虽然它不是必需的,但因为它可以使患者制动,这有利于手术操作,也可能减少出血,并对新近的气管切开来说更换气管筒更加安全,所以很多医生还是倾向于使用肌肉松弛剂。

当外科医生准备切开气管时,如果可能的话应把 FiO_2 降到 30% 以下,然后把气管导管再向气管内推进一些,这样可以使切口在气囊的上方。当气管切开以后 FiO_2 要增加到 100% 维持数分钟,这样可以提供合适的预给氧以应对那些经新切开口处置管失败的患者,使医生有时间来处理其气道问题。当气管切开以后,气管导管的气囊要抽空(要记住在抽空气囊以前要进行口腔吸引以避免误吸),然后慢慢把气管导管往外拉。麻醉呼吸回路转至手术野内与新放置的气管筒连接。当呼气末 CO_2 波形出现确认气管筒的位置以后再拔出气管导管。

经皮扩张气管切开术的术中管理是类似的。在气管导管上连接一个万向接头,这样可以在机械通气的同时用纤维支气管镜观察气道。在气管切开以前不要把气管导管再向气管内推进,相反地应该把气管导管退出到声门下的位置,这样就可以透照准备气管切开的部位。在这个过程中,麻醉医生要在特定的情况下调整纤支镜的位置。

术后管理

大多数患者在气管切开术后都需要机械通气和转入 ICU。因此转运患者进入 ICU 所需要的监测和设备都应该准备妥当，在转运途中要继续维持静脉镇静。

麻醉医生要高度警惕以下可能在术后早期发生的并发症。尤其是在转运途中气管筒移位将是灾难性的。为了确保气道安全，在转运途中要携带气管导管和喉镜或便携式视频喉镜。

虽然在通常情况下行气管切开术后都会进行胸部 X 线检查，目前认为在常规的气管切开术和经皮扩张气管切开术后没有必要常规地进行检查[11,12]。这项检查只有在紧急或困难的气管切开术后或怀疑患者发生气胸时才需要做（症状明显的患者通常是依靠临床诊断并迅速处理，因为临床情况可能很快恶化，没有时间来进行胸部 X 线检查）。

气管切开术是一种相对无痛的手术，可以小剂量间断静注麻醉性镇痛药来提供术后镇痛。

其他问题

中心静脉导管留置在颈内静脉时，在进行气管切开术后容易发生感染，因此推荐把这些中心静脉导管移到锁骨下静脉或股静脉，因为已经证明这样做可以降低导管相关性血液感染的风险[13]。

并发症

气管切开术是在危重患者中经常实施的有创手术之一，并发症相对较低。最常见的并发症是伤口感染和出血，发生率分别为 6.6% 和 5.7%[14]。

根据发生时间，气管切开术的并发症可以分为术中并发症、术后早期并发症和术后晚期并发症[1,15]。

术中并发症

大多数术中并发症是由于手术部位靠近颈部和胸部的一些重要结构。

出血

尽管在 ICU 患者中术前的凝血功能障碍是引起气管切开术中出血的常见原因，外科操作损伤颈外静脉和甲状腺峡部也是一个常见的原因。颈内静脉和劲动脉损伤是可能的，但很罕见。

气道燃烧

气道手术中这一可怕的并发症可以通过使用烧灼器时限制 $FiO_2 < 30\%$ 来预防，但是对那些需要较高 FiO_2 的中度到重度 ARDS 患者来说，这就有些困难和挑战了。虽然 ASA 建议在发生气道燃烧时要拔出气管导管[16]，但是对一个困难插管的患者来说，保留气管导管的益处可能要大于风险[17]。

气胸和纵隔气肿

由于小儿的胸膜顶较高，所以在小儿要特别关注这一并发症。此外，由于肺气肿而肺部过度膨胀的患者也是高危的。两者都可以表现为在一个其他方面都比较稳定的患者突然发生心肺骤停。

气体栓塞

这一并发症常常是损伤颈内静脉而引发的。

临近结构的损伤

气管后壁、环状软骨和第一气管环是潜在的可能损伤的部位。这些损伤可能会导致气管狭窄和气管食管瘘形成。如果切开操作偏向气管的一侧进行，也有可能损伤喉返神经和迷走神经。

术后早期并发症

皮下气肿

如果气管筒的大小不合适,空气可以进入皮下组织就可能发生这一并发症。更换一个合适的气管筒以后气肿会很快吸收,除非气管筒放置位置不正确而进入夹层。

气管筒移位

在气管切开术后 1 周以内[窦道上皮化(成熟的气管切开)以前],如果因为气管筒移位而需要更换,必须在纤支镜直视下进行,这是因为存在着造成假腔的风险。如果在此过程中遇到任何困难,应该用直接喉镜为患者实施经口或经鼻气管插管,然后等到了手术室这样更加可控的环境中再进行更换气管筒的操作。如果气管插管不成功,可以使用球囊 – 面罩通气或放置一个喉罩,同时用力按住气管造瘘口来防止气体泄露,这样可以防止低氧血症和潜在的灾难性的缺氧。

气管筒阻塞

使用湿化氧是预防气管筒阻塞的简易方法。如果怀疑有气管筒阻塞,应该取出气管筒的内套管检查是否有凝固物质。然后用生理盐水或碳酸氢钠溶液一边吸引一边冲洗使阻塞物松动并去除,吸引时可以使用中空的吸引管或纤维支气管镜。

出血

要区别皮肤边缘的少量出血和因大血管如无名动脉被侵蚀所引起的灾难性大出血,因此术后 2 周内发生的任何出血都需要外科医生彻底地检查伤口。

伤口感染

由皮肤和呼吸道菌群引起的自限性皮肤感染非常多见,通常不需要治疗;但是由于伤口边缘过度加压引起的皮肤坏死和长时间使用止血填充物将为细菌的繁殖提供良好的培养基,这是应该避免的。表层的感染进一步扩展可以引起气管炎、软骨膜炎、甚至是气管旁脓肿[18]。

术后晚期并发症

气管食管瘘

这一并发症是由于气管切开时直接损伤了气管后壁或压迫性坏死所引起的。患者可以表现为氧气需求量增加、感染和误吸的征象,同时口中有气泡出现。避免气管导管的气囊压力过高和避免使用大口径的鼻饲管有助于预防这一并发症。经皮气管切开术时使用纤维支气管镜可以最大限度地减少气管后壁的损伤,这样就可以降低这一并发症的发生率。

气管狭窄

这是与外科技术高度相关的(损伤第一气管环或环状软骨)。

肉芽肿形成

通常是由气管筒刺激气管引起的,肉芽肿形成可以表现为吸引时出血和难以通过吸引管。这种情况很少需要治疗,避免大小不合适的气管筒持续和气管壁摩擦可以预防这一并发症。

虽然人们曾经普遍认为经皮扩张气管切开术的并发症发生率较高,2006 年发表的一篇系统综述和荟萃分析说明,和传统的外科气管切开术相比,经皮扩张气管切开术降低了伤口感染的总体发生率,还可能进一步降低外科相关的出血和死亡率,在为危重的成人患者做择期气管切开术时,应该选择这一方式[14]。尽管并发症发生率的降低可以归因于对周围组织的损伤较小,但还是要意识到患者的选择起了重要的作用。

261

总结

随着全球 ICU 收治患者数量的增加,麻醉医生将面对更多的慢性呼吸衰竭的患者,很多患者在住院期间需要进行气管切开术。麻醉医生必须具备为这些患者的特殊需求提供服务的知识和技能。

虽然气管切开术由于并发症的发生率较低而被认为是相对安全的手术,但我们要始终牢记这一手术存在一个潜在的风险,即气道的失控将会带来灾难性的后果。因此为了应对任何困难气道和气道失控的情况,必须要有装备齐全的困难气道车(包括各种喉罩、插管导芯、气管导管交换器和纤维支气管镜),还要熟练掌握 ASA 困难气道处理流程[19],这可以改善气道管理的结果。

病例分析

患者是一个 74 岁的老年女性,身高 160cm,体重 72 kg,有高血压病史、高脂血症、甲状腺功能减退症、周围血管疾病、吸烟史,既往还因脑血管意外遗留了轻度右侧肢体偏瘫。

她是入院准备做一个择期的颈动脉内膜切除术。麻醉前评估发现她张口度小、颈部活动受限、下巴轻度内陷,但这些情况都不严重。谨慎起见,麻醉医生决定使用自己最为熟悉的 GlideScope 视频喉镜来插管。虽然她的喉结较高,但还是很顺利地插入了 7.0 气管导管。患者术中的过程都是顺利的,在手术室内拔了管,然后转入重症监护病房,转入时各方面情况都是稳定的。

但是在术后第 3 天她出现了新发的右侧肢体偏瘫和失语。紧急头部 CT 血管造影显示左侧大脑中动脉的不完全性阻塞,因此患者被转入神经放射治疗中心。随后她在麻醉监测管理下接受了 CT 引导下的血管重建术,把血凝块吸出来。尽管做了这样的干预,她的偏瘫和失语还是没有得到改善。

在术后第 4 天晚上,患者显得更加淡漠。当时的动脉血气分析显示有严重的呼吸性酸中毒,通过面罩吸 50% 的氧气时氧合已处于边缘状态。虽然高二氧化碳血症被认为和麻醉药物的过量使用有关,ICU 的医生还是认为要关注由轻微误吸所引起的肺炎的可能性。医生决定在病情进一步恶化以前进行择期插管,他在复习了初次手术的麻醉记录以后通知麻醉医生待命作为后援。因为患者已经非常淡漠,所以他选择不用任何镇静剂或肌松剂,他采用了一个 3 号的 MAC 喉镜进行了第 1 次尝试。这次尝试因为患者的喉结非常高以及口咽部稠厚的分泌物而没有成功。待命的麻醉医生使用 2 号的 Miller 喉镜进行了第 2 次尝试失败,随后又使用 GlideScope 视频喉镜进行第 3 次插管还是没有获得成功。这时候纤维支气管镜被拿到床旁准备再做尝试。不幸的是,由于此前的插管尝试造成明显肿胀和出血,喉部的结构根本看不清楚。在此期间患者通过球囊 - 面罩通气是有效的。麻醉医生为患者置入了一个 4 号的喉罩,并通知耳鼻喉科医生为患者做紧急气管切开。

患者被转运到手术室,在转运期间通过喉罩用球囊通气。到达手术室以后,患者仰卧位躺在手术床上,用 0.6 MAC 的七氟醚进行诱导,没有使用其他麻醉药物。用垫肩垫好肩部,颈部常规消毒铺巾。耳鼻喉科医生用含有 1:200 000 肾上腺素的 0.5% 的布比卡因做局部麻醉。快速分离后就看到了气管,在第三和第四气管环之间的切口处置入 8 号的 Shiley 气管筒。当成功地进行通气并出现呼末二氧化碳波形确认气管筒的位置以后,用缝线固定气管筒。患者被转回重症监护病房进一步监护，并实施机械通气。

第 2 天早上，患者醒过来并可以听从指令，没有因为前一天晚上的事件而发生神经系统的不良后果。术后第 7 天，她成功地脱机，但为了肺部的良好康复依然保留气管切开。

为了进一步的护理和康复，患者在术后第 8 天出院转入一个护理中心。

临床要点

- 尽管在很多医疗机构的专业人员中，"气管切开术"和"气管造口术"常常被混用，但前者是指"切开"气管这一手术操作，而后者是指手术所创建的"开口"。
- 虽然没有绝对禁忌证，但以下 3 种情况应被视为择期气管切开术的相对禁忌证：
  - （1）未纠正的凝血功能障碍或血小板减少。
  - （2）喉癌（因为有切口复发的可能性，因此在全喉切除术以前尽可能避免气管切开操作）。
  - （3）血流动力学状态不稳定。

- 紧急的气管切开可以在没有镇静或最低镇静程度下的局部麻醉下完成，但是如果时间、设备和技术允许，应该尝试清醒插管，以便于在全身麻醉下实施手术。
- 当外科医生准备切开气管时，如果可能的话，要把吸入氧浓度降到 30% 或更低，然后把气管导管再向气管内推进一些，这样可以使切口在气囊的上方。当气管切开以后氧浓度要增加到 100% 维持数分钟，以应对后面可能面临的困难。
- 胸部 X 线检查在常规外科气管切开术和经皮扩张气管切开术中并非必需，但是在紧急或术中遇到困难以及怀疑有气胸时应该实施这项检查。
- 在气管切开的患者，将中心静脉导管留置在颈内静脉会增加感染的风险。
- 气道燃烧和气管筒置入气管失败是最为严重的并发症。
- 尽管在手术室内进行气管切开术依然很普遍，但是在重症监护病房进行床旁经皮扩张气管切开术正有不断增长的趋势。

（蔡一榕　译　李文献　校）

参考文献

1. Bailey BJ, Johnson JT, Newlands SD. *Head Neck Surgery-Otolaryngology*,4th edn. Philadelphia: Lippincott Williams & Wilkins; 2006. pp. 786-801.
2. Shelden CH, Pudenz RH, Tichy FY. Percutaneous tracheotomy. *J Am Med Assoc* 1957; **165**(16): 2068-2070
3. Griggs WM, Worthley LI, Gilligan JE, Thomas PD, Myburg JA. A simple percutaneous tracheostomy technique. Surg *Gynecol Obstet* 1990; **170**(6): 543-545.
4. Ciaglia P, Firsching R, Syniec C. Elective percutaneous dilatational tracheostomy. A new simple bedside procedure; preliminary report. *Chest* 1985;**87**(6): 715-719.
5. Cook Medical Ciaglia Blue Rhino®
G2 ProductFeature.2011 available from: http://www.cook-medical.com/cc/datasheetFeature.do?id=4888. Accessed August 17,2011.
6. Akst LM, Eliachar I. Long-term, tube-free (permanent) tracheostomy in morbidly obese patients. *Laryngoscope* 2004; **114**(8):1511-1512; author reply 1512-1513. PubMed PMID: 1528073.
7. Weisbord SD, Palevsky PM. Acute renal failure in the intensive care unit. *Semin Respir Crit Care Med* 2006;**27**(3):262-273
8. Levi M, Opal SM. Coagulation abnormalities in critically ill patients. *Crit Care* 2006; **10**(4):222.
9. American Society of Anesthesiologists. Standards for Basic Anesthetic Monitoring.2011;available
from:http://www.asahq.org/For-Healthcare-Professionals/~/media/For Members/documents/Standards Guidelines Stmts/Basic Anesthetic Monitoring 2011.ashx.Accessed August 20,2011
10. Abdelmalak B, Makary L, Hoban J, Doyle DJ. Dexmedetomidine as sole sedative for awake intubation in managemengt of the critical airway. *J Clin Anesth* 2007;**19**:370-373.
11. Smith DK, Grillone GA, Fuleihan N. Use of postoperative chest x-ray after elective adult tracheotomy. *Otolaryngol Head Neck Surg* 1999;**120**(6):848-851.
12. Hoehne F, Ozaeta M, Chung R. Routine chest X-ray after percutaneous tracheostomy is unnecessary. *Am Surg* 2005;**71**(1):51-53.

263

13. Orente L, Jimenez A, Naranjo C, *et al.* Higher incidence of catheter-related bacteremia in jugular site with tracheostomy than in femoral site. *Infect Control Hosp Epidemiol* 2010;**31**(3):311-313.

14. Delaney A, Bagshaw SM, Nalos M.Percutaneous dilatational tracheostomy versus surgical tracheostomy in critically ill patients:a systematic review and meta-analysis. *Crit Care* 2006;**10**(2):R55.

15. Russell C, Matta B. *Tracheostomy: A Multiprofessional Handbook.* Cambridge: Cambridge University Press;2007.pp.51-57

16. Caplan RA, Barker SJ, Connis RT, *et al.* Practice advisory for the prevention and management of operating room fires. *Anesthesiology* 2008;**108**(5):786-801.

17. Chee WK, Benumof JL. Airway fire duting tracheostomy: extubation may be contraindicated. *Anesthesiology* 1998;**89**(6):1576-1578.

18. Cole AG, Kerr JH. Paratracheal abscess after tracheostomy. *Intensive Care Med* 1983;**9**(6):345-347.

19. Practice guidelines for management of the difficult airway: an updated report by the American Society of Anesthesiologists Task Force on Management of the Difficult Airway. *Anesthesiology* 2003;**98**(5):1269-1277.

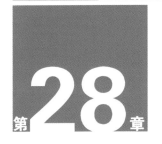

第28章

声门下狭窄和气管切除术麻醉管理

引言

声门下狭窄(图 28-1)可分为两大类:先天性声门狭窄和后天获得性声门狭窄。先天因素所致的声门下狭窄只占疾病的小部分。然而炎性疾病例如韦格纳肉芽肿病却是声门狭窄的一个常见发病原因,很多声门狭窄的病例是持续长时间气管内插管造成的。20世纪60年代,在儿科患者中与持续长时间气管内插管相关的发病率更高达24%。随着治疗技术的熟练及发展,通常被引证的声门下狭窄的发病率为 1%～8%,如果除外体重小于1 500g 的婴儿,发病率甚至小于 1%[1]。同样,成年患者的发病率是 1%～8%。

解剖

婴幼儿气道的解剖结构与青少年和成人不同。特别是喉部,有以下四点不同之处:①婴幼儿喉部的大小是成人的 1/3;②声带成角并且杓状软骨声带突构成了婴幼儿声带长度的大部分;③婴幼儿的环状软骨位于C4 水平而成人的大约在 C6 水平;④成人气道最狭窄的部位在声门裂而婴幼儿的在声门下的环状软骨。婴幼儿各种组织大体上都比成人更具弹性。正是由于与纤维组织减少相关的弹性增加和上述气道结构的显著不

同致使婴幼儿因水肿而患气道狭窄的发病率较高。

病因

声门下狭窄的先天性病因多数发生在子宫内并且起因于环状软骨畸形。如果患者没有气管内插管的病史并且无导致狭窄的潜在因素,通常会被诊断为先天性声门下狭窄。严重的病因通常会出现在婴幼儿时期,而以较温和的形式出现在青少年期甚至在成年生活中。

后天获得性声门下狭窄几乎都发生于气道组织损伤,90%～95%由气管内插管术所致。常规治病因素包括插管时间、气管导管的大小、气管内插管的频率和反复插管,其中气管内插管时间是最重要的致病因素。虽然重大创伤的报告中报道气管内插管的时间不应超过 24h,在重症监护病房中,7～10d 内的气管内插管正考虑被接受,但超过这一时间限制将增加气道组织伤害的可能性。表 28-1 中所示的其他多种致病因素也能够促使声门下狭窄的形成。

病理生理

正如前面所提到的,造成后天获得性声门下狭窄的原因是长时间气管内插管。使用过大的气管导管,过度膨胀的气囊或者导管

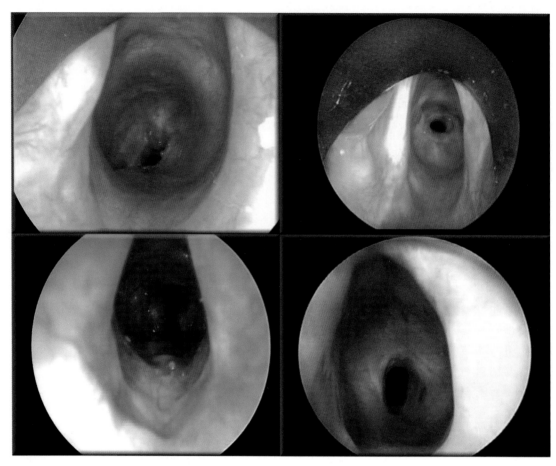

图 28-1　声门下狭窄病例　治疗可能包括保守治疗、激光切除损伤、硬质支气管镜扩张治疗、高压膨胀球，以及气管重建。

周围的气道水肿都会使黏膜受挤压。长时间的压迫会引发局部缺血，导致溃疡形成。二期愈合后的溃疡潜在地导致了软骨膜炎和软骨炎，最终形成瘢痕组织和软骨塌陷[2]。胃食管反流病为大家所熟知不仅是因为它对食管具有破坏性的作用，而且还因为它在许多呼吸性疾病的发展中扮演了重要角色。许多声门下狭窄的患者都并发有胃食管反流病。不仅是因为胃食管反流病牵涉到那些无气管内插管病史而发生了声门下狭窄的患者，而且也可能是造成喉气管重建、修复术后再狭窄的原因[2]。

表 28-1　声门下狭窄致病因素

医源性原因	自发免疫性疾病
既往手术	多软骨炎
放疗	结节病
气管切开	韦格纳肉芽肿
细菌	肿瘤
结核分枝杆菌	
外伤	

疾病分类

　　虽然声门下狭窄（或喉气管狭窄，广泛术语）能够影响各个年龄组，但大多数专家会以儿科患者或者成年患者所呈现的症状来区分疾病及其发展过程。这对疾病的分类同样适用。Myer[3]等人修改了原有的儿科喉气管狭窄性评定 Cotton 分级系统。该系统以气管内插管的大小来衡量气道直径，以可通过患儿气管内狭窄处最大导管的直径（即可测的漏气压力在 $10 \sim 25cmH_2O$）与同年龄组的非患病儿童正常值的比值来计算狭窄的百分数[3]。包括四个级别：1级为无狭窄~50%狭窄，2级为51%~70%狭窄，3级为71%~99%狭窄，4级无可测管腔。虽然这个系统是评定声门下狭窄分级以及预测儿科患者气管造口术后拔除套管成功率的好方法，但确有它的局限性。针对多病灶气道疾病、气道炎症或者多次气管内插管后损伤的预后，该分级系统意义较小[3]。以横断面面积为指导，界定一个成功的拔管术目前最具挑战，也因此成人 McCaffrey 系统[4]应运而生。

为用拔管时间来定义治疗的成功性，McCaffrey 系统收集了年龄、性别、病因学、狭窄部位、狭窄长度和狭窄直径以及手术方式的数据。这些数据中，只有狭窄部位和直径对拔管时间有独立影响力[4]。基于这个发现，他创建了四阶段系统对成人喉气管狭窄进行分类。第一阶段狭窄损伤限于声门下或气管，且直径小于 1cm；第二阶段声门下狭窄损伤直径大于 1cm 且损伤在环状软骨区不超过声门或气管；第三阶段声门下狭窄损伤扩大到气管上部但不累及声门；第四阶段累及到声门并导致一侧或双侧的声带固定或麻痹。

手术管理

目前尚未发现对声门下狭窄病程进展有效的药物治疗方法。在动物研究中已发现类固醇类和抗生素能够限制肉芽组织的范围，但是在人体使用的确切剂量和持续时间尚不可知。潜在致病因素（例如传染性或炎性因素）应该予以处理。除积极治疗胃食管反流病以协助外科治疗之外，也应尽量减少手术修复后发生再狭窄的可能。归根结底，手术矫治是最终治疗方法。

初次手术方案主要是内镜手术，适用于较轻的病患。两个较常被运用的内镜治疗技术是扩张术和（或）二氧化碳激光。操作过程中可以使用或者不使用类固醇或丝裂霉素治疗。丝裂霉素，一种抗癌剂，由于抑制了成纤维细胞的生长和活性，最大限度地抑制了瘢痕的形成，对内镜治疗具有绝佳的辅助效果。病情严重的声门下狭窄需要大创面治疗，即开放手术重建。

尽管存在多种不同种类的重建术，但主要有四种方法（每一种都有多变性）：①环状软骨前部切开；②单次重建方法，即运用耳廓、肋软骨或者甲状软骨一次性手术进行重建；③多期手术重建方法，涉及到前部和后部软骨的联合移植和支架运用；④环状软骨气管切除术。其中喉气管重建术和环状软骨气管切除术为常规例行步骤。开放手术的目的和判断是否成功的指标为拔管率。合乎逻辑的推论应该是，如果某项手术方式被采用，那就意味着该方式会得到最高的拔管率，但是到目前为止并没有任何研究进行同年龄组不同手术方式效果的比较。创伤小是喉气管重建术相对其他手术的优势，且当其应用于重症声门下狭窄的患者（3级和4级）时，手术后的拔管率与其他手术方式相比基本相同。尽管如此，通常对于3级或4级严重狭窄病患所推荐的手术方式首选为环状软骨气管切除术，而喉气管重建术则

267

推荐用于2级或3级中症状相对较轻的狭窄病患。对此合理的解释是，重症声门下狭窄的患者不同术式间术后拔管率相似，虽然喉气管重建术创伤相对较小，但由于多数需要二期手术才能完成拔管，因此可能影响其在部分病例中被选用[1]。

支架使用

　　虽然1915年第一次报道的气道支架由橡胶制成，但第一代主流的支架是硅胶材质。如今，不仅有硅胶支架、还有自动膨胀的金属支架供临床选择。新一代支架的设计具有可被取出的特点，这对良性气道疾病更具吸引力。硅胶支架能够抑制肿瘤生长和肉芽组织的蓄积，其缺点是可能发生支架移位和损害支架所在节段气道黏膜的纤毛清除能力[5]。金属支架以镍钛记忆合金或以合金为基础，能够用更小的导管或可曲式支气管镜送入展开，对黏膜纤毛的清除功能影响很小。这些支架也有潜在移位的可能性，但更大的缺点是最终会造成肉芽组织增生，特别是在支架的边缘。除此之外，任何支架的使用都可能造成气胸、肺炎、脓胸、支架破裂，或因支架侵蚀血管导致咯血。

　　气道支架可用于良性气道疾病，通常为了在术前恢复气道的畅通性；也可用于恶性气道疾病放化疗前，这也是气道支架的常见适应证。良性气道疾病使用支架的情况包括：肺移植术后气道狭窄，辐射诱发性气道狭窄，复发多发性软骨炎，肉芽肿病（如韦格纳肉芽肿），长期气管内插管导致的气道狭窄等。如前所述，气道支架治疗良性气道疾病所遇到的最大挑战是随时间推移而出现的气道不畅，原因在于肉芽组织向支架内的增生，患者因此需要接受多次治疗以保障支架的通畅。

有研究报道，在金属支架上出现肉芽组织增生的比例高达18%，并且41%~87%的支架植入患者需要再次手术干预以维持支架的畅通[5,6]。从其功能上讲，金属支架的平均寿命是12个月[6]。基于这些原因，采用支架植入术治疗良性疾病只是一部分特定患者。选择标准包括内镜治疗失败的患者，不适合开放性手术的患者，不能接受T管治疗的或不能频繁接受筛查和内镜治疗的患者。

麻醉管理

　　由于管理这类患者的气道会遇到很多困难，麻醉医生和手术者术前应该进行协商。各种规格的气管导管及紧急气管切开包应该准备就绪。要针对气道刺激导致的呛咳和完全性气道阻塞制定一个麻醉方案。术前常规使用防止胃食管反流的药物。对术前是否使用苯二氮䓬类和阿片类药物尚有争议。对于紧急的完全性气道阻塞患者应立即运送到手术室，可在无镇静作用下进行手术开放气道。另外，对于无气道阻塞的患者由于术前紧张压力而导致的呼吸道功能不全，药物的抗焦虑作用可以改善患者的呼吸道条件。最终，应该根据具体临床情况做出决断。

　　通常需要建立2条外周静脉通路（每个上肢一条）。如果要建立中心静脉通路则需要仔细考虑其穿刺位置，避免影响手术区域。使用ASA推荐的标准监护。建立有创动脉压通路不仅能够提供持续的血压监测，而且也可便于血标本采集，用于评估氧合、通气和及时发现电解质异常。一般首选左手桡动脉通路，能够避免不经意的外科操作压迫无名动脉导致的低血压状态。出于相同原因，脉搏血氧饱和度应该放置在右手以提醒对无名动脉的压迫。

开放性矫正术的麻醉过程分五个阶段：①诱导并插管；②外科分离；③开放气道；④手术闭合；⑤苏醒和拔管[7]。其中，诱导和插管、开放气道以及苏醒和拔管这三个过程是对麻醉医生最具挑战的操作部分。

诱导过程中最主要的挑战是面临气道严重狭窄伴随总气道阻塞的潜在风险。此外，一个复杂的合并因素是，基于患者存在声门下狭窄这一病理因素，将无法根据常规困难气道处理指南的法则来实施例如经气管通气、气管切开通气或其他外科气道等处置。基于这些原因，有时会选择吸入诱导。优点是可以保留患者的自主呼吸，维持气道处于开放状态，并且对气道刺激性最小（由于使用七氟烷或氟烷）。缺点是由于气道狭窄所导致的诱导减慢会导致兴奋期延长。另外，深度吸入诱导所导致的低血压可能需要气道管理甚至气管插管[5]。

第二个常用的诱导方式是全凭静脉诱导。这项技术诱导起效快并且维持过程中易于实施药物滴定，促进平稳苏醒和拔管。虽然全凭静脉诱导能够避免吸入诱导所产生的缺点，但这项技术消除了患者的自主呼吸，有导致全气道梗阻的潜在风险。

通常会在诱导后进行支气管镜检查。在狭窄节段小于等于 5cm 时，会使用气道扩张术。通常使用儿科支气管镜外套扩张器进行连续扩张。有报道显示也可使用食管探条并且可能会减少创伤[8]。支气管镜检查结束后实施经纤维支气管镜气管插管。如果气道病变发生在近端，根据损伤位置气管导管可被置入在病变的上部或用小号气管导管（外径6mm）穿过病变部分。直径 6mm 的带囊套管通常是所需的最小号，但对于严重狭窄有时会使用无套囊导管。尝试插管时需十分小

心，可能会很快出现组织脱落、出血或水肿。一旦安全气道建立完成，通常采用全凭静脉方式维持麻醉。为达到手术结束后快速拔管，应避免使用过多镇痛药。联合使用异丙酚和瑞芬太尼在术中可起到很好的遗忘和镇痛作用。术中可使用中时效肌松药以避免患者意外体动，尤其在开放气道的操作中需格外重视。开放气道是麻醉医生的第二大关注点，这个过程中的气体交换可从以下四种方式中择一进行：①喷射通气；②远端气管插管＋间歇性正压通气；③自主呼吸；④体外循环。

目前有很多高频喷射通气在气管切除术中应用的报道。喷射通气导管通过气管内导管插入到达远端气管。有报道认为，这种高频喷射通气方法的优势是气道管理简单，气管内导管可使手术区域免于梗阻，气流流出通畅，气体交换能得到充分控制[9]。高频喷射通气最主要的危险是气压伤，必须十分小心地限制胸内压增高。另一个缺点是可因换气不足导致高碳酸血症。

远端气管插管术是在手术开放气道的过程中最常见的一种通气方式。运用这种方式，气管导管被回拉到病变部位以上，外科医生置入一个新的无菌气管导管到远端气道。对于高段和中段气管病变，导管的前端应停留在气管，而对于低段气管或隆突部位的病变，导管前端应置于某一主支气管，便于实施单肺通气。在吻合之前，必须重新将导管插入气管。通常由外科医生牵拉近端气管导管或重新置入一个新的气管导管穿越吻合区进入气管。

目前仅有几例术中保持自主呼吸的案例。其中 2 例患者气管导管位于病变上端，通过自主气流进行供氧。另一案例是一有气管造口的患者，氧气通过经造口置入的导管供应，保持自主呼吸[6]。目前，颈部硬膜外麻

醉作为一种新方法并运用到临床实践之中。在气道手术中应用硬膜外麻醉不仅可使患者在术中自主呼吸,并且能够保持术中清醒[10]。

体外循环和体外膜氧合均已被提及并运用到气管手术中。通过这些方式,可以完全绕过狭窄的病变进行气体交换。虽然体外循环能够作为对完全性或近于完全性气管阻塞时挽救生命的最终手段,但存在因抗凝需要而导致过度失血的潜在危险。气管切除术可以完全在体外循环下完成,或者仅需在诱导时建立临时通气道[11,12]。

由于潜在的应激以及机械通气致吻合口破裂可能,手术操作完成后即时拔除气管导管成为常规目标。此外,长时间持续气管内插管不仅是导致声门下狭窄的常见原因,也易增加再狭窄的概率,这也是尽早拔管的另一原因。在闭合切口和下颌缝合的时候,颈部应处于屈曲状态。保持这个姿势并且提醒患者在苏醒和拔管后仍保持颈部屈曲十分重要。虽然根据拔管前气管导管套囊放气后是否有气体泄漏可以用来评定有无明显气道水肿,但气道水肿实际上不同程度存在。抬高床头为治疗气道水肿的临时性手段,更可靠的治疗方法是运用消旋肾上腺素。拔管后,为排除一侧或双侧喉返神经损伤的可能,倾听患者说话很重要。

术后管理

对于气道功能受损的患者来说,术后早期是一段相当脆弱的时期,通常患者会被收入ICU进行术后管理。虽然大多数患者的目标是迅速拔管,但术后会更多考虑气道水肿带来的问题,也许术后以机械方式控制气道比术中显得更为重要。可以用小气管内管,气管切开导管或 T 型管的形式进行。无论患者在ICU的症状如何,这些患者都应该立即吸入

湿化氧气以尝试减少可能的术后吻合口破裂。

气管手术的潜在并发症很多,见表 28-2,因并发症而导致再次插管构成了一个严重的问题。如果需要再次插管,优先选择 6mm 无气囊的导管,并且应小心避免吻合口破裂。如果可以用直接喉镜插管,则纤维支气管镜可能是一个更好的选择。一旦进行再次插管,应确保气管内导管的尖端处于吻合口下。

表 28-2　气道手术的并发症

黏液栓阻塞
伤口感染或脓肿形成
肉芽组织形成
出血、血肿
皮下气肿
气胸和（或）纵隔气肿
支架问题（例如，迁移，破损）
喉返神经或喉上神经损伤
气道梗阻
死亡

总结

虽然由于声门下狭窄行气管切除术的概率较低,但对于那些较少做的手术必须进行适当的规划。一个深思熟虑的麻醉计划不仅仅涉及到麻醉医生,同时也涉及到整个围术期与外科医生的紧密合作和交流。对大多数气道手术而言,尤其当遇到解剖异常、潜在气道丢失以及与外科医生共用气道时,上述问题可能会显得更加突出。对处理这类病变的麻醉医生来说,其主要目标是拥有和维持对气道控制权的多重选择,能够在提供适当麻醉的同时提供最大的手术暴露野,并能够在手术结束后拔除气管导管。

病例分析

33 岁女性患者,体重 60kg,身高 170cm,

患韦格纳肉芽肿病近 10 年。并发鼻结构损伤(软骨炎),既往肾功能不全伴气管狭窄。接受泼尼松和环磷酰胺治疗。

曾行骨移植术修复鼻损伤,多次接受气管扩张术。每逢呼吸困难时,就被送入手术室行气管扩张术。标准监护,以异丙酚、芬太尼、咪达唑仑、罗库溴铵诱导麻醉。以直径 5.0 ID MLT 气管导管顺利插管,正压通气无阻碍(空气、氧气)。以全凭静脉麻醉方式维持麻醉,异丙酚 500mg,瑞芬太尼 1mg 混合配制于 60ml 注射器,起始速度是异丙酚 100μg/(kg·min)。外科医生在支撑喉镜下移动气管内导管的同时对患者实行高频正压通气。每次呼吸都可见胸部适度的上抬(在 1s 开-3s 关的起动方式下给予 30psi 的驱动压)。手术医生使用支撑喉镜和长柄手术刀做径向切口通过狭窄部位,接着球囊扩张并使用丝裂霉素。随后使用麻醉面罩开始苏醒患者。术后她描述自己的呼吸"更好了"。

2 年后,患者因为严重的气管狭窄再次就诊,但这次由于过量的瘢痕形成,上述以前成功的治疗措施将难以治愈。因此决定为这位患者行正规的气管切除术(切除受累气道部分)。

此次全麻诱导同上,4G MLT 气管导管经口置入气道,通过气道切除部位,并使气管导管的尖端恰好在隆突上。桡动脉置管,外科医生开始暴露气管,当进行气管切开时,气管导管气囊放气,同时导管回退至切口以上,并留在原处。一个加强型 5G 弹簧气管导管插入到远端气道。当气道切除完成,同时端端吻合接近完成时,移除弹簧性气管导管,将原来的 MLT 导管在直视下推进导管到原位置。然后完成气道吻合。所有关键时

刻 100% 纯氧通气,其余时候氧浓度保持在 30%～40% 以降低气道起火的概率。大多数情况下,用剪刀和刀片完成气道切除,然而当预计出血或出血发生时,在上述提及预防起火的措施下会使用电刀。手术结束时,温和唤醒患者,拔除导管。然后将她送入 PACU 进行标准复苏,随后送入专门管理气道患者的病房。

临床要点

- 许多没有气管插管史的声门下狭窄患者患有胃食管反流病史,后者被认为可导致声门下狭窄,也可能是喉气管重建术后再狭窄的原因。

- 硅胶支架更容易拔除,能抵抗肿瘤覆膜生长以及肉芽组织蓄积。使用这种支架的缺点是支架可能移位,并且抑制了支架段的黏膜纤毛清除功能。

- 金属支架可以通过可弯曲的纤维支气管镜放置,其对黏膜纤毛清除功能的影响极小。金属支架也可能会移位,但其最大的缺点在于最终会发生肉芽组织侵入。

- 一旦全麻诱导肌肉松弛后,气管或声门下狭窄的患者通常不存在面罩通气困难(在不存在其他原因的情况下)。

- 气道狭窄患者手术时各种型号的气管导管和紧急气管切开包应该准备齐全。

- 有创动脉压监测应首选左桡动脉,因为手术原因不慎压迫无名动脉会引起右臂虚假的血压读数。同理,脉搏氧饱和度应放置在右手,以便于通过低氧饱和度读数及时预警无名动脉受压的发生。

- 在气管切除术中气道开放环节,气体交换可通过以下四种方法实施:①喷射通气;②远端气道插管+间歇正压通气;③自主呼吸;④体外循环。

- 术后立即拔除气管导管最常见的目标是要避免由于机械通气致使吻合口破裂的

潜在可能。在闭合切口和下颌缝合的时候，应保持颈部屈曲位；同样在紧急情况和拔管后也维持该体位。

- 实施声门下狭窄和气管切除术的患者术后通常收入ICU接受术后管理。

（黄焱哲 译 李文献 校）

参考文献

1. Hartley BEJ, Cotton RT. Pediatric airway stenosis: laryngotracheal reconstruction or cricotracheal resection? *Clin Otolaryngol* 2000;**25**:342-349.

2. Eid EA. Anesthesia for subglottic stenosis in pediatrics. *Saudi J Anaesth* 2009;**3**(2):77-82.

3. Myer CM 3rd, O'CopnorDM, Cotton RT. Proposed grading system for subglottic stenosis based on endotracheal tube sizes. *Arm Otol Rhinol Laryngol* 1994;**103**(4 Pt l):319-323.

4. McCaffrey TV. Classification of laryngotracheal stenosis. *Laryngoscope* 1992;**102**:1335-40.

5. Walser, EM. Stent placement for tracheobronchial disease. *Eur J Rad* 2005;**55**:321-330.

6. Eller RL, Livingston WJ 3rd, Morgan CE, *et al.* Expandable tracheal stenting for benign disease: worth the complications? *Ann Otol RhinolLaryngol* 2006;**115**(4):247-252.

7. Sandberg W. Anesthesia and airway management for tracheal resection and reconstruction.*Int Anesthesiol Clin* 2000;**38**(1): 55-75.

8. Pinsonneault C, Fortier J,Donati F. Tracheal resection and reconstruction. *Can J Anesth* 1999;**46**(5):439-455.

9. Magnusson L, Lang FJW, Monnier P, Ravussin P. Anaesthesia for tracheal resection: report of 17 cases. *Can J Anaesth* 1997;**44**(12): 1282-1285.

10. Macchiarini P, Rovira I, Ferrarello S. Awake upper airway surgery. *Ann Thorac Surg* 2010;**89**:387-391.

11. Chiu CL, Teh BT, Wang CY. Temporary cardiopulmonary bypass and isolated lung ventilation for tracheal stenosis and reconstruction. *Br J Anaesth* 2003;**91**(5):742-744.

12. DeWitt RC, Hallman CH. Use of cardiopulmonary bypass for tracheal resection: a case report. *Tex Heart Inst J* 2004;**31**(2): 188-190.

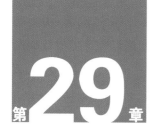

耳科和神经耳科手术麻醉

第29章

引言

所谓耳手术,始终围绕着两大类:即耳科和神经耳科手术;一些最常见的耳手术见表29-1。在过去的10年中,由于高倍率手术显微镜的引入、集成强力冲 - 吸功能器械的使用、先进的内镜和导航引导手术的实现以及术中神经电生理监测的完备,这些与时俱进的技术显著影响了耳及神经耳科手术患者的预后效果[1-3]。

耳科和神耳经科手术广泛适用于一系列疾病,包括先天性畸形、感染、创伤及肿瘤。男女患者受影响均等,手术亦横跨所有年龄组。然而,以年轻的成年患者(年龄在18 ~ 65岁)更为多见[2,4]。

表29-1 耳手术的类别及最常见的耳手术

耳手术	神经科手术
外耳道	颞骨
外生性骨疣切除术	部分及根治性切除术
耳道成形术	
中耳	脑神经、颅底、颅窝
鼓膜切开术/	面神经修复术
鼓膜成形术	血管球瘤切除术
鼓室成形术	听神经瘤切除术
乳突根治术/	硬脑膜缺损修复术
鼓室乳突切除术	
镫骨手术	
听骨链重建术	
内耳	听力恢复相关
迷路切除术	骨锚式助听器(BAHA)
内淋巴囊手术	人工耳蜗植入
	听觉脑干植入

本章内容重点关注最常见的成年患者耳科和神经耳科手术,如中耳手术,颅底手术,听神经瘤切除术,人工耳蜗植入术的麻醉管理基本原则和细节。这些原则在两类手术中多有重叠,麻醉医生能够掌握这些原则无疑对患者的监护大有帮助,并对其预后产生积极效应。

手术注意事项
耳科手术[2,5-7]

耳部手术最常见的路径有耳道径路(通过自然的外耳道)和耳后径路,也可是两者的组合。

根据疾病的程度,涉及外耳道的手术可能需要额外切除邻近组织或皮肤移植; 移植组织可以来自患者的手臂内侧、耳后区、臀部或大腿。实施中耳手术通常用以控制反复发作或慢性的耳部感染。单纯的鼓膜切开术最常用于儿科患者。鼓膜成形术由于涉及持久性鼓膜穿孔(TM),通常采用自体移植修补,若术中联合修复慢性中耳病变,则称为鼓室成形术。

用来清除乳突气腔内的包裹性感染和病变组织的单纯乳突切除术通常会与鼓室成形术(鼓室乳突切除术)联合进行以治疗慢性感染,这也是胆脂瘤(来源于长入中耳及乳突腔内鼓膜的含角蛋白的上皮囊肿)的标准手术方式。 若外耳道后骨壁从原位移除,以保持乳突腔和外耳道的自行分离,则该术式被称为经管壁上鼓室乳突切除术;相对的,用来处理更为侵袭性病变的使乳突腔外露于外耳道的术式,则称为经管壁下鼓室乳突切除术;而彻底清除乳突及中耳内容物的术式通常被称为乳突根治术。

听骨链重建术是指使用患者自身组织或者异体假体重建或更换患者听骨(锤骨、砧骨及镫骨),其可以整合于其他的中耳乳突手术中,也可以作为一个独立的手术进行。

镫骨足板切除术(镫骨足板造孔术)通常用于治疗耳硬化症,耳硬化可导致其镫骨进行性与周围的骨头固定而导致听力损失,而使用假体替换镫骨可以使声音传导的连续性得到一定恢复。

神经及颅底手术 [2,8-10]

颅底可以分为前、中、后颅窝,由额、筛、蝶、颞骨和枕骨组成。"颅底外科"这个术语应被视为用词不当,因为大多数被处理的病变位于邻近脑干处而并非颅底本身所固有。神经科医生通常处理的病变位于后颅窝内,其前界为斜坡,两侧界为颞骨,后界为枕骨(图29-1)。清除颅底骨质时允许接触到这些病灶,同时最大限度地避免大脑和小脑下陷。

前庭神经鞘瘤(听神经瘤)的切除可以通过三种手术入路:迷路,乙状窦,和中颅窝。迷路径路采用耳后切口暴露颞骨(图29-2)。由于将整个乳突和迷路切除以暴露术野,这使颞叶及小脑的内陷最小化。这种做法会导致感音神经性听力的完全丧失,通常用于肿瘤巨大和(或)不可逆的听力损伤的患者。在其他情况下,通常选择保护听力的径路(经乙状窦或颅中窝)来切除肿瘤。经乙状窦(枕下)入路选择更靠后的位置——横窦和乙状窦间

入颅,小脑将从颞骨岩面向后内陷(图29-3)。这么做的缺点包括:术中需要进行刚性颅骨外固定(如 Mayfield 头架),术后头痛及脑脊液(CSF)漏的发生率增加。中颅窝入路则从耳上入颅,颞叶内陷会更甚(图29-4)。这种方式对听力的保护率最高,但只能用于不增加术后面神经麻痹风险的较小的肿瘤。由于中颅窝的解剖结构存在变异,提升硬脑膜可能存在困难,因此术者对于颞骨立体解剖结构的充分了解至关重要。

另一个神经耳科常见入路是经颈静脉孔(JF),它位于岩尖和枕骨的交界处。处此区的颈静脉球瘤多数起源于血管,术前需要对患者进行血管栓塞。还有一种横向经颈静脉开颅手术,类似跨迷路的方法,暴露整个颈静脉窝,切除肿瘤侵犯的乙状窦和颈内静脉(图29-5)。此外,需要进行限制性颈淋巴清扫术来保护附近的颈内静脉和颈动脉。

人工耳蜗植入是一个解决重度或极重度内耳听觉损失("感音神经性听力损失")的方法。在置入过程中,做耳后切口并切除乳突,为人工耳蜗设备安置入内耳提供通道。在耳后的皮肤下埋入一个刺激接受装置,将一组柔性电极阵列拧入耳蜗线匝以便将来直接刺激耳蜗神经,从而绕过功能失调的内耳。这套设备通常在被置入数周后激活,届时患者的听力有望增加。

术中并发症 [2,7,11]

虽然颈内动脉和颈静脉穿过中耳(图29-6),显著的血管损伤却并非多见,除非术野中所有的出血不能被填充物及时有效控制。颈内静脉损伤可能需要神经放射科或者神经外科干预,然而临床鲜见大量出血,且通常可以通过迅速填充避免。

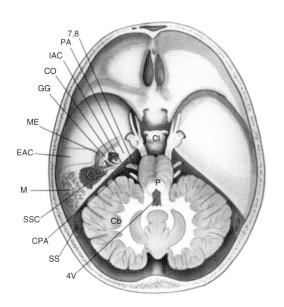

图29-1　颅骨内听道和桥小脑角区剖面图[2]

5.三叉神经；7.面神经；8.前庭神经；PA.岩尖；IAC.内耳道；CO.耳蜗；GG.面神经膝状神经节；ME.中耳；EAC.外耳道；M.乳突气细胞系统；SCC.半规管；CPA.桥小脑角区；SS.乙状窦；4V.第四脑室；CL.斜坡；P.脑桥；CB.小脑 Reproduced with permission from: Jackler RK. Atlas of Neurotology and Skull Base Surgery. St. Louis: Mosby-Year Book: 1996. Copyright Dr. R. K. Jackler © 2007.

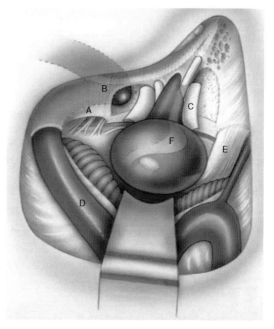

图29-2　一个典型左迷路后颅窝开颅暴露的中等大小肿瘤[2]　下部，后组颅神经（A）都已暴露，颈静脉球（B）已经确认。已经在IAC的上下打槽，硬脊膜（C）已映出肿瘤表面。乙状窦（D）和小脑略向后内陷。三叉神经（E）位置已被优化。面神经（F）存在结构变异，常蛇形横跨肿瘤内侧。

Reproduced with permission from: Jackler RK. Atlas of Neurotology and Skull Base Surgery. St/Louis: Mosby-Year Book: 1996. Copyright Dr. R. K. Jackler © 2007.

静脉损伤，诸如乳突根治术中的乙状窦裂伤，通常可以通过使用骨腊或者其他止血材料对出血部位压迫填塞来控制。由于乙状窦壁的不可折叠性，如果出血严重，可能需要施以广泛的手术来闭合窦上及窦下的撕裂。大静脉受损可能导致空气栓塞，需要手术医生和麻醉团队随时沟通以对其及时识别和治疗。

由于颞骨紧靠中颅窝硬脑膜上方和后颅窝后部，无论是解剖临近组织，还是灼烧硬脑膜血管时接触到硬脑膜，或是耳钻的使用不当都可能导致硬脑膜损伤。当这种情况发生时，外科医生通常能够使用自体组织修补缺损来避免脑脊液（CSF）漏，届时可能需要麻醉医生配合对患者做 Valsalva 呼吸来检查其

修复的完整性。

常规注意事项和麻醉目标

由于中耳和颞骨显微解剖（图 29-6）的精密和复杂性决定了许多耳科、神经耳科学手术极其细腻（手术时间长），因此对麻醉有诸多要求[2,5]。精密耳科和神经耳科学手术的基本要求包括：手术视野清晰，干燥，患者无体动，保存面、脑神经功能，以及无刺激麻醉苏醒[2,4,5,7,12,13]。

维护术野清晰至关重要，在多数情况下，即使是很小量的出血对术野暴露亦有明显影响[2,12,13]。在除了麻醉医生实施控制性降压

275

外（见"耳科手术麻醉管理"中"麻醉诱导和维持"一节），术者常使用局部麻醉药混合肾上腺素溶液（例如，含 1:100 000 肾上腺素的 1% 利多卡因）以提高止血效率和提供良好的外科术野[2,7]。麻醉医生对此应有所意识，并对随后患者的血流动力学反应进行密切观察和干预（在适当情况下）。

麻醉苏醒应当平稳，避免气管内导管（ETT）导致的呛咳和（或）咳嗽，尤其是中耳或内耳、面神经重建术，或者颅底、硬脑膜缺损修复术后[2,4]。同时，避免长时间应激或术后恶心呕吐（PONV）也很重要，应常规使用适当的药物预防术后恶心呕吐[2,4,12,13]。

术中患者的体位

如前所述，耳后或颞部手术切口，有可能扩展到颈部 GT[2]。耳科和神经科的大多数手术，患者仰卧，头转向背离手术侧 45°。应避免患者头部的极端扭转，特别是老年和颈椎病患者[4]。如果有必要，可以在手术侧的肩下放置一个小枕垫以帮助手术暴露。一旦体位固定后，患者的头部在手术结束前通常都不能活动。梅菲尔德刚性固定支架则被用在乙状窦后入路开颅手术或切除延伸至脑干的非常大的肿瘤手术中[2]。

手术室（OR）操作台通常 180° 背离麻醉医生，以便手术显微镜的使用，也有利于手术医生的视野不受操作限制。作为其后果，麻醉医生直接接触患者的头部将变得困难甚至不可能。因此务必用胶布妥善固定专用的人工气道，并检查所有的麻醉相关线缆，防止其在手术铺单下意外断开。手术中常会侧向旋转手术床呈陡坡，因此必须牢固绑定患者身体。患者身体的受压点和双臂必须妥善填充和固定以防止任何体位相关

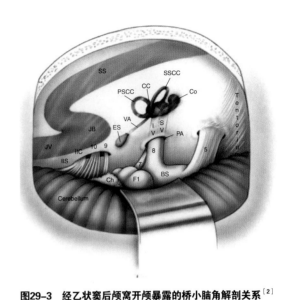

图29-3　经乙状窦后颅窝开颅暴露的桥小脑角解剖关系[2]
JV. 颈内静脉；JB. 颈静脉球；SS. 乙状窦；11S. 副神经脊髓成分；11C. 副神经颅成分；10. 迷走神经；9. 舌咽神经；Ch. 来自第四脑室侧隐窝的脉络丛；F1. 小叶；BS. 脑干表面（脑桥）；5. 三叉神经；7. 面神经；8. 前庭神经；PA. 耳门；IV. 前庭下神经；ES. 前庭神经；SV. 内淋巴囊；VA. 前庭导水管；PSCC. 后半规管；CC. 总脚；SSCC. 上半规管；Co. 耳蜗
Reproduced with permission from: Jackler RK. Atlas of Neurotology and Skull Base Surgery. St. Louis: Mosby–Year Book: 1996. Copyright Dr. R. K. Jackler © 2007.

的并发症[2,14]，尤其在手术台转动后更应注意。务必妥善保护患者的眼睛，避免患者周边的重型仪器意外磨损角膜。

术野的固定

术中任何手术设备或体位的调整都可能对显微手术造成巨大影响[2]。在显微镜下，外科医生的注意力将完全和持续集中于轻柔仔细的显微解剖过程中，因此需要避免任何的外部活动干扰外科医生[2]。患者的无创血压（NIBP）袖带应固定在外科医生对侧的手臂上，以免在袖带充气时突然触碰到外科医生造成其惊颤（在麻醉诱导前静脉输液管路通常被安置在手术侧）。

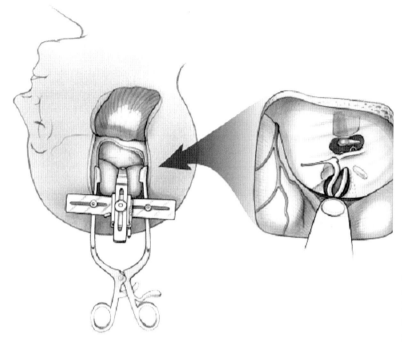

图29-4　一个暴露于中颅窝的右路小肿瘤　牵引器被接合在颞骨岩部后唇并挡回颞叶，ICA周围的骨质已被去除，硬脑膜已经被打开以暴露肿瘤，面神经通常会通过肿瘤表面上级。
Reproduced with permission from: Jackler RK. Atlas of Neurotology and Skull Base Surgery.St. Louis: Mosby-Year Book: 1996. Copyright Dr. R. K. Jackler © 2007.

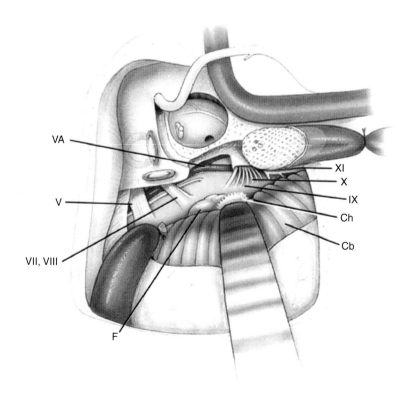

图29-5　经颈静脉开颅，图示颅内结构的暴露程度，切除乙状窦静脉系统并广泛开放后颅窝硬脑膜[2]　注意后组脑神经从延髓侧面发出的多个小根。相对的，在颅外手术中，从近端结扎乙状窦更多见填充额外止血物。虽然此图描绘的是前路改道的面神经，这在多数颅内颈静脉区肿瘤术中是没有必要的，通过远端缝合结扎横向乙状交界即可控制乙状窦。VA.椎动脉；F.小叶；Ch.脉络膜；CB.小脑；三叉神经（V）；面神经（Ⅶ）；前庭蜗神经（Ⅷ）；舌咽神经（Ⅸ）；迷走神经（X）；副神经（XI）
Reproduced with permission from: Jackler RK. Atlas of Neurotology and Skull Base Surgery.St. Louis: Mosby-Year Book: 1996. Copyright Dr. R. K. Jackler © 2007.

277

（A）

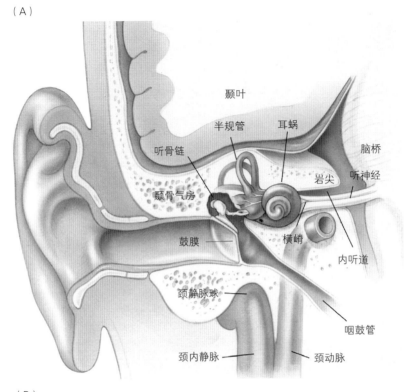

（B）

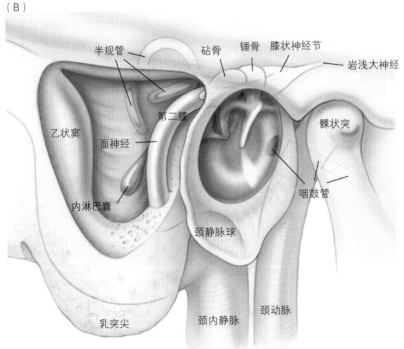

图29-6 图示为狭小密闭的耳腔空间内多个重要神经血管结构及其相互关系，包括听力和平衡器官，面神经，颈内动脉，颈内静脉，乙状窦，以及构造微妙的中耳[2]（A）耳和颞骨横嵴的冠状面解剖视图。（B）乳突根治术中耳及颞骨的横向解剖视图

Reproduced with permission from: Jackler RK, Driscoll CLW, eds. *Tumors of the Ear and Temporal Bone.* Philadelphia: Lippincott Williams & Wilkins; 2000. Copyright Dr. R. K. Jackler ©2007.

麻醉医生在手术全程都应当集中注意避免触碰到手术台造成其意外活动，即便是看来微不足道的操作，也必须告知外科医生那些可能造成患者体动的任何计划。麻醉医生操纵手术床时必须和外科医生密切配合，提醒其先离开手术视野。

对于麻醉医生来说避免患者的任何体动是一个颇具挑战性的任务，由于通常术中持续神经肌肉阻滞被视为禁忌，因此需要提供深度的麻醉来避免患者突发的运动反应（见"耳科手术的麻醉管理"中"麻醉诱导和维持"一节）。

面神经、脑神经功能的保护

在耳科和耳神经科手术中，识别和保护面神经的结构是最重要的目标之一[2,5,7,10,11]。医源性面瘫的发生率可能近 4%，更有文献表明其发生率可高达 10%[11]。因此术中最好避免使用神经肌肉阻滞剂以便于进行足够的神经监测（见"耳科手术的麻醉管理"中"麻醉诱导和维持"一节）。当颅底手术的过程中使用完整的神经电生理监测时（如听神经瘤切除术），也应当选用能够使这种脑神经功能保护监测最优化的麻醉技术（见"神经耳科手术，颅底手术的麻醉管理"中"麻醉诱导和维持"一节）。

麻醉中的基本考虑和要求总结于表 29-2 中。

耳科手术的麻醉管理
患者术前评估和准备

成人耳手术患者一般都比较年轻和健康（人工耳蜗植入者可能例外），且多数可以在门诊完成。存在明显的心血管、脑血管和（或）慢性肾脏疾病的患者需要做这些手术时，应

表29-2　耳科和神经耳科手术的麻醉必须要求

全程维持稳定、足够的麻醉深度

维持适当的控制性降压

稳妥固定患者体位于手术床（三条绑带）

避免医源性外部运动影响显微解剖

患者无体动

避免术中神经肌肉阻滞

方便术中面神经、脑神经监测

麻醉苏醒平稳，无呛咳、咳嗽、挣扎

快速苏醒，以便及早进行面、脑神经功能的评估

预防术后恶心和呕吐

患者从恢复室转出时，应当跟踪其情况

当避免行控制性降压（见"耳科手术的麻醉管理"中"麻醉诱导和维持"一节），同时，这些患者在术前应当完善相关实验室检查和诊断。

在术前访视时，麻醉医生应给予充足的时间与患者和患者家属建立良好关系。由于患者的听力下降，术前与患者的沟通或许存在困难，可能需要书面交流。应让患者尽可能长时间佩戴助听器，直到麻醉诱导前才必须将其取下，以免止术中压伤外耳[2]。患者苏醒之前即可将助听器佩戴好，以帮助减少患者焦虑及方便沟通[4]。耳科疾病导致的患者虚弱及频繁的修复手术可能会对患者心理留下长期的负面影响[5,7]，并导致患者出现抑郁、焦虑和烦躁。相当数量的患者在行耳科修复术前会服用抗抑郁药物[15]，却罕见需要长期镇痛的慢性耳部疼痛。

在术前少见气道受损，但也有例外，如原发病累及颞下颌关节（如颞骨恶性肿瘤）或者放疗后颞下颌关节和（或）咀嚼肌纤维化导致患者张口受限。

常规及替代气道管理方案

虽然一些状态好的患者行简单手术时可以选择局麻镇静，但全身麻醉仍在耳科手术中最为常用[4]。气管插管是最常见的选择，

表29-3　喉罩（LMA）相较于气管插管（ETT）的优点

不良事件	EET（%）	LMA（%）	EET：LMA
严重临床问题	3.4	0.9	3.7
喉痉挛	0.38	0.12	3.2
误吸	0.017	0.02	0.85
咽痛	50	10	5
喉部损伤	6.2	?（<1）	>6
苏醒时呛咳	60	2	30

Modified from Brimacombe JR, Brain, AJ. The Laryngeal Mask Airway. A Review and Practical Guide. London: Saunders; 1997.

当然,如果没有禁忌,也应当考虑使用声门上通气设备(SGA),因此,首推喉罩(LMA; LMA North America, Inc., San Diego, CA, USA)。

Webster 等人[16]和 Atef 等人[17]的前瞻性随机研究表明,在耳鼻喉内窥镜手术中使用 LMA 可以为麻醉诱导和苏醒提供更优越的血流动力学稳定性,利于维持麻醉深度平稳和控制性降压,提升外科术野条件,使麻醉苏醒更顺利并具更短的觉醒时间。Ayala[18]和 Taheri[19]所做的关于耳科手术中使用 LMA 的大型回顾性研究证实了这些结论,认为其可以提升术中血流动力学稳定,减少麻醉药物的使用,缩短手术时间并减少呼吸相关不良事件的发生率。此外,使用 LMA 并不需要使用肌松药,这有利于自主呼吸的恢复,并可能使气道反射性刺激下降(表29-3)。

对于适用喉罩的耳手术患者,如果使用得当,即使没能一次性置入成功,也不能视其为喉罩管理失败[4,20]。选择通气功能更强并能实现胃引流的喉罩设备(如 LMA-Proseal™, LMA-Supreme™)能够增加麻醉安全性(见“病例研究:中耳手术麻醉”一节)。新型声门上通气设备,如 i-gel™(Intersurgical Ltd, Wokingham, Berkshire, UK)和 air-Q™ Cookgas 插管型喉罩(ILA; Mercury Medical, Clearwater, FL, USA)同样能够提供通气保障[21-26],但在长时间手术中,其通气性能还有待评估。

喉罩放置到位后,术中使用自主呼吸或者控制呼吸均可维持通气[4,16-20]。据笔者和他人的经验证实[20],在麻醉中保留自主呼吸的患者,麻醉早期通常需要通过喉罩进行压力支持通气。由麻醉引起的肋-膈矛盾运动及患者吸气做功增加常会引起患者呼吸动作僵硬,这种呼吸运动会干扰显微解剖操作。由于体位固定(胸带)限制了胸壁活动,且较深的麻醉水平会导致潮气量下降及肺内气体交换变化(见“耳科手术麻醉管理”中“麻醉诱导和维持”一节),这将致使肺泡换气不足,因此,从手术伊始即行控制通气可能是更好的选择。

如果使用喉罩,必须仔细测试其是否到位,确保喉罩充分隔离呼吸道和消化道。通过持续监测过度通气时的潮气量(VT)、脉搏氧饱和度、$EtCO_2$ 值、$EtCO_2$ 波形、总漏气分数、总顺应性等控制通气参数来判断喉罩的定位和有效性,如果有条件的话还应观察流量-容积环和压力-容积环。如果出现突发的漏气分数增加、总顺应性降低、Vt 下降或者气道压(PIP)上升(取决于不同的通气模式),这些都是麻醉过浅的早期迹象。在使用喉罩的时候,这些征象往往比患者的血流动力学变化及体动更早出现,此时应当加强麻醉监测并加深麻醉。

尽管 LMA 拥有这些优势,我们仍期盼更多的前瞻性随机研究来完善评估其在耳科手术中的地位。至此之前,选择使用 LMA 还是 ETT 作为主要的通气设备,很大程度上取决于每个从业者的经验、偏好和临床判断。

术前用药和监护

短效的苯二氮䓬类药物(如咪达唑仑)系普遍认可的标准术前用药,且能降低 PONV 的发生率[28]。多数情况下会给予预防性抗生素(如头孢唑啉)。至于是否使用有创动脉压力监测(A-line)则应取决于患者的病史。患者入手术室后,在诱导前麻醉医生可能需要摘除口罩以便让患者能够看懂麻醉医生的唇语指令[2]。

麻醉诱导和维持

尽管很少有证据支持丙泊酚在全凭静脉麻醉(TIVA)中对降低术后呕吐有益,但丙泊酚仍为标准静脉麻醉诱导中最常用的药物[29,30]。如果计划实施普通的气管内麻醉(GETA),给予单剂插管剂量的中效非去极化肌松药(如罗库溴铵)通常不会影响到术中的面神经肌电图(EMG)监测[2]。在没有禁忌症的情况下,琥珀胆碱也可以安全地用于气管插管。若静脉联合使用 2 μg/kg 瑞芬太尼 +2mg/kg 丙泊酚 +1.5mg/kg 利多卡因 + 半插管剂量的罗库溴铵(0.3mg/kg),同样可以达到近似静注 1.5mg/kg 琥珀胆碱的插管条件[31]。而联合静注 3 ~ 4μg/kg 瑞芬太尼(或者阿芬太尼 40 ~ 60μg/kg,推注时间要大于 90s)和 2 ~ 2.5mg/kg 丙泊酚,在不使用肌松药的情况下,亦可为多数患者提供良好的插管条件[32~34]。

通常在术中禁用神经肌肉阻滞药(见下文“面神经监测”一节)并需要保持较深的麻醉水平以防患者在术中突然体动,否则将导致灾难性后果[4,13]。进行麻醉深度监测(如脑电图监测)有利于维持足够的麻醉水平,尤其是在使用全凭静脉麻醉的时候。若麻醉过深将导致血流动力学不稳定,需要适当的容量负荷并及时使用升压药。

吸入麻醉、紧闭吸入麻醉、全凭静脉麻醉甚至“三明治”式丙泊酚–吸入复合麻醉都能成功用于麻醉维持[12,35-39]。相较于其他的吸入药物,七氟醚可能是门诊手术的首选,因为它可以提升术后患者恢复质量,缩短出院时间,并比地氟醚具有更低的呛咳及术后躁动发生率[40,41],且比异氟醚具有更低的嗜睡及术后恶心呕吐发生率[41,42]。然而,Jellish 等[12]并未发现七氟醚和地氟醚在耳科手术麻醉中存在显著临床差异,但两者均较异氟醚在麻醉苏醒中更占优势。耳科手术中,地氟醚较七氟醚将带来更多的系统性及肺内促炎症反应[43],但这一发现的临床意义有待进一步探究。

使用丙泊酚和单种阿片类药物(最常见的为瑞芬太尼或者阿芬太尼)的全凭静脉麻醉常用于耳科手术麻醉诱导和维持[12,35,37,44~47]。基于丙泊酚的麻醉剂可以较深地抑制喉咽肌肉张力和反射,降低耳鼻喉科手术带来的应激反应,并能有效抑制儿茶酚胺释放及高动力心血管反应,有利于控制性降压的维持(见下文“控制性降压”一节)[35,44,46~54]。多数前瞻性研究表明,相较于吸入麻醉和紧闭吸入麻醉,全凭静脉麻醉能够提供很多实用的优势,比如血流动力学稳定、苏醒快、认知功能恢复快、PONV 发生率低,并可提高患者舒适度[12,36,37,39,41,44,45,48~51,55~57]。

由于耳科手术的疼痛评分较低,无论实施何种麻醉方式,都无需使用大剂量的芬太尼或者强效的阿片类药物如舒芬太尼。在多数患者中,可以将术中总的芬太尼剂量控制在 $2 \sim 3 \mu g/kg$,尤其是术中合用瑞芬太尼的时候。实施全凭静脉麻醉时,在丙泊酚和速效阿片药物如瑞芬太尼或舒芬太尼的协同作用下,可以快速达到临床所需的麻醉深度[37,39,49,59~61]。持续静脉输注阿片类药物相较于间断注射,可带来总剂量较少、血流动力学稳定、苏醒快、术后即刻疼痛轻等优势,并能缩短从恢复室转出的时间。瑞芬太尼已经被证实较于芬太尼[65]和阿芬太尼[37,39,42,46]可以改善术中血流动力学稳定性,促进患者呼吸恢复,并能缩短门诊手术后患者出院时间[42,66~69]。推荐的诱导剂量为单剂静注瑞芬太尼 $0.5 \sim 2 \mu g/kg$ + 单剂静注丙泊酚 $1 \sim 2$ mg/kg,随后持续输注丙泊酚 $80 \sim 200 \mu g/$(kg·min)+ 瑞 芬 太 尼 $0.1 \sim 0.5 \mu g/$(kg·min)[35,37,46,49,55,61,65]。有报道,瑞芬太尼的输注速度达到 $1.0 \mu g/$(kg·min)时亦未见明显不良反应[39]。阿芬太尼的常用剂量为单剂静注 $20 \sim 30 \mu g/kg$,后持续输注 $0.25 \sim 1 \mu g/$(kg·min)[37,42,46,64]。

相较于传统的基于体重的药物手动输注,靶控输注使达到个体目标麻醉深度变得更简单和迅速,且能够预防药物超量,优化药物作用时间,利于围手术期血流动力学控制[70~72],并有可能改善耳手术后的恢复[73]。在麻醉维持阶段,尤其是在使用喉罩的时候,$3 \sim 3.5 \mu g/ml$ 丙泊酚和 $2 \sim 5 ng/ml$ 瑞芬太尼的靶浓度对于大多数成年(年龄 18~65 岁)健康(ASA Ⅰ~Ⅱ级)患者已经足够[64,70,73~76]。

应该摒弃氧化亚氮(N_2O)的使用,尤其是在实施修复性耳科手术的时候,因为氧化亚氮不但可能干扰植入物的安置,更会造成移植物的脱出,甚至在氧化亚氮停用后发生镫骨断裂[4,13,77]。最近的一项 ENIGMA 实验发现,使用氧化亚氮,除了严重的术后恶心呕吐,还伴有较高的伤口感染、肺炎、肺不张或其他肺部并发症发生率[78]。

控制性降压

耳科手术中将血压控制在适度的低水平(收缩压,SBP,低于 100mmHg;平均动脉压,MBP,60~70mmHg)对保障良好术野条件必不可少[12,75,79~81]。可以使用各种方式及药物,比如静脉注射硝普钠,静脉注射 β 受体阻滞剂(艾司洛尔、拉贝洛尔、美托洛尔),静注钙通道阻滞剂(佩尔地平),静脉注射 α2 肾上腺素能受体激动剂(右美托咪定),静注硫酸镁等,使用强效吸入麻醉药和阿片类药物,也已经被证实可以成功达到此目的,这些方法都可以改善手术条件和术野质量[4,75,79~82]。

据笔者和他人经验[79],瑞芬太尼由于其卓越的效力和可控性,对于维持控制性降压特别有效。在耳科手术中由瑞芬太尼引起的低血压一般无需再辅用其他药物,这在实施吸入或全凭静脉麻醉时同样有效[39,79,81]。使用瑞芬太尼导致的反跳性血压升高和心动过速很少见,而在有心血管疾病的患者中,手术末预防性给予单剂静注 $0.1 \sim 0.3 mg/kg$ 拉贝洛尔通常有不错效果。

另外一种选择,可以在术中单剂静注艾司洛尔 $0.5 \sim 1 mg/kg$,随后以 $100 \sim 300 \mu g/$(kg·min)速度持续静脉输注,以到目标血流动力学终点[82,83]。由艾司洛尔引起的阿片类药物及麻醉剂的作用增强[84-86]可进一步加速麻醉苏醒,并可降低术后阿片类镇痛药的用量,缩短门诊手术后的出院时间[87-89]。

使用不同麻醉技术进行的控制性降压对

于维持耳蜗及鼓室血流量稳定性尚存争议。Albera 等[90]的研究表明七氟醚而并非基于丙泊酚的麻醉方式对内耳微循环有保护作用，但在其研究中，丙泊酚系间歇性推注，其反复的高浓度峰值可能对耳蜗血流量和动态平衡有负面影响。相反，Preckel 等[91]的研究表明，使用全凭静脉麻醉较异氟醚麻醉对于耳蜗的自动调节和功能更具保护作用。然而，以上这些研究结果的临床意义尚未明确。

面神经监测

面神经诱发肌电图监测已经是当代耳科及神经耳科手术中的标准程序，有利于面神经保护[2,55]。尽管有一些研究表明适度的肌松（≤50%）不会干扰面部肌电反应[92~94]，但仍应当避免持续使用肌松药，不但如此，术中任何的肌松使用都应该与外科医生协商并与其密切配合。即使在术中使用了部分肌松药，在刺激强度大的手术阶段仍不能保证患者完全没有体动，因此术中全程都需要密切关注以维持足够的麻醉深度。技术性使用瑞芬太尼（见上文）对于维持麻醉深度和避免患者体动很有帮助，且不会影响神经监测的质量[55]。当面神经肌电监测报警提示患者面部肌肉活动增加时，通常意味着患者的反应性增高，麻醉医生可以藉此判断[55,95]。Jellish 等[55]发现在耳神经手术中，面部肌肉活动的增加较 BIS 监测更能预警患者的突然体动，这给麻醉医生提供了良好的加深麻醉时机[55]。

麻醉苏醒

如果使用了气管插管，就必须维持深麻醉到手术末段，以抑制患者的喉反射，避免在敷料包扎时搬动患者头部引起的呛咳[2,12]。而若使用喉罩替代气管插管，则有助于患者

平稳苏醒，并能在手术末段安全地减浅麻醉（见上文"常规和替代气道管理方案"及表 29-3）。维持小剂量的芬太尼静脉输注［如 0.02 μg/（kg·min）］直到患者完全苏醒及拔除喉罩是一个不错的选择，尤其是当术中总的芬太尼输注量明显减少的时候（见前"术前用药和监测"一节）。在使用喉罩的情况下，这样做几乎可以消除所有苏醒相关不良事件，如患者躁动、咳嗽、挣扎以及拔管后喉痉挛。

如果使用气管插管，这将对很多患者的平稳麻醉苏醒造成巨大挑战。因此以下三点帮助顺利拔管的策略，值得进一步探讨。① 在深麻醉下拔管，使用面罩来维持患者通气，直至患者恢复自主呼吸并从麻醉中苏醒。但在耳科手术中，这种选择似乎并不可行，因为这样增加了拔管后喉痉挛的风险，且气道支持整体需求的增加对麻醉医生的要求较高。PPV 或者持续正压通气（CPAP）的呼吸模式是麻醉苏醒时的禁忌，因为透过咽鼓管的压力可能会损伤被移植的鼓膜或者破坏其他的修复[2]。②（Bailey 策略）[96]涉及在拔除 ETT 后插入一个 SGA（通常是 LMA），且在拔除 ETT 时患者仍处于麻醉状态，然后需要对该声门上通气装置进行通气管理直至患者恢复自主呼吸并苏醒。③ 通过药物，即依赖小剂量的瑞芬太尼注射来抑制患者的气道反应从而促进顺利拔管。瑞芬太尼提供了一种可预见、快速以及意识和保护性呼吸道反射几乎同时恢复的苏醒方案[97]。目前的数据表明，在麻醉苏醒阶段持续静脉输注瑞芬太尼 0.05~0.06 μg/（kg·min）（靶浓度 1.5 ng/ml）可以有效地用于此方案，因为这个剂量可以在大多数清醒气管插管患者中有效抑制咳嗽反射[98,99]。

由于耳科手术后恶心呕吐发生率可高达50%～80%[4,28]，应常规预防止吐（见"常规注意事项和麻醉目标"一节）。强烈建议采用全凭静脉麻醉，避免使用 N_2O（见"术前用药和监测"一节）。

多年来，最佳的止吐药组合一直在经历激烈争论[28]，通过静脉注射5HT-3拮抗剂是最常用的选择（如静脉注射昂丹司琼4～8mg）[2,14]。联合使用静脉注射地塞米松（8～10mg）和5HT-3受体阻滞剂亦为安全高效的镇吐方式[28,100]，并可能改善患者预后[28]。在高风险患者中，有必要采用多模式的预防PONV措施（如增用东莨菪碱透皮贴剂）[28]。

麻醉后恢复即刻

镫骨切除术的患者在他们的手术恢复阶段通常需要侧卧位，以手术侧在上，这样有助于其开放的内耳周围形成血凝块[2]。中耳和内耳的手术常伴有术后眩晕，使用标准镇吐合剂或者前庭抑制剂（如苯二氮䓬类）对于这些症状通常能有效控制[2]。

耳科手术后的即刻疼痛一般不多见（见前"麻醉诱导与维持"一节），而乳突根治术可能是个例外，将导致中度至重度疼痛。间断静脉注射芬太尼并辅以口服标准镇痛药物，对于控制疼痛及患者出院后快速随访通常已经足够[2]。采用多模式的镇痛方案，结合围手术期使用一个选择性COX-2抑制剂（如塞来昔布）和对乙酰氨基酚或布洛芬，可进一步减少术后疼痛，并提高门诊耳鼻喉科手术后患者恢复的质量和满意度[101,102]。

据笔者经验，应该不存在瑞芬太尼诱发的痛觉敏感问题，这可能与术中通常需要的瑞芬太尼输注速率较低 0.1～0.3 μg/（kg·min）有关。若怀疑急性阿片药物耐受，可以给予足量的芬太尼和（或）长效阿片镇痛药，此法安全且有效[103]。

神经耳科学手术及颅底手术的麻醉管理

前文已经讨论了神经耳科学手术的外科和麻醉常规注意事项（见"手术注意事项"和"常规注意事项和麻醉目标"）。非复杂的神经耳科学手术麻醉评估和管理旨在促进患者听力恢复，如 BAHA 或人工耳蜗植入术（表29-1），一般遵循耳科手术麻醉要求（见"耳科手术麻醉管理"一节）。而那些累及前颅底、颈静脉孔和CPA的肿瘤则对麻醉提出了一些独特的挑战。

患者的术前评估和准备

很多硬膜外及硬膜下和（或）面部病症常涉及前颅底[104]。颅底手术的成功实施可能需要建立在一个多学科医疗小组的基础上，其中涉及耳鼻喉及头颈外科医生、神经科医生、神经外科医生、整形外科医生、专科手术室护士、放射科医生、神经生理学家、专科麻醉团队、肿瘤学家、放射肿瘤学家、牙科专家及其他配套医生和专职医疗人员[10,105]。麻醉医生可以帮助改善患者预后并降低患者死亡率，前提是必须熟悉神经外科麻醉原则，并详细了解患者术前病程和外科手术计划[14]。

经前颅底切除的肿瘤包括一些特殊的鼻窦恶性肿瘤，它们可以通过筛板、筛窦顶、蝶骨平台或者额窦后壁后生长；累及同一区域的良性和恶性脑膜瘤；特定的良性病变如眶间神经鞘瘤、间歇性脑膨出和黏液囊肿，以及一些大的良性肿瘤如青少年纤维血管瘤和内翻性乳头状瘤[105]。术前评估包括进行高质量的 MRI 并辅以 CT 检查来估量骨质结构的完整性[105]。根据这些病变的不同性质和位置，可以选择各种不同的手术方式，如经颅面、内镜或双额开颅，或者上述组合[105]。颅底手术后若存在大面积缺损可能需要进行皮瓣修复[104,106]。

对于富含血管的肿瘤通常需要在术前通过神经外科造影进行栓塞，尤其在为肿瘤提供主要血供的是颌内动脉的情况下[105]。如果肿瘤血供来自筛前或筛后动脉这些眼动脉的分支，那么将无法对这些血管进行安全地栓塞，除非患者已经失明[105]。如果 ICA 受累或者被包裹，在术前的血管造影中应行 ICA 球囊闭塞实验，这将为麻醉医生的管理提供有价值的信息。术中导航常有助于 ICA 及视交叉附近的解剖[105]。

桥小脑角（CPA）是一个充满液体的空间，其包含的面神经（Ⅶ）和听神经（Ⅷ）朝内听道横向延伸[2]。图 29-3 描绘了 CPA 和相关的脑神经。这是颅底外科最常涉及的区域，其病变包括前庭神经鞘瘤（91.3%），脑膜瘤（3.1%），皮样囊肿（2.4%），非前庭神经鞘瘤（1.4%），以及蛛网膜囊肿（0.5%）[2,9,10]。虽然占这些病变的大多数的前庭神经鞘瘤（听神经瘤）主要造成听觉和前庭功能障碍，但大的肿瘤可压迫脑干，导致术前脑神经失调，偶尔会产生颅内压（ICP）增高的症状。这种由肿瘤造成的继发性颅内压增高的麻醉管理应当遵循其他颅内占位性病变的麻醉原则[107]。

颈静脉孔（JF）区是颅底的一个复杂区域，可以被累及多种良恶性肿瘤[108]。JF 是连接颅内和颈部的结构，包含舌咽神经（Ⅸ），迷走神经（Ⅹ），副神经（Ⅺ），颈静脉球和岩下窦[2,8]。ICA、颈内静脉及脑神经被包裹在同一结缔组织鞘内紧贴于颈静脉孔[108]。血管球瘤（GT）是颞骨最常见的局部浸润性良性肿瘤（嗜铬细胞瘤），起源于颈静脉球周；不太常见的肿瘤有脑膜瘤、神经鞘瘤和软骨肉瘤[2,8,9,106,108]。晚期的 GT 可向各方向生长，可能涉及颈静脉球、ICA，也可能波及硬脑膜和颅内[2,8,9,106]。在极少数情况下，嗜铬细胞瘤可能起源于Ⅸ脑神经鼓室支（Jacobsons 神经）和 Ⅹ 脑 神 经 耳 廓 支（Arnolds 神经）[9,108]。

副神经节瘤分为两组：①肾上腺嗜铬细胞瘤（嗜铬细胞瘤）；②在腹部、胸部、头部和颈部区域的肾上腺外副神经节瘤[2]。在 JF 区域的少见肿瘤包括脑膜瘤，后组脑神经鞘瘤[2]。大的 GT 能够分泌儿茶酚胺和 5-羟色胺（较少见），嗜铬细胞瘤（如高血压，出汗，心血管功能不稳定）或类癌综合征造成的症状和体征对麻醉造成巨大挑战[107]。因此所有病变广泛的 GT 患者术前都应常规检查尿和血浆儿茶酚胺水平，即使患者没有症状[107]。尿液和血浆儿茶酚胺水平或者其他代谢产物明显增高的患者，需要接受同嗜铬细胞瘤患者一样的药物维稳处理（如 α、β 受体阻滞剂，钙通道阻滞剂等）[107]。对于这些患者的麻醉管理细节可以参阅综合性教科书。

对于 5-羟色胺过量且没有临床症状（如腹泻，面色潮红，头痛）的患者，没有必要确定术前血浆 5-羟色胺水平[107]。如果 GT 系明确分泌 5-羟色胺，术前应予以纠正脱水和（或）电解质异常[107]。在术中，组胺和缓激肽的释放，可引起支气管痉挛、心动过速、低血压和高血压[107]。

巨大的 GT 可能导致术前Ⅸ、Ⅹ、Ⅺ和Ⅻ脑神经麻痹，并常伴有迷走神经功能障碍[108]。Ⅸ、Ⅹ 和Ⅻ脑神经失调的患者无论是出于梗阻或是误吸都易出现患呼吸道损伤

（在这些患者中由于胃轻瘫导致误吸的风险增加）[107,108]。术前必须仔细询问病史并行气道检查。在大多数情况下，外科医生术前会全面评估声带功能。

麻醉医生对病变和疾病进程的熟悉程度将有助于其对于重大出血可能的准备，尤其是对于那些不能做术前栓塞的富含血管的肿瘤，诸如 GT 和脑膜瘤[14,106]。若肿瘤侵犯并延伸入颅窦（如乙状窦，岩下窦）、ICA 及其分支，会增加其大出血的可能[14,106,107]。只要有可能，术前应做肿瘤血管栓塞以减少术中出血和手术时间，利于单期完成手术[14,106,107]。若这些手术中失血超过 1 000ml，应随时准备 2~4 单位的交叉配血（其他颅底手术通常只需要准备 1 单位的交叉配血或者自体血）[2]。

常规及备选气道管理

罕见术前即存在呼吸道损害的患者。已经存在严重面神经麻痹的患者可能存在张口不对称或受限，但这并不妨碍麻醉诱导后置入直接喉镜。胃内容物误吸风险增加的患者应当考虑行快速麻醉诱导。除了一些特别的患者，很少需要行术前气管切开（见下"麻醉苏醒"一节）。

在多数情况下都会使用标准 GETA，罹患 GT 或者其他侵入 JF 及上颈部或颅底脑干病变的患者需要在术中进行迷走神经的评估和功能监测[109]。在这些患者中，外科医生可能会要求安置特殊的气管内导管（如 Xomed ETT, Medtronic Xomed Inc., Jacksonville, FL USA）以便记录和监测声带的肌电图（EMG）活动。

术前用药和监测

在大多数情况下有必要使用短效的苯二氮䓬类药物（如静脉注射咪达唑仑）作为标准术前用药，但若已存在 ICP 增高的症状，则应慎用或避免使用。几乎所有患者都需要预防性静脉注射具有良好脑脊液渗透性的抗生素（如静注头孢曲松 2g）[2,10]。而糖皮质激素（例如，静脉注射地塞米松 10~12mg）并非常规给予，除非患者肿瘤巨大（> 3cm）或存在瘤周脑水肿[10]。

颅底手术持续时间可以轻易达到 12h 甚至更长[2]，因此在手术开始前，必须妥善摆放及固定患者体位。Jellish 等[14]报道 9% 的患者在颅底手术后出现了臂丛神经损伤，其中超过 60% 发生在手术侧。若使用刚性头部外固定，应避免颈部过度扭转，以防止颈椎损伤，降低由椎静脉系统受损导致的次生脑水肿风险[7,9,10]。

颅底手术过程中最关键的环节是识别和保护脑神经[7,9,10]，术中进行神经电生理监测（INM）可以第一时间警告外科医生发生神经损伤的风险，有助于解剖变异时的脑神经跟踪，同时有益于肿瘤切除时的脑神经保护[110]。INM 技术最常使用在位于颈髓交界处、CPA、JF、上斜坡的肿瘤，以及肿瘤巨大和进行修复术的情况下[110]。第 Ⅶ、Ⅸ、Ⅹ、Ⅺ 和 Ⅻ 脑神经是最常被监测的神经。标准的 INM 通常包含以下几种监测中的一种或者几种，包括肌电图记录，体感和运动诱发电位（SSEP 和 MEP），以及监测耳蜗神经 （Ⅷ） 功能的脑干听觉诱发反应[110,111]。

在麻醉诱导时行标准监测，手术开始前需建立大口径静脉通道和有创动脉压监测。据患者病史谨慎选择 CVP，但若存在大出血风险时，则应考虑使用。所有患者都应留置导尿。

麻醉诱导和维持

由于丙泊酚的快速再分布和有助于基础 INM 评估的特性，静脉诱导时应作为首选。静注巴比妥类药物将导致诱发电位振幅下降并增加其延迟[111]。氯胺酮和依托咪酯具有增加体感诱发电位振幅的效应，依托咪酯也可能会增加体感诱发电位的延迟[111]。

使用中效非去极化肌松药将有助于气管插管，也利于从容摆放体位。在 ICP 增高的患者中，必须遵守标准的诱导流程。若肿瘤巨大，患者在麻醉后应行腰椎脑脊液引流以降低 CSF 压力，最大限度地减少术中脑牵拉以降低手术并发症风险[105]。脑脊液引流也可以用于发生广泛内耳道周围气化时减少脑脊液漏的风险[10]。在切开头皮后即开始静脉注射甘露醇（0.5~1g/kg），并行适度过度通气进一步松弛脑组织以打开硬脑膜。术中患者应保持低容量状态并监测电解质。

为了最大限度地提供干净的术野及减少病变区血管充血，经常会采用控制性降压策略（见"耳科手术麻醉与管理"中"麻醉诱导和维持"一节）[2]。而 SSEP 监测可能会限制控制性低血压和低温的实施，同时，这些措施可能会影响皮质 SSEP 的潜伏期[111]。如果 ICA 将被封闭或者切除，则有必要使用药物来控制 MAP。术中应将保温作为常规处理。

所选的麻醉方式必须便于 INM 的实施。术中应避免使用 NMB（见"耳科手术麻醉管理"中"麻醉诱导与维持"一节）。由于阿片类药物只会适度影响 SSEP 参数，现在已经广泛使用以其为基础的麻醉方式，这可以安全地将吸入麻醉药的使用降低至≤0.5 个最低肺泡有效浓度（MAC）[14,111]。如果吸入麻醉药的浓度过高，则会降低皮层 SSEP 的振幅并增加其延迟时间，不同的吸入麻醉药物在这方面都有类似的作用[111]。氧化亚氮和挥发性麻醉药的组合使用往往比等效的单种药物给药具有更大的 SSEP 抑制效果[111]。同 EEG 和 SSEP 相比，BAER 对各麻醉因素更为耐受[111]。由于不同麻醉剂对 SSEP 和 EMG 影响的阈值亦不同，在某些患者中，为了实施 INM 则不能使用全凭吸入麻醉，而必须采取"三明治"式麻醉或者 TIVA（见"耳科手术麻醉管理"中"麻醉诱导与维持"一节）[112]。若合适，也可以一开始就选择将 TIVA 作为主要的麻醉方式。基于前述各种原因，静脉输注瑞芬太尼最为常用（见"耳科手术麻醉管理"中"麻醉诱导与维持"一节）。

颅底手术中若刺激到三叉神经或迷走神经，可引起心动过缓、低血压和高血压、心律不齐甚至短暂停搏，因此，应及时告知外科医生出现的这些状况[2,113,114]。此时应当立即暂停手术操作，并适时干预紊乱的心血管系统[113,114]。由于刺激迷走神经引起心动过缓、低血压和心脏停搏的机制还涉及到髓质的肾上腺素传输，因此靠静注阿托品可能尚无法完全阻止或者纠正这种状况，庆幸的是，这些影响通常只是短暂的[113,114]。

麻醉苏醒

应遵守平稳拔管和无刺激苏醒的注意事项（见"耳科手术麻醉管理"中"麻醉苏醒"一节）。由 ETT 导致的呛咳和反流可造成术后出血、脑水肿加重及张力性气颅（TP）[107,115]。在经典颅颜合并手术后 TP 的发生率可高达 12%，这是一种潜在的致命并发症，可导致术后神经功能迅速恶化[115]。气道压突然增高（咳嗽、喷嚏、Valsalva 动作），空气通过鼻窦道和硬膜外腔之间潜在间隙时若受阻而到达颅顶，则可导致 TP 的发生[115]。必须常规预防 PONV，尤其在听神经瘤手术后，强烈建议采用多模式 PONV 预防措施（见"耳科手术麻醉管理"中"麻醉苏醒"一节）。

多数情况下患者苏醒后即可行气管导管拔除，除非是那些需要行游离皮瓣重建的患者，以及术前即存在脑神经功能失调的患者。对于后者，何时拔管需视患者基础状态而定，包括术前气道受损程度、误吸风险及患者的合作程度。麻醉医生、手术医生以及护理人员都必须认识到术后早期阶段颅神经周围水肿的多变性。新出现的后组脑神经麻痹伴随吞咽困难仍是手术最严重的并发症，在某些情况下可能需要延迟拔管和气管切开[106]。

麻醉后恢复即刻阶段

如果已经拔管，患者应当保持清醒状态，以便于服从指令及配合完成早期神经系统评估。大部分拔管患者都在重症监护室过夜，执行允许完成神经监测的最小剂量的镇静[2]。存在轻度脑神经麻痹可能的患者应当注意观察其气道及呼吸情况[2]。

术后疼痛通常为轻度至中度（VAS 4～6）[2]。据笔者经验，若采用基于瑞芬太尼的麻醉技术，术后的前几个小时，患者存在中度至重度的疼痛情况并不鲜见。应及时控制这种疼痛以防止术后高血压反应。为了适当控制血压，可能需要持续输注血管活性药物以将患者术后 MAP 维持在神经内科和（或）神经外科医生期望的范围内。

即使实施扩大前颅底手术，手术后患者的死亡率亦可以低于 1%，且罕见颅内出血

或血肿[105]，术后也很少见（2%～3% 的患者）严重的中枢神经系统障碍（包括脑血管意外、意外失明、失控的感染及自主神经功能紊乱）[105]。

总结

耳科和神经耳科手术高度复杂和精密，对麻醉医生来说是重大挑战。麻醉医生应当熟知其病理过程的性质，了解外科操作中的关键步骤，并在围手术期与外科医生密切沟通。

本章讨论了如何贯彻耳科和神经耳科手术麻醉管理的基本原则，精心执行适当的麻醉技术和策略，这将大大有利于手术成功并有助于改善患者预后。

病例分析：中耳手术麻醉
病例描述和术前评估

女性患者，52 岁，专业声乐老师，由于慢性中耳炎拟行右侧鼓室成形术。由于长期的中耳感染已造成患者听力轻度受损，并导致其语调走音。

在术前，患者对于气管插管造成的不良反应，特别是对其可能造成的声带和喉部损伤表现出万分关注和担忧。在 10 年之前，她曾在气管插管下行择期腹腔镜胆囊切除术，术后出现了严重的发声困难并经历了长时间的声带恢复。

患者既往无特殊病史，系统回顾正常，气道及体格检查均无异常发现，无服药史，术前实验室检查亦无特别情况。耳鼻喉科医生在术前评估了患者的基础声带功能和语音质量。

术前生命体征：NIBP 128/75mmHg，心率 72 次 /min，呼吸 16 次 /min，呼吸空气 SpO_2 98%；患者身高 168cm，体重 76kg。

麻醉管理

在术前,麻醉医生与患者讨论并保证了术中将实施预防语音损伤的气道管理措施,患者对弃用气管插管而改用喉罩表现出浓厚兴趣。

手术当天,患者完成术前禁食超过 6h,在给予标准术前用药后(咪达唑仑 2mg 静脉注射),患者被送入手术室,实施标准麻醉监护。充分预给氧后(FiO_2=1.0),静脉注射芬太尼 100μg 及丙泊酚 200mg(超过 30s)顺利完成麻醉诱导,通过患者下颌松弛判断麻醉深度足够后,使用标准手法顺利置入 4 号 Proseal™喉罩,并给予罩囊充入空气 20ml。通过以下方法确认 Proseal™喉罩的位置[117]:胸骨上切迹冲击测试未见胃管漏气,上切牙咬管超过刻度 50%,正压通气(PPV)未见胃胀气, $EtCO_2$ 监测呈现方波,经喉罩引流管顺利置入一根润滑的 14Fr 口胃管入患者胃部,并吸出少量(<15ml)胃内容物(图 29-7 和图 29-8)。

将麻醉机新鲜气体流量开到 3L/min 并关闭泄气阀,确认口咽部漏气压力(OLP)可以达到 30cmH_2O[121]。用胶带将 LMA Proseal™固定于中线,以维持稳定的套囊位置及最佳的气密性(图 29-7)。

术中患者吸入空氧混合气体(FiO_2 = 0.4,总新鲜气体流量 0.6L/min),通气采用压力控制模式(PCV),通气压力 15cmH_2O,呼吸频率 8/min,吸呼比(I:E)为 1:2。适当过度的 600ml 潮气量证实通气充足,不存在口咽部漏气, SpO_2 为 99%, $EtCO_2$ < 40mmHg。在术中通过持续监测潮气量、 $EtCO_2$ 值、总漏气分数、总顺应性,并观察麻醉监护仪上流量 - 容积环、压力 - 容积环和 $EtCO_2$ 波形以确保通气充足(见"耳科手术麻醉管理"中"常规和替代气道管理方案"一节)。

其他的预防措施旨在降低 PPV 中胃胀气风险,维持 PIP 低于 OLP,并将通过喉罩引流管的 OGT 接于一个空的输液袋作为被动性胃排空以防止胃反流及误吸(图 29-8)[20,118,119]。同时 OGT 还具引导功能,若术中 LMA Proseal™意外移位并失去气密性,可以顺着 OGT 将喉罩送回最佳位置(图 29-

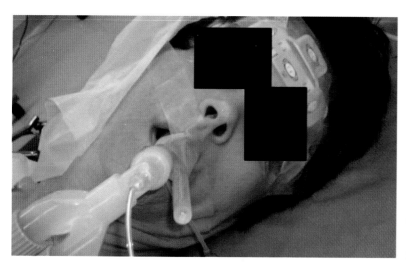

图29-7 LMA Proseal™作为中耳手术中主要的气道管理通气设备 注意在引流管内放置一小润滑薄膜,以行胸骨上切迹冲击测试,确保PPV时没有漏气。至于深部 LMA Proseal™的定位,则将上切牙位于咬管刻度50%以上作为正确 LMA Proseal™定位的一个额外确认测试。由正中适度固定 LMA Proseal™,同时保留喉罩导管向前上的原始曲率,这对于维持喉罩密封性及隔离呼吸道和胃肠道必不可少。请参阅本文细节。

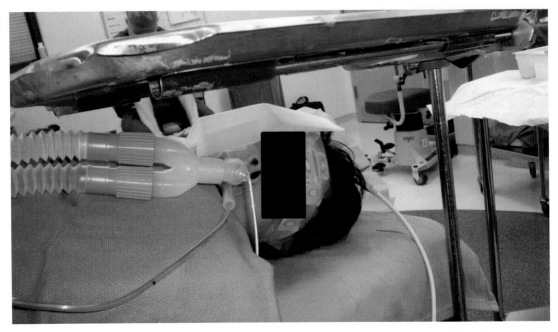

图29-8 患者准备进行手术治疗 注意器械架和手术床的位置，其位于患者的左侧。这种摆放允许麻醉医生在手术布单下可以接触到患者气道，在必要时便于修正LMA Prosea™移位。口胃管已经通过喉罩引流管置入患者胃部，以便安全实施正压通气。请参阅文本的细节。

8)[122]。

麻醉维持采用持续静脉输注丙泊酚和瑞芬太尼，将患者麻醉状态指数（PSI™）（SEDLine®Brain-Function Monitoring System, Masimo Corp., Irvine, CA, USA）值调控于25~50范围，提示麻醉深度足够。通过间断静脉输注拉贝洛尔(共15mg)以维持适度的控制性低血压。手术时间持续1h 50min，麻醉过程顺利。静脉输注地塞米松8mg及昂丹司琼（Zofran®）4mg预防呕吐。在手术结束时再予静脉注射拉贝洛尔20mg以防止血压反弹。

在包扎敷料时停止TIVA，患者自主呼吸恢复后，吸入纯氧准备苏醒。吸净患者胃内容物及口咽分泌物，将LMA Proseal™气囊抽瘪，当患者完全清醒后顺利并安全拔除喉罩。将患者送入麻醉恢复室，通过鼻导管吸入3L/min的氧气。术后复苏室内过程亦顺利，没有发生PONV。通过间断静脉注射芬太尼(总量150μg)有效地控制了疼痛，患者生命体征平稳。手术完成后1.5h，患者从恢复室出院回家。

术后患者没有出现声音变化，在术后恢复期间，她逐渐恢复唱歌活动，对麻醉管理非常满意。

讨论

在这个患者的麻醉管理中强调了LMA在PPV模式下的安全使用原则。在耳科手术中使用LMA较ETT有着明显的优势，可以作为首选(见"耳科手术麻醉管理"及表29-3)。强烈推荐使用LMA Proseal™或其一次性替代产品 LMA Supreme™,因为这些设备拥有优越的通气性能及良好的定位能力。相较于 LMA Proseal™,LMA Supreme™能够提供相同或稍高的一次置入成功率,但其 OLP 偏低[120,123,124]。

为存在声乐表演或者专业语音需求患者上麻醉,对于麻醉医生是一种独特的挑战,必须避免甚至丝毫不能损伤他们的声带和(或)环杓关节,并需要全程保护其喉和声带功能[125]。术前,这些患者往往非常敏感和焦虑,意外的喉损伤可能会危及他们的职业生涯和心理健康[125]。基于上述原因,在这些患者中使用喉罩则显得意义非凡。即便是常规,短期的气管插管亦常伴有短暂的插管后发声困难,声音强度下降,语音粗糙及情绪低落[126]。Rieger 等人[127]的一项超过 200 名 ASA Ⅰ~Ⅲ级实施非气道手术患者参与的前瞻性研究表明,气管插管导致轻度术后发声困难的比例几乎是 LMA 组的 2 倍(47% vs. 25%)。在一项比较 ETT 和 LMA 合并呼吸道并发症的系统性回顾研究中,Yu 和 Beirne[128]发现若使用 ETT,其术后声音嘶哑的发生率将提升 3 倍(25% vs.7.5%)。虽然患者对喉部不适的抱怨通常可以在 72h 内解除[126,129],但对于术后症状无论是其持续时间[127,129]还是严重性[130],气管插管都更为明显。罕见由使用 LMA 直接导致的声带及喉部损伤,通常是由于喉罩错位(LMA 的尖端直接接触声带)或者在拔除喉罩时未予气囊抽气,尤其是在被迫、扭转牵拉的情况下,这可能会造成喉部扭转和杓状软骨脱位[130]。在这个病例中,LMA Proseal™的定位被妥善确认,在拔除 LMA Proseal™前仔细观察并抽瘪了气囊。术中的其他措施,旨在减少造成发声困难的喉外因素,包括仅给

喉罩充入了最大充气量的 2/3 以及低流量通气(0.6L/min)。吸入低温和干燥的麻醉气体可能会使声带黏膜变薄及脱水,增加声带在发声时的黏着性[127,131]。

如果进行气管内插管,需要通过平稳、无创伤的插管方式来避免声带及喉头损伤,可以使用小号的气管导管(ID 5.0 ~ 6.0 mm),仅给气囊充入密封压力的气体,并严格遵循平稳拔管流程(见"耳科手术的麻醉管理"中"麻醉苏醒"一节),这将有助于避免咳嗽引起声带损伤[132]。

结论

在耳科手术中使用声门上通气设备具有显著优势,包括可以避免使用肌松药,改善心血管稳定性和维持稳定的麻醉深度,利于麻醉状态的充分监测,提供无呛咳、反流、应激的平稳麻醉苏醒条件(见"耳科手术的麻醉管理"中"常规和替代气道管理方案"一节)。喉罩设备,比如 LMA Proseal™或 LMA Supreme™,具备优秀的通气能力并能提供胃部引流,将其安全和有效地使用值得推广。麻醉医生应当熟知这些设备的设计和技术理念,掌握确认其定位和功能的测试方法,术中仔细监测这些设备的最佳性能,这些都是维护患者安全必不可少的保障。

临床要点

- 精密的耳科和神经耳科手术的基本要求包括:清晰,干燥的手术视野、患者无体动、保护面、脑神经功能,以及平稳的麻醉苏醒。
- 麻醉医生通常位于手术台的足侧,这不利于其紧急事态下迅速接触患者的头端,因此必须稳妥固定人工气道,并仔细检查覆于手术单下的所有麻醉线缆以

防其意外断开。

- 麻醉医生必须全程集中注意以避免误操作导致手术床的意外移动。
- 由于患者的听力受损，围术期和患者的语言沟通可能存在困难，有时需要进行书面交流。应让患者尽可能长时间地佩戴其助听器，直至麻醉诱导前将其卸下，以防术中压伤外耳。在苏醒前可以重新戴好助听器以助于减少患者焦虑及便于沟通。
- EET和LMA都可以适用于手术。若使用LMA，麻醉中通常需要行压力支持或控制通气，以免通气不足。
- 由于术中通常禁忌持续神经肌肉阻滞（NMB），因此需要维持深麻醉以防患者突然体动。
- 应弃用氧化亚氮，尤其是在修复性耳科手术中，因为它不仅可能干扰移植物的安置，还可能导致移植物脱出甚至镫骨断裂。
- 预防性止吐应视为常规。
- 在麻醉苏醒阶段持续静脉输注瑞芬太尼 $0.05 \sim 0.06 \mu g/(kg \cdot min)$ 有助于实现平稳苏醒。

（汪鼎鼎 译　李文献 校）

参考文献

1. Benecke JE, Stahl BA. Otologic instrumentation. In Brackmann DE, Shelton C, Arriaga MA, eds. *Otologic Surgery*. Philadelphia: W. B. Saunders; 1994. pp. 1–26.

2. Blevins NH, Jackler RK, V. Nekhendzy, Guta C. Section 3.0: Otolaryngology – head and neck surgery. Otology and neurotology. In Jaffe RA, Samuels SI, Schmiesing CA, Golianu B, eds. *Anesthesiologist's Manual of Surgical Procedures,* 4th edn. Philadelphia: Wolters Kluwer Health/Lippincott Williams & Wilkins; 2009. pp. 239–249.

3. Glasscock ME. The history of neuro-otology. A personal perspective. *Otolaryngol Clin North Am* 2002;**35**:227–238.

4. Liang S, Irwin MG. Review of anesthesia for middle ear surgery. *Anesthesiol Clin* 2010;**28**:519–528.

5. Sheehy JL. Tympanoplasty: outer surface grafting technique. In Brackmann DE, Shelton C, Arriaga MA, eds. *Otologic Surgery*. Philadelphia: W.B. Saunders; 1994. pp. 121–132.

6. Gantz BJ, Redleaf MI. Management of Bell's palsy and Ramsay Hunt syndrome. In Brackmann DE, Shelton C, Arriaga MA, eds. *Otologic Surgery*. Philadelphia: W.B. Saunders; 1994. pp. 385–395.

7. Smith MF, Roberson JB. Avoidance and management of complications. In Brackmann DE, Shelton C, Arriaga MA, eds. *Otologic Surgery*. Philadelphia: W.B. Saunders; 1994. pp. 359–371.

8. Brackmann DE, Arraiga MA. Surgery for glomus tumors. In Brackmann DE, Shelton C, Arriaga MA, eds. *Otologic Surgery*. Philadelphia: W. B. Saunders; 1994. pp. 579–593.

9. House WF, C. Shelton. The middle fossa approach. IIn Brackmann DE, Shelton C, Arriaga MA, eds. *Otologic Surgery*. Philadelphia: W.B. Saunders; 1994. pp. 595–604.

10. Jackler RK, Sim DW. Retrosigmoid approach to tumors of the cerebellopontine angle. In Brackmann DE, Shelton C, Arriaga MA, eds. *Otologic Surgery*. Philadelphia: W.B. Saunders; 1994. pp. 619–636.

11. Wiett RJ, Harvey SA, Bauer GP. Management of complications of chronic otitis media. In Brackmann DE, Shelton C, Arriaga MA, eds. *Otologic Surgery*. Philadelphia: W.B. Saunders; 1994. pp. 259–276.

12. Jellish WS, Owen K, Edelstein S, *et al*. Standard anesthetic technique for middle ear surgical procedures: a comparison of desflurane and sevoflurane. *Otolaryngol Head Neck Surg* 2005;**133**:269–274.

13. Firat Y, Kizilay A, Akarcay M, *et al*. The effect of dexmedetomidine on middle ear pressure. *Otolaryngol Head Neck Surg* 2007;**137**:218–223.

14. Jellish WS, Murdoch J, Leonetti JP. Perioperative management of complex skull base surgery: the anesthesiologist's point of view. *Neurosurg Focus* 2002;**12**(5):e5.

15. Chandra RK, Epstein VA, Fishman AJ. Prevalence of depression and antidepressant use in an otolaryngology patient population. *Otolaryngol Head Neck Surg* 2009;**141**:136–138.

16. Webster AC, Morley-Forster PK,

Janzen V, et al. Anesthesia for intranasal surgery: a comparison between tracheal intubation and the flexible reinforced laryngeal mask airway. *Anesth Analg* 1999;**88**:421–425.

17. Atef A, Fawaz A. Comparison of laryngeal mask with endotracheal tube for anesthesia in endoscopic sinus surgery. *Am J Rhinol* 2008;**22**:653–657.

18. Ayala MA, Sanderson A, Marks R, et al. Laryngeal mask airway use in otologic surgery. *Otol Neurotol* 2009;**30**:599–601.

19. Taheri A, Hajimohamadi F, Soltanghoraee H, et al. Complications of using laryngeal mask airway during anaesthesia in patients undergoing major ear surgery. *Acta Otorhinolaryngol Ital* 2009;**29**:151–155.

20. Mandel JE. Laryngeal mask airways in ear, nose, and throat procedures. *Anesthesiol Clin* 2010;**28**:469–483.

21. Uppal V, Fletcher G, Kinsella J. Comparison of the i-gel with the cuffed tracheal tube during pressure-controlled ventilation. *Br J Anaesth* 2009;**102**:264–268.

22. Sharma B, Sehgal R, Sahai C, et al. PLMA vs. I-gel: a comparative evaluation of respiratory mechanics in laparoscopic cholecystectomy. *J Anaesthesiol Clin Pharmacol* 2010;**26**:451–457.

23. Theiler LG, Kleine-Brueggeney M, Kaiser D, et al. Crossover comparison of the laryngeal mask supreme and the i-gel in simulated difficult airway scenario in anesthetized patients. *Anesthesiology* 2009;**111**:55–62.

24. Jagannathan N, Kozlowski RJ, Sohn LE, et al. A clinical evaluation of the intubating laryngeal airway as a conduit for tracheal intubation in children. *Anesth Analg* 2011;**112**:176–182.

25. Galgon RE, Schroeder KM, Han S, et al. The air-Q(®) intubating laryngeal airway vs the LMA-ProSeal(TM): a prospective, randomised trial of airway seal pressure. *Anaesthesia* 2011;**66**:1093–1100.

26. Joffe AM, Liew EC, Galgon RE, et al. The second-generation air-Q intubating laryngeal mask for airway maintenance during anaesthesia in adults: a report of the first 70 uses. *Anaesth Intensive Care* 2011;**39**:40–45.

27. Gelb AW, Southorn P, Rehder K. Effect of general anaesthesia on respiratory function. *Lung* 1981;**159**:187–198.

28. Fujii Y. Clinical strategies for preventing postoperative nausea and vomitting after middle ear surgery in adult patients. *Curr Drug Saf* 2008;**3**:230–239.

29. Soppitt AJ, Glass PS, Howell S, et al. The use of propofol for its antiemetic effect: a survey of clinical practice in the United States. *J Clin Anesth* 2000;**12**:265–269.

30. Tramèr M, Moore A, McQuay H. Propofol anaesthesia and postoperative nausea and vomiting: quantitative systematic review of randomized controlled studies. *Br J Anaesth* 1997;**78**:247–255.

31. Siddik-Sayyid SM, Taha SK, Kanazi GE, et al. Excellent intubating conditions with remifentanil-propofol and either low-dose rocuronium or succinylcholine. *Can J Anaesth* 2009;**56**:483–488.

32. Scheller MS, Zornow MH, Saidman LJ. Tracheal intubation without the use of muscle relaxants: a technique using propofol and varying doses of alfentanil. *Anesth Analg* 1992;**75**:788–793.

33. Erhan E, Ugur G, Alper I, et al. Tracheal intubation without muscle relaxants: remifentanil or alfentanil in combination with propofol. *Eur J Anaesthesiol* 2003;**20**:37–43.

34. Erhan E, Ugur G, Gunusen I, et al. Propofol – not thiopental or etomidate – with remifentanil provides adequate intubating conditions in the absence of neuromuscular blockade. *Can J Anaesth* 2003;**50**:108–115.

35. Jellish WS, Leonetti JP, Avramov A, et al. Remifentanilbased anesthesia versus a propofol technique for otologic surgical procedures. *Otolaryngol Head Neck Surg* 2000;**122**:222–227.

36. Jellish WS, Leonetti JP, Fahey K, et al. Comparison of 3 different anesthetic techniques on 24-hour recovery after otologic surgical procedures. *Otolaryngol Head Neck Surg* 1999;**120**:406–411.

37. Eberhart LH, Eberspaecher M, Wulf H, et al. Fast-track eligibility, costs and quality of recovery after intravenous anaesthesia with propofolremifentanil versus balanced anaesthesia with isofluranealfentanil. *Eur J Anaesthesiol* 2004;**21**:107–114.

38. Van den Berg AA, Savva D, Honjol NM, et al. Comparison of total intravenous, balanced inhalational and combined intravenous-inhalational anaesthesia for tympanoplasty, septorhinoplasty and adenotonsillectomy. *Anaesth Intensive Care* 1995;**23**:574–582.

39. Loop T, Priebe HJ. Recovery after anesthesia with remifentanil combined with propofol, desflurane, or sevoflurane for otorhinolaryngeal surgery. *Anesth Analg* 2000;**91**:123–129.

40. White PF, Tang J, Wender RH, et al. Desflurane versus sevoflurane for maintenance of outpatient anesthesia: the effect on early versus late recovery and perioperative coughing. *Anesth Analg* 2009;**109**:387–393.

41. Gupta A, Stierer T, Zuckerman R, et al. Comparison of recovery profile after ambulatory anesthesia with propofol, isoflurane, sevoflurane and desflurane: a systematic review. *Anesth Analg* 2004;**98**:632–641.

42. Philip BK, Kallar SK, Bogetz MS, et al. A multicenter comparison of maintenance and recovery with sevoflurane or isoflurane for adult ambulatory anesthesia. The Sevoflurane Multicenter Ambulatory Group. *Anesth Analg* 1996;**83**:314–319.

43. Koksal GM, Sayilgan C, Gungor G, et al. Effects of sevoflurane and desflurane on cytokine response during tympanoplasty surgery. *Acta Anaesthesiol Scand* 2005;**49**:835–

293

839.

44. Jellish WS, Leonetti JP, Murdoch JR, et al. Propofol-based anesthesia as compared with standard anesthetic techniques for middle ear surgery. J Clin Anesth 1995;7:292–296.

45. Jellish WS, Leonetti JP, Murdoch J, et al. Propofol based anesthesia as compared with standard anesthetic techniques for middle ear surgery. Otolaryngol Head Neck Surg 1995;112:262–267.

46. Wuesten R, Van Aken H, Glass PS, et al. Assessment of depth of anesthesia and postoperative respiratory recovery after remifentanil- versus alfentanilbased total intravenous anesthesia in patients undergoing ear-nosethroat surgery. Anesthesiology 2001;94:211–217.

47. Ledowski T, Bein B, Hanss R, et al. Neuroendocrine stress response and heart rate variability: a comparison of total intravenous versus balanced anesthesia. Anesth Analg 2005;101:1700–1705.

48. Sonne NM, Clausen TG, Valentin N, et al. Total intravenous anaesthesia for direct laryngoscopy: propofol infusion compared to thiopentone combined with midazolam and methohexitone infusion. Acta Anaesthesiol Scand 1992;36:250–254

49. Montes FR, Trillos JE, Rincón IE, et al. Comparison of total intravenous anesthesia and sevoflurane-fentanyl anesthesia for outpatient otorhinolaryngeal surgery. J Clin Anesth 2002;14:324–328.

50. Larsen B, Seitz A, Larsen R. Recovery of cognitive function after remifentanil-propofol anesthesia: a comparison with desflurane and sevoflurane anesthesia. Anesth Analg 2000;90:168–174.

51. Visser K, Hassink EA, Bonsel GJ, et al. Randomized controlled trial of total intravenous anesthesia with propofol versus inhalation anesthesia with isoflurane-nitrous oxide: postoperative nausea with vomiting and economic analysis. Anesthesiology 2001;95:616–626.

52. McKeating K, Bali IM, Dundee JW. The effects of thiopentone and propofol on upper airway integrity. Anaesthesia 1988;43:638–640.

53. Mustola ST, Baer GA, Metsä-Ketelä T, et al. Haemodynamic and plasma catecholamine responses during total intravenous anaesthesia for laryngomicroscopy. Thiopentone compared with propofol. Anaesthesia 1995;50:108–113.

54. Ewalenko P, Deloof T, Gerin M, et al. Propofol infusion with or without fentanyl supplementation for microlaryngoscopy. Acta Anaesthesiol Belg 1990;41:297–306.

55. Jellish WS, Leonetti JP, Buoy CM, et al. Facial nerve electromyographic monitoring to predict movement in patients titrated to a standard anesthetic depth. Anesth Analg 2009;109:551–558.

56. Siler JN, Horrow JC, Rosenberg H. Propofol reduces prolonged outpatient PACU stay. An analysis according to surgical procedure. Anesthesiol Rev 1994;21:129–132.

57. Tang J, Chen L, White PF, et al. Recovery profile, costs, and patient satisfaction with propofol and sevoflurane for fast-track office-based anesthesia. Anesthesiology 1999;91:253–261.

58. Sommer M, Geurts JW, Stessel B, et al. Prevalence and predictors of postoperative pain after ear, nose, and throat surgery. Arch Otolaryngol Head Neck Surg 2009;135:124–130.

59. Mustola ST, Baer GA, Neuvonen PJ, et al. Requirements of propofol at different end-points without adjuvant and during two different steady infusions of remifentanil. Acta Anaesthesiol Scand 2005;49:215–221.

60. Pavlin JD, Colley PS, Weymuller EA Jr, et al. Propofol versus isoflurane for endoscopic sinus surgery. Am J Otolaryngol 1999;20:96–101.

61. Vuyk J. Clinical interpretation of pharmacokinetic and pharmacodynamic propofolopioid interactions. Acta Anaesth Belg 2001;52:445–451.

62. Ausems ME, Vuyk J, Hug CC Jr, et al. Comparison of a computerassist-ed infusion versus intermittent bolus administration of alfentanil as a supplement to nitrous oxide for lower abdominal surgery. Anesthesiology 1988;68:851–861.

63. Kern SE, Stanski DR. Pharmacokinetics and pharmacodynamics of intravenously administered anesthetic drugs: concepts and lessons for drug development. Clin Pharmacol Ther 2008;84:153–157.

64 Stanski DR, Shafer SL. Quantifying anesthetic drug interaction. Implications for drug dosing. Anesthesiology 1995;83:1–5.

65. Twersky RS, Jamerson B, Warner DS, et al. Hemodynamics and emergence profile of remifentanil versus fentanyl prospectively compared in a large population of surgical patients. J Clin Anesth 2001;13:407–416.

66. Wiel E, Davette M, Carpentier L, et al. Comparison of remifentanil and alfentanil during anaesthesia for patients undergoing direct laryngoscopy without intubation. Br J Anaesth 2003;91:421–423.

67. Ozkose Z, Yalcin Cok O, Tuncer B, et al. Comparison of hemodynamics, recovery profile, and early postoperative pain control and costs of remifentanil versus alfentanil-based total intravenous anesthesia (TIVA). J Clin Anesth 2002;14:161–168.

68. Alper I, Erhan E, Ugur G, et al. Remifentanil versus alfentanil in total intravenous anaesthesia for day case surgery. Eur J Anaesthesiol 2003;20:61–64.

69. Pandazi AK, Louizos AA, Davilis DJ, et al. Inhalational anesthetic technique in microlaryngeal surgery: a comparison between sevoflurane-remifentanil and sevoflurane-alfentanil anesthesia. Ann Otol Rhinol Laryngol 2003;112:373–378.

70. Albertin A, Casati A, Federica L, et al. The effect-site concentration of remifentanil blunting cardiovascular responses to tracheal intubation and skin incision during bispectral indexguided propofol anesthesia. Anesth Analg 2005;101:125–130.

71. Björkman S, Wada DR, Stanski DR.

Application of physiologic models to predict the influence of changes in body composition and blood flows on the pharmacokinetics of fentanyl and alfentanil in patients. *Anesthesiology* 1998;**88**:657–667.

72. Passot S, Servin F, Allary R, *et al.* Target-controlled versus manually-controlled infusion of propofol for direct laryngoscopy and bronchoscopy. *Anesth Analg* 2002;94:1212–1216.

73. Yeganeh N, Roshani B, Yari M, *et al.* Target-controlled infusion anesthesia with propofol and remifentanil compared with manually controlled infusion anesthesia in mastoidectomy surgeries. *Middle East J Anesthesiol* 2010;20:785–793.

74. Troy AM, Hutchinson RC, Easy WR, *et al.* Tracheal intubating conditions using propofol and remifentanil target-controlled infusions. *Anaesthesia* 2002;57:1204–1207.

75. Ryu JH, Sohn IS, Do SH. Controlled hypotension for middle ear surgery: a comparison between remifentanil and magnesium sulphate. *Br J Anaesth* 2009;103:490–495.

76. Leone M, Rousseau S, Avidan M, *et al.* Target concentrations of remifentanil with propofol to blunt coughing during intubation, cuff inflation, and tracheal suctioning. *Br J Anaesth* 2004;93:660–663

77. Takahashi H, Sugimaru T, Honjo I, et al. Assessment of the gas exchange function of the middle ear using nitrous oxide. A preliminary study. *Acta Otolaryngol* 1994;114:643–646.

78. Graham AM, Myles PS, Leslie K, *et al.* A cost-benefit analysis of the ENIGMA trial. *Anesthesiology* 2011;115:265–272.

79. Degoute CS, Ray MJ, Manchon M, *et al.* Remifentanil and controlled hypotension; comparison with nitroprusside or esmolol during tympanoplasty. *Can J Anaesth* 2001;48:20–27.

80. Richa F, Yazigi A, Sleilaty G, *et al.* Comparison between dexmedetomidine and remifentanil for controlled hypotension during tympanoplasty. *Eur J Anaesthesiol* 2008;25:369–374.

81. Dal D, Celiker V, Ozer E, et al. Induced hypotension for tympanoplasty: a comparison of desflurane, isoflurane and sevoflurane. *Eur J Anaesthesiol* 2004;**21**:902–906.

82. Degoute CS. Controlled hypotension: a guide to drug choice. *Drugs* 2007;**67**:1053–1076.

83. Yu SK, Tait G, Karkouti K, *et al.* The safety of perioperative esmolol: a systematic review and meta-analysis of randomized controlled trials. *Anesth Analg* 2011;**112**:267–281.

84. Miller DR, Martineau RJ, Wynands JE, *et al.* Bolus administration of esmolol for controlling the haemodynamic response to tracheal intubation: the Canadian Multicentre Trial. *Can J Anaesth* 1991;**38**:849–858.

85. Menigaux C, Guignard B, Adam F, *et al.* Esmolol prevents movement and attenuates the BIS response to orotracheal intubation. *Br J Anaesth* 2002;**89**:857–862.

86. Oda Y, Nishikawa K, Hase I, *et al.* The short-acting beta1-adrenoceptor antagonists esmolol and landiolol suppress the bispectral index response to tracheal intubation during sevoflurane anesthesia. *Anesth Analg* 2005;**100**:733–737.

87. White PF, Wang B, Tang J, *et al.* The effect of intraoperative use of esmolol and nicardipine on recovery after ambulatory surgery. *Anesth Analg* 2003;**97**:1633–1638.

88. Coloma M, Chiu JW, White PF, *et al.* The use of esmolol as an alternative to remifentanil during desflurane anesthesia for fasttrack outpatient gynecologic laparoscopic surgery. *Anesth Analg* 2001;**92**:352–357.

89. Smith I, Van Hemelrijck J, White PF. Efficacy of esmolol versus alfentanil as a supplement to propofol-nitrous oxide anesthesia. *Anesth Analg* 1991;**73**:540–546.

90. Albera R, Ferrero V, Canale A, *et al.* Cochlear blood flow modifications induced by anaesthetic drugs in middle ear surgery: comparison between sevoflurane and propofol. *Acta Otolaryngol* 2003;**123**:812–816.

91. Preckel MP, Ferber-Viart C, Leftheriotis G, *et al.* Autoregulation of human inner ear blood flow during middle ear surgery with propofol or isoflurane anesthesia during controlled hypotension. *Anesth Analg* 1998;**87**:1002–1008.

92. Cai YR, Xu J, Chen LH, *et al.* Electromyographic monitoring of facial nerve under different levels of neuromuscular blockade during middle ear microsurgery. *Chin Med J (Engl)* 2009;**122**:311–314.

93. Lennon RL, Hosking MP, Daube JR, *et al.* Effect of partial neuromuscular blockade on intraoperative electromyography in patients undergoing resection of acoustic neuromas. *Anesth Analg* 1992;**75**:729–733.

94. Kizilay A, Aladag I, Cokkeser Y, *et al.* Effects of partial neuromuscular blockade on facial nerve monitorization in otologic surgery. *Acta Otolaryngol* 2003;**123**:321–324.

95. Chang T, Dworsky WA, White PF. Continuous electromyography for monitoring depth of anesthesia. *Anesth Analg* 1988;**67**:521–525.

96. Verghese C. Laryngeal mask airway devices: three maneuvers for any clinical situation. Available at: http://www. anesthesiologynews. com/ download/3Maneuvers_ANGAM10_WM.pdf. Accessed November 4, 2011.

97. Rees L, Mason RA. Advanced upper airway obstruction in ENT surgery. *Br J Anaesth CEPD Reviews* 2002;**2**:134–138.

98. Machata AM, Illievich UM, Gustorff B, *et al.* Remifentanil for tracheal tube tolerance: a case control study. *Anaesthesia* 2007;**62**:796–801.

99. Nho JS, Lee SY, Kang JM, *et al.* Effects of maintaining a remifentanil infusion on the recovery profiles during emergence from anaesthe-

sia and tracheal extubation. *Br J Anaesth* 2009;**103**:817–21.

100. Liu YH, Li MJ, Wang PC, *et al.* Use of dexamethasone on the prophylaxis of nausea and vomiting after tympanomastoid surgery. *Laryngoscope* 2001;**111**:1271–1274.

101. Issioui T, Klein KW, White PF, *et al.* The efficacy of premedication with celecoxib and acetaminophen in preventing pain after otolaryngologic surgery. *Anesth Analg* 2002;**94**:1188–1193.

102. White PF, Tang J, Wender RH, *et al.* The effects of oral ibuprofen and celecoxib in preventing pain, improving recovery outcomes and patient satisfaction after ambulatory surgery. *Anesth Analg* 2011;**112**:323–329.

103. Lerman J, Jöhr M. Inhalational anesthesia vs total intravenous anesthesia (TIVA) for pediatric anesthesia. *Paediatr Anaesth* 2009;**19**:521–534.

104. Abuzayed B, Canbaz B, Sanus GZ, *et al.* Combined craniofacial resection of anterior skull base tumors: long-term results and experience of single institution. *Neurosurg Rev* 2011;**34**:101–113.

105. Kaplan MJ, Fischbein NJ, Harsh GR. Anterior skull base surgery. *Otolaryngol Clin North Am* 2005;**38**:107–131.

106. Ramina R, Maniglia JJ, Fernandes YB, *et al.* Tumors of the jugular foramen: diagnosis and management. *Neurosurgery* 2005;**57**(1 Suppl):59–68.

107. Jensen NF. Glomus tumors of the head and neck: anesthetic considerations. *Anesth Analg* 1994;**78**:112–119.

108. Sen C, Hague K, Kacchara R, *et al.* Jugular foramen: microscopic anatomic features and implications for neural preservation with reference to glomus tumors involving the temporal bone. *Neurosurgery* 2001;**48**:838–847.

109. Jackson LE, Roberson JB Jr. Vagal nerve monitoring in surgery of the skull base: a comparison of efficacy of three techniques. *Am J Otol* 1999;**20**:649–656.

110. Topsakal C, Al-Mefty O, Bulsara KR, *et al.* Intraoperative monitoring of lower cranial nerves in skull base surgery:technical report and review of 123 monitored cases. *Neurosurg Rev* 2008;**31**:45–53.

111. Lopez JR. The use of evoked potentials in intraoperative neurophysiologic monitoring. *Phys Med Rehabil Clin N Am* 2004;**15**:63–68.

112. Sloan T. Anesthesia and intraoperative neurophysiological monitoring in children. *Childs Nerv Syst* 2010;**26**:227–235.

113. Bauer DF, Youkilis A, Schenck C, *et al.* The falcine trigeminocardiac reflex: case report and review of the literature. *Surg Neurol* 2005;**63**:143–148.

114. Schaller B, Cornelius JF, Prabhakar H, *et al.* Trigemino- Cardiac Reflex Examination Group (TCREG). The trigemino-cardiac reflex: an update of the current knowledge. *J Neurosurg Anesthesiol* 2009;**21**:187–195.

115. Gil Z, Cohen JT, Spektor S, *et al.* Anterior skull base surgery without prophylactic airway diversion procedures. *Otolaryngol Head Neck Surg* 2003;**128**:681–685.

116. Drage MP, Nunez J, Vaughan RS, *et al.* Jaw thrusting as a clinical test to assess the adequate depth of anaesthesia for insertion of the laryngeal mask. *Anaesthesia* 1996;**51**:1167–1170.

117. O'Connor CJ, Borromeo CJ, Stix MS. Assessing ProSeal laryngeal mask positioning: the suprasternal notch test. *Anesth Analg* 2002;**94**:1374–1375.

118. Brimacombe J, Keller C. The ProSeal laryngeal mask airway. *Anesthesiology Clin N Am* 2002;**20**:871–891.

119. Cook TM, Nolan JP. The ProSeal™ laryngeal mask airway: a review of the literature. *Can J Anesth* 2005;**52**:739–760.

120. Timmermann A, Cremer S, Eich C, *et al.* Prospective clinical and fiberoptic evaluation of the Supreme Laryngeal Mask Airway™. *Anesthesiology* 2009;**110**:262–265.

121. Keller C, Brimacombe JR, Keller K, *et al.* Comparison of four methods for assessing airway laryngeal mask airway in adult patients. *Br J Anaesth* 1999;**82**:286–287.

122. Drolet P, Girard M. An aid to correct positioning of the ProSeal laryngeal mask. *Can J Anaesth* 2001;**48**:718–719.

123. Eschertzhuber S, Brimacombe J, Hohlrieder M, *et al.* The Laryngeal Mask Airway Supreme™ – a single use laryngeal mask airway with an oesophageal vent. A randomised, cross-over study with the Laryngeal Mask Airway ProSeal™ in paralysed, anaesthetised patients. *Anaesthesia* 2009;**64**:79–83.

124. Seet E, Rajeev S, Firoz T, *et al.* Safety and efficacy of laryngeal mask airway Supreme versus laryngeal mask airway ProSeal: a randomized controlled trial. *Eur J Anaesthesiol* 2010;**27**:602–607

125. Sataloff RT, Hawkshaw MJ, Divi V, *et al.* Voice surgery. *Otolaryngol Clin North Am* 2007;**40**:1151–1183.

126. Beckford NS, Mayo R, Wilkinson A 3rd, *et al.* Effects of short-term endotracheal intubation on vocal function. *Laryngoscope* 1990;**100**:331–336.

127. Rieger A, Brunne B, Hass I, *et al.* Laryngo-pharyngeal complaints following laryngeal mask airway and endotracheal intubation. *J Clin Anesth* 1997;**9**:42–47.

128. Yu SH, Beirne OR. Laryngeal mask airways have a lower risk of airway complications compared with endotracheal intubation: a systematic review. *J Oral Maxillofac Surg* 2010;**68**:2359–2376.

129. Zimmert M, Zwirner P, Kruse E, *et al.* Effects on vocal function and incidence of laryngeal disorder when using a laryngeal mask airway in comparison with an endotracheal tube. *Eur J Anaesthesiol* 1999;**16**:511–515.

130. Hönemann CW, Hahnenkamp K, Möllhoff T, *et al.* Minimalflow anaesthesia with controlled ventilation: comparison between laryngeal mask airway and endotracheal tube.

Eur J Anaesthesiol 2001;**18**:458–466.

131.Hamdan AL, Kanazi G, Rameh C, *et al.* Immediate postoperative vocal changes in patients using laryngeal mask airway versus endotracheal tube. *J Laryngol Otol* 2008;**122**:829–835.

132.Hamdan AL, Sibai A, Rameh C, *et al*. Short-term effects of endotracheal intubation on voice. *J Voice* 2007;**21**:762–768

297

第30章

诊断性支气管镜检查的麻醉

引言

呼吸科医生和胸外科医生每天都在实施诊断性支气管镜检查,这项操作适用于气道检查、支气管肺泡灌洗、气道病变活检、自发荧光支气管镜检查和窄带成像。上述大多数诊断操作是在门诊条件下进行,适度(清醒)镇静并配合局部麻醉用于阻滞气道反应。适度镇静通常由受过训练的镇静护士在支气管镜专家的监督下实施,这已经成为提供诊断性支气管镜检查麻醉的机构所广泛采用的方法。由于该项检查持续时间短暂,使得适度镇静[1]成为一项合适的麻醉方法。 近年来更长时间以及更为精细的诊断性支气管镜检查技术已经出现,包括支气管内超声细针穿刺(EBUS-FNA)[2],肺癌分期确定,以及电磁导航(EMN)下周围型肺病灶活检等。这些技术需要一段较长的操作时间和一个安静的术野,以便精确瞄准肿大的纵隔淋巴结或肺部病变,避免损伤周围的大血管或突破胸膜。这也使得请麻醉医生提供全身麻醉以便于实施诊断性支气管镜检查的需求正在不断增加。

另一方面,对于高级诊断性支气管镜检查技术的需求也在不断增加,这些技术可使创伤降至最低。虽然看起来在手术室进行气道操作的全身麻醉似乎理所当然,但目前的做法是,这些检查多数是在从模拟手术室改建而来的支气管镜介入检查室内完成(图30-1)。这些检查室多见于大型学术中心,每天均有大批量的患者需要接受高级诊断性支气管镜检查操作。有几个因素造成了在手术室外进行这样的气道操作,首先是支气管镜超声导引下针吸活检术(EBUS-FNA)的高安全性,其次在手术室进行操作的成本增加。另外,呼吸科医生短时间内无法获得使用手术室的时间段,一些设备搬动到手术室也需要较为繁琐的程序等。支气管镜介入检查室的设计需兼顾安全性和专业性[3],具体的设计单元必须符合美国麻醉医生协会关于建立手术室外麻醉支持的指南要求[4]。

除了在手术室外进行气道操作需要重视外,接受这类操作的患者还面临另外一个问题,即准备实施诊断性支气管镜检查的大多数患者被诊断出患有或怀疑有肺癌相关的严重并发症,因此通常患者为ASA 3~5级状态。这对必须同时考虑患者的肺部病变和其合并症严重程度的麻醉医生而言,确是一个很大挑战。 同时必须强调的是,麻醉医生和支气管镜检查者之间由于要共享气道,因此必须不断进行沟通。麻醉医生还必须熟悉内镜医生的操作过程、可能出现的并发症,以及备选麻醉方案和气道管理计划。

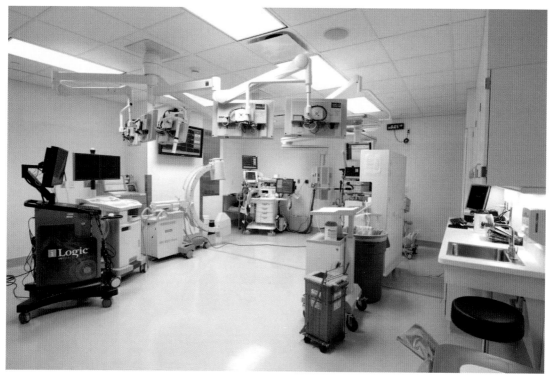

图30-1　一个现代配置的支气管镜手术室实例　（图片为俄亥俄州克利夫兰医学中心的支气管镜检查单元）。转载许可，克利夫兰诊疗中心医疗艺术与摄影©2011–2012。版权所有。

高级诊断性支气管镜检查操作
支气管内超声细针抽吸术
定义

支气管内超声（EBUS）是一项微创操作，它使用带改良线性阵列超声探头的纤维支气管镜，目的是要评估纵隔及肿大的肺门淋巴结。一旦发现淋巴结肿大，可以在超声导引直视下进行实时支气管细针穿刺抽吸，获取现场病理学所需的组织标本。值得注意的是，超声支气管镜具有多普勒功能，可以实现纵隔血管的单色血流图。

适应证

1. 纵隔和（或）肺门淋巴结肿大或肿块的组织学诊断。

2. 对已知的肺癌进行分期。

操作描述

鉴于 EBUS 支气管镜 6.9mm 的较大外径，通常选用经口腔而非经鼻腔导入。当 EBUS 支气管镜被定位在所需的位置后，用生理盐水填充镜体尖端处的气囊。生理盐水作为超声波的耦合介质，允许支气管镜的前端抵接气管壁。双屏显示器提供光纤图像以及气道超声图像（图 30-2）。然后确定血管标志并测定 Mountain 分级所述的相关分组淋巴结。应用 22～25G 不等规格的细针，通过 EBUS 支气管镜的工作通道沿着气管壁推进，直至穿入淋巴结内。标本可重复采集，直至有足够标本来完成现场快速病理评估（rapid on-site pahtology evaluation，ROSE）。

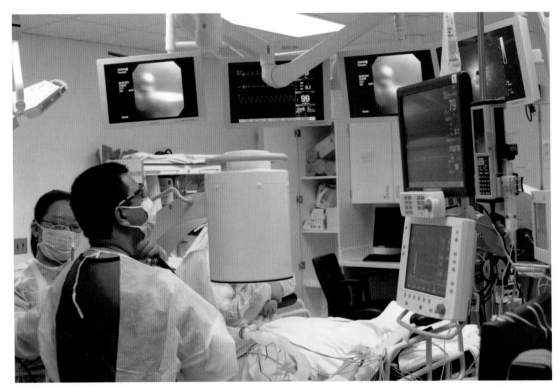

图30-2 支气管镜检查设备 显示经EBUS-FNA完成纵隔淋巴结转移评估。转载许可，克利夫兰诊疗中心医疗艺术与摄影©2011-2012。版权所有。

电磁导航支气管镜检查（ENB）

定义

ENB 是在支气管镜操作过程中利用 GPS 的原理，帮助支气管镜操作者接触到位于非常细小的远端支气管周围病灶。

适应证

1. 对周围型肺结节活检。

2. 淋巴结活检。

3. 引导插入放疗或近距离放疗标记。

操作说明（图30-3）

规划阶段

将患者最近的胸部 CT 扫描加载到专门的 3D 图像气道重建软件中。支气管镜操作者在 3D 图像上标定靶区，由此规划到达靶区的径路。

导航阶段

支气管镜操作者将带有传感器探头的扩展工作通道通过气道内的支气管镜置入。在实时导航指引下，扩展工作通道和传感器探头被引导至目标位置。一旦达到所需位置，支气管镜操作者锁定到位的扩展工作通道，并移去传感器探头。这时，任何支气管镜操作所需的工具（如针，放疗标记）可以通过扩展工作通道送目标病变部位。应当指出的是，在这样的操作过程中，必须使用专门设计和用于测量操作的床，并采取预防措施从床上排除所有铁磁性物品。例如，我们已经设计了一种常用呼吸回路固定器的塑料复制品以在该项操作中应用（图 30-4）。

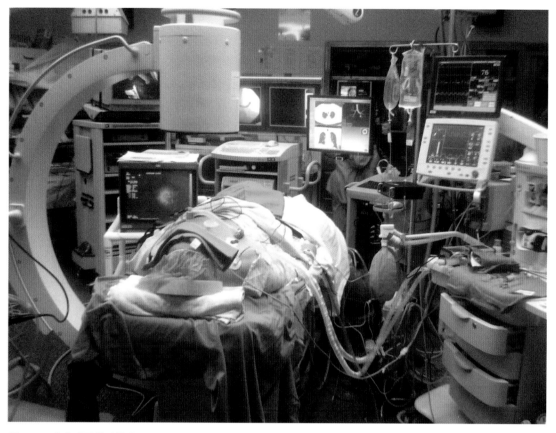

图30-3 为电磁导航活检（ENB）设置的手术室 转载许可，克利夫兰诊疗中心医疗艺术与摄影©2011年–2012年。版权所有。

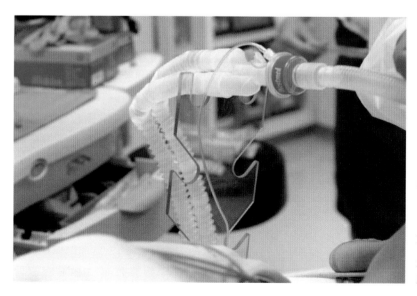

图30-4 用于电磁导航活检的非铁磁性呼吸回路固定器（肯·巴克利，创新的克利夫兰诊所支气管单元）。转载许可，克利夫兰诊疗中心医疗艺术与摄影©2011–2012。版权所有。

麻醉监护

术前评估

诊断性支气管镜可以认为是一项紧急操作,例如对一个已知是癌症的患者,需要进一步明确诊断和(或)确定肿瘤分期以便拟定治疗计划。术前评估应该常规进行,但需特别注意呼吸道和呼吸运动。

症状:声音嘶哑,喘鸣,吞咽困难,咯血,用力呼吸困难,端坐呼吸。

体征:辅助呼吸肌运动,气喘,干啰音,爆裂声。

影像学检查:气道相关肿大淋巴结组的位置和活检的组数,肺和纵隔的受累范围,气管和大血管的受压或阻塞的程度,肺炎或其他肺部病变的证据。

并存疾病:吸烟史,饮酒史,冠脉疾病,COPD,氧疗,放化疗,代谢疾病证据。

术前用药

抗焦虑药:对于气道受损的患者,如果患者极度紧张,应在监护下使用抗焦虑药。这时应提供氧疗或使氧疗处于备用状态。

止涎药:如患者可耐受心动过速,给予格隆溴铵0.2～0.4mg可减少支气管镜检查时腺体分泌物对局麻药的稀释作用。

氧气:对于吸空气时表现为不同程度低氧血症或者那些已经需要家庭氧疗的患者,使用纯氧进行预给氧非常重要。

麻醉技术

高级诊断性支气管镜检查可以在适度镇静、监护麻醉或者全身麻醉下进行。

适度（清醒）镇静

在没有麻醉支持的的条件下,介入支气管镜检查者通常在适度镇静下进行高级支气管镜检查。抗焦虑药如咪达唑仑,镇痛药如芬太尼,都可用于镇静时滴注给药。可以用边进边喷的方式进行气道局部麻醉,但如果遇到长时间操作或者由于EBUS时支气管镜管径粗大而导致患者难以耐受,这种方法通常会遇到困难。这时通常会给予较常用剂量更大的镇静药物,让患者能耐受更长时间的操作和更粗大的支气管镜。这也可能带来呼吸抑制、非计划气管插管或住院以及延长恢复时间。

监护麻醉

对于某些特定患者,监护麻醉(monitored anesthesia care, MAC)可能是首选的麻醉方法。例如,对于只有一组淋巴结需要活检的短时间操作,且淋巴结较大,患者亦无其他肺病变或氧依赖表现。

药物的选择应该是超短效的麻醉药,容易滴定,便于匹配患者对于检查操作的耐受性,并能维持呼吸功能。供选药物包括瑞芬太尼、阿芬太尼、丙泊酚、右美托咪定和磷丙泊酚[5,6]。咪达唑仑、芬太尼和吗啡等也可以备选。

全身麻醉

基于下文的原因,相对吸入麻醉,一般首选全凭静脉麻醉(TIVA)技术[7-9]。操作过程中频繁吸引气道分泌物可导致气道中麻醉气体浓度水平的波动,进而改变麻醉深度。此外,插入和移出纤维支气管镜带来频繁的麻醉呼吸回路开放,会污染操作室内空气。值得注意的是,吸入麻醉药可用于治疗常规药物(如β激动剂)无法奏效的支气管痉挛,后者可能发生在支气管镜检查的操作过程中。

基于脑电双频指数监测(BIS),滴定使

用介于 100 和 250μg/（kg·min）的异丙酚输注速率可以满足检查需要。利用 BIS 监测一方面可以帮助麻醉医生避免过深的麻醉和血流动力学抑制，另一方面也可以警示可能发生的浅麻醉和术中知晓，后者可因注射泵故障或管路断开、阻塞所导致。

阿片类药物

尽管高级支气管镜检查事实上不伴有躯体疼痛，使用低剂量阿片类药物（如芬太尼 50~100μg）或超短效阿片类药物（例如瑞芬太尼）既可以帮助减少支气管镜气道操作过程中相关的交感神经刺激，又可以减轻常见的术后呛咳。然而应当指出，瑞芬太尼的使用可能会导致心动过缓和低血压，这可能会导致输入大量不必要的液体，而我们本来的目的是确保这类患者处于偏"干燥"的状态。

肌肉松弛药

引导支气管镜通过声门进入气道的操作可导致喉痉挛和剧烈咳嗽。喷洒局部麻醉药如 1% 利多卡因容易解决这一问题。应注意避免超过利多卡因的最大剂量（单用时 5mg/kg，加入肾上腺素时 7mg/kg）。在麻醉诱导时给予肌肉松弛药有助于防止喉痉挛和咳嗽。肌肉松弛药可给支气管镜检查者提供一个静息的视野，便于接近处于困难位置（比如主动脉和肺动脉之间）的小的淋巴结。此外，电磁导航活检要求患者静止不动，以便 CT 扫描图像可重叠于患者实际的气管支气管树。可以静脉注射琥珀酰胆碱，也可以单次给予罗库溴铵或顺阿曲库铵。应注意发生伊顿-兰伯特综合征的肺癌患者，使用肌松药后有可能发生长时间神经肌肉阻滞作用。

吸入氧浓度（FiO₂）

在高级支气管镜检查过程中通常需要 100% 的氧气供应。潜在部病变和基础血氧饱和度低的患者在手术过程中经常去氧饱和。因此，FiO_2 应该滴定以维持患者的饱和度在 94% 以上。

气道设备

清醒镇静或监护麻醉下进行检查操作不需要气道装置，但应通过鼻导管输送氧气，并通过二氧化碳描记图监测呼吸末二氧化碳水平。

声门上气道

声门上气道（SGA）是高级支气管镜检查中的理想气道设备。轴向大直径的 SGA 可以很容易地插入 EBUS 支气管镜（直径 6.9mm）并实现支气管镜周围通气。SGA 还允许支气管镜操作者检查从声带到大支气管远端的气道全长（图 30-5）[10]。此外，LMA 允许支气管镜在气道自由移动，以便引导超声探头贴近支气管树的管壁。需要在 SGA 旁插入一个牙垫，某些品牌有内置牙垫的例外（如 i-gel 品牌的 SGA）（图 30-6）。SGA 的缺点是对误吸缺乏保护，以及对于口腔、咽或喉部畸形、病变或放疗后的患者，SGA 可能无法成功置入。

适合诊断性支气管镜检查的理想 SGA 应该具备以下特点：

（1）大直径，短通气管。

（2）密封压高。

（3）内置牙垫。

（4）支气管镜的通道没有障碍，如无栅栏结构。

（5）食管通道，便于胃排空和避免胃扩张。

（6）如果需要可通过其插入气管导管。

气管导管（ETT）

由于 EBUS 支气管镜的直径大（6.9mm），

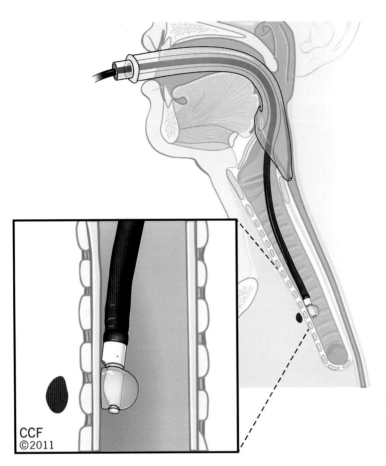

图30-5　文中的EBUS TBFNA使用声门上气道　转载许可，克利夫兰诊疗中心医疗艺术与摄影© 2011-2012。版权所有。

必须使用一个内径为 8.5mm 或 9.0mm 的大气管导管（ETT）以于通气管理（图 30-7）[10]。气道导管插入位置应高于淋巴结水平以便于进行活检。例如，第二组气管旁淋巴结活检时可能需要将气管导管置于气道很高的位置，此处导管的套囊非常接近声带水平。此外，需要剪除部分气管导管长度以便于其更贴近患者（图 30-8B），使得支气管镜插入深度能抵达最前端的淋巴结，最大限度减小通气阻力并便于支气管镜导航。然而，在特殊情况如预计出血时，更倾向于不要剪短气管导管，以保持它能在需要时插入支气管压迫止血，或者能进入一侧主支气管实现肺隔离（图

30-8A）。另一种使用气管导管有帮助的情况是，EBUS 支气管镜有时会当作食管镜使用，比如用于实施较之于气管更靠近食管的淋巴结活检。由于置入的气管导管可以保护气道，EBUS 支气管镜可以更便利地插入食管中（图 30-9）。

一个独立于所使用的气道装置的旋转接头适配器用来连接呼吸装置和麻醉回路，它使得支气管镜插入和通气操作可以同时进行（图 30-6 和图 30-8）。

因为气道条件的不断变化，支气管镜检查过程中麻醉医生和支气管镜操作者之间的沟通自始至终不可或缺。例如，使位于气管

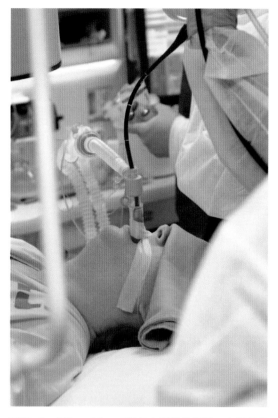

图30-6　插入一个i-gel声门上气道并通过一个蓝色的Portex旋转适配器和伸缩的Bennet连接管连接到呼吸回路　转载许可，克利夫兰诊疗中心医疗艺术与摄影© 2011—2012。版权所有。

内 EBUS 支气管镜上的套囊充气可以导致气道压力增加和通气受限，气道出血过多及吸引可导致肺不张和去氧饱和。

术后监护

患者应由训练有素的护理人员运送至一个标准的麻醉后恢复室（PACU）。应继续通过面罩或鼻导管供氧，并逐渐停止。应给患者提供基本监护（如心电图，脉冲氧饱和度，无创血压）。由于超短效全身麻醉药物的使用，患者到达 PACU 后会很快清醒并恢复定向力。

在转出 PACU 前观察患者，直到满足 PACU 的转出标准（30～45min）。识别和处理可能并发症的情况见下文。

并发症

EBUS 和 ENB 被认为是相对安全的检查操作。罕见有并发症和合并症发生。

诊断性支气管镜操作过程中的并发症

标本采集量少或无：肺科医生不能成功获取任何或者获得非常少的活检组织。单独使用深麻醉或加用肌松药来确保患者无体动显得十分重要。任何一次小的体动，例如气管和隆突受气管导管和（或）支气管镜刺激而引发咳嗽，尤其是在获取活检标本时，都可能导致肺科医生错失活检目标。

操作过程中可能会发生高碳酸血症，原因在于通气机感知到了支气管镜插入后的气道阻力增加，尤其当使用 SGA 时给患者施加一个压力限制为 20mmHg 的驱动压以避免胃胀气的。高碳酸血症可以通过增加分钟通气量来治疗。

短暂低氧血症很少遇到，其发生可能是由于以下几个因素：

（1）因过多出血经气道迁移到远端肺泡，或过度吸引产生的负压使肺泡塌陷导致出现肺不张。

（2）通气不足。

（3）气胸。

气胸常发生于第二组淋巴结活检时，可以通过操作过程中的超声图像来诊断，也可通过操作中或操作后的 X 线透视来发现。气胸发生后患者可出现胸痛。

出血：多针穿刺点可以引起气道轻微出血，很容易吸出。尚未见纵隔大血管大量出血的报道。用一个细针头进行穿刺活检使得

305

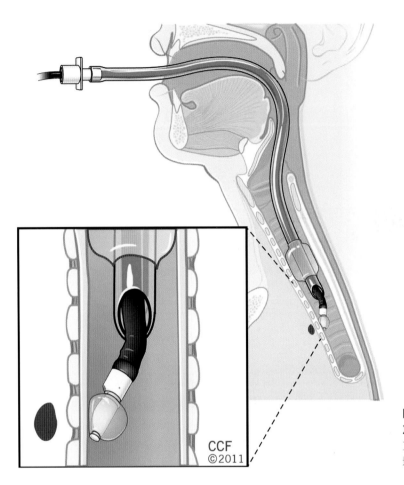

图30-7 气道导管在支气管内超声针吸术中的应用 转载许可，克利夫兰诊疗中心医疗艺术与摄影©2011–2012。版权所有。

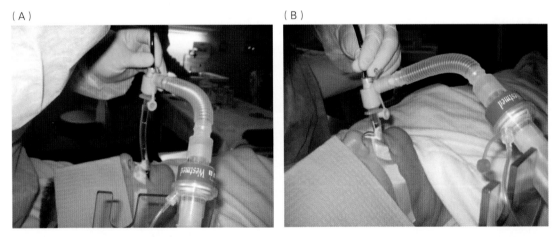

（A）   （B）

图30-8 （A）大直径（8.5）ETT保留原始长度 增加了支气管镜在进出运动的阻力，但可以在支气管出血的风险情况下有帮助。在这种情况它可以进一步用于肺隔离保持通气。**（B）气管导管被截短** 能够操纵EBUS支气管更便利且阻力较小。在这2个图像的气管内导管被连接到含有一个蓝色的Portex旋转适配器和伸缩的Bennet连接管的回路，而纤维支气管镜通过Portex旋转适配器进入气管导管。转载许可，克利夫兰诊疗中心医疗艺术与摄影©2011–2012。版权所有。

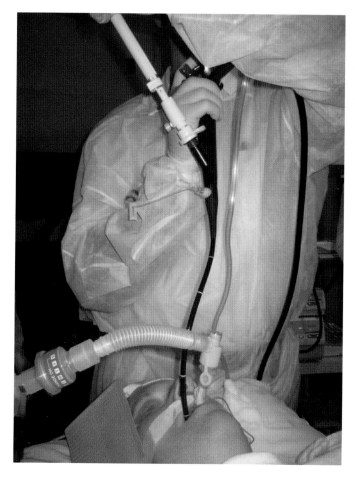

图30-9 当需要活检与气管相比更靠近食管位置的淋巴结时，EBUS支气管镜可以充当食管镜 请注意EBUS支气管镜在保护气道的气管导管一旁被插入口腔。转载许可，克利夫兰诊疗中心医疗艺术与摄影© 2011-2012。版权所有。

大出血成为不大可能的并发症。

喉痉挛主要发生在围拔管期,常发生在逆转肌肉松弛药后。发生喉痉挛的病因目前还不清楚,可能是由于大支气管镜在长时间检查运动过程中刺激声带所导致。通过纤维支气管镜的工作通道,直视下在声带上喷洒局部麻醉药可以很容易治疗喉痉挛。

支气管痉挛:支气管镜操作过程中可能发生支气管痉挛,病因还不清楚。发生支气管痉挛时可闻及哮鸣音,气道压力增加,机械通气潮气量减少。吸入 β 受体激动剂如沙丁胺醇,改为吸入麻醉如七氟醚一般可以缓解难治性支气管痉挛。

呼吸衰竭可在 PACU 发生,并可导致意外入院、气管插管以及入住 ICU。虽然应考虑所有导致呼吸衰竭的常见原因,但应该注意到肺癌及伊顿—兰伯特综合征患者残余肌松和肌松敏感性增加。

咳嗽:咳嗽是支气管镜检后常见的不良反应,原因可能是由于支气管镜检查或气道装置对咽喉的刺激,或由于穿刺部位和出血远端气道刺激。

迟发感染:曾有案例报告在检查 1～3 周后出现纵隔脓肿、肺脓肿和感染性心包渗出。

总结

诊断性支气管镜检查是一个迅速扩大领域，其检查过程可能很复杂，患者人群一般有多种合并症，且操作大多是在手术室外进行。麻醉医生需要跟得上该领域前进的步伐，并需要应对可能伴随而来的挑战。麻醉医生和肺科医生之间需要开放的沟通，理解操作技术的原理。另外，最重要的是，加强警惕和充足准备能都达到满意的结果。

病例分析

患者，48岁男性，身高175cm，体重95kg，既往高血压、糖尿病病史，偶然发现外周右下肺结节，胸部CT估算测量下气管旁淋巴结2cm×2cm。计划实施支气管内超声（EBUS）行气管旁淋巴结活检，支气管导航性右肺结节活检（ENB）。

术前评估

- 合并症：合并高血压和糖尿病，控制良好。
- 气道：Mallampati分级2级，甲颏距3指，无覆咬合，颈围39.1cm。

麻醉诱导

在检查操作的早上，患者禁食超过8h。麻醉医生和肺科医生讨论检查操作和呼吸道管理计划。

应用标准监护后，患者术前用2mg咪达唑仑Ⅳ。通过面罩行以100%氧气预给氧，同时BIS监测仪（aspect medical，Newton，MA）连接于患者额头上，监测全凭静脉麻醉（TIVA）的麻醉深度以降低术中知晓风险。

全身麻醉诱导：150μg芬太尼，40mg的利多卡因（减轻异丙酚注射伴有烧灼感），以

及160mg的异丙酚，Ⅳ。持续静脉输注异丙酚140μg/（kg·min），罗库溴铵70mg，肌肉松弛。在口咽呼吸道帮助下开始面罩通气。约2min证实肌肉松弛，使用MAC4喉镜，给患者插入具有9mm大内径的气管内导管。观察气管导管通过声门，双肺呼吸音出现，以及通过二氧化碳波形证实气管插管在位。选择粗的气管内导管，以便在US支气管镜周围有足够空间，便于通气和气管导管内支气管镜的运动，以减少阻力。

气管导管固定在平唇中线20cm处，然后被切短（在导管充气囊出导管的上方）使支气管镜方便移动。应用Portex旋转接头（史密斯医疗，都柏林，OH）连接气管导管和呼吸回路（图30-8），通过班纳特连接器代替L形回路连接器。这将便于在检查过程中帮助患者自主呼吸或正压通气。

注意：气管旁淋巴结的解剖位置，使用的气管导管可能妨碍成功完成检查操。在这种情况下，声门上气道（SGA）例如i-gel等，可以是所选的气道设备。选择气管导管不合适的另一种情况是右上肺病变，气管内存在ETT将会使纤维支气管镜通过支气管树导航到达右上肺病变更加困难。这种场合下，使用的SGA会更有帮助（图30-5）。

麻醉维持

静脉输注异丙酚全身麻醉，保持BIS在50以下。维持肌肉松弛在1~2颤搐。静脉给予地塞米松8mg预防术后恶心呕吐和减少术后呼吸道水肿。

麻醉苏醒和恢复

完成检查后逆转肌松，停止输注异丙酚。当患者恢复肌力、完全清醒并能听从指令时，

拔除患者气管导管。随后患者被送往恢复室,那里有任何不良急性变化时可以通过胸部 X 线被发现;在 PACU 度过了一个平静的 60min,在达到出 PACU 标准后,出院回家了。

临床要点

- 近年来已经出现了一些非常复杂的诊断性支气管镜操作技术:细针穿刺支气管内超声(EBUS-FNA),肺癌分期,电磁导航(EMN)下周围型肺病灶活检。这些操作需要一段较长的时间和一个安静的术野,以便精确瞄准肿大的纵隔淋巴结或肺部病变,避免损伤周围的大血管或突破胸膜。因此,实施麻醉医生监护下的全身麻醉需求在日益增加。

- 相对吸入麻醉,全凭静脉麻醉(TIVA)技术更受欢迎,因为为插入和移出纤维支气

管镜需要频繁开放麻醉呼吸回路,导致污染检查室内空气。此外,在操作过程中,频繁地吸引气道分泌物可导致气道中麻醉气体浓度水平的波动,进而改变麻醉深度。

- 声门上气道(SGAs),例如,I-gel或大内径ETT(8.5mm或9.0mmID),常用做这些操作时的气道控制工具。

- 肌肉松弛剂药为支气管镜检查提供了一个静息的术野,便于精确到达处于困难位置上的细小淋巴结。由此提高检查的安全性和诊断率。

- 在高级支气管镜检查过程中通常需要 100% 的氧气供给。

- 因为气道条件是不断变化的,所以麻醉医生和支气管镜操作者之间需要不断沟通。

- 潜在的并发症包括气胸、咳嗽、喉痉挛或支气管痉挛。

(李卫星 译　李文献 校)

参考文献

1. Sarkiss M. Anesthesia for bronchoscopy and interventional pulmonology: from moderate sedation to jet ventilation. *Curr Opin Pulm Med* 2011;**17**(4):274–278. Epub 2011/04/27.

2. Yasufuku K, Chiyo M, Koh E, *et al.* Endobronchial ultrasound guided transbronchial needle aspiration for staging of lung cancer. *Lung Cancer* 2005; **50**(3):347–354. Epub 2005/09/21.

3. Beatriz A. What is an interventional pulmonolgy unit in Europe? *Clin Pulmon Med* 2010;**17**(1):42–46.

4. Practice guidelines for sedation and analgesia by nonanesthesiologists. *Anesthesiology* 2002;**96**(4):1004–

1017.

5. Abdelmalak B, Makary L, Hoban J, Doyle DJ. Dexmedetomidine as sole sedative for awake intubation in management of the critical airway. *J Clin Anesth* 2007;**19**(5):370–373. Epub 2007/09/18.

6. Silvestri GA, Vincent BD, Wahidi MM, *et al.* A phase 3, randomized, double-blind study to assess the efficacy and safety of fospropofol disodium injection for moderate sedation in patients undergoing flexible bronchoscopy. *Chest* 2009; **135**(1):41–47. Epub 2008/07/22.

7. Sarkiss M, Kennedy M, Riedel B, *et al.* Anesthesia technique for endobronchial ultrasound-guided fine needle aspiration of mediastinal

lymph node. J *Cardiothorac Vasc Anesth* 2007;**21**(6):892–896. Epub 2007/ 12/11.

8. Abdelmalak B. Anesthesia for interventional pulmonology. In Urman RGW, Philip B, eds. *Anesthesia Outside of the Operating Room.* New York: Oxford University Press; 2011. pp. 167–174.

9. Doyle DJ, Abdelmalak B, Machuzak M, Gildea TR. Anesthesia and airway management for removing pulmonary self-expanding metallic stents. *J Clin Anesth* 2009;**21**(7):529–532. Epub 2009/ 12/17.

10. Abdelmalak B, Gildea T, Doyle DJ. Anesthesia for bronchoscopy. *Curr Pharm Des* 2012: in press.

治疗性支气管镜检查的麻醉

第31章

引言

1865 年，头颈外科医生 Dr. Killian 发明了硬质气管镜，标志着治疗性支气管镜检查领域的开始。最初是用来通过硬质气管镜从气道取出异物[1]。为了使患者耐受检查，早先用可卡因表面麻醉，后来采用全麻。1968 年，Ikeda 发明了纤维支气管镜。纤维支气管镜具有较小的直径和可塑性，使得患者能很好地耐受支气管镜检查，因此不必进行全身麻醉了，同时硬质支气管镜也逐渐变得过时了[1]。纤维支气管镜最初用于诊断性支气管镜检查，如气道检查、气管肺泡灌洗、气道活检及去除异物。随后，出现了多种可通过纤维支气管镜进行操作的小器械，扩大了纤维支气管镜的应用范围，例如激光、电灼、活检钳、球囊扩张器等工具。这些较小的探头可以使行支气管镜的医生在气道内对呼吸道肿瘤进行切除和（或）减瘤治疗。另外气道支架的发明能使受到良性或恶性疾病损害的气道保持通畅。气道支架可以通过导丝在纤维支气管镜的引导下，经由操作通道置入，可能需要荧光透视的辅助。另一方面，有机硅支架需要较大的置入装置，因此需要通过硬质气管镜才能将目标支架置入。同样，切除气道肿瘤的大型器械，例如吸切器，也只能通过硬质支气管镜的筒体进入气道。因此，硬质支气管镜和全身麻醉又逐渐在临床上得到应用。对于操作时间较长以及操作准确度和精确度更高的气道手术，全身麻醉和硬质支气管镜已成为一个更合适的选择。

拟行治疗性支气管镜检查的患者除了气道问题外，通常还有许多合并症及肺的病理改变，也经常会遇到终末期的患者。麻醉医生在管理这些患者的时候，尤其是那些终末期的患者，对于合并症的处理和对呼吸道的处理都非常重要[2]。麻醉医生的另一个挑战是需要与支气管镜检查者共享气道。支气管镜检查者和麻醉医生之间需要进行一些必要的协作沟通，如关注气道动力学、通气参数，以及整个操作过程中需要不断调整吸入氧浓度。

因此，在进行检查之前及在检查的整个过程中，麻醉医生和操作者之间需要进行开放的讨论和规划。讨论内容应包括肿瘤的位置（例如，位于气管或支气管）、气道梗阻的程度（例如，完全或部分梗阻）、麻醉实施的方式（例如，全麻或镇静）、气道工具的选择（例如，不插管、气管插管、喉罩或硬质支气管镜）以及最合适的通气方式（例如，自主呼吸、辅助通气、机械通气或喷射通气）。此外，麻醉医生应该熟悉支气管镜检查者的一步步操作计划，以便管理气道。

治疗性支气管镜检查的步骤

治疗性支气管镜检查的步骤,可以分为两大类:

(1)肿瘤减灭手术的目的是减少气道内肿瘤的体积,从而减少对呼吸道的影响。

(2)以维持气道通畅为目的的手术,如球囊扩张以及支架置入。

肿瘤减灭术

根据肿瘤的位置、大小、血供和支气管镜检查者的经验,可选择以下工具之一进行呼吸道肿瘤细胞减灭术。

使用下列方法之一,可行机械性肿瘤减灭术

1. 可用硬支气管镜作为取瘤装置,螺旋状来回扭转削掉呼吸道内的肿瘤,使其进入支气管镜筒里。然后用硬支气管镜当做填塞物止血。

2. 可用硬的或可弯曲的钳子清除小块肿瘤。

3. 吸切器是一个密封的旋转刀片,在切除肿瘤的同时可吸除组织碎片。吸切器必须通过硬支气管镜才能置入气道。

肿瘤热消融

1. 可以通过可弯曲的或硬的支气管镜使用激光。在气道手术中 Nd∶YAG 激光是最常用的激光,由于它既能气化肿瘤组织又能凝固出血点。

2. 电灼器通过电流加热以破坏组织。

3. 氩离子血浆凝固术(APC)使用氩气向组织输送电子,加热并破坏组织,而且不直接接触组织。

4. 冷冻疗法通过反复的冷冻解冻来破坏组织。

其他

1. 光动力疗法通过一定波长的光波激活组织内的光敏剂,导致组织产生氧自由基和细胞坏死。

2. 在软支气管镜的直视下置入近距离放疗导管,该导管可通过鼻腔置于气管或肺肿瘤的内部或肿瘤附近。

3. 可将放射标记置入肺病变的内部或病变附近,以标记需进行放疗的部位。这些放射标记可在支气管镜的直视下置入或者利用电磁导航置入周围性肺部病变[3]。

保持气道通畅

支架

气道支架置入的适应症既包括因气道本身的病变进行减瘤术后维持气道通畅,又包括由于外部组织压迫气道需要对气道进行支撑。气道良性和恶性肿瘤均可放置支架[4]。最早发明的是硅胶支架,由于硅胶支架的置入装置比较大,所以需要通过硬支气管镜置入,因此需要进行全身麻醉。后来发现在狭窄的气道内放置硅胶支架后,支架会移位。后来将金属血管支架进行改进后置入气道。金属支架可以在导丝引导下轻松地通过纤维支气管镜置入,可能需要荧光透视的辅助。金属支架的并发症包括支架边缘处肉芽组织频繁生长、肿瘤生长穿过支架或覆盖支架,以及支架内上皮化导致支架取出困难或取出时造成较大的创伤[5~7]。

球囊扩张术用以治疗气道狭窄。气道球囊可通过纤维支气管镜的操作孔置入(图31-1A)。可注射生理盐水使球囊扩张,如果是在透视引导下进行则需注射显影剂。气道球囊可扩张到直径为 4~20mm,长度为 40~80mm,压力为 6~12 个大气压。球囊每次扩张的时间为 1min,可反复扩张直到气道直径达到预期[8]。图 31-1B 显示球囊扩

311

（A）

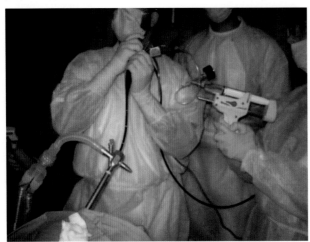

（B）

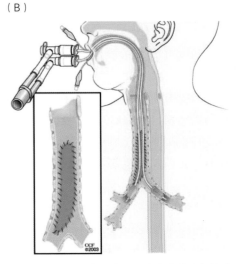

图31-1（A）通过硬支气管镜进行球囊扩张术治疗气管狭窄 （B）气管移植，球囊扩张术后的并发症（气管破裂） 通过胸骨正中开胸行气管后壁移植修复，术后通过每个主支气管各插入1根小号显微喉管后使用双腔气管导管的接头连接到呼吸机。转载许可，克利夫兰诊疗中心医疗艺术与摄影©2011-2012。保留所有权利。

张导致的气管破裂后，经开胸行气管壁修复术，术后将两根显微喉管分别置入修复平面以下的双侧主支气管内，使修复的气管能够愈合。

麻醉管理

术前评估

通常需要行治疗性支气管镜检查的情况比较紧急，在某些气道受损的情况下可以被认为是急诊。治疗性支气管镜检查的术前评估与前面章节所讲的诊断性支气管镜检查相同，但以下几点除外。

大咯血

需要对检查前几天内咳出的血量进行评估。

大咯血的定义不尽相同，可以从 100 ~ 1 000ml/24h。然而，大咯血也可以定义为咯血后需要输血、住院、气管插管或导致误

吸、气道梗阻或低氧血症[9]。血型鉴定和抗体筛选以及备血是术前准备的重要组成部分。

前纵隔肿块

应该找出患者的症状和体征，包括体位性呼吸困难、喘鸣、氧饱和度下降和（或）端坐呼吸。术前应确定患者最舒服的、呼吸最省力的体位。如果 CT 扫描上观察到心脏大血管受压，麻醉医生应检查是否有相应的症状[10]。

上腔静脉综合征

上腔静脉（SVC）受压会导致头颈部充血、前胸壁静脉曲张以及颈静脉怒张[11]。如果可能，术前应放置上腔静脉支架。

心包积液和心包填塞

心包积液和心包填塞的症状除了包含上腔静脉综合征的症状外还有奇脉。具有上述症状以及 CT 提示有心脏受压或心包积液的

患者术前应做超声心动图以评估压迫对患者心功能和心输出量的影响[12]。术中也可通过超声心动图来评估和管理患者血流动力学不稳定的情况[13]。根据心包积液的量和对血流动力学的影响来决定是否有必要进行心包穿刺，同时必须讨论是否需要准备心肺转流机在旁待命。

流量容积环、肺功能检查

呼气中期平台增宽提示麻醉状态下有气道梗阻的潜在风险[14]。值得注意的是，流量容积环的呼气相曲线变钝表示存在胸内梗阻，但并不能预测并发症的发生。然而，同时存在梗阻性和限制性改变，即存在混合性改变可以很好地预测术后并发症[11]。迄今为止术前肺功能检查在预测风险和改善麻醉管理方面的意义还没有得到证实。

气管压迫

CT 扫描显示的气管受压迫的程度与全麻下气道风险相关[15]。患者气管横截面积小于正常 50% 则通常会出现症状并极有可能出现围术期并发症[11]。左主支气管梗阻与右肺动脉受压同时出现会造成灾难性的通气血流比失调[16]。

气管食管瘘

应寻找误吸的症状和体征。术前提示误吸的影像学资料应记录在案。术前通过胸部 CT 找到瘘管的位置、大小和数量。进行支气管镜检查前应讨论相关计划：气道管理、通气方式以及急救措施。

气管、主支气管腔内梗阻

由外部压迫引起的主气道梗阻在之前的纵隔肿块章节中已经讨论过。另外，气管支气管内的恶性肿瘤引起的气道内部梗阻带来了不同的挑战。患者的症状可从无症状、喘鸣、呼吸困难到出现紧急主气道阻塞，即将窒息。肿瘤组织出血后形成血栓能迅速增加梗阻的程度。中央气道内的血栓能导致急性肺不张或肺完全萎陷。在这些情况下需要做一些紧急处理以减少出血、缩小肿瘤及维持气道开放[17]。不幸的是，这些患者大部分都身患晚期肺癌，并有严重的合并症，因此最佳的选择是姑息性支气管镜治疗。

全身麻醉

治疗性支气管镜检查很容易通过纤维支气管镜在支气管镜检查室而非手术室内进行，患者可以在适度镇静、麻醉监护或全身麻醉下接受治疗。然而，通过硬支气管镜进行的高风险手术最好在手术室内全麻下进行[18]，除非支气管镜室的功能是按照综合性手术室设计的（图 31-2）。

在高级诊断性支气管镜检查（第 30 章）中所描述的，全麻最好选择全凭静脉麻醉（TIVA）[19]。吸入麻醉有不少缺点，包括术中频繁吸引会导致吸入麻醉气体浓度不断改变以及吸入麻醉气体污染手术室空气。但是，需要强调的是吸入麻醉可以缓解支气管痉挛，而且对于前纵隔肿块的患者，诱导时必须采用吸入麻醉同时保留自主呼吸。

阿片类药物

与先进的诊断性支气管镜检查类似（第 30 章），支气管镜治疗也可以是无痛的。然而，置入硬质气管镜可以刺激交感神经，类似直接喉镜。而与直接喉镜不同的是，这种刺激反应主要表现在气管镜置入的过程中，在操作的其他时间较少出现。气管内滴注或静脉注射利多卡因、静脉注射小剂量的阿片类药物（如芬太尼 $50 \sim 100\,\mu g$）或超短效阿片类药物（如瑞芬太尼）可以抑制这种反应。

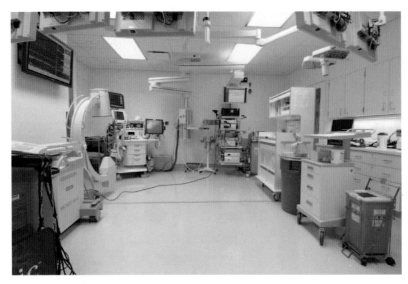

图31-2 支气管镜室 基本上是按照综合性手术室的功能设计的（图片为克利夫兰诊所支气管镜室）。

前纵隔肿块患者的全麻

由于如上文所讨论的这类患者存在潜在的气道梗阻的风险，所以必须保留患者自主呼吸。异丙酚输注速率介于 $100 \sim 250\,\mu g/(kg \cdot min)$ 时可以在麻醉诱导的同时保留自主呼吸。可以通过脑电双频指数监测（BIS）以达到和维持适当的麻醉深度。患者一旦达到足够的麻醉深度，需要评估患者面罩通气的情况。对于主气道肿瘤患者的麻醉诱导，这是一个非常重要的步骤。如果出现面罩通气困难则应避免使用肌松药。在这种情况下，直接喉镜暴露声门喷射利多卡因后置入硬支气管镜或气管插管是更好的选择。

Abdelmalak 等人提出了另一种方法[20]。首先注射右美托咪定镇静下进行清醒插管。然后加快右美托咪定的注射速度，辅以低浓度的吸入麻醉药，这样既能避免右美托咪定遗忘作用的不足，又能减少手术室空气污染。当达到一定麻醉深度时，在维持自主呼吸的同时能置入硬支气管镜替换气管导管。

气管食管瘘患者的全麻

与前纵隔肿块患者一样，气管食管瘘的患者建议保留自主呼吸诱导，避免正压通气，因为存在胃胀气的风险。至少应待患者完成气管导管，并尽可能将套囊送入瘘口远端后才进行正压通气。

肌松药的应用

对于治疗性支气管镜检查的患者使用肌松药有很多优点。这些优点包括：

（1）便于控制气道，例如：LMA、气管导管的置入。

（2）置入硬支气管镜更安全，更简单；当声带运动时置入硬支气管镜，可以导致声带损伤。

（3）正压通气或喷射通气时肺顺应性更好。

（4）为心脏大血管附近的病变组织进行激光手术提供一个稳定的支气管镜视野。

（5）当支气管镜及其他器械反复置入时

保持声门张开状态,从而最大限度地减少声带损伤。

使用肌松药也有相应的缺点:

(1)呼吸道梗阻,尤其是较大的前纵隔肿块。

(2)对于气管支气管瘘或者气管撕裂的患者进行正压通气可引起纵隔气肿或气胸。

(3)肺癌以及 Eaton-Lambert 综合征的患者可出现肌松时间延长。

总之,我们建议使用小剂量的肌松剂,足以安全地置入硬支气管镜或其他气道装置,但仍然可以在需要的时候及时扭转肌肉松弛状态。使用琥珀胆碱也能迅速导致肌肉松弛,并在需要时可迅速恢复。此外,对于有多系统合并症的患者应使用不依赖器官代谢的肌松剂,如阿曲库铵或顺式阿曲库铵。如果认为患者不适合使用肌松剂,那用利多卡因替代可以减少气道的反应。利多卡因可以静脉注射或顺着操作在气道内喷雾。利多卡因的最大使用剂量为 8.2mg/kg[21]。

支气管镜手术中的液体管理

支气管镜手术中的输液应谨慎地按需补充。心功能衰竭的患者或肺心病患者应限制液体摄入量,对于严重脱水或心包积液的患者应积极补液。需要注意的是支气管镜治疗没有第三间隙液体的流失,出血量也很少。

吸入氧浓度的管理

治疗性支气管镜检查常需将吸入氧浓度维持在 100%,其原因包括:

1. 肺功能较差的患者其基础氧饱和度 < 90% 和(或)需要吸氧。我们建议这些患者在诱导之前吸 100% 的氧气进行预充氧。

2. 在放置或取出支架的时候气道会完全梗阻,不能进行机械通气,球囊扩张时球囊远端同样不能通气。

3. 支气管镜治疗过程中,不能进行正压通气时需要呼吸暂停。例如,在切除气道肿瘤时,正压通气可能将肿瘤组织送到主支气管内,引起急性梗阻。另外,在更换不同型号的硬质支气管镜并重新置入气道时需要呼吸暂停。

在上述情况下,在呼吸暂停或可能引起医源性气道梗阻之前,最好将吸入氧浓度提高到 100%。

然而,在烧灼、激光、氩离子血浆凝固和烧灼切除肿瘤时应将吸入氧浓度降低至 40% 以下,以避免呼吸道燃烧。

气道和通气
气管插管

虽然气管插管是全麻患者最有效和最可靠的通气设备,但是对于需要置入硬质支气管镜的患者还是不太适合。因为气管插管时,支气管镜很难检查声带以及气管上段的病变。治疗性纤维支气管镜检查需要置入内径为 8.5mm 或 9.0mm 的气管导管以保证纤维支气管镜周围有足够的空间进行通气。气管导管突出于口腔外的部分限制了纤维支气管镜置入的深度,因此常会将气管导管突出的部分剪掉。对于已经置入气管或支气管支架的患者,用直接喉镜插管可能会使支架移位或变形,导致气道损伤。

硬质支气管镜

硬质支气管镜(图 31-3)是一个刚质的管道,直径为 8~14mm,长度为 27~40cm。较长的硬支气管镜侧壁上有孔,以便使对侧的肺通气,而较短的硬支气管镜没有侧孔。

315

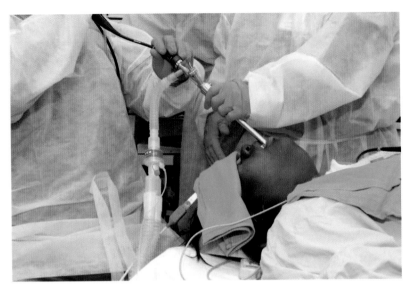

图31-3　通过硬质支气管镜的侧孔连接麻醉回路进行正压通气　在支气管镜周围填塞湿纱布减少漏气以利于正压通气。

刚性的支气管镜前端是倾斜的,以便提升会厌和安全的通过声门,同时也可被用来切割肿瘤。硬质支气管镜的末端开口与外界相通,可以同时置入多个操作器械。然而,在这种情况下,通气方式只能选择喷射通气或自主呼吸。另外,堵住支气管镜的末端开口,用湿纱布填塞患者口咽部并封闭患者鼻孔后,可以使用麻醉回路进行正压通气(图31-3)。较短的硬支气管镜的不锈钢镜筒近端通常有多个侧接口。这些接口可用来进行喷射通气、连接呼吸回路,也可置入支气管镜器械,如吸引管等[22]。

硬支气管镜较纤维支气管镜有诸多优点。它能在长时间气道手术期间进行正压通气,并能置入直径较大的器械,如吸切钻、较粗的吸引管和硅胶支架装置(图31-4)。硬质支气管镜可被用作取瘤装置,缩小气道肿瘤、扩张狭窄的部分、放置支架以扩张由于前纵隔肿瘤压迫的气道以及压迫气道出血点[23]。

声门上气道

喉罩于20年前第一次被报道,并一直使用至今,其并发症一直较低。对于治疗性支气管镜检查,声门上气道较气管插管有许多优势。声门上气道处于声门上的位置,可以检查完整的中央气道,也可以观察声带的运动以及治疗声门下病变,与清醒镇静下行支气管镜检查类似(图31-5)[24]。声门上气道拥有一个较大内径的导管,可以插入直径较大的治疗性支气管镜或金属支架置入装置,而且并不影响通气。尽管声门上气道是为保留自主呼吸的患者设计的,但只要限制气道压力小于20cmH$_2$O也可以进行机械通气[25,26]。

喷射通气

可使用手持式装置进行喷射通气,通过硬质支气管镜注入100%的氧气(最终的吸

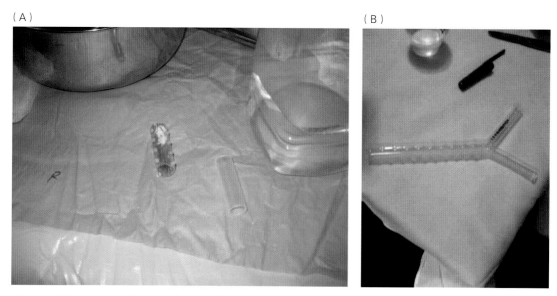

图31-4　硅胶支架　支气管支架（A）和Y型隆突支架（B），之后会根据患者气道内径尺寸进行修剪。

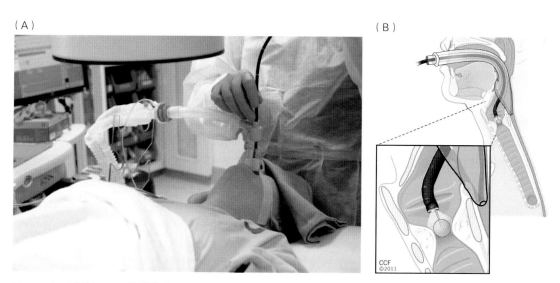

图31-5（A）通过Protex旋转接头及i-gel喉罩置入手术支气管镜，在机械通气的同时可以进行气道检查和治疗干预，如治疗声门下狭窄。**（B）**使用声门上气道可以方便的进入声门下区并治疗声门下病变

入氧浓度取决于喷射气流带入的空气的量）。喷射的压力可通过旋钮调节，频率由操作者决定，其频率范围为 8～20 次 /min。为了避免气压伤，只有当硬质支气管镜的近端开口开放时才能进行喷射通气[27]。空气通过硬

质支气管镜的近端开口被带入，导致吸入氧浓度发生变化。最近，Monsoon 高频喷射呼吸机（Acutronic 医疗系统，希策尔，瑞士）已经应用于临床进行通气[28]。机械喷射通气较单纯手动喷射通气有许多优点。操作者可

317

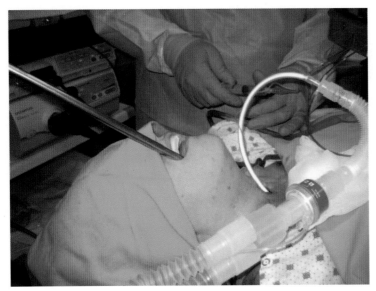

图31-6 气管切开术 患者有长时间气管插管的病史，导致严重的急性肺损伤以及ARDS，需要进行气管切开术，并且由于肉芽组织增生阻塞气管上段使情况变得更加复杂，患者在6个月时间内不能说话。通过已有的气切口置入气管导管进行间断通气。并可以通过两条途径治疗肉芽组织，即通过硬支气管镜向下操作以及在气切口通过可弯曲支气管镜向上操作。通过激光和电灼建立完整的气管内腔后，患者能开口说话了。

控制吸入氧浓度、呼吸（高达150次/min）和喷射气体的压力（高达40mmHg）。吸入氧可以被加湿使湿度达到100%，因此可以长时间的喷射通气而不会造成气道黏膜干燥和坏死或影响纤毛的功能[28]。此外，机械喷射通气具有2个警报器，如果气道压力达到所设置的最大气道压力时会停止喷射通气以防止气压伤。

气道装置和通气方式的变化

在管理复杂气道时，经常会使用不同气道装置和不同的通气方式以适应手术需求并完成手术。比如以下一些长时间的手术：气管畸形、气道烧伤后反复狭窄以及在图31-6中所示的病例。该病例为了重建声门与气管造口之间的气道，有时需要呼吸暂停，间歇性的从气管造口处插入气管导管进行通气，当最后进行气管管腔重建时需要通过硬支气管镜通气。

术后处理

上面描述大部分手术为门诊手术，患者需要在手术当天出院。为了使患者能够当天出院，使用超短效的麻醉药物是至关重要的。

并发症

术后肌松残余和各种原因导致的呼吸衰竭是最常见的并发症，需要住院治疗，并可能入住ICU。

病例分析

患者28岁，男性，85kg，既往有韦格纳肉芽肿的病史，肾脏未累及，因反复声门下狭窄导致喘鸣。拟行支气管镜检查、激光手术以及声门下狭窄扩张。

在手术当天早上，患者已禁食8h，手术室内注射术前用药咪达唑仑2mg，进行常规心电监护，充分氧合后开始诱导，静脉注射利多卡因 40mg, 丙泊酚 150mg, 芬太尼 100μg 以及罗库溴铵 40mg。患者意识消失, 手控面罩通气没有困难。静脉注射丙泊酚 140μg/(kg·min) 维持麻醉, 并用 BIS 监测麻醉深度。静脉注射地塞米松 10mg 减少气道损伤引起的水肿, 同时预防术后呕吐。顺利插入 4G i-gel 喉罩, 并用压力模式行正压通气, 压力设为 17cmH$_2$O, 手术使用的纤维支气管镜通过 Portex 旋转接头置入气道, 同时并不影响通气。考虑到回路气体的泄露和支气管镜吸引的气体, 将新鲜气体流量设为 15L/min。

通过电灼、氩激光以及球囊扩张治疗病变部位。在进行烧灼和激光时吸入氧浓度降低至约 30%(空气流量维持在机器的最大流量 12L/min, 氧气流量为 1~2L/min 以维持所需的吸入氧浓度, 高流量能防止呼吸机风箱塌陷而不需要按充氧按钮, 否则在电灼和激光时可能会引起气道燃烧)。当氧饱和度低于 88% 时, 暂停手术并进行纯氧正压通气。当情况稳定后, 调回到 30% 的氧浓度, 继续进行激光手术。然后使用球囊扩张器扩张气管。最后, 在病变处注射丝裂霉素。丝裂霉素被认为可以延缓注射部位再狭窄的发生。

当肌松恢复后停止注射丙泊酚, 在患者完全清醒并能听从指令时拔管。

术后会并发咳嗽并持续大约 30min, 间断注射 25μg 芬太尼可以缓解咳嗽。2h 后, 患者深呼吸无喘鸣, 可以满意地出院回家了。

临床要点

- 治疗性支气管镜检查可进行减瘤术, 也可进行旨在维持气道通畅的手术, 如球囊扩张和气道支架置入。
- 可以通过纤维支气管镜或硬质支气管镜进行操作, 并一般在全身麻醉下进行。
- 全凭静脉麻醉优于吸入麻醉。因为支气管镜频繁置入和拔出会导致麻醉回路频繁开放从而引起手术室空气污染, 并且术中频繁使用吸引器容易导致麻醉深度变化。
- 气道管理的选择包括: 不插管、声门上气道、大口径气管导管(ID 8.5mm 或 9.0mm)或硬质支气管镜。
- 为了安全地完成手术, 肌松剂往往是必要的。然而, 前纵隔肿块和气管食管瘘的患者至少在麻醉初始阶段需要保持自主呼吸。
- 因术中临床情况在不断改变, 麻醉医生与支气管镜检查者之间需要进行持续的沟通。特别是麻醉医生需要在手术的不同阶段调整吸入氧浓度。
- 可能发生的并发症包括咳嗽、气胸、喉痉挛、支气管痉挛以及对气道完全失去控制。

(李　杰译　乔　晖　李文献校)

参考文献

1. Becker HD. Bronchoscopy: the past, the present, and the future. *Clin Chest Med* 2010;**31**(1):1-18.
2. Sarkiss M. Anesthesia for bronchoscopy and interventional pulmonol-ogy: from moderate sedation to jet ventilation. *Curr Opin Pulm Med* 2011;**17**(4):274-278.
3. Anantham D, Feller-Kopman D, Shanmugham LN, *et al.* Electro-magnetic navigation bronchoscopy-guided fiducial placement for robotic stereotactic radiosurgery of lung tumors: a feasibility study. *Chest* 2007; **132**(3):930-935.
4. Rafanan AL, Mehta AC. Stent-ing of the tracheobronchial tree.

Radiol Clin North Am 2000; **38**(2):395-408.

5. Saito Y, Imamura H. Airway stenting. *Surg Today* 2005;**35**(4):265-270.

6. Wood D. Airway stenting. *Chest Surg Clin N Am* 2003;**13**(2): 211-229.

7. Doyle DJ, Abdelmalak B, Machuzak M, Gildea TR. Anesthesia and airway management for removing pulmonary self-expanding metallic stents. *J Clin Anesth* 2009;**21**(7):529-532.

8. Folch E, Mehta AC. Airway interventions in the tracheobronchial tree. *Semin Respir Crit Care Med* 2008;**29**(4):441-452.

9. Sakr L, Dutau H. Massive hemoptysis: an update on the role of bronchoscopy in diagnosis and management. *Respiration* 2010; **80**(l):38-58.

10. Blank RS, de Souza DG. Anesthetic management of patients with an anterior mediastinal mass: continuing professional development. *Can J Anaesth* 2011;**58**(9):853-867.

11. Bechard P, Letourneau L, Lacasse Y, Cote D, Bussieres JS. Perioperative cardiorespiratory complications in adults with mediastinal mass: incidence and risk factors. *Anesthesiology* 2004;**100**(4):826-834; discussion 825A.

12. Redford DT, Kim AS, Barber BJ, Copeland JG. Transesophageal echocardiography for the intraoperative evaluation of a large anterior mediastinal mass. *Anesth Analg* 2006;**103**(3):578-579.

13. Brooker RF, Zvara DA, Roitstein A. Mediastinal mass diagnosed with intraoperative transesophageal echocardiography. *J Cardiothorac Vase Anesth* 2007;**21**(2):257-258.

14. Erdos G, Tzanova I. Perioperative anaesthetic management of mediastinal mass in adults. *Eur J Anaesthesiol* 2009;**26**(8):627~632.

15. Strieker PA, Gurnaney HG, Litman RS. Anesthetic management of children with an anterior mediastinal mass. *J Clin Anesth* 2010;**22**(3):159-163.

16. Huang YL, Yang MC, Huang CH, *et al.* Rescue of cardiopulmonary collapse in anterior mediastinal tumor: case presentation and review of literature. *Pediatr Emerg Care* 2010;**26**(4):296-298.

17. Conacher ID, Curran E. Local anaesthesia and sedation for rigid bronchoscopy for emergency relief of central airway obstruction. *Anaesthesia* 2004; **59**(3):290-292.

18. Eckardt J, Petersen HO, Hakami-Kermani A, *et al.*Endobronchial ultrasound-guided transbronchial needle aspiration of undiagnosed intrathoracic lesions. *Interact Cardiovasc Thorac Surg* 2009; **9**(2):232-235.

19. Sarkiss M, Kennedy M, Riedel B, *et al.* Anesthesia technique for endobronchial ultrasound-guided fine needle aspiration of mediastinal lymph node. *J Cardiothorac Vase Anesth* 2007;**21**(6):892-896.

20. Abdelmalak B, Marcanthony N, Abdelmalak J, *et al.* Dexmedetomidine for anesthetic management of anterior mediastinal mass. *J Anesth* 2010;**24**(4):607-610.

21. British Thoracic Society guidelines on diagnostic flexible bronchoscopy. *Thorax* 2001; **56**(Suppl l):ll-21.

22. Ayers ML, Beamis JF Jr. Rigid bronchoscopy in the twenty-first century. *Clin Chest Med* 2001; **22**(2);355-364.

23. Wahidi MM, Herth FJ, Ernst A. State of the art: interventional pulmonology. *Chest* 2007; **131**(l):261-274.

24. Abdelmalak B, Gildea T, Doyle DJ. Anesthesia for bronchoscopy. *Curr Pharm Des* 2012: in press.

25. Abdelmalak B, Ryckman JV,Al Haddad S, Sprung J. Respiratory arrest after successful neodymium:yttrium-aluminum- garnet laser treatment of subglottic tracheal stenosis. *Anesth Analg* 2002;**95**(2):485-486.

26. Hung WT, Liao SM, Su JM. Laryngeal mask airway in patients with tracheal stents who are undergoing non-airway related interventions: report of three cases. *J Clin Anesth* 2004; **16**(3):214-216.

27. Fernandez-Bustamante A,Ibanez V, Alfaro JJ, *et al.* High- frequency jet ventilation in interventional bronchoscopy: factors with predictive value on high-frequency jet ventilation complications. *J Clin Anesth* 2006;**18**(5):349-356.

28. Kraincuk P, Kepka A, Ihra G, Schabemig C, Aloy A. A new prototype of an electronic jet- ventilator and its humidification system. *Crit Care* 1999;**3**(4):101-110.

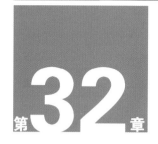

第32章

小儿耳鼻喉科手术的麻醉

引言

无论是对于儿科专业麻醉医生或是进行小儿全麻的麻醉医生而言,小儿耳鼻喉科手术的麻醉是择期手术中所占比例最大的。

耳科手术的麻醉
鼓膜切开术

慢性中耳炎伴积液(COME)是仅次于咽鼓管引流不畅的小儿常见病,可导致传导性耳聋和胆脂瘤。保守治疗无效是鼓膜切开置管引流的手术指征。许多先天发育异常的孩子,如腭裂、唐氏综合征以及颅面部畸形,也需要行鼓膜切开置管以纠正咽鼓管解剖异常。

此类短小的门诊手术需要全身麻醉,通常采用吸入麻醉如面罩吸入七氟醚、氧气和(或)氧化亚氮。口咽通气道能在和耳鼻喉科医生共享气道时保持气道的通畅,并能减少耳鼻喉科医生在显微镜下操作时感知的头部晃动。此外,在一些耳道狭窄,如伴有唐氏综合征和颅面部畸形的患儿中,此类手术难度大、耗时长,麻醉的维持则需要考虑声门上气道 (SGA) 或气管内插管 (ETT)。通常不需要开放静脉通路,除非预计患儿可能会发生严重的气道梗阻或血流动力学不稳定。例如,伴有唐氏综合征的患儿在七氟醚吸入诱导时可能出现严重的心律失常;喉部肌张力减弱的患儿在吸入诱导时可能发生气道梗阻。

可以通过不同的途径给予镇痛药物。术前口服对乙酰氨基酚(10~20mg/kg)或术中经直肠给药(30~40mg/kg)。术前口服对乙酰氨基酚吸收迅速,而直肠给药,起效时间为60~90min,2~3h 到达峰效应。与使用 0.2ml 0.25% 布比卡因进行耳前神经阻滞相比,经鼻腔给予 2μg/kg 芬太尼的患儿术后疼痛评分类似、镇痛药物的追加量以及出院时间没有差别[1]。与芬太尼滴鼻类似,肌肉注射吗啡 0.1mg/kg 和酮咯酸 0.5mg/kg 在给药时没有刺激,但 30min 的起效时间可能不利于术后快速恢复,因为大多数患儿如果简单地仅用对乙酰氨基酚或联合可待因即可于 30min 内转出 PACU。

学龄前的孩子单用七氟醚吸入麻醉可能会出现术后原因不明的谵妄。由于此类短小手术并不常规开放静脉通路,有研究显示在鼓膜切开置管术中使用芬太尼 1~2μg/kg 滴鼻可减少七氟醚麻醉后的谵妄[2]。最近一项研究显示,右美托咪定 1~2μg/kg 和芬太尼 1~2μg/kg 滴鼻在苏醒期谵妄和疼痛评分方面没有显著差异,但使用右美托咪定的患儿离院时间更长[3]。

慢性中耳炎伴积液的患儿可能同时伴有反复的上呼吸道感染,可能只有鼓膜置管改善中耳引流后感染才能好转。存在活动期或近期上呼吸道感染的患儿,围术期发生呼吸系统并发症的风险长达 6 周,包括气道阻塞、

321

喉痉挛、支气管痉挛及屏气[4]。在面临这些风险时,麻醉医生应该清楚患儿可能再次感染或者只有手术才能改善感染症状,同时必须做出决定是否进行手术。即使是近期并不严重的上呼吸道感染,气道高反应性也可能持续长达 8 周。然而对于这些患儿,如果是进行不使用气道器械的小手术,围术期呼吸道并发症并不会增加[4]。

鼓室成形术和乳突切除术

对于慢性鼓膜穿孔或胆脂瘤以及中耳上皮穿孔的患儿进行鼓室成形术,目的在于重建鼓膜,可能需要移植物修补。对于乳突炎和(或)胆脂瘤的患儿则进行乳突切除术。

进行鼓室成形术和乳突切除术的患儿取仰卧位,头向健侧旋转 90° 或 180°。由于患儿头部会被覆盖,必须小心确保呼吸管道的连接以及通畅。应该仔细旋转颈部摆放头位,以减少寰枢椎半脱位的风险。除了标准监测以外,由于面神经离手术部位很近,因此肌电图可以用来监测和防止面神经损伤。所以术中应该避免使用神经肌肉阻滞剂。铺上移植物修补前后禁用氧化亚氮以防止移植物移位。中耳是一个充满空气不可扩张的空腔,该腔体积的增加的同时压力也会上升。因为氧化亚氮在血中的溶解度是氮气的 34 倍,因此它沿着浓度梯度扩散入空腔的速度比氮气溢出的速度更加迅速,从而导致氧化亚氮在密闭空间内集聚。鼓室成形术和乳突切除术后最常见的并发症是由于前庭迷路刺激引起的恶心呕吐。相比单独使用吸入麻醉药和阿片类药物,预防性应用止吐药如地塞米松和 5-羟色胺拮抗剂以及丙泊酚全凭静脉麻醉(TIVA)能降低术后恶心和呕吐的风险。采用超前镇痛的概念进行耳大神经阻滞并不能

减少术后镇痛药物的需求,然而在手术结束前 1h 进行耳大神经阻滞的患儿确实能降低术后镇痛药物的需求并减少术后恶心呕吐的发生率[5]。平稳的苏醒可以防止移植物破裂,需要患儿在较深的麻醉状态下拔管(即所谓的"深麻醉"下拔管),同时滴定阿片类药物的用量使患儿的呼吸缓慢而规则。

人工耳蜗植入术

重度耳聋患儿早期植入人工耳蜗有利于说话和语言技能的发展。6 个月的婴儿即可植入人工耳蜗。人工耳蜗刺激听觉神经,术中根据诱发镫骨肌反射阈值(ESRT)来设定植入物的刺激极限值。挥发性麻醉药可使一半以上儿童的镫骨肌反射消失,从而导致 ESRT 呈剂量依赖性的增加,可能会高估患儿的舒适程度。由于丙泊酚不影响 ESRT,全凭静脉麻醉可能更适合人工耳蜗植入术[6]。

鼻科手术的麻醉
鼻骨骨折复位术

鼻骨骨折通常是因为直接创伤引起的,见于年龄较大的孩子。由于鼻黏膜血管丰富,急性鼻骨骨折可能产生严重的出血,大量的血液可能会被吞进胃里。因此,应该采用快速序贯诱导进行气管内插管以预防误吸。然而,闭合复位通常会推迟几天手术以便炎症消退,同时降低出血的风险。这时就可以使用喉罩替代气管导管。

后鼻孔闭锁

后鼻孔闭锁是一种先天畸形,是指鼻腔和呼吸消化道之间的连接缺如。此类闭锁可以是骨性和(或)混合膜性的。后鼻孔闭锁通常不伴有其他颅面部畸形,但有可能

是一组先天性异常疾病的一部分,被称为CHARGE(虹膜缺损、心脏畸形、后鼻孔闭锁、生长发育迟缓、泌尿生殖系统缺陷和耳部畸形)。如果闭锁是双侧的,患儿可能出现急性呼吸衰竭,尤其见于必须经鼻呼吸的新生儿。双侧后鼻孔闭锁通常表现为静息时呼吸道梗阻,症状可被大哭或经口通气道改善。在安抚奶嘴上剪一个大孔也可用于维持气道的通畅。单侧后鼻孔闭锁不是外科急症,通常在数年后才仅表现为单侧流涕。是否需要外科矫正双侧后鼻孔闭锁取决于新生儿对经口呼吸的代偿情况以及是否能获得足够的营养。一些外科医生提出手术时机需要患儿年龄10 周、体重 4.5kg、血红蛋白 100g/L。

合适的麻醉方案为静脉或吸入诱导,麻醉维持采用吸入麻醉药、肌松剂及阿片类药物。行双侧修补手术的新生儿可能出现术后气道梗阻,必须在监护单元内进行观察。手术矫正闭锁后,可能会发生再狭窄,但可以局部应用丝裂霉素 C 来减少再狭窄的发生。丝裂霉素 C 是一种氨基糖苷类的烷基化剂,可以阻止成纤维细胞的生长和迁移。

鼻内窥镜手术

当广谱抗生素治疗慢性鼻窦炎不再有效时,鼻窦内窥镜手术是主要的治疗方法。手术在可视化的操作下对鼻黏膜进行微清创术。许多慢性鼻窦炎患儿伴发其他疾病,尤其是哮喘和囊性纤维化,这些合并症必须在术前得到改善。合适的麻醉方案为静脉或吸入诱导,麻醉维持采用吸入麻醉药、肌松剂及阿片类药物。采用带套囊的预塑形气管内导管(RAE 管)使外科医生对上颌骨及鼻窦的操作不会被阻挡,同时可以防止因漏气而使鼻内窥镜器械起雾。出血在手术操作中比较常见,通常用血管收缩剂浸泡的纱布填塞鼻腔。最常用的血管收缩剂有0.025%~0.05%羟甲唑啉,0.25%~1%苯肾上腺素,0.5%~1%利多卡因混合 1:100 000肾上腺素以及 4%~10%可卡因。黏膜表面使用血管收缩剂,可能会导致严重的高血压、反射性心动过缓甚至心脏骤停。严重高血压通常是一过性的,可能并不需要处理。术中给予皮质类固醇激素如地塞米松(0.5~1mg/kg)可以减轻炎症。此外,外科医生在手术结束时可能会放置一个可吸收的支架材料,这使患儿只能通过鼻部通气,这也增加了术后谵妄的发生率。

扁桃体切除术

腺样体扁桃体切除术是一种最常用的儿科手术,复发性扁桃体炎或咽炎以及扁桃体肥大为主要的手术指征。复发性扁桃体炎或咽炎采用药物治疗失败或扁桃体肥大导致呼吸睡眠紊乱是采用外科治疗的指征。虽然在腺样体切除术时通常也常规进行扁桃体切除,但是对于复发性腺样体炎、慢性鼻窦炎及复发性中耳炎伴积液,通常单独进行腺样体切除。

外科技术

腺样体扁桃体切除术的手术技术,包括冷、热刀切割,吸引,汽化(一种使用射频能量的非热驱动过程)以及单极和双极电刀技术。电灼技术可减少围术期出血,但会增加围术期疼痛、减少术后进食量。

阻塞性睡眠呼吸暂停

睡眠呼吸障碍包括一系列不同程度的疾病,轻的仅表现为鼾症,严重的发展为阻塞性

表32-1 儿童睡眠呼吸障碍的分类和严重程度

	AHI	SpO₂最低值（%）	PETCO₂ > 50 mmHg（测试%）
正常	≤1	>94	<10
原发性鼾症	≤1	>94	<10
上气道梗阻综合征	≤2	>92	10~15
阻塞性肺泡通气不足	≤2	>92	>20
阻塞性睡眠呼吸暂停			
轻度	2~4	88~92	10~15
中度	5~10	80~88	15~20
重度	>10	<80	>20

AHI：呼吸暂停、低通气指数

睡眠呼吸暂停（OSA）。虽然鉴别诊断儿童阻塞性睡眠呼吸暂停非常重要，然而如果没有睡眠检查报告，很难简单地仅根据临床症状区分鼾症或阻塞性睡眠呼吸暂停，因为这两种疾病可能出现类似的症状。有病史记录的严重阻塞性睡眠呼吸暂停的患儿发生围术期呼吸系统并发症的风险较高，通常这类患儿还存在其他一些特征以及合并症，比如年龄小于3岁、颅面综合征、颅底疾病、神经肌肉功能紊乱、唐氏综合征、浸润性疾病、储存性疾病及肥胖[7]。

气道梗阻不仅可能导致慢性缺氧和高二氧化碳血症，而且可能引起心血管系统的异常，如右心室肥厚，双心室功能不全和肺动脉高压，发育停滞，反复发作的上下呼吸道感染以及神经认知缺损，如学习能力差、行为问题等。不过幸运的是，这些问题大多能在进行腺样体扁桃体切除术后得到改善。

多导睡眠描记法

梗阻的严重程度只能通过睡眠检查来评估。梗阻的严重程度会随着睡眠的不同时期而变化，在清晨快速动眼睡眠时比较严重。睡眠检查评估的指标包括呼气末二氧化碳、脑电图、胸壁运动、腿部运动及血氧饱和度。在睡眠检查报告上罗列的指标包括呼吸暂停、低通气指数（AHI）、呼气末二氧化碳峰压以及氧饱和度最低值（表32-1），其中呼吸暂停、低通气指数是指每小时呼吸暂停（气流完全停止）及低通气（气流减少50%）的次数[8]。呼吸暂停和低通气可能是中枢性、阻塞性或混合性的。中枢性呼吸暂停表现为没有呼吸动作，而在阻塞性呼吸暂停中患者为了对抗上呼吸道不畅而表现为吸气费力。虽然对于儿童OSA的诊断标准目前还没有达成共识，但睡眠检查中的各项指标都有助于对阻塞的严重程度进行分类，这对于确定围术期计划是非常重要的。AHI越高围术期呼吸系统并发症的风险就越大。此外，仅根据气道梗阻的发作来记录阻塞性睡眠呼吸暂停才是真实的，因为在儿童中，没有呼吸系统损害的中枢性呼吸暂停可能是正常的。目前有多种评分被用来帮助预测围术期呼吸系统并发症的风险，但没有一个评分系统的可靠和可重复性是令人信服的。即使梗阻的严重程度只能通过睡眠检查来评估，但由于睡眠研究实验室的缺乏以及完成幼儿睡眠检查存在诸多不便和困难，因此许多患儿并没有进行睡眠检查。其他诊断性检查,如视频录像及监测夜间脉搏血氧饱和度,可能有助于预测围手术期呼吸系统并发症,但并不能完全对梗阻的严重程度进行分层以及计划相应的必要后续措施。术前血氧饱和度监测的最低值若低于80%,则发生围术期呼吸系统并发症的风险增加[9]。美国耳鼻喉科学院近日发文,建议睡眠呼吸障碍儿童在扁桃体切除术前需进行多导睡眠监测。该学院提出了以下建议:①在决定是否进行扁桃体切除术前,如果患儿伴有其他复杂的疾病如肥胖、唐氏综合征、颅面部畸形、神经肌肉疾病、镰状红细胞病或黏多糖增多症等,临床医生必须对睡眠障碍性呼吸的患儿进行多导睡眠描记。②如不确定手术治疗的必要性或体检发现扁桃体的大小与睡眠呼吸紊乱的严重程度不一致时,即使没有合并①中所列疾病,临床医生也应提倡在扁桃体切除术前进行多导睡眠监测。③对存在睡眠呼吸紊乱的患儿进行扁桃体切除术时,临床医生应在麻醉诱导前将多导睡眠监测的结果与麻醉医生进行沟通。④如果患儿年龄小于3岁或根据多导睡眠图监测记录有严重的阻塞性睡眠呼吸暂停(AHI ≥ 10即每小时不少于10个气道阻塞性事件,血氧饱和度最低值小于80%,或两者都有),临床医生应将患儿收住入院,并在扁桃体切除术后当晚进行严密监测。⑤扁桃体切除术前有指征需要通过多导睡眠监测评估睡眠呼吸紊乱的儿童,临床医生应尽可能获得多导睡眠监测结果[10]。

围术期麻醉关注点

全面的病史和体格检查必不可少,主要关注患者的气道梗阻症状,包括打鼾、喘息或睡眠惊醒、睡眠时好动、白天嗜睡以及遗尿。

然而,打鼾的响度与梗阻的严重程度并不相关。应该尽可能根据睡眠检查的结果评估梗阻的严重程度。虽然可以通过检查口咽部来对扁桃体的大小进行分级,然而没有证据表明,围术期呼吸道并发症的发生率与扁桃体大小直接相关[11]。除非病史提示患者既往有出血倾向,也没有证据表明术前常规全血细胞计数(CBC)或凝血功能检查是必要的。同样,也没有必要常规进行生化检查以评估由于高碳酸血症而产生的代偿性代谢性碱中毒的情况。通过基础心电图评估右心室肥厚的情况,如果心电图提示右心室肥厚,只有在临床病史和体格检查提示右心室劳损或衰竭,如第二心音亢进、运动耐力差或肝肿大时才进行超声心动图检查。

接受扁桃体腺样体切除术的儿童可能存在一些特殊情况。唐氏综合征的儿童有颅面畸形,如面中部发育不全。如果同时合并下咽肌张力低下,则会增加麻醉诱导过程中气道梗阻的风险,可能引起面罩通气困难。黏多糖贮积症Ⅰ型(贺勒综合征)和Ⅱ型(亨特综合征)的儿童会出现上呼吸道黏多糖弥漫性浸润,也会导致气道梗阻以及面罩通气和气管插管困难。

焦虑的患儿可以在术前给予口服镇静剂咪达唑仑(0.5mg/kg)。即使对于气道严重梗阻的患儿,也没有证据表明术前用药可能增加这些患儿的围术期呼吸系统并发症的发生率[12]。

麻醉诱导早期,咽部的梗阻可通过提下颌、置入口咽或鼻咽通气道改善,对于由于咽部张力减弱引起的气道梗阻,可能有必要加用适度的CPAP(10~20cmH$_2$O)。咽部闭合压力随着睡眠呼吸暂停严重程度的增加而增加,所以对于重度OSA需要更高水平的 CPAP 才能缓解气道梗阻。对于术前未进行睡眠检查的患儿，所需 CPAP 的大小可以作为评价气道梗阻程度的主观指标。在大多数医学中心，扁桃体腺样体切除术只需 15~45 min，因此神经肌肉阻滞通常没有必要。患者采用预塑形带套囊的经口异形气管导管 (Ring-Adair-Elwyn) 以减少血液和分泌物误吸的风险。选择的气管导管要比根据年龄预估的尺寸小 0.5~1G，以避免气道损伤。在较深的吸入麻醉状态下放置气管导管，可能需要辅以利多卡因喷喉或静脉注射丙泊酚 2~3mg/kg。气管导管由布朗—戴维斯开口器中带凹槽的压舌板固定到位。吸入氧浓度应降低到可允许的最低水平，以减少呼吸道燃烧的风险。麻醉维持可采用吸入麻醉药或全凭静脉麻醉，辅以阿片类药物，初始滴定剂量通常为芬太尼 1~2μg/kg，吗啡 100~200μg/kg 或氢吗啡酮 10~20μg/kg。严重 OSA 的患儿围术期吗啡或等效的其他阿片类药物的需求量较少，芬太尼呼吸暂停的发生率是健康儿童的 1.5 倍[13]。此外，年幼患儿和那些术前氧饱和度较低的患儿术后吗啡或等效的其他阿片类药物的需求量也较少[14]。在麻醉维持过程中，保留自主呼吸，能够评估患儿对追加小剂量阿片类药物的反应。虽然阿片类药物是主要的镇痛药物，但现已提倡使用一些辅助药物，例如抗炎药、对乙酰氨基酚、右美托咪定和氯胺酮等以减少阿片类的用量。在扁桃体腺样体切除术中应用非甾体类抗炎药是有争议的，最近的一项 Meta 分析显示，扁桃体切除术中应用非甾体类抗炎药可使术后出血的风险增加，但 Cochrane 数据库中的资料表明两者之间并没有显著相关性[15]。对乙酰氨基酚可术前口服给药（10~15mg/kg）或直

肠给药（30~40mg/kg），现在可以静脉给药（10~15mg/kg）。一项随机对照试验比较了扁桃体腺样体切除术后静脉或直肠给予对乙酰氨基酚的镇痛时间，发现两者均能延长术后补充应用阿片类药物的时间，直肠给药的镇痛持续时间更长[16]。最近的一项 Meta 分析发现，应用氯胺酮能减少术后麻醉恢复室的疼痛评分以及非阿片类镇痛药的需求，但术后阿片类药物用量并未减少[17]。右美托咪定是一种 α₂ 受体激动剂，具有轻度镇痛特性，相比术中单纯应用吗啡的患者，应用右美托咪定 0.75~1μg/kg 延长了术后应用补救性阿片类药物的时间，但未减少术后吗啡的总用量[18]。

大剂量地塞米松（0.5~1mg/kg）能减少术后炎症反应和恶心呕吐的发生率。最近有研究报道大剂量地塞米松会增加出血风险，然而在这篇报道中，原发性出血和手术当天需要返回手术室的发生率过高，因而受到质疑[19]。

结束手术时，外科医生会吸引口咽部和胃部以除去残留的分泌物和血液。外科医生可能会选择性的在扁桃体窝进行局麻药物浸润以减轻术后疼痛。尚无证据表明何种局麻药以及何种浓度的局麻药能减轻术后疼痛。低风险的患儿可以在清醒状态或者深麻醉下拔管。深麻醉下拔管是指在无喉反射时拔管。可以通过较高浓度的吸入麻醉药（拔管 MAC 值 1.2MAC）或局部麻醉来减弱喉反射。利多卡因可以在手术结束前 5 min 静脉给予 1~2mg/kg，在喉镜检查时局部喷洒（2%~4% 1~3ml），在手术结束时通过气管导管注入（1%~2% 1~2ml）或在喉镜检查后滴在气管导管套囊上（1%~2% 1~2ml）。深麻醉下拔管降低了拔管时呛咳和反流的发生，减少扁

桃体切除术后出血的可能性,但由于气道反射缺失,口咽部存在的分泌物和血液可能会增加喉痉挛的发生。对高危患儿而言,深麻醉下拔管可能会增加呼吸道梗阻的发生率和术后呼吸系统并发症。另一种常见的做法是在拔管时将患儿置于侧卧位,头略低,以便口咽部的血液和分泌物流出。不幸的是,对于接受扁桃体腺样体切除术的患儿,尚无有关拔管技术和围术期呼吸系统并发症的结论性研究。在决定拔管时机时,麻醉设备也很重要,因为大多数围术期呼吸系统并发症都发生在麻醉后恢复室(PACU)。许多门诊手术中心没有可提供援助的麻醉医生,而复苏室护士往往在小儿麻醉方面经验有限,因此儿科患者在 PACU 内进行深麻醉下拔管必须非常谨慎。

喉罩和扁桃体腺样体切除术

　　喉罩用于扁桃体腺样体切除术最早开始于 20 世纪 90 年代初,但直到可弯曲强化喉罩的发明前并未得到广泛应用。对于腺样体扁桃体肥大的患儿置入喉罩可能是具有挑战性的,有多种手法可以帮助喉罩置入到位;然而,假如在放置颈部过伸位前,喉罩就能维持足够的通气和氧合,那么即使在手术过程中使颈部过伸,喉罩也很少会移位。喉罩相对于气管内导管的优势包括可能减少术后喘鸣,以及保留规律的自主呼吸以利于患儿快速苏醒[20]。然而,喉罩是否会改变围术期呼吸系统并发症的发生率仍具有争议。

术后管理

　　围术期呼吸系统并发症可分为主要并发症和次要并发症。主要呼吸系统并发症,包括那些需有创和无创气道干预的情况,如

BIPAP、CPAP、再次插管及药物干预,如应用琥珀胆碱缓解喉痉挛。次要呼吸系统并发症包括轻度至中度氧依赖性或非氧依赖性的缺氧。如果在术后早期不立即解决气道梗阻的问题,镇静药物的应用可能加重梗阻。口咽部的血液和分泌物可能会进一步诱发喉痉挛。

　　术后恶心呕吐通常是由咽部黏膜刺激和吞咽血性分泌物引起的,应进行预防性治疗,如 5- 羟色胺受体拮抗剂或促胃动力剂如甲氧氯普胺。术中单次给予地塞米松,也可减少术后第一个 24h 呕吐的发生率。然而,最小的有效剂量还不清楚。

　　通常很难确定哪些患儿需要在术后入院监护。即使是轻微 OSA 患儿,在接受扁桃体切除术后当晚会出现气道阻塞[21]。严重 OSA 患儿术后发生梗阻相关性缺氧的可能性是轻度 OSA 患儿的 4 倍。然而,没有证据能帮助判断患儿是否应该在重症监护病房监测以及患儿术后应监测多久。在作者的医院,常规做法是对于低风险的手术患儿在出院前需要观察 2h,能进食并维持 $SPO_2 > 93\%$。

扁桃体切除术后出血

　　扁桃体切除术后出血可分为原发性和继发性。原发性出血在术后 24h 内发生,较继发性出血更严重。继发性出血通常发生在术后 24h 以后(术后 7~10d),也就是扁桃体表面手术焦痂脱落的时候。扁桃体切除术后出血多见于大于 10 岁的儿童。

　　无论是原发性或继发性出血,其麻醉管理都是具有挑战性的。术前应建立静脉通道以便进行容量复苏以及必要时进行输血。患儿在麻醉诱导前必须接受足够的容量复苏。诱导过程中外科医生应在床旁,因为出血可能会阻塞气道,需要进行紧急气管切开。清

醒纤维支气管镜插管在焦虑的患儿以及血液阻塞气道的患儿中可能会变得非常困难。应该按照饱胃和存在误吸风险的情况来进行麻醉诱导。根据患儿的血流动力学状态,采用丙泊酚(2mg/kg)、依托咪酯(0.3mg/kg)或氯胺酮(1~2mg/kg)以及琥珀酰胆碱(1~2mg/kg)或罗库溴铵(1.2mg/kg)进行快速序贯诱导。必须有两路大口径的吸引器以帮助暴露气道。为了避免误吸血液,应该选择带套囊的气管内导管。如果在喉镜下声门不能暴露,助手可在一旁按压患儿胸壁,气管导管可通过气流通过声门开口时冒出的气泡进入声门。麻醉处理、维持旨在通过容量治疗及输血维持患儿血流动力学稳定以及容量状态。由于血液进入胃部会结块不易吸引,因此在术后吸引患儿胃部通常并不能去除所有咽下的血液。在术后患儿必须在清醒状态下拔管。

咽喉部激光手术的麻醉
激光手术

激光(受激辐射的光放大)以光的形式产生电子活动。激光束可以集中在一个很小区域,可用于控制靶组织的凝固、切开和汽化,而不会影响邻近组织。CO_2 激光是最常用的激光,能被所有生物组织吸收,并使组织细胞中的水分迅速蒸发,升高温度以及使蛋白质变性。CO_2 激光仅产生靶组织的气化,对周围组织的损伤较小,术后水肿较轻。CO_2 激光已用于治疗口咽和喉气管内的乳头状瘤、声门下狭窄、声门下血管瘤、声门蹼、插管后肉芽肿形成以及及声带小结。氩气和掺钕钇铝石榴石激光(Nd:YAG 激光)用于眼科手术和治疗胃肠道出血。CO_2 激光无法穿透角膜,可能导致角膜损伤,而氩气和 Nd:YAG 激光能穿透角膜,可引起视网膜损伤。

因此,所有手术室人员应佩戴安全护目镜以避免激光光束反射引起的损伤,患者的眼镜应该用盐水浸泡过的眼垫或金属眼罩覆盖。易燃物品,如手术铺巾,PVC 或非金属橡胶管,和未受保护的皮肤应该避免暴露在激光通路中,以降低发生燃烧的风险。

激光手术的麻醉管理包括插管和非插管技术。标准的 PVC 管都是易燃的,可被激光点燃,而红色橡胶管不能被点燃,但被金属包裹时可使激光偏转。金属包裹的导管可能会刺激气管黏膜引起术后水肿,而且如果金属脱落可能会阻塞气道,并使激光穿透脱落的部分并点燃导管未受保护的部分。目前已有专为激光手术特制的不易燃,可弯曲且不会反射激光的气管导管,但是这些气管导管的外径大于 PVC 或红色橡胶气管导管,使它们不适用于内径较小的气道。必须准备随手可得的注射器或储水容器以扑灭被点燃的气管导管或周围组织。常规吸入诱导的非插管技术也可用于激光手术,以便在手术过程中提供清晰术野和避免气管内导管燃烧的风险。此外,可根据患者的每分钟通气量控制麻醉深度。一项关于自主通气模式的综述表明,这是一个安全和有效的技术[22]。当患者体位以及支撑喉镜放置到位后,采用利多卡因局部喷喉,麻醉维持采用全凭静脉麻醉(TIVA)技术,即丙泊酚 $200 \sim 400 \mu g/(kg \cdot min)$ 和瑞芬太尼 $0.1 \sim 0.25 \mu g/(kg \cdot min)$,或经支气管镜侧孔给予吸入麻醉药。有些麻醉医生建议使用抗胆碱能药物,以防止反射性心动过缓,减少分泌物。在手术过程中可以维持通气和被动氧合。进入气管导管或通过纤维支气管镜的混合气体会影响燃烧的危险程度。氦气能阻碍 CO_2 激光燃烧,而氧化亚氮和氧气都是助燃剂。氧气浓度应低于 30%,以减少呼吸道燃烧的风险,可采用听诊和脉搏血氧仪监测患者的通气和氧合。如出现缺氧,需要间断进行面罩通气或外科医生间歇性进行气管内插管来纠正。面罩通气优于重复的插管,因为后者造成的气道损伤可能会增加术后水肿的风险。呼吸暂停期间采用喷射通气是对这种不插管技术的改良。通过一根导管经纤维支气管镜进行声门上喷射通气,可以对大气道进行间歇性通气。这种改良的方法在手术过程中减少膈肌的移动,提供了相对固定的术野,但对于存在小气道疾病的患儿,可能无法提供有效的通气。术中给予地塞米松(0.5~1mg/kg)可以减少术后喉头水肿,对于术后喘鸣可能需用外消旋肾上腺素缓解。

激光手术最灾难性的并发症在于呼吸道燃烧。如果气管内导管被点燃,应立刻停止供氧,断开气源,并立刻拔除气管导管。用生理盐水灭火,并通过支气管镜复查气道以确定气管和肺损伤的程度。

气管切开术

气管切开术可能作为急诊手术、紧急手术或择期手术进行。由于麻醉医生和外科医生共享气道,术前应制定气道管理计划。气切管应适合气管和颈部,避免引起皮肤或气管黏膜损伤。通常用塑料气管造口管以防止组织损伤。塑料气管造口管的型号采用公尺,与对应的气管内导管尺寸一致,而金属气管造口管的型号仍使用法国尺寸。

择期气管切开术通常在原有气管插管的患儿中进行,这些患儿由于持续低氧血症、高碳酸血症或气道阻塞而不能拔管。如果最初能维持氧合和通气,但由于上呼吸道或喉部外伤、腐蚀性损伤、感染及肿瘤引起急性呼吸衰竭的风险,这些患儿需进行急诊或紧急气管切开术。

行紧急气管切开术的麻醉医生必须确定患儿是否能在全身麻醉下维持气道,是否可用标准喉镜或纤维支气管镜进行插管。应采用吸入麻醉诱导,保留自主呼吸。对于即将发生呼吸衰竭的患儿,可用氯胺酮或全凭静脉麻醉技术,即丙泊酚 200~400µg/(kg·min)、瑞芬太尼 0.1~0.25µg/(kg·min),也可以使用右旋美托咪定 1~2µg/(kg·h)。如果不能保持气道通畅,应避免使用肌松剂,以防止气道阻塞。麻醉诱导后,可以采用利多卡因(2%~4% 1~3ml)喷喉以减弱喉反射。如果无法插管,可采用喉罩或面罩维持气道。外科医生更喜欢气管内插管,因为能帮助确定气管的位置。

择期气管切开术通常在原有气管插管的患儿中进行,麻醉维持采用吸入麻醉、阿片类药物和肌松剂。患儿放置肩垫,使颈部过伸,头固定在床头。置入气管造口管之前,略拔出气管导管给气管造口管留有空间,但只有确认造口管正常通气后,气管导管才能完全拔出。固定缝合线应保留至手术结束,以便万一气管造口管不小心脱落时外科医生可以识别的气管切开部位和管腔。在作者的医院,术后患儿在 ICU 内镇静并制动 5d,以使吻合口愈合,同时防止气管造口管意外脱落而使气道失去控制。

详情请参见第 33 章气道重建术。

喉镜,纤维支气管镜和内窥镜的麻醉

使用硬质和软质纤维支气管镜可对上下呼吸道进行解剖学检查和动态评价。常用来评估包括喉气管软化、外部病变引起的气管压缩、先天性或后天性声门下狭窄、喉乳头状瘤、血管瘤、肉芽肿和气管异物等病变。

硬质和可弯曲纤维支气管镜和内窥镜检查的麻醉需要外科医生和麻醉医生之间不断的合作与沟通，因为他们必须共享气道。术前评估应着眼于静息和活动时气道梗阻的程度，以及采用何种体位或方式可以加剧或改善症状。麻醉医生应该将所有影像学检查、肺功能检查和动脉血气分析作为整体评估的一部分。术前镇静药物和阿片类药物应用需谨慎，以免引起呼吸抑制，加重气道梗阻。

硬质支气管镜由支气管镜、玻璃棒状窥镜、与麻醉回路相连用于通气的侧臂、窥镜光源以及钳夹和切割的器械通道组成（图32-1）。整个系统是封闭的，窥镜放置到位后可用于通气。小儿硬质气管镜有三种不同长度和直径的型号。应该使用尽可能小的可视窥镜，以防止通气时的气流阻力增加，因为对于较小的支气管镜，窥镜几乎占据了整个管腔[23]。当窥镜阻碍气流时可能会出现胸腔内压力的持续增加，增加了气压伤和心血管系统损害的风险。例如，2.8mm的窥镜用于3.5mm的支气管镜时，可以保证呼气通畅。然而，如果使用较小的支气管镜时，就不能保证充分地呼气，需要间断移开窥镜，特别是对于较长时间的手术，以便通气及进行被动呼气。

支气管镜检查的另一种通气方式是Sanders喷射通气技术（图32-2）[24]。原理是通过手持式减压阀带来50 psi的氧气，并通过16G导管连接于硬质支气管镜。目前喷射呼吸机具有可调压力阀，因而降低了气压伤的风险。通过导管释放氧气，文丘里效应将室内空气带入硬质气管镜，使肺部通气。由于带入的空气稀释了氧浓度，因此FIO_2大大低于100%。然后通过肺部和胸腔的被动弹性回缩呼气。高气压可能会导致气压伤、气胸、纵隔气肿和胃肠道胀气。室内空气稀释氧气可能引起缺氧，呼气不全可造成高碳酸血症。存在肺部或胸壁重大基础疾病的患儿不适合进行喷射通气。麻醉维持通常采用全凭静脉麻醉技术，如下文所述。

麻醉医生必须维持氧合和通气，防止误吸，并在外科医生进行支气管镜检查过程中，减少喉部运动。吸入或静脉诱导均可进行，但应保留自主呼吸，让外科医生可以评估上呼吸道或气管支气管动力学情况。可以应用抗胆碱能药物减少分泌物和防止迷走神经介导的心动过缓。声带应用2%～4%利多卡因1～3ml表面麻醉可以抑制喉反射，防止外科操作时的呛咳，可以在较浅的麻醉深度下进行手术，以帮助评估气道动力学。无论采用吸入麻醉或全凭静脉麻醉丙泊酚和（或）阿片类药物，麻醉维持必须平稳，以确保一个"安静"的外科术野，且应避免呼吸暂停，以便气道动力学评估。丙泊酚全凭静脉麻醉技术200～400μg/（kg·min）相对于支气管镜侧孔吸入麻醉而言，可在支气管镜检查过程中提供稳定的麻醉深度。瑞芬太尼0.1～0.25μg/（kg·min）的优势在于可以增加麻醉深度同时减轻额外的交感神经刺激。其短效性也可以在手术刺激结束时，将呼吸抑制的风险降至最低。由于通过支气管镜的通气是间断的，支气管镜检查过程中，应给予100% O_2。高流量的新鲜气体和高浓度的吸入麻醉剂是必要的，以弥补硬质气管镜的泄漏。无通气侧孔的窥镜仅可用于新生儿，且必须经口或经鼻插入气管内导管以供氧。手术结束时，外科医生可采用不带套囊的气管内导管，根据15～25cmH_2O正压通气时的漏气程度来判断测量喉的大小。给予地塞米松

（A）
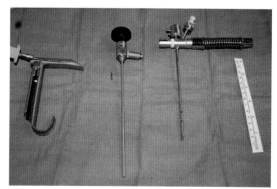

（B）
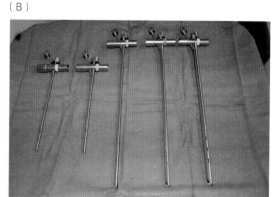

图32-1　（A）硬质气管镜，喉镜，玻璃窥镜，支气管镜和与麻醉回路相连，用于通气的侧臂（从左至右）。（B）不同支气管镜尺寸（3.5~6.0），长度从左至右显示

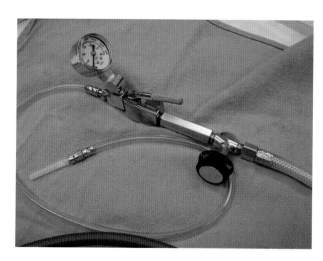

图32-2　Sanders喷射呼吸机

0.5 ~ 1mg/kg 可以减少术后呼吸道水肿。手术结束，支气管镜退出后，患儿应该能在自然状态下进行自主呼吸。

支气管镜检查时并不总能进行连续 $EtCO_2$ 监测，这时候临床观察胸壁运动或心前区听诊是有帮助的。高碳酸血症虽然是不可避免的，但通常大多数患儿有良好的耐受性。然而患儿往往对缺氧的耐受性很差，当患儿进行面罩通气或间歇性插管时，支气管镜检查不得不暂停。如果发生持续的缺氧或心血管系统指标迅速恶化，应怀疑出现张力性气胸的可能。

喘鸣

喘鸣通常用来形容嘈杂的呼吸，特别是指伴有各种呼吸道病因而出现的高调啼鸣声。喘鸣的病因可能是胸腔外或胸腔内、后天性或先天性、固定或动态性的。吸气性喘鸣是由于胸廓入口上方异常，而呼气性喘鸣，通常是由于胸廓入口下方异常引起的。术前病史采集应关注起病及症状的持续时间、出现症状的体位（例如，平卧或直立）、症状加重或缓解的情况（例如，在休息或劳累）以及既往气管插管史等。清醒新生儿进行经鼻纤维

331

支气管镜检查可能有助于评估新生儿喉动力学而避免过度刺激患儿。抗胆碱酯酶药物可用于防止迷走亢进引起的心动过缓，对鼻黏膜进行利多卡因表面麻醉可提高经鼻入路的舒适性。另外，在全麻下进行硬支气管镜检查不仅可以观察下气管支气管树的情况，而且可以维持通气和氧供。

急性会厌炎

急性会厌炎是一种可能威胁生命的声门上细菌感染。在流感嗜血杆菌 β 型疫苗面世之前，会厌炎更加常见。患儿的中毒症状表现为高热、咽痛、吞咽困难、发声困难和吸气性喘鸣等。典型症状是坐位时下巴向前，张口流涎，双手呈三脚架姿势。除非建立通畅的气道，否则患儿的情况可能迅速恶化。颈部 X 线侧位片可能提示会厌肿胀，但如果摄片会延误气道的建立，应推迟摄片。应保持患儿固定的姿势，防止气道完全阻塞，并立即转运，通常是从父母的怀抱，通过麻醉医生，耳鼻喉科医生或重症监护医生送往手术室，在运送过程中应采用可控的方式确保气道通畅。气管内导管是首选的气道支持方法。

患儿通常在父母的怀抱中，采用吸入诱导、保留自主呼吸，所有操作都应轻柔地实施，以避免造成急性呼吸道梗阻。在患儿反应减弱后建立静脉通道。可应用适度CPAP，以防止气道塌陷，保持自主通气以维持呼吸道张力。通常选用比根据年龄估计的型号小 1～2G 的气管导管。直接喉镜下可能看见典型的樱桃红会厌，但会厌和其他声门上结构明显的炎症改变会影响口咽部解剖从而造成直接喉镜困难。紧急气道设备，如可视喉镜和气管镜应随手可得，外科医生也可在面罩通气下行紧急气管切开。

术后患儿应在 ICU 内进行机械通气，通常在应用抗生素 24～48h 后可听到气管导管周围的漏气声。

假膜性喉炎

假膜性喉炎比会厌炎起病隐匿，通常继发于上呼吸道感染。在休息或活动时，患儿可能出现犬吠样咳嗽伴吸气性喘鸣，但不像小儿会厌炎那样会伴有中毒症状。颈部 X 光正位片表现出经典的"尖顶教堂"及对称的声门下狭窄。假膜性喉炎大多数情况下能自行缓解，偶尔会出现呼吸衰竭。加湿吸入气体可防止分泌物干燥。缺氧时可能需要吸氧。外消旋肾上腺素是最有效的治疗方法，而糖皮质激素，如地塞米松、布地奈德等也是有效的[25]。通常不使用抗生素，临床症状通常在 12～24h 内改善。

扁桃体周围脓肿

扁桃体周围脓肿是耳鼻喉科医生最常见的颈深部感染。患儿术前可能会出现发热、咽部红肿、咽痛、吞咽困难、发声困难和牙关紧闭等。术前评估应着眼于气道梗阻的程度。术前 CT 检查有助于鉴别呼吸道畸形和梗阻。因为脓肿固定在侧咽部，不太可能引起气道阻塞，因此可使用静脉诱导，然而吸入诱导保留自主呼吸可能更合适，因为可以防止诱导过程中失去气道张力。应避免使用口咽通气道，在进行喉镜检查时必须注意防止脓肿破裂和脓性物质的误吸。

虽然在喉镜检查时，右侧脓肿可能会干扰将舌体推向左侧，但由于病变仅涉及声门上及喉部入口的上方，应该不会影响声带的暴露。然而如果咽部肿胀破坏了正常口咽解剖，可能会给喉镜检查带来困难的。应使用带套囊气管内导管以防止脓性物质的误吸。

气道异物

气道异物最常见于 1~3 岁的儿童。误吸对象通常是花生、食品、塑料或金属物体。症状取决于误吸对象的位置、大小及尖锐度。儿童可能会出现声音嘶哑、喘鸣、呼吸困难、单侧通气减少或急性窒息。儿童也可能有慢性咳嗽、气喘或药物治疗无效的下呼吸道感染。常规查体不能排除误吸异物的可能性，因为高达 45% 的儿童支气管镜检查发现异常而术前查体均提示正常[26]。只有一半的患儿在 24h 内确诊气道异物，而其余患者被诊断为治疗无效的慢性咳嗽、喘息、喘鸣或反复下呼吸道感染。某些误吸的异物，如塑料玩具是不透光的，因此胸部透视可能会发现。然而不幸的是，大多数误吸异物，包括食品等，是透光的，无法通过胸透发现。

误吸异物的影响取决于不同的梗阻模式[27]：①旁通阀，2 个呼吸相均涉及，但胸片是正常的，因为梗阻远端有足够的通气；②单向阀，吸气相正常，而呼气相受到影响，胸片提示过度充气；如果两侧存在显著的容量差异，可能会看到纵隔向健侧偏移；③球阀，吸气相受到影响，导致患侧肺不张；④截止阀，吸气和呼气的气流完全受阻。当受损区域相互融合时，后果非常严重。

进行麻醉及支气管镜异物取出术的紧急程度取决于呼吸窘迫的严重程度及异物的位置和类型。例如，未焙制的花生应立即取出，因为不饱和油脂可能会导致严重的炎症反应。此外，花生可能会随着时间的推移而变碎，增加取出的难度。吃饭时误呛异物的儿童还存在饱胃和误吸的风险。等待合适的禁食时间是不太可能的，特别是存在气道梗阻的征象时。相对于胃内容物误吸的危险，应优先考虑呼吸道梗阻的风险。气道异物麻醉管理中尚未解决的主要争议是采用控制通气还是保留自主呼吸。虽然在未出现呼吸道梗阻的患儿中可采用静脉诱导，但吸入诱导保留自主呼吸更加合适，因为后者能降低进一步阻塞的风险，减少正压引起的异物移位。麻醉维持类似于支气管镜检查，吸入丙泊酚和（或）瑞芬太尼全凭静脉麻醉均可。应保留自主呼吸直到确定梗阻部位及梗阻程度，注意术中异物的位置可能会发生改变。氧化亚氮是相对禁忌的，因为会降低吸入氧浓度，同时更重要的是如果发生空气排出困难，可能会显著增加肺容量。通过纤维支气管镜通常较易取出异物，但偶尔也可以将异物推向远端，以减轻明显的气道阻塞或裂成小块以便取出。异物的大小可能会超过支气管镜的内直径。可以将异物、镊子及支气管镜通过声带一起取出。如果异物在钳取过程中滑脱，那么不得不重新置入支气管镜，重复置入支气管镜增加了黏膜水肿的风险。术中给予地塞米松 0.5~1mg/kg 可以降低术后气道水肿的风险。术后喉炎可用外消旋肾上腺素雾化吸入治疗。

内镜下食管异物取出术

最常见的食管异物是硬币，其次是食品和骨头。通常情况下，食管异物通过胃出口和胃肠道排出，很少需要手术治疗。食管中段异物的患儿可能会出现吞咽困难、流口水、干呕、呕吐，而食管上段异物的患儿由于在解剖上压迫气道可出现呼吸窘迫。严重的并发症很罕见，但吞入硬币超过 24h 可能引起食管糜烂。所有怀疑食管异物的患者均应进行胸部透视，通常在食管近端、胸廓入口或食道中段显示为异常阴影。X 线片上

333

通常看到的是硬币的截面,因为食道的横向直径最宽。

如果患儿无呼吸窘迫,适当的禁食时间后可行异物取出术。静脉或吸入诱导均可,诱导后行外科操作前放置气管导管以保护呼吸道。气管导管应固定在左侧以便外科医生在口咽部插入食管镜。取出食道镜时气管导管可能被带出。最后,如果钳夹的异物在取出过程中滑入口咽或喉咽部,甚至完全阻塞气道,则需要紧急抢救。

小儿耳鼻喉科手术的麻醉并发症

本章介绍耳鼻喉科手术需要麻醉医生做出正确的术前评估、完善的术中管理及对术后并发症准确的预见,这些都会有利于患者的预后。虽然许多接受此类手术的孩子是基本健康的,且大部分手术都是是门诊非住院手术,但有些接受手术的患儿也会存在复杂的病史、综合征及广泛的手术创伤。

耳鼻喉科手术的并发症可分为患者相关性的或手术相关性的两种。儿科患者更容易产生分离焦虑、诱导困难、术后谵妄和恢复期疼痛耐受力差等情况。

十几岁的女孩术后恶心和呕吐的发生率较高,大多数气道手术都要求对此类并发症进行预防或治疗。腺样体和扁桃体肥大的患儿术中和术后出现气道梗阻、喉痉挛和氧饱和度降低的风险增加。儿科综合征或染色体异常的患者更容易出现气道梗阻性疾病、增加术后并发症的风险,恢复时间较长,尤其见于小于3岁的患儿。

激光手术存在呼吸道燃烧的风险,同时对手术室内的医护人员可能带来职业病损害。麻醉医生需要能预见特定手术的并发症如扁桃体切除术后早期或晚期扁桃出血,耳和乳突手术潜在的神经损伤等,并做适当的干预准备。喉癌手术可能会导致术后继发于水肿或喉气管软化的气道损伤。

总结

总之,儿科耳鼻喉科麻醉是麻醉学最具挑战性和有价值的领域之一。需要麻醉医生仔细了解基本的病理生理,择期外科手术和麻醉的风险。还需要与外科同事协作沟通,因为在很多手术过程中,外科同事与我们共享气道。通过预见潜在的并发症,并进行有效的预防和治疗干预,可使患儿在术后恢复过程中安全和平稳。

小儿耳鼻喉科麻醉的病例分析
术前评估

1名3岁的女孩择期行扁桃体腺样体切除术。父母提供的病史包括鼾声很大,能自行缓解的呼吸暂停(2~3s),睡眠时多动以及白天嗜睡。幼儿园老师述患儿在学校内多动。既往有继发于过敏性鼻炎的慢性充血,近期有上呼吸道感染从而加重了慢性充血。呕吐1d,去急症中心就医,给予口服补液治疗。生化检测除 HCO_3 30 以外均正常,予以出院回家。患儿既往无手术或全身麻醉史。家长未提供麻醉相关并发症的家族史。患儿存在不明食物或药物过敏史,目前正在服用非索非那定(抗组胺药),孟鲁司特(顺尔宁),必要时使用沙丁胺醇,最后一次使用是在上呼吸道感染前4周。体格检查发现患儿非常紧张,根据父母提供的病史,患儿流清涕。生命体征:体温 36.7℃,呼吸 20 次/min,心率 132 次/min,体重 19kg,由于患儿哭吵,血压和 SpO_2 无法测量,心肺系统检查非常困难。

术中过程

术前 20 min 给予咪达唑仑 6mg（0.5mg/kg）口服，患儿镇静后转运至手术室，但还能和手术室医护人员进行口头交流。诱导前进行标准的 ASA 监测，基础生命体征是心率 120，血压 102/65mmHg，SpO$_2$ 93%（吸空气）。采用 70%/30% N$_2$O/O$_2$ 和 8% 七氟醚吸入诱导，出现一定程度的气道梗阻，加用 CPAP10cmH$_2$O，重新摆放头位并置入口咽通气道。外周静脉开放后给予丙泊酚 30mg，吗啡 1.2mg，地塞米松 6mg，昂丹司琼 2mg。直接喉镜下置入 4.5G 带套囊气管导管，声门暴露 I 级。15min 的手术过程非常平稳，扁桃体窝出血不多，术后置入胃管，吸出少量胃内容物。患儿苏醒后拔管，但拔管后立即出现呼吸道梗阻，需要 CPAP10cmH$_2$O 才能缓解。SpO$_2$ 在这个时候是 90%，心率和血压没有变化。之后，患儿恢复自主呼吸，呼吸规律，SpO$_2$ 上升至 99%。

术后过程

患儿处于头高位送至 PACU，到达 PACU 时呼吸顺畅，没有梗阻的表现。在 PACU 初始生命体征为吸氧时 SpO$_2$ 98%，心率 112 次/min，呼吸 12 次/min，血压 102/54mmHg。到达 PACU 约 10 min 后，患儿开始出现显著的呼吸道梗阻，吸氧情况下 SpO$_2$ 80%，心率 104 次/min，出现矛盾呼吸并观察到没有气体进入肺部，血压 124/84mmHg。麻醉恢复室护士和麻醉医生采用 BIPAP 通气方式并托下颌以缓解气道梗阻。这时患者通过 Jackson-Rees 呼吸回路吸氧 6L/min，SpO$_2$ 94%，呼吸 10 次/min 伴中度气道梗阻，心率 120 次/min，血压 126/76mmHg。患儿仍

在熟睡中，托下颌反应很小。每隔 3min 给予纳洛酮 15 μg，总共给予 4 次。其后患儿逐渐苏醒，听从指令，吸氧情况下 SpO$_2$ 95%，呼吸 10 次/min 伴轻度气道梗阻，心率 120 次/min，血压 126/82mmHg。大约在最后一次给予纳洛酮 30 min 后，患儿再次出现了严重的气道梗阻，PACU 护士和麻醉医生再次给予 BIPAP 和托下颌以维持气道通畅，患儿反应很小。动脉血气分析显示 pH 7.20，pCO$_2$ 120，pO$_2$ 80，HCO$_3$ 34。此时给患儿再次气管插管并送至 PICU。

患儿在术后第 2 天拔管，术后第 4 天出院回家。术后 2 个月进行的睡眠检查显示 RDI4.5，SpO$_2$ 最低 88%，EtCO$_2$ 峰值 50，患儿的母亲说夜间还偶有打鼾伴呼吸暂停，但幼儿园内的多动症已有改善。

睡眠呼吸障碍可以表现为一组疾病。扁桃体腺样体切除术的麻醉处理没有明确的指南，重要的是术前和术中对高危患者的评估，完善的镇痛以及术后监测。

临床要点

- 学龄前的孩子单用七氟醚吸入麻醉可能会出现术后原因不明的谵妄。由于此类短小手术并不常规开放静脉通路。在鼓膜切开置管术中使用芬太尼 1~2 μg/kg 滴鼻可减少七氟醚麻醉后的谵妄

- 存在活动期或近期上呼吸道感染的患儿，围术期发生呼吸系统并发症的风险长达 6 周，包括气道阻塞、喉痉挛、支气管痉挛及屏气。即使是近期并不严重的上呼吸道感染，气道高反应性也可能持续长达 8 周。然而对于这些患儿，如果是进行不使用气道器械的小手术，围术期呼吸道并发症并不会增加。

- 单侧后鼻孔闭锁不是外科急症，通常在

数年后才仅表现为单侧流涕。是否需要外科矫正双侧后鼻孔闭锁取决于新生儿对经口呼吸的代偿情况以及是否能获得足够的营养。一些外科医生提出手术时机需要患儿年龄10周、体重4.5kg、血红蛋白100g/L。

- 有病史记录的阻塞性睡眠呼吸暂停的患儿发生围术期呼吸系统并发症的风险较高，通常这类患儿还存在其他一些特征以及合并症，比如年龄小于3岁、颅面综合征，颅底疾病、神经肌肉功能紊乱、唐氏体综合征、浸润性疾病、储存性疾病及肥胖。

- 黏多糖贮积症Ⅰ型（贺勒综合征）和Ⅱ型（亨特综合征）的儿童会出现上呼吸道黏多糖弥漫性浸润，也会导致气道梗阻以及面罩通气和气管插管困难。

- 对高危患儿而言，深麻醉下拔管可能会增加呼吸道梗阻的发生率和术后呼吸系统并发症。

- 患儿通常在父母的怀抱中，采用吸入诱导、保留自主呼吸，所有操作都应轻柔地实施，以避免造成急性呼吸道梗阻。在患儿反应减弱后建立静脉通道。可应用适度CPAP，以防止气道塌陷，保持自主通气以维持呼吸道张力。通常选用比根据年龄估计的型号小1～2G的气管导管。

（王丽珺　译　乔　晖　李文献　校）

参考文献

1. Vornov P, Tobim MJ, Billings K, et al. Postoperative pain relief in infants undergoing myringotomy and tube placement: comparison of a novel regional anesthetic block to intranasal fentanyl-a pilot analysis. *Pediatr Anesth* 2008;**18**:1196-1201.

2. GalinkinJL, Fazi LM, CuyRM, et al. Use of intranasal fentanyl in children undergoing myringotomy and tube placement during halothane and sevoflurane anesthesia. *Anesthesiology* 2000;**93**:1378-1383.

3. Pestieau SR, Quezado ZM, Johnson YJ, et al. The effect of dexmedetomidine during myringotomy and pressure-equalizing tube placement in children. *Pediatr Anesth* 2011;**21**:1128-1135.

4. Tait AR, Malviya S. Anesthesia for the child with an upper respiratory tract infection: still a dilemma? *AnesthAnalg* 2005;**100**:59-65.

5. Suresh S, Barcelone SL, Young NM, et al. Postoperative pain relief in children undergoing tympanomastoid surgery: is a regional block better than opiods. *Anesth Analg* 2002;**94**:859-62.

6. Crawford MW, White MC, PropstEJ, et al. Dose-dependent suppression of the electrical elicited stapedius reflex by general anesthetics in children undergoing cochlear implant surgery. *Anesth Analg* 2009;**18**:1480-1487.

7. Rosen GM, Muckle RP,Mahowald MW, et al. Postoperative respiratory compromise in children with obstructive sleep apnea syndrome. Can it be anticipated? *Pediatrics* 1994;**93**:784-788.

8. Karlson KH Jr. What's new in pediatric obstructive sleep apnea? *Clin Pulm Med* 2008;**15**:226.

9. Brown KA. Outcome, risk, and error and the child with obstructive sleep apnea. *Pediatr Anesth* 2011;**21**:771-780.

10. Roland PS, Rosenfeld RM, Brooks LJ, et al. Clinical practice guideline: polysomnography for sleep-disordered breathing prior to tonsillectomy in children. *Otolaryngol Head Neck Surg* 2011;**145**(1 Suppl):Sl-15.

11. Nolan J, Brietzke SE. Systematic review of pediatric tonsil size and polysomnogram-measured obstructive sleep apnea severity. *Otolaryngol Head Neck Surg* 2011;**144**:844-850.

12. Francis A, Eltaki K, Bash T, et al. The safety of preoperative sedation in children with sleep-disordered breathing. *Int J Pediatr Otorhinolaryngo* l2006;**70**:517-521

13. Brown KA, Laferriere A, Lakheeram I, et al.Recurrent hypoxemia in children is associated with increased analgesic sensitivity to opiates. *Anesthesiology* 2006;**105**:665-669.

14. Brown KA, Laferriere A, Moss IR. Recurrent hypoxemia in young children with obstructive sleep apnea is associated with reduced opioid requirement for analgesia. *Anesthesiology* 2004;**100**:806-810.

15. Cardwell M, Siviter G, Smith A. Non-steroidalanti-inflammatory drugs and perioperative bleeding in paediatric tonsillectomy. *Cochrane Database Syst Rev* 2005;**2**:CD003591.

16. Capici F, Ingelmo PM,Davidson A, et al. Randomized controlled trial of duration of analgesia following intravenous or rectal acetaminophen after adenotonsillectomy in children. *Br J Anaesth* 2008;**100**:251-255.

17. Dahmani S, Michelet D,Abback PS, et al.Ketamine for perioperative pain management in children: a meta-analysis of published studies. *Pediatr Anesth* 2011;**21**:636-652.

18. Olutotye OA, Glover CD, Diefenderge JW, et al.The effect of intraop-

erative dexmedetomidine on post-operative analgesia and sedation in pediatrics patients undergoing tonsillectomy and adenoidectomy. *Anesth Analg* 2010;**111**:490-495.

19. Czarnetizki C, Elia N,Lysakowski C, *et al.* Dexamethasone and risk of vomiting and postoperative bleeding after tonsillectomy in children: a randomized trial. *JAMA* 2008;**300**:2621-2630.

20. Peng A, Dodson KM, Thacker LR. Use of laryngeal mask airway in pediatric adenotonsillectomy. *Arch Otolaryngol Head Neck Surg* 2011;**137**:42-46.

21. Helfaer MA, McColley SA, Pyzik PL, *et al.* Polysomnography after adenotonsillectomy in mild pediatric obstructive sleep apnea. *Crit Care Med* 1996;**24**:1323-1327.

22. Quintal M, Cunningham M, Ferrari L. Tubeless spontaneous respiration technique for pediatric microlaryngeal surgery. *Arch Otolaryngol* 1997;**123**:209-214.

23. Woods AM, Gal TJ. Decreaseing airflow resistance during infant and pediatric bronschoscopy. *Anesth Analg* 1987;**66**:457-459.

24. Miyasaka K, Sloan IA, Froese AB. An evaluation of the jet injector (Sanders) technique for bronchoscopy in paediatric patients. *Can Anaesth Soc* 1980;**27**:117-124.

25. Russell KF, Liang Y, O'Gorman K, *et al.* Glucocorticoids for croup. *Cochrane Database Syst Rev* 2011;**1**: CD001955.

26. Even L, Heno N, Talmon Y, *et al.* Diagnostic evaluation of foreign body aspiration in children: a prospective study. *J Pediatr Surg* 2005;**40**:1122-1127.

27. Zur KB, Litman RS. Pediatric airway foreign body: surgical and anesthetic perspectives. *Pediatr Anesth* 2009;**19**:109-117.

337

小儿气道重建手术的麻醉

第33章

引言

小儿气道重建手术始于 20 世纪早期。当时，白喉是引起喉部和气道病理改变的最主要的原因。在 20 世纪 20 年代和 30 年代，Jackson 和 Arbuckle 设计了多种外科手术技术来矫正白喉引起的喉气管狭窄，包括切除病变组织以及进行皮肤移植等，使得这类患儿不再需要进行气管切开。后来由于白喉疫苗的使用，降低了感染性喉狭窄的发生率。然而，在 20 世纪 30 年代到 60 年代，机动车交通事故造成的气道损害逐渐增加。使用肋骨移植矫正创伤后的喉部狭窄正是在这个时期发展起来的。在 20 世纪 60 年代，早产儿开始需要长时间插管进行呼吸支持。当这些孩子成长到儿童期，长期插管导致的声门下的狭窄便成为一个严重的问题。这些孩子通常需要通过永久气切口来通气。然而，耳鼻喉科医生可以通过一些气道手术，比如环状软骨前裂开术使得声门下狭窄的婴幼儿获得通畅的气道，而不需要进行气管切开。目前环状软骨切除术通过切除一小段先天性或获得性狭窄的气管，也可以用于严重声门下狭窄的婴幼儿和儿童。近年来，对于气道狭窄段较长的婴幼儿和小儿，可以在心肺转流下采用气道成型技术进行气道重建。而在过去，较长的气道狭窄通常是致命的[1,2]。

对婴幼儿和儿童进行气道重建手术时，会给麻醉医生带来很多的挑战。还未进行气管插管的患儿会出现喘鸣或是不同程度的气道阻塞，这时进行全麻诱导是非常危险的。麻醉医生和外科医生一定要做好处理困难气道的准备。在开始气道重建手术前，通常需要进行可弯曲和硬支气管镜的检查。因为共用同一个气道，因此这些操作需要麻醉医生和外科医生的密切合作。这些病儿在手术后经常需要维持 1~2 周的气管插管。这对儿科重症监护医生是个挑战，因为需要提供充分但又不能过度的镇静来保证患儿耐管，以避免长期并发症。拔管和拔管后的处理也是非常棘手的，因为术后水肿会导致气道阻塞。最后，许多接受气道重建手术的婴幼儿和儿童需要多次在麻醉下进行喉镜检查和支气管镜的检查以评估疾病的发展进程以及是否有必要进行进一步的外科处理。这些患者的气道管理对于麻醉医生而言是有富有挑战性，同时又是可以预见的。

外科操作

声门下狭窄是婴幼儿和小儿的气道重建术主要适应证。声门下狭窄是指低于声门开口水平的气道管腔狭窄。1984 年，Cotton 提出了一种根据气道阻塞程度对声门下狭窄进行分级的简单的分级系统。一级是指狭窄不到 70%，二级是指管腔减少 70%~90%；三级是指有 90% 的狭窄，但仍能够分辨出管腔；

四级是指完全阻塞。超过 70% 的狭窄就需要通过外科手术,而不是简单的气切来解决通气的问题。声门下狭窄最常见的原因是长期的气管插管,而新生儿是最常受累的人群。不是插管导致的先天性声门下狭窄发生率大约是 5%。目前,声门下狭窄在新生儿中的发生率是 0.63%~0.2%[3]。

　　获得性的声门下狭窄是由于气道损伤导致的肉芽组织的过度生长引起的。肉芽组织的组成包括成纤维细胞、巨噬细胞、疏松的结缔组织和新生毛细血管。成纤维细胞的作用是将受伤组织的边缘聚拢起来,这样便导致气道口径缩小。即使在插管的时候没有受到损伤,长期(超过 14d)的插管也会刺激娇嫩的气管壁,导致水肿、溃疡、组织侵蚀和瘢痕形成,最终发展成为声门下狭窄。误吸和感染造成的慢性改变也会导致或加重声门下狭窄。另外,获得性的声门下狭窄也可源自于外伤,比如机动车交通事故。过去,声门下狭窄都是通过在狭窄部位以下进行气管造口来解决的。目前,有不少手术方式可以有效地去除气管狭窄患儿颈前的气管造口套管,或是使临床医生完全摒弃气管切开的处理方式[3]。

　　对于声门下狭窄的新生儿,常用的手术是环状软骨前裂开术。实施此手术的指征是:①2 次或以上拔管失败;②体重超过 1 500g;③由于喉部病理改变导致的拔管失败;④手术前有 10d 没有进行辅助通气;⑤氧气支持浓度小于 35%;⑥术前至少 1 个月无充血性心力衰竭的表现;⑦无上呼吸道感染;⑧术前 10d 没有服用抗高血压药物[3,4]。

　　在使用硬支气管镜明确狭窄的位置后,将婴幼患儿气管插管的尖端置于损伤部位的下方。头颈部伸展,在颈前环状软骨上方皮

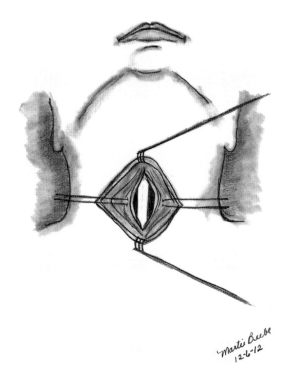

图33-1　在颈前环状软骨上方皮肤做水平切口　切断环状软骨环及深层的黏膜,包括甲状软骨的下1/3以及第一、第二气管环。皮肤和皮下组织无张力缝合。患儿的气管导管将被保留大约1周,以便于支撑声门下的狭窄部位。Martie Beebe作图。

肤做水平切口。切断环状软骨环及深层的黏膜,包括甲状软骨的下 1/3 以及第一、第二气管环(图 33-1)。在移除气管导管后,在外科医生的指导下经鼻置入比预计型号(根据患儿年龄体重)大一号(0.5mm)的气管导管。皮肤和皮下组织无张力缝合。患儿的气管导管将被保留大约 1 周,以便于支撑声门下的狭窄部位[4]。

　　经典的环状软骨裂开现在已被广泛应用于喉气管成型术及某些有选择的环状软骨切除术中。喉气管成型术和颈前环状软骨裂开术相似。然而,前后方的环状软骨都需要劈开。然后将通常从甲状软骨上取下的软骨缝合在环状软骨前部的裂口以提供更宽敞的声

339

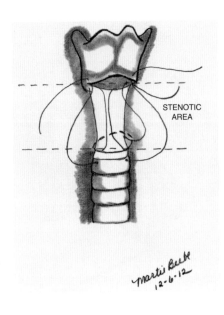

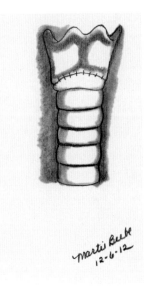

图33-2　环状软骨切除术　切除前方的环状软骨弓，打薄后方的环状软骨板，同时保留后方的黏膜皮瓣。横断的正常的气管，压缩后缝合在黏膜下层的皮瓣及甲状腺软骨上。Martie Beebe作图。

门下开口，小部分情况下也会缝合在后部的裂口。同样需要保留1周左右的气管插管以使伤口愈合[4]。

环状软骨切除术是另一种处理小儿声门下狭窄的外科选择。这种方法在技术上相对于喉气管成型术更具有挑战性，可能存在吻合口开裂和喉返神经损伤等并发症。然而，这种方法能够帮助去除严重声门下狭窄患儿的气管造口套管，成功率非常高，这是喉气管成型术所做不到的。当喉气管成型术失败的时候，也有研究证明环状软骨切除术是一种有效的补救方式[5]。

环状软骨切除术包括切除前方的环状软骨弓，打薄后方的环状软骨板，同时保留后方的黏膜皮瓣（图33-2）。横断的正常的气管，压缩后缝合在黏膜下层的皮瓣及甲状腺软骨上。手术通常不会影响到气切口，可以在术后保留。吻合口可以通过留置气管导管7～14d或是用T管来支撑。一些外科医生会在下颌和胸部之间留有缝线，使得吻合部位不会因头部伸展产生张力[5]。

在过去，严重的先天性气管狭窄是一种致命的气道病变，但是现在能够通过外科手术来解决。幸运的是，严重的先天性气管狭窄的发生率很低，占所有喉气管狭窄的0.3%～1%。最严重的情况是气管环完整，但没有气管后部膜性部分。

这些婴幼患儿典型的表现为"洗衣机样呼吸"。这种呼吸杂音是双向的，是由于呼吸的时候分泌物通过气管远端狭窄的区域引起的。当这些患儿由于气道问题来到手术室或进行与气道不相关的手术时，麻醉医生通常会因为发现气道狭窄而无法进行插管。通常，患儿还会合并其他的先天性缺陷，比如心脏疾病、肺动脉吊带、VATER综合征以及唐氏综合征等。短小节段的病变（小于30%的气管长度）可以通过气管切除、端端吻合来处理。较长的狭窄区域或是延伸到支气管的气管狭窄是比较麻烦的。过去有一种外科修复手术是将狭窄的气管区域纵向裂开，然后将软骨或更多见的是心包膜作为移植物缝合在裂开的位置上，使气管的管径更大。这样的

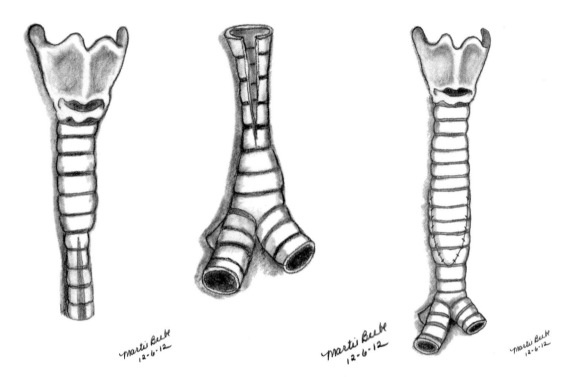

图33-3　Slide法气管成型术　横断气管，从狭窄部位的中点纵向地裂开气管，向上向下都要超过狭窄部位。然后将切开的狭窄段压缩并交叉重叠缝合，这样虽然缩短了气管总长度但是可以使狭窄区域的周长加倍。Martie Beebe作图。

移植物往往并不是一帆风顺的，新的管腔会因为肉芽组织的生长而阻塞，从而造成狭窄复发。移植物的破裂和纵隔感染也是常见的并发症[2,6]。

　　在 1989 年，Tang 等人首次提出了 Slide 法气管成型术[7]。首先横断气管，从狭窄部位的中点纵向地裂开气管，向上向下都要超过狭窄部位。然后将切开的狭窄段压缩并交叉重叠缝合，这样虽然缩短了气管总长度但是可以使狭窄区域的周长加倍(图 33-3)。这种技术的优势在于沿着缝合线可以保留气管黏膜，保证一期愈合，同时不会有肉芽组织。手术操作非常复杂，因此经常需要在手术过程中进行心肺分流来提供气体交换。这种极具挑战性的手术能让不少严重的气管狭窄的婴幼儿生存下来，而这些气道狭窄

以往无一例外都是致命性的[2,6,7]。

麻醉处理
术前评估

　　对于接受气道重建外科手术的儿科患者，麻醉医生需要进行非常周密的术前评估。需要进行修补的病变的类型以及修补的方式均应该明确。需要进行气道重建的儿科患者，特别是其气道疾病也是先天性的，通常会合并其他的先天性缺陷，比如先天性心脏病。在气道重建手术之前，儿科医生应该彻底地评估患儿所有的这些情况。麻醉医生可以通过术前的检查来确定狭窄的程度，比如 CT、MRI 或是纤维支气管镜的结果。如果是带管的婴儿或儿童，必须确定呼吸机的参数以及氧浓度的需要量。对于不带管或是可以自由

行动的患者,是否需要氧气则取决于家长或护士的意见以及是否有必要使用其他一些帮助通气的物品,如雾化支气管扩张剂吸入等。应该询问家长或是护士患儿是否存在喘鸣或呼吸窘迫。同时应该确认患儿是否存在上呼吸道的感染,因为如果不是非常紧急的手术,存在上呼吸道感染的患者应该延迟手术。

对于接受气道手术患儿的体格检查,应该首先从气道情况开始。巨舌或是张口受限会导致气管插管困难。存在喘鸣说明气道狭窄的情况会使麻醉诱导非常危险。患者可能因为既往做过手术而存在气管造口或是气道支架,这都会影响麻醉管理。如果肺部听诊存在哮鸣音,那么就有必要使用支气管扩张药物。如果心脏听诊存在杂音,说明可能存在未诊断的先天性心脏病。

最后,在进入手术室之前和外科医生讨论手术的计划非常重要。比如合适型号的气管导管、是否需要保留自主呼吸,以及是否有必要不使用肌松药物以利于进行神经监测等都是常见的需要和外科医生沟通的问题。

术中管理

全身麻醉前,对于婴儿及大于1岁的儿童,如果患儿不存在喘鸣,那给予口服0.5mg/kg咪达唑仑可以使患儿安静便于诱导过程的进行。如果患者存在喘鸣或是呼吸窘迫,就不应该使用术前用药。必须在全麻诱导以前进行标准的监测手段,特别是氧饱和度的监测。对于大多数婴幼儿,在呼吸道重建手术以前并没有气管插管,因此麻醉诱导使用七氟醚和纯氧吸入,同时保留自主呼吸。在通常情况下,对于已经麻醉的存在气道狭窄的患儿,给予5~8cmH$_2$O的呼气末正压可以缓解呼吸道的阻塞。因为可能发生完全性的

气道梗阻,因此外科医生必须在旁随时做好建立外科气道或是行硬支气管镜检查以帮助通气的准备。随后开放静脉,然后在手术开始之前给予格隆溴铵(10μg/kg)来减少分泌物的产生。

通常,在真正开始气道重建手术前,外科医生会通过纤维支气管镜和硬支气管镜来检查气道的情况,判断阻塞的部位。这时候需要保留自主呼吸,以便能够看到声带的运动。现在有很多的麻醉技术能够达到这样的条件。在作者的单位里所采用的方法是,开始时以较大的剂量200~250μg/(kg·min)静脉输注丙泊酚,同时在强刺激的时候间断给予小剂量的芬太尼(0.5~1μg/kg)。通过鼻导管供氧4~6L/min。使用鼻导管的内置侧孔监测呼末二氧化碳,如果鼻导管没有侧孔监测,可以用一根单独的二氧化碳采样管放置在另一侧的鼻腔内。外科医生在插入硬支气管镜之前也可以喷洒一些利多卡因进行表面麻醉。通过这种方法,大多数患者可以在自主呼吸的情况下进行气道检查。在插入支气管镜的时候偶尔会出现喉痉挛,这时可以使用琥珀胆碱(0.5mg/kg)来处理。

气道检查后,外科医生或是麻醉医生根据检查的情况选用合适大小的气管导管进行气管插管。较大的婴儿或儿童的气道外科手术通常是使用带套囊的气管导管。带套囊的气管导管在手术期过程中更加的稳定,遇到需要重复插管的情况很少,同时可以减少麻醉气体对手术间的污染。对于新生儿和较小的婴儿而言,带套囊的气管导管的外径就显得太大了。而且现代的这种带低压套囊的导管对于新生儿的远期影响目前还没有定论。

大多数情况下,支气管镜检查以后可以使用肌松药物,一方面利于气管插管,另一方

面也为手术提供足够的肌松条件。接下来可以使用静吸复合的平衡麻醉，包括吸入药物如七氟醚，非去极化肌松药物（罗库溴铵或是顺式阿曲库铵）及芬太尼 $1\sim2\,\mu g/(kg\cdot h)$ 等。采用低于 50% 氧浓度的空氧混合气体进行控制通气，根据氧饱和度的情况进行适当地调整。一氧化氮曾经在临床上使用过，现在已经几乎不用了，因为它是助燃的，在使用电灼的过程中会增加气道燃烧的风险。同样的道理，吸入氧浓度尽可能的维持在最低可允许的水平。呼吸机的压力和容量模式都可以使用，根据氧饱和度和呼末二氧化碳的浓度来调节呼吸频率、潮气量和吸气压力。

气道重建手术的过程中，再次插管的情况很常见，可能是由麻醉医生的插管，也可能是外科医生在直视的情况下插管，或者进行气管切开。气管切开后通过气切口置入无菌的带套囊的加强气管导管，用带子绑住或是缝合固定，然后再次连接到无菌的麻醉呼吸回路上。在手术过程中的任何时候都可能需要进行纤支镜和硬支气管镜检查。麻醉医生应该与外科医生讨论哪些型号的导管是合适的，并保证这些可能需要的导管随手可得。

对于 Slide 法气管成型手术，麻醉医生需要考虑一些特殊的问题。通常采用吸入麻醉诱导，将气管导管置于刚好位于完整气管环的近端。在手术开始前行动脉和中心静脉穿刺。通常情况下，需要在心肺转流下进行手术以及全肝素化。在停止心肺转流并逆转肝素化之前必须确保气管导管内没有血液和黏液及维持充足的通气。外科医生在完成手术前也要通过支气管镜检查气管的吻合口。

婴幼儿需要在术后保留气管插管或是气道支架，通常是 1 周时间或者更长。儿童在接受气道重建手术后即刻拔管的情况在我们机构是非常罕见的。通常是将患儿送到儿科重症监护室并开始机械通气。术后管理移交给儿科重症监护医生。

术后管理和恢复

接受气道重建手术的患儿通常需要在术后保留 $1\sim2$ 周的气管插管，起到对气道的支持作用以帮助气道愈合。然而在这段时间内给予充足但不过度的镇静使患儿能够耐受气管导管往往是很困难的。有报道，大于 2 岁鼻插管的患儿使用小剂量的镇静药物就可以帮助耐管。尽可能使用最小剂量的镇静药物可以避免停止使用镇静药物时的戒断症状。避免肌松剂的使用也可以有助于防止肌肉无力和萎缩，这在长期使用肌松药时还是比较常见的[8]。

多种镇静药物可用于小儿气道重建术中提供足够的制动。镇痛药如芬太尼或吗啡，苯二氮䓬类药物如咪达唑仑是常用的药物。静脉输注丙泊酚也很常见。然而丙泊酚对于气道重建术后的镇静并不是首选药物，因为可能会发生丙泊酚注射综合征。通常见于连续输注丙泊酚超过 48h 或输注速率超过 $67\,\mu g/(kg\cdot min)$[9]。其症状包括代谢性酸中毒、心动过缓、心律失常、心力衰竭和横纹肌溶解。近来右美托咪定开始用于气道重建手术后的镇静，因为该药能够提供有效的镇静并且不伴有明显的呼吸抑制，需要注意的是可能会导致低血压和心动过缓。右美托咪定在我们机构的相关研究中证实，在麻醉镇静药撤药的阶段非常有帮助。通常需要同时使用中效非去极化肌松药比如维库溴铵及顺式阿曲库铵等。应该在使用肌松药时监测 4 个成串刺激，将所需要的药物剂量调整至最小，以减少肌无力的发生率，已有报道长时间使用神经肌肉阻滞药后会发生肌无力[9]。

气道重建手术后的拔管通常在手术室内进行的,因为如果一旦由于气道水肿或手术修复的问题导致拔管失败,再次插管会比较容易。在拔管前几天给予一个疗程的类固醇激素(地塞米松)可以减轻气道水肿。拔管前也需要行支气管镜检查以评估气道修复情况。许多气道重建手术后开始的一段时间内需要每周进行支气管镜检查以评估气道修复的情况,随着患儿的不断长大也需要定期检查以决定是否有必要进行进一步的手术。

并发症

在小儿气道手术过程及漫长的恢复过程中,并发症时刻都会发生。需要接受气道重建手术的婴幼儿的典型表现为呼吸道梗阻的症状。在某些情况下,全麻诱导可能会导致气道完全阻塞,需要行紧急气管插管或气切。手术过程中会发生意外的导管脱落,血液和分泌物堵塞气管导管的情况也会时常出现。患儿体位改变或是外科医生重新插管后会导致导管进入右主支气管或导管打折的情况。正压通气时空气可能进入到纵隔或胸膜,造成气胸或纵隔气肿。可能发生源自胸腺、无名和甲状腺血管的出血。在恢复过程中,可能会发生意外拔管。这将导致需要紧急再次插管及可能损伤气管修复部位。按计划拔管后也会因为气道水肿,声带功能障碍或外科手术修复的问题发生气道阻塞。即使手术过程和恢复过程都很平稳,患儿也可能会遭受麻醉药和镇静药撤药带来的不良反应,以及肌松药使用导致的肌肉萎缩。

手术的并发症包括肉芽组织形成瘢痕组织,喉返神经损伤和移植物破坏导致的气道梗阻。气管切开及吻合部位会发生异常愈合,

结果导致气道狭窄或畸形。最后,气道重建手术可能会影响到杓状软骨的功能和位置,需要进一步的手术并且可能影响患者的发音[2-7]。

总结

外科手术的发展使得绝大多数有先天性和获得性气道疾病的婴幼儿得到有效的治疗,不再需要一生带着气管造口。以往一些非常致命的疾病现在可以通过手术的方法成功得到解决。虽然气道重建手术对围术期临床管理提出了非常高的要求,然而通过合适的临床处理,绝大多数患儿都能有一个不错的预后。

病例分析

22月龄,体重13.3kg男婴,先天性气管支气管异常,包括存在2个完整的气管环、右侧主支气管起始段畸形(图33-4),拟行Slide法气道成型术。患儿有呼吸时异常杂音的病史,在14月龄时,最终通过支气管镜诊断为存在完整的气管环。同时有右肺发育不全和右主支气管起始段的病变。上呼吸道及心音是正常的,但是在进行检查时患儿出现了喘鸣。

麻醉诱导采用吸入七氟醚和纯氧。用20号留置针开放外周静脉,然后给予0.1mg格隆溴铵,1mg维库溴胺和25μg芬太尼。用Miller 2G镜片顺利插管。通过喉镜可以看到患儿CL(Cormack-Lehan)分级Ⅰ级,插入4.5G Microcuff® 气管导管(Kimberly Clark, Roswell GA, USA),置入深度为距牙齿13cm,用胶带固定。麻醉维持使用异氟醚0.5%～1.0%、维库溴胺和芬太尼。进行动脉和中心静脉穿刺置管。随后进行心脏

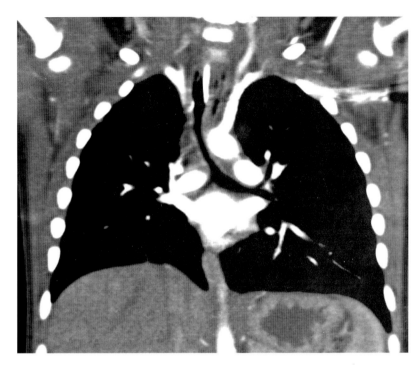

图33-4　病例分析　CT血管造影显示患者有先天性气管支气管异常，包括气管狭窄、存在两个完整的气管环、右侧主支气管起始段畸形及右肺的发育不全。该患者接受了Slide法气管成型术。

转流，给予 5 200 u 的肝素，并开始静脉持续输注维库溴胺和芬太尼。整个转流的时间是 4h 25min。手术后外科医生通过纤支镜检查了手术缝合部位。确认吻合口情况稳定后，拔除口插管，通过鼻腔置入一根带气囊的 4.0G 的气管导管。通过纤维支气管镜确认鼻插管位置正确后，尝试着终止心肺转流。然而由于在右侧主支气管有一个组织球形活瓣产生梗阻使通气比较困难。心肺转流停止后，外科医生用硬支气管来进一步解决梗阻情况。其后对患儿进行再次插管，还是通过鼻腔置入 4.0G 的导管。由于气道水肿使得这次插管变得非常困难。接下来患儿被转入儿科重症监护室进行观察。

在术后第 1 天晚上，尽管患儿氧合很好，但仍由于气道水肿导致的梗阻而出现明显的呼吸性酸中毒。于是使用振荡呼吸机进行辅助通气，又进行了几次支气管镜检查，并将气

管导管换为 4.5G Microcuff® 导管。同时也使用了氦氧混合气体。

患儿状况逐渐改善，在术后的 3 周尝试拔管。然而 2d 后拔管失败，患儿需要再次重新插管，并且最终接受了气管造口术。后来，患儿出现了气管远端 1/3 的狭窄，需要数次送入手术室内进行硬支气管镜检查及气管扩张。最后患儿呼吸功能恢复良好，不再需要呼吸机辅助通气。然而在镇痛药物撤药的过程中出现了戒断症状。患儿在住院近 3 个月后出院回家，仍带有气切造口同时在夜间需要间断吸氧。以后患儿需要进一步的内镜随访检查，同时仍有可能需要进行气管扩张治疗。

临床要点

• 需要进行气道重建的儿科患者，特别是其气道疾病也是先天性的，通常会合并其他的先天性缺陷，比如先天性心

345

脏病。术前应该对相关情况进行彻底的评估。

- 对于婴儿及小龄儿童，声门下狭窄是进行气道重建手术的主要适应证。

- 严重先天性气道狭窄的婴幼患儿典型的表现为"洗衣机样呼吸"。这种呼吸杂音是双向的，是由于呼吸的时候分泌物通过气管远端狭窄的区域引起的。当这些患儿由于气道问题来到手术室或进行与气道不相关的手术时，麻醉医生通常会因为发现气道狭窄而无法进行插管。

- 气道重建手术的过程中，再次插管的情况很常见，可能是由麻醉医生的插管，也可能是外科医生在直视的情况下插管，或者进行气管切开。气管切开后通过气切口置入无菌的带套囊的加强气管导管，用带子绑住或是缝合固定，然后再次连接到无菌的麻醉呼吸回路上。

- 气道重建术后拔管通常在手术室内进行，换管器可以帮助麻醉医生在紧急情况下从容地进行再次气管插管。

（付海滨 译 乔 晖 李文献 校）

参考文献

1. Santos D, Mitchell R. The history of pediatric airway reconstruction. *Laryngoscope* 2010; **120**:815-820.

2. Hein EA, Rutter MJ. New perspectives in pediatric airway reconstruction. *IntAnesthesiol Clin* 2006;**44**:51-56.

3. Cotton RT. Management of subglottic stenosis. *Otolaryngol Clin North Am* 2000;**33**:111-130.

4. O'Connor TE, Bilish DD, Choy D, *et al*.Laryngotracheoplasty to avoid tracheostomy in neonatal and infant subglottic stenosis. *Otolaryngol Head Neck Surg* 2011;**144**:435-439.

5. Rutter MJ, Hartley BEJ, Cotton RT. Cricotracheal resection in children. *Arch Otolaryngol Head Neck Surg* 2001; **127**: 289-292.

6. Rutter MJ, Cotton RT, Azizkhan RG, *et al*. Slide tracheoplasty for the management of complete tracheal rings. *Pediatr Surg* 2003;**38**:928-934.

7. Tsang V, Murday A, Gilbe C, Goldstraw P. Slide tracheoplasty for congenital funnel shaped tracheal stenosis. *Ann Thorac Surg* 1989;**48**:632-635.

8. Jacobs BR, Salman BA, Cotton RT, *et al*. Postoperative management of children after single-stage laryngotracheal reconstruction. *Crit Care Med* 2001;**29**:164-168.

9. Hammer GB. Sedation and analgesia in the pediatric intensive care unit following laryngotracheal reconstruction. *Pediatr Artesth* 2009;**19**(SupplSl):166-179

索 引

351